M. Schoppmeyer
Gesundheits- und Krankheitslehre

Marianne Schoppmeyer

Gesundheits- und Krankheitslehre

für Pflege- und Gesundheitsfachberufe

4. Auflage

Mit Beiträgen von:
Dr. Rainer Kirchhefer, Kronshagen (Kapitel 11)

ELSEVIER

ELSEVIER

Hackerbrücke 6, 80335 München, Deutschland
Wir freuen uns über Ihr Feedback und Ihre Anregungen an books.cs.muc@elsevier.com

ISBN   978-3-437-27983-6
eISBN 978-3-437-09824-6

Wichtiger Hinweis für den Benutzer
Ärzte/Praktiker und Forscher müssen sich bei der Bewertung und Anwendung aller hier beschriebenen Informationen, Methoden, Wirkstoffe oder Experimente stets auf ihre eigenen Erfahrungen und Kenntnisse verlassen. Bedingt durch den schnellen Wissenszuwachs insbesondere in den medizinischen Wissenschaften sollte eine unabhängige Überprüfung von Diagnosen und Arzneimitteldosierungen erfolgen. Im größtmöglichen Umfang des Gesetzes wird von Elsevier, den Autoren, Redakteuren oder Beitragenden keinerlei Haftung in Bezug auf jegliche Verletzung und/oder Schäden an Personen oder Eigentum, im Rahmen von Produkthaftung, Fahrlässigkeit oder anderweitig, übernommen. Dies gilt gleichermaßen für jegliche Anwendung oder Bedienung der in diesem Werk aufgeführten Methoden, Produkte, Anweisungen oder Konzepte.

Für die Vollständigkeit und Auswahl der aufgeführten Medikamente übernimmt der Verlag keine Gewähr.
Geschützte Warennamen (Warenzeichen) werden in der Regel besonders kenntlich gemacht ($^\circledR$). Aus dem Fehlen eines solchen Hinweises kann jedoch nicht automatisch geschlossen werden, dass es sich um einen freien Warennamen handelt.

Bibliografische Information der Deutschen Nationalbibliothek
Die Deutsche Nationalbibliothek verzeichnet diese Publikation in der Deutschen Nationalbibliografie; detaillierte bibliografische Daten sind im Internet über http://www.d-nb.de/ abrufbar.

18   19   20   21   22   5   4   3   2   1

Für Copyright in Bezug auf das verwendete Bildmaterial siehe Abbildungsnachweis

Um den Textfluss nicht zu stören, wurde bei Patienten und Berufsbezeichnungen die grammatikalisch maskuline Form gewählt. Selbstverständlich sind in diesen Fällen immer Frauen und Männer gemeint.

Planung und Lektorat: Martina Lauster, München
Redaktion: Marianne Schoppmeyer, Nordhorn
Projektmanagement und Herstellung: Karin Kühnel, München
Satz: abavo GmbH, Buchloe; TnQ, Chennai/Indien
Druck und Bindung: Drukarnia Dimograf Sp. z o. o., Bielsko-Biała/Polen
Umschlaggestaltung: SpieszDesign, Neu-Ulm
Titelfotografie: ©AdobeStock.com/

Aktuelle Informationen finden Sie im Internet unter **www.elsevier.de**.

Vorwort

Das vorliegende Buch vereint nun bereits in der vierten Auflage alle wichtigen Erkrankungen in verständlicher und übersichtlicher Form. Die inhaltlichen Schwerpunkte richten sich nach der aktuellen Ausbildungs- und Prüfungsverordnung, alle Kapitel wurden erneut gründlich überarbeitet und aktualisiert. Wie bereits in den früheren Auflagen habe ich häufige Erkrankungen ausführlich besprochen, während ich auf seltene Erkrankungen weniger detailliert eingegangen bin. Der Schwerpunkt des Buches liegt auf der Inneren Medizin, aber auch die Erkrankungen der Neurologie, Psychiatrie, HNO, Augenheilkunde, Dermatologie, Gynäkologie und Urologie kommen nicht zu kurz. So wird nahezu das gesamte Spektrum der klinischen Medizin abgedeckt.

Jedes Kapitel beginnt mit den zum Verständnis wichtigen anatomischen und physiologischen Grundlagen. Die daran anschließenden Krankheitsbilder sind gegliedert in Ursachen, Symptome, Diagnostik und Therapie. So findet der Leser schnell alle für ihn wichtigen Informationen. Zahlreiche – auch neue – Abbildungen veranschaulichen komplexe Zusammenhänge und erleichtern so das Verständnis.

Ich hoffe, dass dieses Buch so Hilfe und Unterstützung im schulischen und klinischen Alltag ist. Über Kritik, positive und negative, freue ich mich. Denn ein Buch lebt von den Anregungen und Verbesserungsvorschlägen seiner Leser.

Danken möchte ich meiner Lektorin Frau Karin Kühnel für ihre tatkräftige Unterstützung beim Erstellen dieses Werkes sowie allen weiteren Mitarbeitern des Elsevier-Verlages, die im Hintergrund an der Verwirklichung dieses Buches beteiligt waren.

Mein besonderer Dank gilt meinem Ehemann und meinen vier Kindern Simon, Lukas, Antonia und Georg. Ohne ihre liebevolle Unterstützung und Rücksichtnahme in heißen Phasen wäre dieses Buch sicher nicht zustande gekommen.

Allen zukünftigen Gesundheits- und Krankenpflegerinnen wünsche ich, dass das Arbeiten mit diesem Buch – trotz Prüfungsstress – Freude an der Medizin weckt und erhält und für die anstehenden Abschlussprüfungen die Sicherheit gibt, die für ein gutes Gelingen notwendig ist.

Nordhorn, im März 2018

Dr. Marianne Schoppmeyer

Abkürzungen

®	Handelsname
⪢	Verweis (siehe)
↔	Normal
↑	Erhöht
↓	Verringert
→	daraus folgt
A. (Aa.)	Arteria(e)
ACE	Angiotensin converting enzyme
BE	base excess (Wert für die Konzentration von Puffersubstanzen im Blut)
BGA	Blutgasanalyse
BSG	Blutsenkungsgeschwindigkeit
BZ	Blutzucker(spiegel)
°C	Grad Celsius
Ca^{2+}	Chemisches Zeichen für Kalzium
CK	Kreatinkinase (Enzym)
Cl^-	Chemisches Zeichen für Chlorid
CO_2	Chemisches Zeichen für Kohlendioxid
CRP	C-reaktives Protein
CT	Computertomographie
DNS	Desoxyribonukleinsäure (Erbsubstanz der Zelle)
EKG	Elektrokardiogramm
ERCP	Endoskopische retrograde Cholangio-Pankreatikografie
GOT	Glutamat-Oxalacetat-Transaminase (Enzym)
GPT	Glutamat-Pyruvat-Transaminase (Enzym)
γ-GT	γ-Glutamyl-Transferase (Enzym)
H^+	Chemisches Zeichen für ein Wasserstoffstoffion
H_2	Chemische Zeichen für Wasserstoff
HNO	Hals-Nasen-Ohren(-Heilkunde)

i. m.	Intramuskulär
i. v.	Intravenös
K^+	Chemisches Zeichen für Kalium
KHK	Koronare Herzkrankheit
KI	Kontraindikation
LDH	Laktatdehydrogenase (Enzym)
M.	Morbus (Krankheit), Musculus (Muskel)
mmHg	Millimeter Quecksilbersäule (Maß für Blutdruck)
mmol, µmol	Millimol, Mikromol (Maße für die Anzahl von Teilchen)
µg	Mikrogramm (1 Millionstel Gramm)
µl	Mikroliter (= 1 Millionstel Liter)
Mg^{2+}	Chemisches Zeichen für Magnesium
MRT	Magnetresonanztomographie (= Kernspintomographie)
N.	Nervus
Na^+	Chemisches Zeichen für Natrium
NaCl	Chemisches Zeichen für Natriumchlorid (Kochsalz)
nl	Nanoliter (= 1 Milliardstel Liter)
NW	Nebenwirkungen
O_2	Chemisches Zeichen für Sauerstoff
pCO_2	Kohlendioxid-Partialdruck
pO_2	Sauerstoff-Partialdruck
RR	Blutdruck nach Riva-Rocci
s. c.	Subcutan
V. (Vv.)	Vena(e)
ZVD	Zentraler Venendruck
ZNS	Zentralnervensystem

Weitere Abkürzungen sind an der betreffenden Textstelle erläutert.

Glossar

Abdomen	Bauch, Unterleib
absorbieren	aufnehmen
Adipositas	Fettsucht, starkes Übergewicht
aerob	mit Sauerstoff
afferent	zum Zentrum hinführend
Alkalose	Anstieg des Blut ph-Wertes über den Normbereich >7,44; Basenüberladung
Aminosäure	Grundmolekül der Eiweiße
anaerob	ohne Sauerstoff
anal	den Anus betreffend
Analgetikum	Schmerzmittel
Antiemetika	Arzneimittel gegen Übelkeit
Antigen	alle Moleküle, die vom Immunsystem über dessen Rezeptoren erkannt werden
Antikörper	vom Abwehrsystem als Antwort auf ein Antigen produzierter, strukturell passender Abwehrstoff (Eiweißkörper), Immunglobulin
Anurie	fehlende Urinausscheidung, < 100 ml/24 h
Aorta	Körperschlagader
Apnoe	Atemstillstand
Apoplex	Schlaganfall
Arrythmie	Herzrhythmusstörungen mit unregelmäßigem Puls
Arteriosklerose	„Gefäßverkalkung"
Asepsis	Keimfreiheit
Aspiration	Eindringen von Material, z. B. Speichel, Nahrung, in die Atemwege bis unter die Glottis (Stimmritze)
Ätiologie	Ursache(n) einer Erkrankung
Auskultation	Abhören des Körpers, typischerweise mit dem Stethoskop
autonom	selbstständig
Azidose	Abfall des Blut-ph-Wertes unter den Normbereich < 7,36; Säureüberladung
benigne	gutartig
Biopsie	Entnahme und Untersuchung von Gewebe
Bradykardie	verlangsamte Herzfrequenz
Bradypnoe	pathologisch verlangsamte Atmung
Cave	Vorsicht, Achtung
Chromosom	Träger von Erbinformation
Dehydration	Verminderung des Körperwassers
Dekubitus	Druckgeschwür
dexter, dextra	rechts
Diarrhoe	Durchfall
Diastole	Entspannungs- und Füllungsphase des Herzens

distal	von der Körpermitte entfernt liegend
Diurese	(physiol.) Harnausscheidung
DNA	(engl. Abk. für Desoxyribonukleinsäure, kurz DNS) Erbsubstanz
Dyspnoe	Atemnot
efferent	vom Zentrum wegführend
Elektrolyt	(gelöstes) Körpermineral, z. B. Natrium oder Kalium
endogen	im Körper selbst entstehend
exogen	von außen
Exsikkose	Austrocknung des Körpers aufgrund von Flüssigkeitsmangel
gastrointestinal	den Magen-Darm-Trakt betreffend
Gen	Erbanlage
genital	zu den Geschlechtsorganen gehörend
Hämatom	Bluterguss
Hemiparese	Halbseitenschwäche
Hemiplegie	Halbseitenlähmung
hormonal	das innersekretorische System betreffend
Hyperglykämie	zu hoher Blutzucker
Hyperthyreose	Überfunktion der Schilddrüse
Hypertonie	zu hoher Blutdruck
Hyperventilation	über den Bedarf gesteigerte Lungenbelüftung
Hypoglykämie	zu niedriger Blutzucker
Hypophyse	Hirnanhangdrüse
Hypothalamus	wichtiger Abschnitt des Zwischenhirns
Hypothyreose	Unterfunktion der Schilddrüse
Hypotonie	zu niedriger Blutdruck
Ileus	Darmverschluss
Immunität	erworbene Abwehrkraft gegen Krankheitserreger
Indikation	Kriterium, bei dessen Vorliegen ein bestimmtes Verfahren zu wählen ist
Infektion	Eindringen, Verbleiben und anschließende Vermehrung von pathogenen Lebewesen (z. B. Bakterien) oder pathogenen Molekülen (z. B. Viren) in einem Organismus
Infektionszeichen	Hinweise auf eine Infektion: Schwellung, Schmerz, Rötung und Überwärmung
injizieren	einspritzen
Inkontinenz	Unvermögen, Stuhl oder Harn zurückzuhalten
Insuffizienz	unzureichende Funktionstüchtigkeit
Intertrigo	Wundsein in Hautfalten
Intoxikation	Vergiftung

intrazellulär	innerhalb der Zellen
ischämisch	nicht ausreichend durchblutet
Joule	Einheit für Energie – sowohl bei der Berechnung von Nahrungsmitteln (4,1 Joule = 1 kcal [Kilo-Kalorie]) als auch in der Elektrizitätslehre
Kapillare	kleinste Gefäße, z. B. Blutkapillare
kardiovaskulär	das Herz-Kreislauf-System betreffend
Karzinom	bösartiger epithelialer Tumor (Krebserkrankung)
kaudal	Richtung Fuß
Koma	Form einer quantitativen Bewusstseinsstörung. In diesem Zustand kann der Mensch nicht geweckt werden.
Kompensation	Ausgleich
komprimieren	zusammenpressen
kranial	Richtung Kopf
latent	verborgen, ohne Symptome
lateral	seitwärts
Laxantien	Abführmittel
maligne	bösartig
manifest	offenbar, erkennbar; Gegenteil von latent
medial	in der Mitte gelegen, mittelwärts
Membran	dünne Scheidewand
Miktion	Wasserlassen
Morbus	Krankheit (Abk. M.)
motorisch	die Bewegung betreffend
nerval	durch das Nervensystem vermittelt
Nykturie	vermehrtes nächtliches Wasserlassen
Obstipation	Verstopfung
oral	den Mund betreffend, durch den Mund
Ösophagus	Speiseröhre
Pankreas	Bauchspeicheldrüse
Parasympathikus	„Entspannungs-" und regenerationsorientierter Teil des vegetativen Nervensystems
Parenchym	Organfunktionsgewebe
parenteral	unter Umgehung des Magen-Darm-Traktes
pathologisch	„krankhaft", unphysiologisch
physiologisch	„normal", nicht krankhaft, beim gesunden Menschen auftretend
Pneumonie	Lungenentzündung
Prävention	Vorbeugung
primär	erstrangig, auch ursprünglich, ohne andere Ursachen
Prognose	zu erwartender Krankheitsverlauf
prophylaktisch	gegen eine Erkrankung vorbeugend
Protein	Eiweiß
proximal	zur Körpermitte hin
pulmonal	die Lunge betreffend
Punktion	Einstechen

pyrogen	Fieber erzeugend
reflektorisch	auf dem Reflexwege
rektal	den Mastdarm betreffend
Respiration	Atmung
Rezeptor	„Empfänger" für bestimmte Reize oder Stoffe
Rezidiv	Rückfall
RR	Riva-Rocci (Abkürzung für Blutdruck)
Sekretion	Ausscheidung
sekundär	an zweiter Stelle, nachfolgend, als Folge einer Erkrankung
sensorisch	die Sinne betreffend, empfindungsfähig
Sepsis	Blutvergiftung
sinister, sinistra	links
somatisch	körperlich
spinal	das Rückenmark betreffen
Sputum	Auswurf
subcutan	unter die Haut (z. B. Injektion)
sublingual	unter der Zunge
superfizial	oberflächlich, zur Körperoberfläche hin
superior	oberer
Sympathikus	Teil des vegetativen Nervensystems, der die Aktionsfähigkeit erhöht
Symptom	Krankheitszeichen
Synkope	kurz andauernder Bewusstseinsverlust
Syndrom	Symptomenkomplex, Gruppe von Krankheitszeichen
systemisch	den ganze Organismus betreffen
Systole	Anspannungsphase des Herzens. Bei der Systole wird das Blut aus der rechten und linken Herzkammer (Ventrikel) herausgepresst.
Tachykardie	beschleunigte Herzfrequenz
Tachypnoe	gesteigerte bzw. überhöhte Atemfrequenz
taktil	den Tastsinn betreffend
Thorax	Brustkorb
Thrombose	Gefäßerkrankung. Es bildet sich ein Blutgerinnsel (Thrombus) in einem Blutgefäß
Toxin	Gift
Tracheotomie	Luftröhrenschnitt
Trauma	Verletzung, Wunde
Tumor	Geschwulst, Wucherung, Schwellung
Ulkus	Geschwür
vegetativ	das autonome (vegetative) Nervensystem betreffend
ventral	bauchwärts, vorn
viszeral	die Eingeweide betreffend
zerebral	das Gehirn betreffend
Zyanose	bläuliche Verfärbung der Haut infolge von Sauerstoffmangel im Blut

Abbildungsnachweis

Der Verweis auf die jeweilige Abbildungsquelle befindet sich bei allen Abbildungen im Werk am Ende des Legendentextes in eckigen Klammern. Alle nicht besonders gekennzeichneten Grafiken und Abbildungen © Elsevier GmbH, München.

A300   Reihe Klinik- und Praxisleitfaden, Elsevier/Urban & Fischer

A400   Reihe Pflege konkret, Elsevier/Urban & Fischer

E326   Kanski J., Bowling B. Ophthalmology in focus, 1st ed., Philadelphia: Elsevier Churchill Livingstone, 2005

E939   Habif T. et al.: Skin Disease: Diagnosis and Treatment 3rd ed., Elsevier Saunders 2011

F664   Allevato, M. A. J.: Diseases mimicking onychomycosis. In: Clinics in Dermatology. Volume 28, Issue 2, Pages 164–177. Elsevier, March-April 2010.

J747   Graphic Bureau, Kroonsgard

K115   Andreas Walle, Hamburg

L106   Henriette Rintelen, Velbert

L138   Martha Kosthorst, Borken

L141   Stefan Elsberger, Planegg

L157   Susanne Adler, Lübeck

L190   Gerda Raichle, Ulm

M117   Prof. Dr. Gerhard Grevers, München

M123   Prof. Dr. med. Thomas Dirschka, Wuppertal

M438   Prof. Dr. med. Marion Kiechle, München

M507   PD Dr. med. B. Radeleff, MD, EBIR, Heidelberg

M532   Dr. med. Christoph Hammes, Ruppertsberg

M614   Prof. Dr. Wolfgang Rüther, Hamburg

T127   Prof. Dr. Dr. Peter Scriba, München

T192   Dr. med. Kay Goerke, Rheine Mathias Spital, Rheine

T195   Roman Bühler, Giengen/Brenz

T479   Prof. Dr. med. H. U. Kauczor, Heidelberg

T796   Institut für Radiologie und Klinik für Strahlenheilkunde, Charité Universitätsmedizin Berlin

T824   Klinikum Dritter Orden, München

U136   Hoffmann-La Roche AG, Basel

Inhaltsverzeichnis

1

Allgemeine Krankheitslehre

Die Weltgesundheitsorganisation (WHO) definiert **Gesundheit** als den „Zustand völligen körperlichen, geistig-seelischen und sozialen Wohlbefindens". **Krankheit** ist dementsprechend jeder Zustand, der nicht diesem Gesundheitsbegriff entspricht.

Aus biologischer Sicht sind Krankheiten Reaktionen des Organismus auf eine Schädigung. Sie gehen in der Regel mit Veränderungen der Zellen bzw. Organe und ihrer Funktionen einher. Obwohl die einzelnen Organe unterschiedlich aufgebaut sind, zeigt sich, dass Krankheiten an ihnen ähnliche Veränderungen und Reaktionen hervorrufen. So liegt z. B. einer Entzündung an verschiedenen Organen der gleiche Mechanismus zugrunde.

Um die Häufigkeit und Gefährlichkeit einer Krankheit zu charakterisieren, werden folgende Begriffe verwendet:

- **Morbidität** (Erkrankungshäufigkeit): Zahl der Erkrankten bezogen auf 100.000 Einwohner innerhalb eines Jahres
- **Mortalität** (Sterblichkeit): Zahl der an einer Krankheit Verstorbenen bezogen auf 100.000 Einwohner innerhalb eines Jahres
- **Letalität** (Tödlichkeit): Verhältnis der Zahl der Todesfälle zur Zahl der an einer Krankheit Erkrankten.

Diese Zahlen beruhen auf statistischen Angaben. Sie beziehen sich immer auf eine große Anzahl Personen und dürfen nur mit Vorsicht auf den Einzelfall übertragen werden.

1.1 Krankheitsursachen und Krankheitsverlauf

Krankheitsursachen können durch die Lebensbedingungen aus der Umwelt stammen (äußere Krankheitsursachen) oder durch Veränderungen der genetischen Anlagen (innere Krankheitsursachen) entstehen (➤ Abb. 1.1).

Meistens wirken äußere und innere Ursachen bei der Krankheitsentstehung zusammen, wobei dem einen oder dem anderen Faktor eine größere Bedeutung zukommt.

1.1.1 Äußere Krankheitsursachen

➤ Tab. 1.1

Tab. 1.1 Beispiele für äußere Krankheitsursachen.

Krankheitsursache	Beispiel
Mangelernährung	Eisenmangel → Anämie; Vitamin-A-Mangel → Nachtblindheit
Thermische Einwirkung	Hitze → Verbrennung; Kälte → Erfrierung
Mechanische Einwirkung	Druck → Quetschung
Strahlen	UV-Licht → Sonnenbrand
Chemische Einwirkung	Säure → Verätzung
Krankheitserreger	Viren → z. B. Grippe; Bakterien → z. B. Lungenentzündung

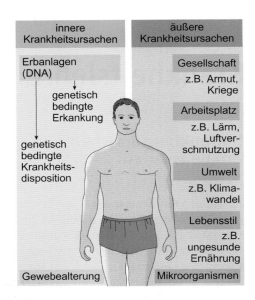

Abb. 1.1 Innere und äußere Krankheitsursachen. [L190]

1.1.2 Innere Krankheitsursachen

Innere Krankheitsursachen beruhen auf einer Veränderung des Genmaterials durch Mutationen. Diese lassen sich auf eine Veränderung der Anzahl der Chromosomen (z. B. Trisomie 21, Down-Syndrom), ihres Aufbaus oder – am häufigsten – auf eine Genveränderung zurückführen. Bei vielen Krankheiten liegt eine Genstörung vor, jedoch wird meist erst durch zusätzliche äußere Einflüsse die entsprechende Erkrankung ausgelöst. Familiäre Häufungen einer Krankheit geben einen Hinweis auf genetische Ursachen, können jedoch auch durch gleiche Umweltfaktoren oder zufällig hervorgerufen werden.

Unter **Disposition** versteht man die verstärkte Bereitschaft eines Organismus, eine bestimmte Krankheit zu erwerben:

- Geschlechtsdisposition: Männer leiden häufiger an bestimmten Krankheiten (z. B. Gicht) als Frauen und umgekehrt (z. B. Gallenblasenerkrankungen)
- Altersdisposition: Bestimmte Erkrankungen treten im hohen Alter gehäuft auf (z. B. Arthrose), andere in der Kindheit (z. B. Windpocken)
- Genetische Disposition (z. B. Diabetes mellitus).

1.1.3 Krankheitsverlauf

Eine Krankheit kann je nach Diagnosezeitpunkt, Schweregrad und Therapie verschiedene Verläufe nehmen:

Akut verläuft sie über wenige Tage oder Wochen; **chronisch,** wenn sie sich über Monate oder Jahre erstreckt (chronisch-kontinuierlicher Verlauf) oder in regelmäßigen Abständen wieder auftritt (chronisch-rezidivierender Verlauf).

Bestimmte Erkrankungen können nach einiger Zeit erneut auftreten. Man nennt dies **Rezidiv** (Rückfall).

Der Ausgang einer Krankheit kann folgende Formen annehmen:

- **Heilung:** Wiederherstellung der Organstrukturen und -funktionen
- **Defektheilung:** Die Organstruktur oder -funktion wird nicht vollständig wiederhergestellt, z. B. durch Narbenheilung, Lähmung
- **Tod.**

1.1.4 Altern und Tod

Altern

Unabhängig von Krankheiten treten bei jedem Menschen Veränderungen auf, die durch den natürlichen Prozess des Alterns bedingt sind. Dazu gehören z. B. Altersschwerhörigkeit, Altersweitsichtigkeit, verzögerte Wund- und Knochenheilung, Rückbildung (Atrophie) von Muskulatur, Haut, Gehirn und Leber. Altersvorgänge sind nach heutigen Erkenntnissen genetisch festgelegt, ihre genaue Ursache ist jedoch weitgehend ungeklärt. Der Prozess des Alterns endet mit dem Tod.

Tod

Der Tod eines Menschen ist durch das Erlöschen sämtlicher lebenswichtiger Funktionsabläufe gekennzeichnet. Dies spiegelt sich in den **unsicheren Todeszeichen** wider:

- Herzstillstand
- Pulslosigkeit
- Atemstillstand

- Areflexie
- Abfall der Körpertemperatur.

Diese Zeichen gelten als unsicher, da sie beispielsweise auch bei einer Schlafmittelvergiftung, Unterkühlung oder einem Herzinfarkt auftreten können. Durch rechtzeitiges Einleiten von Wiederbelebungsmaßnahmen kann in manchen Fällen der Tod des Patienten verhindert oder verzögert werden.

Sichere Todeszeichen sind hingegen:
- Totenstarre
- Totenflecke
- Autolyse (Selbstauflösung des Organismus).

Als biologisch tot gilt ein Mensch, wenn sein **Hirntod** eingetreten ist.

Der Hirntod ist durch den Verlust aller zentralnervösen Funktionen gekennzeichnet. Die Herzkreislauffunktionen können dabei noch erhalten sein oder auch künstlich aufrechterhalten werden.

Dies spielt eine wichtige Rolle bei der Organtransplantation.

In der Bundesrepublik Deutschland sind die Haupttodesursachen Erkrankungen des Herz-Kreislauf-Systems, Tumorerkrankungen und Infektionskrankheiten.

1.2 Zell- und Gewebsschäden

Die Zelle besitzt zahlreiche Möglichkeiten, sich an veränderte Umweltbedingungen anzupassen. Diese Fähigkeit ist für die einzelnen Zellen sowie für das betroffene Organ und den Gesamtorganismus lebenserhaltend.

Neben der Anpassung der Zelle an veränderte Bedingungen kann es aber auch zu ihrer Schädigung oder sogar zum Zelltod kommen.

Mögliche Anpassungsformen der Zelle und damit der Organe sind:
- **Atrophie:** Zell- und Organverkleinerung (z. B. Muskelschwund bei Bettlägerigkeit)
- **Degeneration:** Charakteristische Funktion einer Zelle ist eingeschränkt. Die Folge ist der Zelluntergang, die Degeneration kann jedoch auch reversibel sein
- **Nekrose:** Zelltod, z. B. bei O_2-Mangel, Infektionen, physikalische Schädigung

- **Fibrose** und **Sklerose:** Gewebeverhärtung und Elastizitätsverlust aufgrund einer gesteigerten Kollagensynthese (z. B. Narbenbildung)
- **Hypertrophie:** Zell- oder Organvergrößerung mit einer Zunahme der Zellorganellen (z. B. Muskelwachstum bei Krafttraining)
- **Hyperplasie:** Organvergrößerung durch Vergrößerung der Zellzahl (z. B. Hühnerauge: Hyperplasie der Haut bei chronischem Druck; Hyperplasie des Knochenmarks bei chronischen Blutverlusten)
- **Regeneration:** Ersatz für zugrunde gegangenes Gewebe (z. B. Blutzellbildung).

1.2.1 Tumorerkrankungen

Eine folgenschwere Störung des Zellwachstums sind **Tumoren** (Geschwulste, Neoplasien). Als Tumor wird die umschriebene Volumenzunahme eines Gewebes bezeichnet, deren Ursache eine unkontrollierte Zellvermehrung ist. Die entstehenden Zellen lassen sich von ihrer Funktion her nicht mehr in das bestehende Gewebe eingliedern.

Tumorklassifizierung

Tumoren werden entsprechend ihrer **geweblichen Herkunft** eingeteilt:
- Mesenchymale Tumoren: Geschwulste des Binde-, Fett-, Knorpel-, Knochen- oder Muskelgewebes (z. B. Fibrome, Lipome, Myome, Sarkome)
- Epitheliale Tumoren: Geschwulste des Oberflächen- oder Drüsenepithels (z. B. Adenome, Adenokarzinome, Plattenepithelkarzinome)
- Sonderformen, z. B. neuroendokrine Tumoren, Keimzelltumoren.

Weiterhin werden Tumoren nach ihrer **Dignität** unterschieden:
- Bösartige (maligne) Tumoren: Sie führen unbehandelt zum Tod, bilden Tochtergeschwulste in anderen Körperregionen (Metastasenbildung), wachsen schnell und infiltrativ
- Gutartige (benigne) Tumoren: Sie führen unbehandelt meist nicht zum Tod, bilden keine Tochtergeschwulste in anderen Körperregionen (keine Metastasenbildung), wachsen langsam und lokalisiert.

Von welchem Gewebe ein Tumor abstammt und ob er gutartig oder bösartig ist, kann nur durch die mikroskopische Untersuchung seines Gewebes erkannt werden. Dafür ist eine Gewebeentnahme (Biopsie) notwendig. Bösartige Tumoren können mikroskopisch weiter nach dem Grad ihrer Ähnlichkeit mit dem Ursprungsgewebe differenziert werden (Grading), wodurch ein Rückschluss auf den Grad ihrer Bösartigkeit möglich ist.

Weiterhin ist es wichtig, das Stadium einer Tumorerkrankung zu bestimmen (Staging). Dabei werden nach der **TNM-Klassifizierung** drei Kriterien zu Hilfe genommen:

- Größe und Ausdehnung des Tumors (T)
- Tumorbefall von Lymphknoten (N)
- Nachweis von Metastasen (M).

Den drei Buchstaben werden Ziffern hinzugefügt, welche die jeweilige Ausdehnung genauer beschreiben.

Grading und Staging sind wichtig für die weitere Therapieplanung.

Tumorentstehung

Ein Tumor entsteht durch Umwandlung normaler Körperzellen in überschießend wachsende Geschwulstzellen. Dabei verändert sich das genetische Material (DNS) einer Zelle (Mutationen). Nach einer Latenzphase kommt es zum unkontrollierten Wachstum dieser Zelle und zur Tumormanifestation mit klinischer Symptomatik. Begünstigt wird die Tumorentstehung durch folgende Faktoren:

- Genetische Disposition
- Ionisierende Strahlen, UV-Strahlen
- Lebensalter: Am häufigsten treten Tumoren zwischen dem 55. und 75. Lebensjahr auf
- Nahrungs- und Genussmittel, z. B. Nikotin
- Chemikalien
- Viren.

Präkanzerosen sind Gewebeveränderungen, die mit einem erhöhten Risiko der Tumorentstehung einhergehen. Beispielsweise sind Adenome des Kolons Vorläufer eines malignen Tumors.

Auswirkungen auf den Organismus

Ein bösartiger Tumor zeigt lokale und allgemeine Symptome. Die lokalen Symptome werden häufig durch mechanische Verdrängungen hervorgerufen. Dabei engt der Tumor durch sein Wachstum das Organgewebe seiner Umgebung ein. Folgen können u. a. sein:

- Verschluss (Stenose) von Hohlorganen, z. B. Bronchusstenose mit Mangelbelüftung der Lunge, Stenosen des Verdauungstrakts mit Beschwerden bei der Nahrungspassage
- Blutungen durch Einwachsen des Tumors in das Gefäßsystem, z. B. Bluthusten (Bronchialtumor), Harnblutung (Nierentumor)
- Organfunktionsstörungen.

Zu den allgemeinen Folgeerscheinungen einer Tumorerkrankung gehört ein Kräfteverfall mit Gewichtsabnahme, Blutarmut und Fieber. Im fortgeschrittenen Stadium eines malignen Tumorleidens mit Metastasenbildung geben Patienten oftmals Beschwerden an, die als **B-Symptomatik** bezeichnet werden: Fieber, Nachtschweiß, Gewichtsverlust.

Krebsvorsorge

Die Erfolge bei der Therapie eines Tumors sind umso größer, je früher der Tumor erkannt wird. In Deutschland stehen Frauen und Männern Krebsvorsorgeuntersuchungen zu, deren Kosten von den Krankenkassen übernommen werden.

Bei Frauen werden durchgeführt:

- Ab dem 20. Lebensjahr: Jährliche Tastuntersuchung von Scheide, Gebärmutter, Eierstöcken
- Ab dem 20. Lebensjahr: Jährlicher Abstrich des Gebärmutterhalses mit zytologischer Untersuchung
- Ab dem 30 Lebensjahr: Jährliches Abtasten der Brust und der Achselhöhlen
- Ab dem 50. Lebensjahr: Mammografie alle zwei Jahre

Bei Männern wird durchgeführt:

- Ab dem 45. Lebensjahr: Jährliche Tastuntersuchung der Prostata vom Enddarm aus, Tastuntersuchung von Hoden, Penis und Lymphknoten der Leisten

Bei beiden Geschlechtern werden durchgeführt:

- Ab dem 35. Lebensjahr: Alle zwei Jahre Betrachtung der gesamten Haut.
- Ab dem 50. Lebensjahr: Jährliche digitale rektale Untersuchung, Stuhluntersuchung auf verstecktes Blut im Stuhl

- Ab dem 55. Lebensjahr komplette Koloskopie des Darmes, die bei unauffälligem Befund nach zehn Jahren wiederholt werden kann, bei auffälligem Befund häufiger.

1.2.2 Entzündungen

Eine Entzündung ist die Reaktion des Organismus auf eine lokale Gewebeschädigung. Ursachen können sein:
- Infektiöse Erreger wie Bakterien, Viren, Pilze
- Physikalische Reize durch z. B. Temperatur, mechanische Schädigung
- Chemische Reize durch z. B. Laugen, Säuren
- Allergene
- Fremdkörper, z. B. Dorn.

Verlauf

In den Grundzügen läuft eine Entzündung unabhängig von dem betroffenen Organ und der Ursache gleich ab. Aufgrund der Gewebeschädigung werden Mediatoren (Botenstoffe) wie z. B. Histamin und Prostaglandine freigesetzt. Es folgt eine Zunahme der Durchblutung des betroffenen Gewebes, was sich durch Rötung und Erwärmung zeigt. Gleichzeitig ist die Durchlässigkeit der Gefäßwände erhöht, sodass intravasale Flüssigkeit in das Gewebe austre-

ten kann. Es kommt zur Schwellung. Schmerzrezeptoren werden erregt. Leukozyten wandern in das Gewebe und nehmen dort Gewebstrümmer und Bakterien in ihr Zytoplasma auf und bauen sie ab (Phagozytose). Die Entzündung bildet sich zurück (➤ Abb. 1.2).

Kardinalsymptome, die bei jeder Entzündung in mehr oder weniger stark ausgeprägter Form auftreten, sind:
- Rötung = Rubor
- Überwärmung = Calor
- Schmerz = Dolor
- Schwellung = Tumor
- Funktionseinschränkung = Functio laesa.

Je nach Ursache einer Entzündung und Abwehrlage des Organismus kann eine Entzündung unterschiedlich verlaufen:
- Perakut: Sehr kurzer Krankheitsverlauf; führt häufig zum Tod
- Akut: Oft dramatischer Beginn; führt, wenn keine Komplikationen auftreten, nach kurzer Zeit zur Heilung
- Chronisch: Kann aus einer akuten Entzündung hervorgehen, deren Heilungsverlauf unterbrochen wird
- Primär chronisch: Kann schleichend ohne wahrnehmbare akute Entzündung beginnen und schubweise fortschreiten, ohne dass es zur Ausheilung kommt.

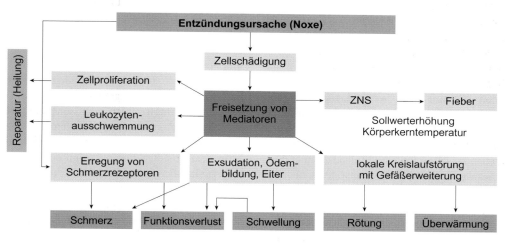

Abb. 1.2 Ablauf der Entzündungsreaktion bis zum Auftreten von Kardinalsymptomen. [L190]

Einteilung

Bei vielen Entzündungen tritt Gefäßinhalt durch die entzündlich veränderte Gefäßwand in das umliegende Gewebe aus. Je nach Art dieser Ausschwitzung (Exsudat) werden folgende Entzündungsformen unterschieden:

- Serös: Serum tritt aus, z.B. bei Virusinfekten
- Fibrinös: Serum mit Fibrinogen tritt aus, z.B. an serösen Häuten wie Pleura, Perikard
- Eitrig: Abgestorbene Leukozyten und Zelltrümmer treten aus, z.B. bei bakteriellen Entzündungen
- Hämorrhagisch: Blut tritt durch Gefäßeinrisse aus, z.B. bei schweren Virusinfekten.

Daneben werden unterschieden:

- Ulzerierende Entzündung: Ausgedehnte Gewebedefekte, z.B. beim Magenulkus
- Proliferative Entzündung: Es dominiert die Gewebeneubildung

1.2.3 Allergie

Das **Immunsystem** schützt den Körper vor eindringenden Erregern und Fremdeiweißen (Antigene). Schon beim Erstkontakt werden diese durch spezifische und unspezifische Abwehrreaktionen unschädlich gemacht. Danach ist der Organismus in der Regel immun gegen dieses Antigen.

Innerhalb des Immunsystems kann es jedoch zu fehlerhaften Reaktionen des Organismus mit der Ausbildung von Autoimmunerkrankungen (➤ 4.4.5), Immundefekten (➤ 4.4.2) oder Allergien kommen.

Allergien: Beim Erstkontakt mit einem Fremdstoff, dem Allergen, entwickelt sich statt einer Immunität (Immunsystem wehrt Erreger ab) eine Überempfindlichkeit. Es hat eine Sensibilisierung stattgefunden. Während der Erstkontakt mit einem spezifischen Allergen noch klinisch stumm verläuft, kommt es bei jedem weiteren Kontakt zu einer überschießenden Reaktion des Immunsystems, der allergischen Reaktion. Derzeit wird der Anteil der Menschen in Deutschland, die mindestens eine allergische Erkrankung oder Unverträglichkeitsreaktion haben, auf 30 bis 40 % geschätzt.

Allergene können wie folgt eingeteilt werden:

- Inhalationsallergene, z.B. Pollen
- Ingestionsallergen, z.B. Nahrungsmittel (Kuhmilch, Soja)
- Kontaktallergene, z.B. Nickel, Duftstoffe
- Injektionsallergen, z.B. Gifte von Bienen oder Wespen, Arzneimittel.

Ursachen

- Veranlagung: Bei ungefähr 20 % der Bevölkerung besteht eine Disposition (vererbte Bereitschaft) des Organismus, Sensibilisierungen gegen Umwelteinflüsse auszubilden: die Atopie. Bei diesen Menschen treten das atopische Ekzem (Neurodermitis), Urtikaria, Heuschnupfen und Asthma als sog. atopische Krankheitsbilder vermehrt auf
- Umwelteinflüsse: Wachsende Umweltverschmutzung, steigende Medikamenteneinnahme, häufiger Umgang mit Chemikalien, übertriebene Hygiene sowie seelische Belastungen (z.B. Stress) werden für die Zunahme der Allergien mitverantwortlich gemacht.

Einteilung

Nach Coombs und Gell werden allergische Reaktionen in vier Haupttypen eingeteilt. Diese unterscheiden sich zum einen im Mechanismus der fehlerhaften Immunantwort, zum anderen in der Zeitspanne (Latenzzeit) zwischen dem Zweitkontakt mit dem Allergen und dem Auftreten der Beschwerden.

Typ I – Soforttyp, Anaphylaxie

Durch übermäßige Bildung von IgE-Antikörpern und Freisetzung von Mediatoren wie Histamin und Prostaglandinen kommt es Sekunden bis Minuten nach dem Allergenkontakt zu einer überschießenden Entzündungsreaktion, der anaphylaktischen Reaktion, z.B. Asthma, Heuschnupfen.

Der **anaphylaktische Schock** ist die Maximalform der Typ-I-Reaktion aufgrund einer Generalisierung der allergischen Reaktion. Durch die starke Histaminfreisetzung kommt es zur Weitstellung der Gefäße und damit zum Blutdruckabfall, ggf. zu schwerer Atemnot und zum Kreislaufstillstand.

Typ II – Zytotoxischer Typ

IgG- und IgM-Antikörper richten sich gegen Oberflächenstrukturen von Zellen. Meist innerhalb von Minuten bis Stunden nach dem Allergenkontakt werden diese Zellen zerstört (zytotoxische Reaktion), z. B. bei Blutgruppenunverträglichkeiten oder bei Transplantatabstoßung nach einer Organtransplantation.

Typ III – Immunkomplex-Typ

Im Blut zirkulierende Antigen-Antikörperkomplexe lösen innerhalb von Minuten bis Stunden nach dem Allergenkontakt schwere Gefäßentzündungen (Vaskulitiden) aus, z. B. bei der allergischen Vaskulitis oder bei Gefäß- und Gewebeschäden beim Lupus erythematodes.

Typ IV – Spättyp

Im Gegensatz zu den drei genannten Allergentypen sind bei der Allergie vom Spättyp keine Antikörper, sondern T-Lymphozyten Ursache für die allergische Reaktion. Nach Erstkontakt mit dem Allergen oder Fremdzellen sind diese Zellen sensibilisiert und führen bei Zweitkontakt zehn Stunden bis mehrere Tage später zu einer Entzündungsreaktion; z. B. bei allergischen Kontaktekzemen.

1.3 Impfungen

Impfungen gehören zu den wirksamsten und wichtigsten präventiven Maßnahmen der Medizin. Sie schützen vor bestimmten ansteckenden Infektionskrankheiten. Es werden unterschieden:

- **Passive Immunisierung**: Es werden entweder spezifische Antikörper (Immunglobuline) gegen einen bestimmten Erreger oder ein Toxin übertragen. Bei der passiven Immunisierung besteht ein sofortiger Schutz. Er hält allerdings nur ein bis drei Monate an, da die Immunglobuline dann vom Körper abgebaut sind.
- **Aktive Immunisierung**: Es werden abgeschwächte lebende Krankheitserreger, abgetötete Krankheitserreger oder deren antigene Bestandteile oder ein Toxoid verabreicht. Der Körper des Geimpften bildet selbst aktiv Antikörper und Gedächtniszellen gegen den Erreger oder das Toxoid. Bei einer späteren Infektion mit dem Erreger, kann dieser dann schnell und in der Regel ohne Krankheitssymptome bekämpft werden. Die Schutzwirkung bei der aktiven Immunisierung setzt erst nach zwei bis drei Wochen ein, hält dafür aber über Jahre oder lebenslang an.

Wenn ein hoher Prozentsatz der Bevölkerung gegen eine bestimmte Erkrankung geimpft ist, kann der Erreger regional eliminiert werden.

Impfkalender

Die Ständige Impfkommission (STIKO), ein Expertengremium am Robert Koch-Institut, überarbeitet und veröffentlicht regelmäßig die aktuellen Impfempfehlungen (➤ Tab. 1.2).

Tab. 1.2 Impfkalender leicht verändert nach den Empfehlungen der Ständigen Impfkommission am Robert Koch-Institut 2017. Die verschiedenen Impfstoffe können sich in der Zahl der Injektionen und den Impfabständen unterscheiden (Herstellerangaben beachten).

Impfung (Erkrankung)	Alter in										
	Wochen	Monaten					Jahren				
	6	2	3	4	11–14	15–23	2–4	5–6	9–17	Ab 18	Ab 60
DTaP/Tdap (Diphtherie, Tetanus, Pertussis = Keuchhusten)		1.	2.	3.	4.	N	N	A	A	A* (ggf. N)	
Hib (Haemophilus influenzae Typ b)		1.	2.	3.	4.	N	N				
IPV (Polio)		1.	2.	3.	4.	N	N		A	ggf. N	

Tab. 1.2 Impfkalender leicht verändert nach den Empfehlungen der Ständigen Impfkommission am Robert Koch-Institut 2017. Die verschiedenen Impfstoffe können sich in der Zahl der Injektionen und den Impfabständen unterscheiden (Herstellerangaben beachten). *(Forts.)*

Impfung (Erkrankung)	Alter in										
	Wochen	Monaten					Jahren				
	6	2	3	4	11–14	15–23	2–4	5–6	9–17	Ab 18	Ab 60
HB (Hepatitis B)		1.	2.	3.	4.	N	N				
Pneumokokken		1.		2.	3.	N					S
Rotaviren	1.	2.	(3.)								
Meningokokken C					1. (ab 12 Mon.)	N					
MMR (Masern, Mumps, Röteln)					1.	2.	N		S**		
Varizellen (Windpocken)					1.	2.	N				
Influenza											S (jährlich)
HPV (humane Papillomaviren)									SM		

A　Auffrischimpfung; gegen Diphtherie und Tetanus bei Erwachsenen alle 10 Jahre. * Einmalige TdaP-Auffrischimpfung bei der nächsten fälligen Td-Impfung, bei entsprechender Indikation als TdaP-IPV-Kombinationsimpfung

N　Nachholimpfung (Grund- bzw. Erstimmunisierung aller noch nicht Geimpften bzw. Komplettierung einer unvollständigen Impfserie)

S　Standardimpfung mit allgemeiner Anwendung = Regelimpfung. ** Einmalige Masernimpfung oder, bevorzugt, MMR-Impfung bei nach 1970 Geborenen mit unzureichendem/unklaren Impfschutz

SM　Standardimpfung für Mädchen im Alter von 9–14 Jahren mit zwei Dosen im Abstand von 5 Monaten, bei Nachholimpfung im Alter > 14 Jahren oder bei einem Impfabstand < 5 Monaten zwischen 1. Und 2. Dosis ist eine 3. Dosis erforderlich (Fachinformation beachten)

d　Verminderter Diphtherietoxoidgehalt ab 5 bzw. 6 Jahren (nach Herstellerangaben)

2 Erkrankungen des Herzens

2.1 Anatomie und Physiologie des Herzens

2.1.1 Anatomie

Aufbau des Herzens

Das Herz (Cor) ist ein muskuläres Hohlorgan. Es hat annähernd die Form eines Kegels und wiegt ca. 300 g. Es liegt zwischen den beiden Lungenflügeln, hinter dem Brustbein (Sternum) und vor der Speiseröhre (Ösophagus). Kaudal liegt es dem Zwerchfell (Diaphragma) an.

Das Herz wird durch das **Septum** (Scheidewand) in eine rechte und eine linke Herzhälfte getrennt.

Diese bestehen jeweils aus einem **Vorhof** (Atrium) und einer **Kammer** (Ventrikel).

Der rechte Vorhof nimmt das Blut aus der oberen und unteren Hohlvene (V. cava superior und inferior) auf und gibt es an die rechte Herzkammer weiter. Von dort gelangt das Blut über den Truncus pulmonalis (Lungenstamm) und weiter über die zwei Aa. pulmonales (Lungenarterien) in die Lunge. Dort wird das Blut mit O_2 (Sauerstoff) angereichert und CO_2 (Kohlendioxid) wird an die Lunge abgegeben. Das sauerstoffreiche Blut gelangt nun über die Vv. pulmonales (Lungenvenen) in den linken Vorhof. Von dort wird es weiter in die linke Kammer geleitet, die das Blut nun in die Aorta (Hauptschlagader) und damit in den Körperkreislauf auswirft (➤ Abb. 2.1).

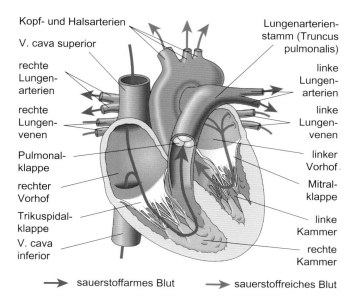

Abb. 2.1 Das Herz mit seinen Kammern und Klappen. Die Pfeile geben die Flussrichtung des Blutes an (heller Pfeil: O_2-reiches Blut, dunkler Pfeil: O_2-armes Blut). [L190]

Herzklappen

Das Herz hat vier verschiedene Klappen, die gewährleisten, dass das Blut stets in die richtige Richtung fließt:

- **Segelklappen** (Atrio-Ventrikular-Klappen, AV-Klappen): Sie befinden sich zwischen Vorhof und Kammer. Die linke Segelklappe mit zwei Segeln heißt **Mitralklappe,** die rechte Segelklappe mit drei Segeln heißt **Trikuspidalklappe**
- **Taschenklappen:** Sie befinden sich zwischen linker Kammer und Aorta **(Aortenklappe)** und zwischen rechter Kammer und Truncus pulmonalis **(Pulmonalklappe).**

Blutversorgung des Herzen

Auch das Herz selbst muss mit Blut versorgt werden. Dies erfolgt über zwei, aus der Aorta abzweigende Gefäße, die **Koronarien** (Herzkranzgefäße):
- Die A. coronaria sinistra (linke Herzkranzarterie) teilt sich in zwei Äste und versorgt den linken Vorhof, die linke Kammer und den Großteil der Herzscheidewand
- Die A. coronaria dextra (rechte Herzkranzarterie) versorgt den rechten Vorhof, die rechte Kammer und einen kleinen Teil der Herzscheidewand.

2.1.2 Physiologie

Herzzyklus

Der Pumpmechanismus des Herzens beruht auf einer koordiniert ablaufenden Kontraktion, der Systole, und Erschlaffung, der Diastole, der Herzmuskulatur. Ein Herzzyklus setzt sich jeweils aus der Abfolge von Systole und Diastole zusammen. Dabei wird die **Diastole** in zwei Phasen unterteilt:
- Erschlaffungsphase
- Füllungsphase.

Während der Füllungsphase kontrahieren sich die Vorhöfe und das Blut fließt in die erschlafften Kammern. Dann schließen sich die Segelklappen, sodass zwischen Vorhöfen und Kammern keine Verbindung mehr besteht.

Damit ist die Diastole beendet, und die Systole beginnt.

Auch die **Systole** kann in zwei Phasen unterteilt werden:
- Anspannungsphase
- Austreibungsphase.

Während der Anspannungsphase steigt der Druck in den mit Blut gefüllten Kammern steil an und stößt schließlich die Taschenklappen auf. Jetzt beginnt die Austreibungsphase. Die Kammern kontrahieren und leeren sich und das Blut wird in den Körper- bzw. Lungenkreislauf ausgeworfen, bis sich die Taschenklappen wieder schließen. Damit ist die Systole beendet und die Diastole beginnt erneut mit der Erschlaffungsphase.

Regulation der Herzleistung

Für die rhythmischen Kontraktionen der Herzmuskulatur sind das **Erregungsbildungs- und Erregungsleitungssystem** des Herzens verantwortlich (➤ Abb. 2.9). Es besteht aus:
- Sinusknoten
- AV-Knoten
- His-Bündel
- Kammerschenkeln
- Purkinje-Fasern.

Es arbeitet autonom, d. h. es bildet Aktionspotenziale, ohne dafür einen Anstoß von außen zu benötigen. Zusätzlich wird das Herz vom vegetativen Nervensystem (Sympathikus und Parasympathikus) beeinflusst.

Das Herz schlägt in Ruhe mit einer Herzfrequenz (Anzahl der Herzschläge pro Minute) von etwa 70/Min. Während eines Herzschlages werden 70–80 ml Blut ausgeworfen (Herzschlagvolumen). Aus diesen beiden Größen wird das Herzminutenvolumen (HMV) berechnet (Herzfrequenz × Schlagvolumen = Herzminutenvolumen). Es beträgt beim Gesunden in körperlicher Ruhe etwa 4,5–5 Liter/Min. Unter Belastung kann es auf 25 Liter/Min. gesteigert werden.

2.2 Koronare Herzerkrankung (KHK)

Bei der koronaren Herzerkrankung (KHK) werden die Herzkranzgefäße (Koronarien) unzureichend durchblutet und damit der Herzmuskel mit zu wenig O_2 versorgt. Es kommt zu einer **Ischämie** (Mangeldurchblutung) des Myokards. Die KHK mit ihren Folgen ist in den Industrieländern die häufigste Todesursache, Männer sind öfter betroffen als Frauen.

Ursachen

Der koronaren Herzerkrankung liegt eine **Arteriosklerose** der Herzkranzgefäße zugrunde.

Arteriosklerose

Bei der Arteriosklerose sind die Gefäßwände der großen Arterien unregelmäßig verdickt, verhärtet und weniger elastisch. Durch diese Veränderungen ist der Durchmesser des Gefäßes vermindert. Es kommt zu Durchblutungsstörungen. Je nachdem, welche Gefäße betroffen sind, kann es u. a. zu folgenden Krankheitsbildern kommen:
- Koronare Herzkrankheit
- Periphere arterielle Verschlusskrankheit
- Arteriosklerotische Aneurysmen
- Akute arterielle Verschlüsse z. B. von Bauch- oder Beinarterien
- Hirninfarkt.

Wichtige **Risikofaktoren** der Arteriosklerose sind:
- Hyperlipoproteinämie
- Arterielle Hypertonie
- Diabetes mellitus
- Nikotinabusus
- Myokardinfarkte von Familienmitgliedern (erbliche Belastung)
- Lebensalter (Männer über 45 Jahren und Frauen über 55 Jahren).

Symptome

Leitsymptom der KHK ist die **Angina pectoris.** Sie äußert sich durch anfallsartige, heftige Schmerzen hinter dem Sternum, häufig mit Ausstrahlung in den linken Arm und die linke, seltener in die rechte Schulter, den Unterkiefer oder den Oberbauch (➤ Abb. 2.2). Die Anfälle können ausgelöst werden durch körperliche Anstrengung, durch Stress, Kälte oder durch reichliches Essen. Viele Patienten haben den Eindruck, dass „etwas auf die Brust drückt". In Ruhe verschwinden die Schmerzen meist nach 10 bis 15 Minuten. Leichtere Angina pectoris-Anfälle können mit Muskelverspannungen verwechselt werden. Weiterhin kann Übelkeit, Atemnot und Schwit-

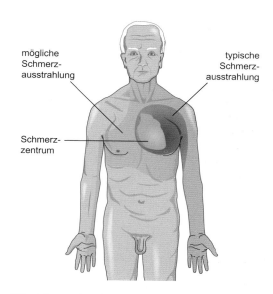

mögliche Schmerzausstrahlung

typische Schmerzausstrahlung

Schmerzzentrum

Abb. 2.2 Typische Schmerzausstrahlung beim Angina pectoris-Anfall und beim Myokardinfarkt. [L190]

zen auftreten. Eine KHK muss sich nicht immer durch die typischen Angina pectoris-Anfälle äußern. Insbesondere bei Diabetikern können Ischämiephasen für den Patienten unbemerkt verlaufen.

Verlaufsformen der Angina pectoris
- **Stabile Angina pectoris:** Gleich bleibende Angina pectoris-Anfälle, die sich durch Medikamente (Nitrolingual-Spray) und körperliche Ruhe innerhalb weniger Minuten bessern
- **Instabile Angina pectoris:** Jede Erstangina sowie Anfälle, die an Schwere, Dauer und Häufigkeit zunehmen oder bereits während körperlicher Ruhe auftreten (Ruheangina). Es besteht ein akutes Myokardinfarktrisiko.

Diagnostik

Eine Verdachtsdiagnose wird anhand der klinischen Symptome gestellt. Um die Diagnose zu sichern, sind weiterführende diagnostische Verfahren notwendig:
- **Ruhe-EKG** (Elektrokardiogramm): Der Patient liegt ruhig auf einer Liege, während seine Herzströme abgeleitet werden; dabei werden gleichzeitig die bipolaren Extremitätenableitungen nach Einthoven (je eine Elektrode am rechten

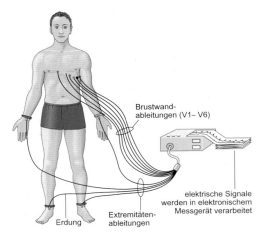

Brustwand-
ableitungen (V1– V6)

elektrische Signale
werden in elektronischem
Messgerät verarbeitet

Extremitäten-
ableitungen

Erdung

Abb. 2.3 Lage der EKG-Elektroden bei den unipolaren Brustwandableitungen nach Wilson und den Extremitätenableitungen nach Einthoven. [L190]

Arm, rechten Bein, linken Arm und linken Bein) und die unipolaren Brustwandableitungen nach Wilson (sechs Elektroden an der Brustwand, ➤ Abb. 2.3) aufgezeichnet. Bei der KHK finden sich, solange kein Herzinfarkt abgelaufen ist, selten typische Veränderungen.

- **Belastungs-EKG (Ergometrie):** Der Patient wird körperlich zunehmend belastet, z. B. auf einem Fahrradergometer; gleichzeitig wird ein EKG abgeleitet. Treten hierbei Angina pectoris-Anfälle und/oder entsprechende EKG-Veränderungen auf, liegt wahrscheinlich eine KHK vor.
- **Echokardiographie:** Die Echokardiografie ist eine Ultraschalluntersuchung (Sonografie) des Herzens, bei der Ultraschallwellen von einem Schallkopf ausgesendet werden. Die Gewebe des Körpers reflektieren den Ultraschall unterschiedlich stark. Diese Reflexionen werden vom Schallkopf registriert und elektronisch in Bilder umgewandelt. Es können Bewegungsstörungen der Herzwand nachgewiesen werden und die diastolische und systolische Funktion des Herzens beurteilt werden. Bei der **Belastungsechokardiographie** belastet sich der Patient entweder körperlich oder sein Herz wird medikamentös (z. B. mit Dipyridamol) belastet. Währenddessen wird eine Echokardiografie durchgeführt.

! Wenn ein Belastungstest durchgeführt wird, sollte der Patient genau beobachtet werden. Es muss ein Defibrillator unmittelbar erreichbar sein und Reanimationsbereitschaft gewährleitet sein, falls es zu einem Zwischenfall kommt.

- **Myokardszintigraphie:** Bei weiterhin unklarer Diagnose kann eine Myokardszintigrafie durchgeführt werden: Dem Patienten wird während körperlicher Belastung eine radioaktive Substanz (z. B. [201]Thallium) injiziert. [201]Thallium reichert sich im normal durchbluteten Herzmuskel gut, in den schlecht durchbluteten Bereichen weniger intensiv an. So lassen sich infarktbedrohte oder bereits geschädigte Herzmuskelbezirke nachweisen.
- **Linksherzkatheteruntersuchung:** Ein Katheter wird über die A. femoralis und Aorta gegen den Blutstrom zum Herzen vorgeschoben und Röntgenkontrastmittel in die Herzkranzgefäße eingespritzt. So lassen sich verengte Gefäßabschnitte darstellen (**Koronarangiographie**, ➤ Abb. 2.4). Um Form, Größe, Wanddicke und Funktion der linken Kammer zu beurteilen, wird Kontrastmittel in die linke Herzkammer gegeben. Schlecht

A. coronaria sinistra
(linke Koronararterie)

Stenose
(Gefäßverengung)

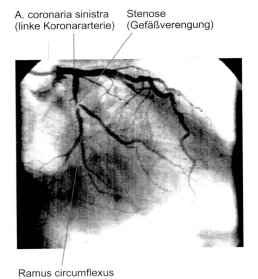

Ramus circumflexus

Abb. 2.4 Koronarangiographie bei KHK. Ein Ast der linken Herzkranzarterie ist fast völlig verschlossen. [A400]

bewegliche Wandabschnitte zeigen das Gebiet eines Herzinfarkts an (**Lävokardiografie**).

Therapie

Die Risikofaktoren der Arteriosklerose müssen so weit wie möglich behoben werden: Nikotinverzicht, Gewichtsnormalisierung, fettarme und ballaststoffreiche Ernährung, Abbau von Stress, körperliches Training, optimale medikamentöse Einstellung von arterieller Hypertonie, Diabetes mellitus und Hyperlipoproteinämie.

Therapie des akuten Angina pectoris-Anfalls
- Arzt verständigen
- Patienten beruhigen, beengende Kleidung entfernen und mit erhöhtem Oberkörper bequem lagern
- Glyzeroltrinitrat (Nitrolingual®) entweder als Kapsel zum Zerbeißen oder als Spray sublingual nach ärztlicher Anordnung geben; die Wirkung setzt innerhalb weniger Minuten ein
- O_2-Gabe nach Anordnung.

Wenn sich die Symptome nach mehreren Minuten nicht bessern, hat der Patient eine instabile Angina pectoris oder einen Myokardinfarkt. In beiden Fällen muss er weiter betreut werden, als hätte er einen Myokardinfarkt.

Medikamentöse Therapie der stabilen Angina pectoris

Ziel der Therapie ist es zum einen, den O_2-Bedarf des Herzens zu senken, zum anderen, die O_2-Zufuhr zu verbessern:
- Acetylsalicylsäure (z. B. Aspirin 100®) oder Clopidogrel (Plavix®) hemmen die Thrombozytenaggregation (Verklumpung von Blutplättchen) innerhalb des Gefäßsystems, dadurch verbessern sich die Fließeigenschaften des Blutes
- β-Blocker (z. B. Beloc®) senken den O_2-Bedarf im Herzmuskel, indem sie die Herzfrequenz und den Blutdruck unter Belastung verringern. NW: Verengung der Bronchien
- Nitrate (z. B. Nitrolingual®, Isoket®) oder Molsidomin (z. B. Corvaton®) erweitern venöse Gefäße, senken damit die Vorlast und entlasten das Herz. Zusätzlich erweitern sie arterielle Gefäße und senken so die Nachlast (geringerer Widerstand, gegen den das Herz anpumpen muss). Dadurch verringern sich Herzarbeit und O_2-Verbrauch des Herzmuskels. Ebenso erweitern Nitrate die großen Koronargefäße. NW: vasomotorische Kopfschmerzen und Blutdruckabfall
- Kalziumantagonisten (z. B. Falicard®) senken die Nachlast
- Ivabradin (Procoralan®): I_f-Ionenkanalblocker des Sinusknotens mit ähnlicher Wirkung wie β-Blocker (Senkung der Herzfrequenz); Einsatz bei Unverträglichkeit von β-Blockern
- Statine (Cholesterinsynthesehemmer, CSE-Hemmer, z. B. Zocor®) senken ein erhöhtes LDL-Cholesterin um 20–50 %; Zielwerte liegen < 100 mg/dl.

Interventionelle Therapie

PTCA (**p**erkutane **t**ransluminale **c**oronare **A**ngioplastie): Die übliche Methode ist die Ballonkatheterdilatation im Rahmen einer Koronarangiographie mit anschließender Stentimplantation (Stent = röhrenförmige Gefäßstütze aus Metall). An der Spitze des Katheters befindet sich ein Ballon, der in der Engstelle des Herzkranzgefäßes aufgeblasen wird und dieses dadurch aufweitet. Komplikationen: akuter Verschluss der Koronarie mit Herzinfarkt. Um einem erneuten Verschluss des Gefäßes (Restenose) vorzubeugen und die

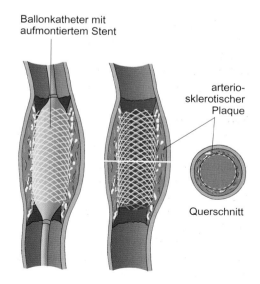

Abb. 2.5 Stent, der mittels Ballonkatheter in die verengte Stelle eines Herzkranzgefäßes geschoben wird. [L190]

Ballonkatheter mit aufmontiertem Stent

arteriosklerotischer Plaque

Querschnitt

Gefäßdurchgängigkeit zu verbessern, wird ein Stent implantiert. Stents können auch mit Medikamenten beschichtet sein, welche ein überschießendes Wachstum der Gefäßinnenhaut (Intima) vermeiden (➤ Abb. 2.5). Nach Stentimplantation ist eine duale Plättchenhemmung mit ASS und Clopidogrel für sechs bis zwölf Monate notwendig.

Aortokoronare Bypass-Operation: Die verengten Abschnitte der Herzkranzgefäße werden mittels der rechten oder linken A. thoracica (mammaria) interna (RIMA- oder LIMA-Bypass) überbrückt.

Komplikationen

Die Komplikationen der KHK können lebensbedrohlich sein:
- Myokardinfarkt, evtl. mit Folge eines plötzlichen Herztodes
- Herzrhythmusstörungen bis zum Kammerflimmern, plötzlicher Herztod
- Linksherzinsuffizienz durch Schädigung des Herzmuskels.

2.3 Myokardinfarkt

Bei einem Myokardinfarkt (Herzinfarkt) verschließt sich akut ein Herzkranzgefäß, sodass Teile des Herzmuskelgewebes mit O_2 unterversorgt werden und absterben (ischämische Myokardnekrose).

Ursachen und Formen

Bei den meisten Patienten ist das betroffene Herzkranzgefäß durch eine Arteriosklerose vorgeschädigt (KHK). Wenn eine arteriosklerotische Plaque aufbricht, bildet sich darauf ein Thrombus, der das Koronargefäß verschließt. Auslöser eines Myokardinfarkts sind häufig körperliche Anstrengungen oder Stress-Situationen.

Infarkte betreffen meist die Muskulatur der linken Herzkammer (➤ Abb. 2.6). Ihre Größe hängt von der Lokalisation des Gefäßverschlusses ab: Je weiter proximal der Verschluss liegt, desto ausgedehnter ist der Infarkt. Ein transmuraler Infarkt erfasst alle Wandschichten des Herzens. Im Gegensatz

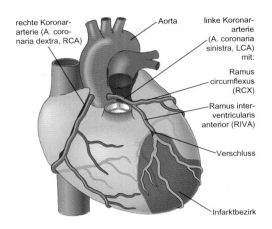

rechte Koronararterie (A. coronaria dextra, RCA)

Aorta

linke Koronararterie (A. coronaria sinistra, LCA) mit:

Ramus circumflexus (RCX)

Ramus interventricularis anterior (RIVA)

Verschluss

Infarktbezirk

Abb. 2.6 Infarktbezirk bei einem Verschluss eines Astes der linken Herzkranzarterie. [L190]

dazu betrifft der nicht-transmurale Infarkt nur einen Teil der Herzwand, wobei die Innenschicht am empfindlichsten gegenüber O_2-Mangel ist. Abhängig von den EKG-Veränderungen werden der Myokardinfarkt mit ST-Strecken-Hebung (STEMI) und der ohne ST-Strecken-Hebung (NSTEMI) unterschieden.

!

Als akutes Koronarsyndrom (ACS) werden die instabile Angina pectoris sowie der Myokardinfarkt zusammengefasst.

Symptome

40 % aller Myokardinfarkte ereignen sich in den Morgenstunden zwischen 6:00 Uhr und 12:00 Uhr. Auslöser können plötzliche Kraftanstrengungen oder psychischer Stress sein. Es kommt zu:
- Intensive, lang anhaltende Angina pectoris-Schmerzen, die sich durch Ruhe oder Glyzeroltrinitrat (Nitrolingual®) nicht bessern, Schmerzausstrahlung (➤ Abb. 2.2)
- Vegetative Symptome wie Schweißausbruch, Übelkeit, Erbrechen, Angst, Unruhe
- Herzrhythmusstörungen
- Blutdruckabfall
- Symptome einer Linksherzinsuffizienz: Dyspnoe, feuchte Rasselgeräusche über den basalen Lungenabschnitten.

! 15–25 % der Patienten erleiden einen stummen Herzinfarkt ohne die typischen Angina pectoris-Schmerzen. Häufig betroffen sind Diabetiker, wenn durch den Diabetes mellitus die schmerzleitenden Nerven geschädigt sind

Diagnostik

Die Diagnose wird über EKG, Blutuntersuchung und ggf. Echokardiografie gesichert.

EKG: Hier sind meist typische Veränderungen der Herzströme zu erkennen. Damit können Hinweise auf Größe, Lokalisation und Alter des Infarkts erfasst werden.

Blutuntersuchung:
- Kardiale Troponine I und T ↑ sind herzmuskelspezifisch und sehr sensitiv, steigen bereits 3 Stunden nach dem Infarkt an, Maximum nach 20 Stunden
- Myoglobin ↑ bereits 2 Stunden nach Herzinfarkt
- Die Spiegel der Muskelenzyme CK (Kreatinkinase), CK-MB, GOT und LDH steigen in typischer Weise an (➤ Abb. 2.7):
  – CK-Anstieg spätestens nach 6 Stunden erkennbar, Maximum durchschnittlich nach 18 Stunden, CK-MB ist das herzmuskelspezifische Isoenzym der CK und liegt bei einem Herzinfarkt zwischen 6 und 20 % der CK
  – GOT (AST)-Anstieg ca. 4 Stunden nach Infarktbeginn, unspezifisch
  – LDH-Maximum (bzw. herzmuskelspezifisches Isoenzym HBDH) nach 36 Stunden, Erhöhung bis etwa 10 Tage nach Infarktbeginn nachweisbar (zur Spätdiagnose geeignet)
- Leukozytose, BSG ↑, Blutzucker ↑
- Elektrolytstörungen, insbesondere K^+-Veränderungen.

Echokardiographie: Herzklappen, Herzwände, Herzhöhlen, mögliche Thromben sowie die Beweglichkeit und damit die Pumpfunktion des Herzens werden beurteilt.

Linksherzkatheteruntersuchung: Es können Verschlüsse der Herzkranzgefäße identifiziert werden. Daneben werden die Drücke in den verschiedenen Herzkammern sowie das Herzzeitvolumen und damit die Pumpfunktion des Herzens ermittelt. Weiterhin können wenig bewegliche Wandanteile identifiziert und so die Infarktgröße bestimmt werden.

Magnetresonanztomografie (MRT, Kernspintomografie): Es werden morphologische Veränderungen erkannt und die Durchblutung des Myokards kann beurteilt werden. Bei der Magnetresonanztomografie werden durch starke Magnetfelder H^+-Ionen angeregt. Spezielle Sensoren messen die entstehenden elektromagnetischen Wellen. Aus diesen Messungen wird dann mittels Computer das eigentliche Bild erstellt. Bilder können mit horizontaler, seitlicher oder frontaler Schnittführung erzeugt werden. Es kommt zu keiner Strahlenbelastung.

Therapie

Die Therapie des Myokardinfarkts erfolgt auf der Intensivstation, da es in der Akutphase zu lebensbedrohlichen Komplikationen kommen kann, die sofort intensivmedizinisch behandelt werden müssen:
- Patienten werden mit erhöhtem Oberkörper gelagert und beruhigt
- Jeder Transport mit Arztbegleitung
- Intensivüberwachung mit Vitalzeichen-Kontrolle und EKG-Monitoring, Defibrillationsbereitschaft
- O_2-Gabe über Nasensonde (4–8 l/Min.)
- Venenzugang legen, keine i. m.-Injektionen (Kontraindikation für spätere Lysetherapie!)
- Schmerzbekämpfung, z. B. mit Opiaten (Fentanyl®)
- Bei Bedarf beruhigende Medikamente, z. B. Diazepam (Valium®) i. v.

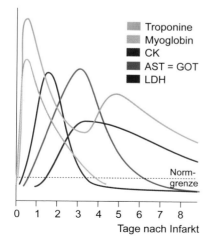

Troponine
Myoglobin
CK
AST = GOT
LDH

Normgrenze

0 1 2 3 4 5 6 7 8
Tage nach Infarkt

Abb. 2.7 Typischer Verlauf der Herzmuskelenzyme bei einem Herzinfarkt. [L190]

- Glyzeroltrinitrat (z. B. Perlinganit®) über Perfusor bei Blutdruck > 90 mmHg, um O_2-Versorgung des Herzmuskels zu verbessern
- Vorsichtige Gabe von β-Blockern (z. B. Beloc®), senken das Risiko von Kammerflimmern
- Bei Übelkeit oder Erbrechen Antiemetika, z. B. Metoclopramid
- 5.000 IE Heparin im Bolus i. v. oder niedermolekulares Heparin s. c.
- Duale Plättchenhemmung: 250–500 mg Acetylsalicylsäure (ASS) i. v., anschließend 100 mg ASS täglich oral plus ADP-Rezeptorblocker (Ticagrelor, Prasugrel, Clopidogrel) über 12 Monate. ASS wird lebenslang genommen.
- ACE-Hemmer (Angiotensin-Converting-Enzym-Blocker, z. B. Enalapril, Ramipril), alternativ bei Unverträglichekeit AT_1-Hemmer (Angiotensin II-Rezeptor-Antagonisten, Sartane, z. B. Valsartan)
- CSE-Hemmer zur Lipidsenkung sollen zur Plaque-Stabilisierung beitragen.

Reperfusionstherapie

PTCA (**p**erkutane **t**ransluminale **c**oronare **A**ngioplastie): In kardiologischen Zentren wird eine Akut-PTCA mit Stentimplantation innerhalb von 90 Minuten nach Erstkontakt durchgeführt.

(Thrombo-)Lysetherapie: Da die Ursache des Infarkts meist ein thrombotischer Verschluss in einem arteriosklerotisch verändertem Gefäßabschnitt ist, wird versucht, diesen so schnell wie möglich medikamentös aufzulösen und das Koronargefäß so wieder durchgängig zu machen. Dazu dienen verschiedene Medikamente, die die Fibrinolyse aktivieren: t-PA (tissue-type Plasminogenaktivator, z. B. Alteplase) oder gentechnologisch veränderte t-PA-Präparate (z. B. Reteplase, Lanoteplase), Streptokinase.

Kontraindikationen für eine Lysetherapie sind wegen der Blutungsgefahr u. a.:

- Z. n. frischen Operationen, i. m.-Injektionen, Arterienpunktionen
- Schädel-Hirn-Trauma, bekannter Hirntumor, Zustand nach zerebraler Blutung
- Aortenaneurysma
- Erkrankungen mit erhöhtem Blutungsrisiko, z. B. schwere Hypertonie, Ösophagusvarizen, gastroduodenale Ulkuskrankheit, akute schwere Pankreatitis, M. Crohn
- Schwangerschaft
- Maligne Tumoren mit schlechter Prognose
- Gerinnungsstörungen (relative KI)
- Leber-, Niereninsuffizienz (relative KI, da Medikamente nicht genau steuerbar)
- Hohes Lebensalter (relative KI).

Im Anschluss an eine Lysetherapie sollten die Patienten in ein kardiologisches Zentrum verlegt werden, wo dann eine PTCA durchgeführt werden kann.

Komplikationen

Innerhalb der ersten 48 Stunden nach einem Myokardinfarkt treten häufig folgende Komplikationen auf:

- Herzrhythmusstörungen: Ventrikuläre Tachykardien, Kammerflimmern, Vorhofflimmern, AV-Blockierungen
- Linksherzinsuffizienz mit Lungenödem bis zum kardiogenen Schock
- Rechtsherzinsuffizienz bei rechtsventrikulärem Infarkt
- Ruptur der Herzwand oder des Kammerseptums (Herzscheidewand), Papillarmuskelabriss mit akuter Mitralinsuffizienz.

Zu den Spätkomplikationen innerhalb von 6 Wochen nach dem Myokardinfarkt gehören:

- Herzwandaneurysma: Aussackung der Herzwand mit verminderter Beweglichkeit → Gefahr der Herzwandruptur oder der Thrombusabscheidung mit nachfolgenden Embolien
- Arterielle Embolien, Lungenembolie
- Perikarditis
- Weiter bestehende Angina pectoris, erneuter Myokardinfarkt.

Rehabilitation

In direktem Anschluss an den Krankenhausaufenthalt nach 1–2 Wochen erhält der Patient in der Regel eine Anschlussheilbehandlung (AHB). Diese kann ambulant oder stationär durchgeführt werden. Der Patient lernt mit seiner Erkrankung umzugehen, auslösende Faktoren zu erkennen und ggf. zu vermeiden (Umgang mit Stress). Er wird langsam wieder ins Alltagsleben eingegliedert. Die Teilnahme an einer ambulanten Herzgruppe wird empfohlen.

2.4 Herzinsuffizienz

Als Herzinsuffizienz (Insuffizienz = Unzulänglichkeit) bezeichnet man die Unfähigkeit des Herzens, das vom Körper benötigte Blutvolumen zu fördern mit daraus resultierender verminderter körperlicher Belastung.

Ursachen

Die Herzinsuffizienz ist immer Folge einer anderen Grunderkrankung:
- Herzerkrankungen wie z. B. KHK, Myokarditis, dilatative Kardiomyopathie verursachen eine Kontraktionsschwäche des Herzmuskels
- Das zu befördernde Herzzeitvolumen ist zu groß, z. B. bei Herzklappeninsuffizienz, Defekten im Kammer- oder Vorhofseptum
- Das Herz muss das Blut gegen einen zu hohen Druck anpumpen, z. B. bei Klappenstenose, arterieller Hypertonie, pulmonaler Hypertonie (Hochdruck im Lungenkreislauf)
- Die Herzkammern können sich nicht ausreichend mit Blut füllen, z. B. Herzbeuteltamponade, konstriktive Perikarditis
- Herzrhythmusstörungen.

Einteilung

Je nachdem, welche Herzkammer hauptsächlich betroffen ist, wird unterschieden:

Linksherzinsuffizienz: Die linke Herzkammer kann das Blut nicht mehr ausreichend in den Körper pumpen, weshalb dieser schlechter mit arteriellem Blut versorgt wird. Zusätzlich staut sich das Blut vor dem linken Herzen in die Lunge zurück.

Rechtsherzinsuffizienz: Die rechte Herzkammer kann das Blut nicht mehr ausreichend in die Lungen befördern. Es staut sich vor dem rechten Herzen in den Körper zurück.

Globalherzinsuffizienz: Linke und rechte Herzkammer sind betroffen. Häufig verursacht eine bereits bestehende Linksherzinsuffizienz eine Rechtsherzinsuffizienz.

Andere Einteilungen unterscheiden:
- nach der zeitlichen Entwicklung einer Herzinsuffizienz: akut dekompensiert oder chronisch
- ob bevorzugt Systole, Diastole oder beide Herzphasen betroffen sind: systolisch, diastolisch oder kombiniert
- nach dem Herzzeitvolumen: vermindert (Low-output-failure) oder erhöht (High-output-failure).

Symptome

Der Organismus hat verschiedene Mechanismen, um die Pumpschwäche des Herzens auszugleichen:
- Steigerung der Herzfrequenz
- Herzmuskelhypertrophie: Die einzelnen Herzmuskelfasern werden aufgrund der Belastung länger und dicker, sodass das Herz eine größere Leistung erbringen kann. Dies ist jedoch nur bis zu einem Herzgewicht von maximal 500 g möglich (normal 300 g), da ansonsten die O_2-Versorgung des Herzens nicht mehr gewährleistet ist. Dieser Wert wird daher auch **kritisches Herzgewicht** genannt
- Renin-Angiotensin-Aldosteron-Mechanismus (RAAS): Sinkt das Herzzeitvolumen, werden Angiotensin und Aldosteron ausgeschüttet. Dies führt zu einer Wasser- und Natriumretention in den Nieren sowie zu einer Vasokonstriktion. Über beide Mechanismen wird der Blutdruck gesteigert. Bei zu starker Ausschüttung von Angiotensin und Aldosteron wird das Herz durch Erhöhung der venösen Vorlast (Flüssigkeitsretention) und der arteriellen Nachlast (Gefäßverengung) jedoch zusätzlich belastet.
- Freisetzung von ADH mit nachfolgender Wasserretention.

Solange die Regulationsmechanismen ausreichen, die Pumpleistung so weit aufrecht zu erhalten, dass bei gewöhnlichen Belastungen keine oder nur geringe Beschwerden auftreten, liegt eine **kompensierte Herzinsuffizienz** vor. Reichen sie nicht mehr aus, spricht man von einer **dekompensierten Herzinsuffizienz,** die sich klinisch bemerkbar macht.

Linksherzinsuffizienz

Da sich das Blut in die Lunge zurückstaut, wird Flüssigkeit aus den Blutgefäßen ins Lungeninterstitium und in die Alveolen abgepresst (Lungenödem) mit folgenden Symptomen:
- Dyspnoe: Der Patient ist bei Belastung, später auch in Ruhe, kurzatmig

- Orthopnoe: Dyspnoe, die auftritt, wenn der Patient flach liegt, und die sich bessert, wenn er sich aufsetzt. Die Patienten schlafen mit mehreren Kissen, sodass der Oberkörper erhöht liegt
- Zyanose
- Nächtliche Hustenanfälle mit Atemnot (Asthma cardiale).

Rechtsherzinsuffizienz

Das Blut staut sich in die unterschiedlichen Bereiche des Körperkreislaufs zurück. Dort kommt es zur Venenstauung und zu Ödemen:
- Venenstauung am Hals und Zungengrund; gestaute Magenvenen führen zu Stauungsgastritis mit Appetitlosigkeit; Lebervergrößerung (Stauungsleber), oft mit schmerzhafter Kapselspannung, Stauungsniere mit Proteinurie
- Ödeme am Fußrücken, vor dem Schienbein; bei zunehmender Insuffizienz treten Ödeme auch im Sitzen und im Liegen an der Rückseite des Körpers auf. Insgesamt kommt es durch die Ödembildung zur Gewichtszunahme.

Gemeinsame Symptome
- Nykturie: Beim Liegen, v. a. nachts, werden Ödeme aus dem Interstitium ins Gefäßsystem rückresorbiert, die Patienten müssen Wasser lassen
- Leistungsminderung, Schwäche durch die schlechtere O_2-Versorgung des Organismus
- Pleuraerguss
- Tachykardie.

NYHA-Stadien der Herzinsuffizienz
I   Beschwerdefreiheit
II   Beschwerden bei starker körperlicher Belastung
III   Beschwerden bei leichter körperlicher Belastung
IV   Beschwerden in Ruhe.

Diagnostik

- Klinische Symptome
- Ruhe-EKG als Basisdiagnostik der Herzinsuffizienzabklärung
- Nachweis des natriuretischen Peptids, Typ B (BNP). BNP wird ausgeschüttet bei Dehnung der Herzvorhöfe. Mit zunehmender Herzinsuffizienz steigt der BNP-Spiegel

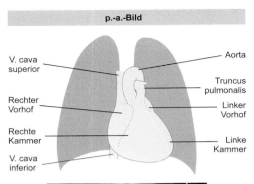

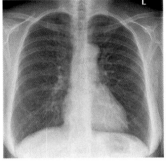

Abb. 2.8 Röntgenbild des Brustkorbs, angefertigt von hinten im p.-a.-Strahlengang = posterior-anterior Strahlengang. [L190; M507; T479]

- Lungenauskultation: Bei einem Lungenödem Rasselgeräusche über der Lunge
- Die Echokardiografie gibt Aufschluss über Pumpfunktion, Herzgröße und Wanddicke der Herzkammern
- Im Röntgen-Thorax (➤ Abb. 2.8) zeigen sich eine Lungenstauung und eine Herzvergrößerung. Das Röntgenbild des Thorax wird meist in zwei Ebenen (von hinten und von der Seite) angefertigt. Die erkennbaren Helligkeitsunterschiede ergeben sich aus der unterschiedlichen Abschwächung der Röntgenstrahlen durch die verschiedenen Gewebe. Dichte Gewebe bzw. pathologische Verdichtungen erscheinen im Röntgenbild hell, Gewebe von geringer (bzw. verringerter) Dichte erscheinen dunkel.

Therapie

Die ursächliche Grunderkrankung muss therapiert werden.

Allgemeinmaßnahmen

Die Patienten sollten eine kochsalzarme, kaliumreiche Diät einhalten, mehrere kleine Mahlzeiten am Tag einnehmen und sich regelmäßig körperlich bewegen (kontrolliertes sporttherapeutisches Ausdauertraining). Bei einer dekompensierten Herzinsuffizienz müssen sie sich körperlich schonen. Extremes Übergewicht sollte reduziert werden. Tägliches Wiegen ist erforderlich, um Flüssigkeitseinlagerungen festzustellen.

Medikamentöse Therapie

- **ACE-Hemmer** (z. B. Lopirin®) werden ab NYHA-Stadium I verordnet, da sie die Prognose der Herzinsuffizienz verbessern. Sie blockieren das **A**ngiotensin-**C**onverting-**E**nzym, erweitern so die Blutgefäße und vermindern die Blutmenge, die sich vor dem Herzen staut. NW: Blutdruckabfall bei Therapiebeginn, Reizhusten. Bestehen Kontraindikationen gegen ACE-Hemmer, können **Angiotensin II-Rezeptor-Antagonisten** (AT$_1$-Antagonisten, Sartane) NYHA gegeben werden.
- **β-Blocker** (z. B. Beloc®) werden ab Stadium I hinzugefügt. Sie blockieren am Herzen die β$_1$-Rezeptoren, über die der Sympathikus seine Wirkung entfaltet. Es kommt zu einer Senkung der Herzfrequenz und des Schlagvolumens. Dadurch sinkt der O$_2$-Verbrauch des Herzens.
- **Aldosteronantagonisten** (z. B. Aldactone®) ab NYHA Stadium II
- **If-Kanalblocker** (Ivabradin als Procoralan®) ab NYHA-Stadium II
- **Nitrate** bei akuter Linksherzinsuffizienz mit Lungenstauung
- **Diuretika** (harntreibende Medikamente) wie Thiazide (z. B. Esidrix®), Schleifendiuretika (z. B. Lasix®) werden bei Flüssigkeitseinlagerung verordnet. Sie steigern die Na$^+$- und Wasserausscheidung über die Nieren, sodass sich Ödeme und Lungenstauung zurückbilden. NW: Veränderungen des Elektrolyt-Haushalts, Thromboseneigung.
- **Herzglykoside** (z. B. Lanicor®, Digimerck®) steigern die Pumpkraft und damit das Schlagvolumen des Herzens. Herzglykoside haben eine geringe therapeutische Breite. Zeichen einer Überdosierung sind Farbensehen, Übelkeit, Erbrechen und bradykarde Herzrhythmusstörungen.

Operative Therapie

Im NYHA-Stadium IV wird bei jüngeren Patienten eine Herztransplantation erwogen.

Komplikationen

- Herzrhythmusstörungen
- Kardiogener Schock
- Venöse Thrombose bei Bewegungsmangel und Diuretikatherapie
- Kardiale Thrombenbildung mit Gefahr von arteriellen Embolien, z. B. Hirnembolien
- Schlafapnoe-Syndrom.

Lungenödem

Flüssigkeit tritt massiv aus den Lungenkapillaren in das Interstitium und die Alveolen aus. Die Patienten haben eine schwere Dyspnoe und Tachypnoe, sind zyanotisch und husten schaumiges Sputum. Über den Lungen sind Rasselgeräusche auskultierbar.

Erstmaßnahmen:
- Patienten mit erhöhtem Oberkörper und abgesenkten Beinen lagern (Herzbettlage)
- O$_2$ über Nasensonde, Sekret absaugen
- Sedierung mit Diazepam oder Morphin
- Nitroglyzerin sublingual, als Spray oder i. v., Vorsicht bei Hypotonie
- Furosemid (z. B. Lasix®) i. v.
- Bei Bedarf unterstützende CPAP-Atmung oder Patienten intubieren und beatmen.

Neben kardialen Erkrankungen kann ein Lungenödem auch andere Ursachen haben wie beispielsweise einen erniedrigten onkotischen Druck (z. B. Niereninsuffizienz), einen erniedrigten Alveolardruck (z. B. Höhenkrankheit), eine erhöhte Durchlässigkeit (Permeabilität) der Lungenkapillaren (z. B. allergisch, toxisch bedingt).

2.5 Cor pulmonale

Ist der Widerstand im Lungenkreislauf erhöht, muss das rechte Herz einen größeren Druck zur Lungendurchblutung aufbringen. Die daraus entstehende Rechtsherzhypertrophie bzw. -insuffizienz wird als Cor pulmonale bezeichnet.

Ursachen

Ein Cor pulmonale kann akut oder chronisch auftreten. Zu einem **akuten Cor pulmonale** kommt es bei einer Lungenembolie oder einem akuten Asthma-Anfall. Ein **chronisches Cor pulmonale** entwickelt sich langfristig bei pulmonaler Hypertonie (Blutdruck in der A. pulmonalis ≥ 25 mmHg). Ursachen können restriktive und obstruktive Lungenerkrankungen, Herzklappenfehler, Vaskulitiden, Kollagenosen, Sarkoidose, wiederholte Lungenembolien sowie die Einnahme von Appetitzüglern, Amphetaminen oder Kokain sein.

Symptome

Bei einem chronischen Cor pulmonale sind zu Beginn der Erkrankung die Symptome gering ausgeprägt: Rasche Ermüdbarkeit, Atemnot, Schwindel, Zyanose und Brustschmerzen. Dekompensiert die Erkrankung, treten Zeichen der Rechtsherzinsuffizienz auf.

Diagnostik

Hypertrophie und Dilatation des rechten Herzens lassen sich mit EKG und Echokardiographie nachweisen. Im Röntgen-Thorax zeigen sich Veränderungen der Lungenstruktur. Mittels Rechtsherzkatheter können die Drücke im Lungenkreislauf und rechten Herzen gemessen werden. So kann der Schweregrad der Erkrankung erfasst werden und die Wirkung einer medikamentösen Therapie kontrolliert werden.

Therapie

Die Therapie des Cor pulmonale richtet sich nach der auslösenden Grunderkrankung, z. B. konsequente Behandlung von Lungenerkrankungen, Antikoagulation mit Cumarinen. Daneben kann der erhöhte pulmonale Druck bei einem kleineren Teil der Patienten mittels Kalziumantagonisten, Prostazyklinderivaten (Iloprost), Endothelin-Rezeptorantagonisten (Bosentan) oder Phosphodiesterase-5-Inhibitoren (Sildenafil) gesenkt werden. Bei chronischer Hypoxie sollte eine O_2-Dauertherapie durchgeführt werden, bei der die Patienten nachts und bei Bedarf auch tagsüber O_2 atmen können. So können leichtere körperliche Anstrengungen, z. B. Umhergehen in der Wohnung, ohne schwere Atemnot bewältigt werden. Eine bestehende Herzinsuffizienz wird medikamentös therapiert.

2.6 Herzrhythmusstörungen

Die Erregung des Herzens (➤ Abb. 2.9) geht normalerweise vom Sinusknoten aus und gelangt von dort über die Vorhöfe, AV-Knoten, His-Bündel, Kammerschenkel und Purkinje-Fasern auf das Kammermyokard.

Herzrhythmusstörungen können auftreten, wenn die Reizbildung oder die Reizleitung gestört ist.

Ursachen

Herzrhythmusstörungen haben verschiedene kardiale oder extrakardiale (außerhalb des Herzens liegende) Ursachen; Herzrhythmusstörungen können auch beim Gesunden auftreten.

Kardiale Ursachen
- Koronare Herzkrankheit, Myokardinfarkt
- Herzinsuffizienz
- Myokarditis, Kardiomyopathien
- Herzklappenfehler
- Hypertonie.

Extrakardiale Ursachen
- Elektrolytstörungen, insbesondere Hypokaliämie
- Hyperthyreose (Schilddrüsenüberfunktion)
- Körperliche oder seelische Belastungen
- Medikamente, z. B. Antidepressiva, Herzglykoside, Antiarrhythmika
- Alkohol, Drogen, Toxine.

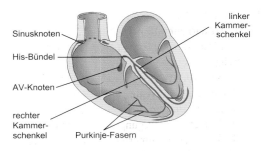

Abb. 2.9 Erregungsleitungssystem des Herzens. [L190]

Einteilung

Reizbildungsstörungen
(➤ Abb. 2.10)
- **Bradykardie:** Herzfrequenz ≤ 60/Min.
- **Bradyarrhythmie:** Herzfrequenz ≤ 60/Min. bei gleichzeitig unregelmäßigem Rhythmus
- **Tachykardie:** Herzfrequenz ≥ 100/Min.
- **Tachyarrhythmie:** Herzfrequenz ≥ 100/Min. bei gleichzeitig unregelmäßigem Rhythmus
- **Extrasystolen:** Herzschläge, die außerhalb des normalen Grundrhythmus auftreten
  - Supraventrikuläre Extrasystolen (SVES) entstehen oberhalb des His-Bündels im Vorhofmyokard oder AV-Knoten
  - Ventrikuläre Extrasystolen haben ihren Ursprung im His-Bündel oder Kammermyokard
- **Vorhofflimmern:** 350–600 Vorhoferregungen/Min. Die Überleitung und damit die Schlagfolge der Herzkammern sind unregelmäßig (absolute Arrhythmie). Als Komplikation können sich Thromben insbesondere im linken Vorhof bilden
- **Vorhofflattern:** 250–350 Vorhofkontraktionen/Min., von denen meist nur ein Teil auf die Kammern übergeleitet wird. Die Überleitung kann regelmäßig oder unregelmäßig sein. Es besteht die Möglichkeit einer plötzlichen Erhöhung der Kammerfrequenz durch schnelle Überleitung. Bei solch raschen Kammerkontraktionen kann keine ausreichende Blutmenge mehr gefördert werden
- **Ventrikuläre Tachykardie** (≥ 100 Kammerkontraktionen/Min.), **Kammerflattern** (250–350 Kammerkontraktionen/Min.), **Kammerflimmern** (≥ 350 Kammererregungen/Min.): Zwischen den drei Formen bestehen fließende Übergänge. Beim Kammerflimmern laufen die Erregungen der Muskelfasergruppen nicht mehr synchron ab.

Reizleitungsstörungen
- **SA-(Sinuatrialer-)Block:** Die Erregungsleitung vom Sinusknoten auf die Vorhofmuskulatur ist verzögert oder blockiert
- **AV-(Atrioventrikular-)Block:** (➤ Abb. 2.11)
  - I. Grades: Die Erregungsleitung von den Vorhöfen zu den Kammern ist verzögert
  - II. Grades: Die Erregungsleitung von den Vorhöfen zu den Kammern ist verzögert, intermittierend fallen einzelne Weiterleitungen ganz aus

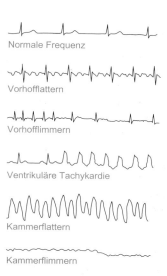

Abb. 2.10 EKG-Befunde: Normale Frequenz und Befunde bei Reizbildungsstörungen. [L190]

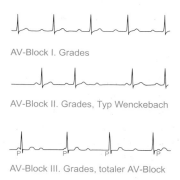

Abb. 2.11 EKG-Befunde bei Reizleitungsstörungen. [L190]

- III. Grades: Die Erregungsleitung zwischen den Vorhöfen und den Kammern ist komplett unterbrochen, Vorhöfe und Kammern schlagen unabhängig voneinander (AV-Dissoziation); die Kammerfrequenz liegt ≤ 40/Min.
- **Schenkelblock:** Die Erregungsleitung ist unterhalb des His-Bündels im rechten (Rechtsschenkelblock) oder im linken (Linksschenkelblock) Kammerschenkel verzögert bzw. unterbrochen.

Symptome

Leichte Herzrhythmusstörungen werden von den meisten Patienten nicht bemerkt. Manchmal verspüren sie Herzklopfen bzw. Herzjagen bei Tachykardie/Tachyarrhythmie oder Herzstolpern bei Extrasystolen. Treten schwerere Herzrhythmusstörungen auf, v. a. wenn der Patient ein vorgeschädigtes Herz hat, wird nicht mehr genügend Blut in den Kreislauf gepumpt, und die Organe sind mit O_2 unterversorgt. Dies liegt entweder daran, dass das Herz zu langsam (z. B. bei AV-Blockierungen) schlägt oder so schnell schlägt, dass zwischen den einzelnen Herzkontraktionen nicht genügend Zeit für eine ausreichende Herzfüllung verbleibt (z. B. bei ventrikulären Tachykardien). Es kommt dann zu:

- Schwindel, Benommenheit
- Seh-, Sprachstörungen
- Synkopen (plötzlicher Bewusstseinsverlust, „Ohnmacht")
- Gefahr eines Hirninfarkts aufgrund arterieller Embolien, wenn kardiale Thromben in den Kreislauf gelangen, insbesondere bei Vorhofflimmern
- Angina pectoris, Herzinfarkt, plötzlicher Herztod
- Zeichen einer Herzinsuffizienz.

!

Bei Kammerflattern und Kammerflimmern ist die Auswurfleistung des Herzens so gering, dass ein funktioneller Herzstillstand mit Kreislaufstillstand besteht. Es muss sofort reanimiert und defibrilliert werden

Diagnostik

Bei der klinischen Untersuchung fällt ein Pulsdefizit auf, d. h. die Herzfrequenz (mit dem Stethoskop hörbar) liegt höher als der peripher tastbare Puls.

Langzeit-EKG: Im Ruhe-EKG zeigen sich Herzrhythmusstörungen nicht in jedem Fall, da nur ein kurzer Zeitraum erfasst wird. Daher wird zur Abklärung immer auch ein Langzeit-EKG über 24 Stunden aufgezeichnet. Dafür werden dem Patienten über dem Herzen Elektroden aufgeklebt, die mit einem tragbaren Aufzeichnungsgerät verbunden sind. Der Patient soll sich wie gewohnt verhalten. Das Gerät hat eine „Ereignistaste", die bei allen Beschwerden betätigt werden soll. So kann bei der Auswertung festgestellt werden, wodurch die Beschwerden verursacht wurden.

Rhythmusstörungen, die nur unter Belastung auftreten, werden im **Belastungs-EKG** erkannt.

Verschiedene invasive **elektrophysiologische Untersuchungen** ermöglichen es, die Herzströme im Herzinnern zu messen. So können mögliche Entstehungsorte schneller Herzrhythmusstörungen festgestellt werden. Dafür werden zwei bis vier dünne Elektroden-Katheter über die großen Beckenvenen unter Röntgenkontrolle ins Herz vorgeschoben.

Therapie

Die Grundkrankheit, die die Herzrhythmusstörungen verursacht, muss so weit wie möglich therapiert werden. Bleiben trotzdem Herzrhythmusstörungen bestehen, wird abhängig von der Symptomatik sowie des mit der Rhythmusstörung verbundenen Risikos behandelt. Es können verschiedene Medikamente, die so genannten Antiarrhythmika, eingesetzt werden. Daneben existieren nicht-medikamentöse Therapiemöglichkeiten (z. B. Schrittmacheroder Defibrillatorimplantation, Katheterablation).

Medikamentöse Therapie

Antiarrhythmika verlangsamen oder erhöhen die Herzfrequenz und/oder führen zu einer gleichmäßigen Schlagfolge des Herzens. Je nach Art der Herzrhythmusstörungen werden verschiedene Medikamente eingesetzt. Sie werden in vier Klassen eingeteilt:

- Natriumkanalblocker (z. B. Ajmalin, Propafenon, Flecainid)
- β-Blocker (z. B. Metoprolol, Nebivolol)
- Kaliumkanalblocker (z. B. Amiodaron, Sotalol)
- Kalziumantagonisten (z. B. Verapamil, Diltiazem).

Antiarrhythmisch wirksam sind daneben auch Digitalis, Parasympatholytika (z. B. Atropin), Vernakalant (bei neu aufgetretenem Vorhofflimmern) und Adenosin (kurzfristige Blockierung des AV-Knotens). Da Antiarrhythmika selbst auch Herzrhythmusstörungen hervorrufen können, muss ihr Nutzen sehr genau gegen die Nebenwirkungen abgewogen werden.

Nicht-medikamentöse Therapie

Antibradykarde Herzschrittmacher (engl. pacemaker = PM) stimulieren über elektrische Impulse die Herzmuskulatur und führen so zu einer regelmäßigen Schlagfolge des Herzens. Indikationen sind

SA- oder AV-Blockierungen oder andere bradykarde Herzrhythmusstörungen (Frequenz ≤ 40/Min.). Der Schrittmacher mit Batterie (➤ Abb. 2.12) wird operativ subkutan über dem M. pectoralis major eingebracht. Über die V. subclavia werden Elektroden zur Impulswahrnehmung und Impulsgebung in das rechte Herz vorgeschoben und dort verankert. Je nach Bedarf wird jeweils eine Elektrode in Vorhof und Kammer (Zweikammerschrittmacher) bzw. nur in Vorhof oder Kammer eingebracht (Einkammerschrittmacher). Ein **Zweikammerschrittmacher** stimuliert in physiologischer Reihenfolge erst die Vorhöfe und dann die Kammern, während beim **Einkammerschrittmacher** z. B. nur der Vorhof erregt wird. Ein **Demand-Schrittmacher** (Bedarf-Schrittmacher) registriert die Eigenaktionen des Herzens und setzt bei ausbleibender Eigenaktion des Herzens einen Impuls, wenn eine vorher eingestellte Minimalfrequenz unterschritten wird.

Externe elektrische Kardioversion: Bei Vorhofflattern und -flimmern sowie bei Kammertachykardien wird die Kardioversion eingesetzt. Elektrische Energie (beginnend mit 100 Joule bis max. 360 Joule), die über den Brustkorb zum Herzen geleitet wird, blockiert kurzzeitig alle Reizbildungszentren im Herzen. Hierbei wird der Stromstoß nach dem noch vorhandenen Herzschlag ausgerichtet, d. h. synchronisiert. Ist die Therapie erfolgreich, übernimmt der Sinusknoten wieder die Schrittmacherfunktion des Herzens.

Defibrillation (➤ Abb. 2.13): Die prinzipiell gleichartige Defibrillation kommt notfallmäßig bei Kammerflattern und -flimmern zum Einsatz. Sie unterscheidet sich von der Kardioversion dadurch, dass gleich mit einer höheren Energie von 360 Joule

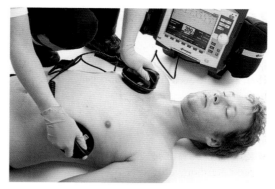

Abb. 2.13 Defibrillation eines Patienten mit Kammerflimmern. Die mit Elektrodenpaste bestrichenen Elektroden werden mit Druck unterhalb des Schlüsselbeins und unterhalb der linken Brustwarze aufgesetzt. [J747]

begonnen wird und die (bei der Kardioversion erforderliche) Synchronisation mit dem Herzschlag des Patienten entfällt.

Daneben gibt es antitachykarde Systeme wie beispielsweise einen implantierbaren **Kardioverter-Defibrillator** (ICD), welcher ähnlich wie ein antibradykarder Herzschrittmacher implantiert wird. Es kann Kammertachykardien und Kammerflimmern selbstständig erkennen und unter Umständen durchbrechen.

> **!**
> Während einer Kardioversion oder Defibrillation dürfen weder der Patient noch das Bett berührt werden!

Katheterablation: Zusätzliche elektrische Leitungsbahnen oder andere die Erregungsbildung oder -leitung beeinflussende Herde in der Herzmuskulatur werden mittels Hochfrequenzstromkoagulation „verödet".

Komplikationen

Sinkt aufgrund von Herzrhythmusstörungen das Herzminutenvolumen, kann eine akute Linksherzinsuffizienz die Folge sein. Kammerflimmern kann zu Bewusstlosigkeit mit Atemstillstand und plötzlichem Herztod führen. Bei Vorhofflimmern mit funktionellem Vorhofstillstand bilden sich oft Thromben in den Vorhöfen, die dann arterielle Embolien, meist im großen Kreislauf, hervorrufen.

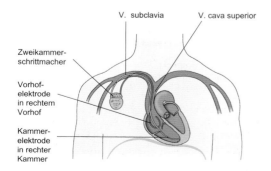

V. subclavia   V. cava superior

Zweikammer-schrittmacher

Vorhof-elektrode in rechtem Vorhof

Kammer-elektrode in rechter Kammer

Abb. 2.12 Schrittmacherlage im Körper. [L190]

2.6.1 Herz-Kreislauf-Stillstand und Reanimation

Der Herz-Kreislauf-Stillstand ist ein lebensbedrohlicher Zustand, welcher der sofortigen Reanimation bedarf.

Ursachen

- Kardial (> 90 % aller Fälle): KHK, Myokardinfarkt, Kardiomyopathie
- Zirkulatorisch: Lungenembolie, Kreislaufschock
- Respiratorisch: Verlegung der Atemwege, Aspiration, Spannungs-Pneumothorax, zentrale Atemstörung
- Terminalstadium verschiedener Erkrankungen.

Symptome

Bei einem Herzstillstand kommt es bereits nach 10–15 Sekunden zur Bewusstlosigkeit, nach 30–60 Sekunden tritt ein Atemstillstand ein, nach 2 Minuten sind die Pupillen weit und reagieren nicht mehr auf Licht. Schon nach 3 Minuten können irreversible Hirnschäden auftreten.

Sofortmaßnahmen

!

Bei Verdacht auf Herz-Kreislaufstillstand keine Zeit verlieren durch Auskultation, Puls tasten, Blutdruckmessung oder EKG, sondern umgehend mit den Basismaßnahmen beginnen.

Wird ein Patient bewusstlos aufgefunden, zeigt keine Reaktion und hat keine normale Atmung, muss sofort Alarm ausgelöst und laut nach Hilfe gerufen werden. Es wird umgehend mit 30 Thoraxkompressionen begonnen. Um aufwändiges Suchen des Druckpunktes zu vermeiden, wird die Mitte des Brustkorbes mit einer Frequenz von 100–120/Min. gleichmäßig 5–6 cm tief komprimiert (> Abb. 2.14). Nach 30 Kompressionen folgen zwei Beatmungen. Diese sollen nicht länger als eine Sekunde andauern, um eine Hyperventilation zu vermeiden. Bei der Zwei-Helfer-Methode sollen die Helfer alle zwei Minuten ihre Aufgabe wechseln, da die Herzdruckmassage im 30 : 2 Rhythmus sehr anstrengend ist. Pausen sollten vermieden werden.

Ist ein Kammerflattern oder -flimmern Ursache des Herzstillstandes wird mit 360 Joule defibrilliert. Unmittelbar nach der Defibrillation wird – ohne vorherige Kontrolle von EKG und Puls – die Basisreanimation mit fünf 30 : 2 Zyklen fortgesetzt. Nach drei erfolglosen Defibrillationen wird Adrenalin gegeben. Erfolgt auch nach der dritten Defibrillation keine Aufhebung des Herzstillstands, wird der Kaliumkanalblocker Amiodaron verabreicht. Bei einer Asystolie wird Adrenalin gegeben.

Komplikationen

- Aufgrund der Reanimation: Frakturen von Rippen und/oder Sternum, Verletzungen von Herz und Lunge (z. B. Pneumothorax), Verletzungen von Leber und Milz, Magenüberblähung
- Aufgrund des Herz-Kreislauf-Stillstands: zerebrale Schäden, Nierenversagen u. a.
- Weniger als 10 % aller Patienten überleben einen Herz-Kreislauf-Stillstand. Die Prognose ist abhän-

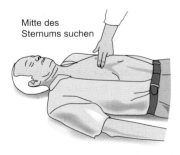

Mitte des Sternums suchen

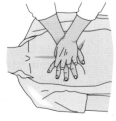

Hände verschränken, nur der Handballen berührt das Sternum

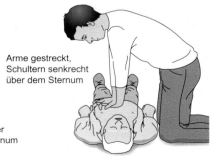

Arme gestreckt, Schultern senkrecht über dem Sternum

Abb. 2.14 Herzdruckmassage. [L157]

gig von der Ursache und Dauer des Herz-Kreislaufstillstands.

2.7 Entzündliche Herzerkrankungen

Das Herz ist aus drei verschiedenen Wandschichten aufgebaut, die sich unabhängig voneinander entzünden können. Je nach betroffener Schicht spricht man von einer:
- Endokarditis: Entzündung des Endokards (Herzinnenhaut)
- Myokarditis: Entzündung des Myokards (Herzmuskelschicht)
- Perikarditis: Entzündung des Perikards (Herzaußenhaut).

2.7.1 Endokarditis

Da auch die Herzklappen aus Endokard bestehen, sind diese bei einer Endokarditis besonders häufig von Entzündungen betroffen.

Ursachen

Bei einer **bakteriellen Endokarditis** siedeln sich Bakterien meist direkt auf einer Herzklappe an. Dabei handelt es sich in 45–65 % um Staphylokokken, in etwa 30 % der Fälle um Streptokokken und in weniger als 10 % um gramnegative Bakterien und Pilze. Ein erhöhtes Risiko, an einer Endokarditis zu erkranken, haben Patienten mit angeborenen oder erworbenen Klappenfehlern, Patienten mit künstlichen Herzklappen und Patienten nach überstandener Endokarditis.

Rheumatisches Fieber

Eine Endokarditis kann auch durch ein rheumatisches Fieber verursacht werden. Es handelt sich dabei um eine nicht infektiöse (abakterielle) Endokarditis. Während eines Streptokokkeninfektes (mit β-hämolysierenden Streptokokken A, z. B. Scharlach, Angina tonsillaris) werden Antikörper gebildet, die sich nicht nur gegen die Bakterientoxine, sondern gleichzeitig gegen körpereigenes Gewebe wie Bestandteile des Endokards richten. 10–20 Tage nach dem Streptokokkeninfekt tritt meist bei Kindern und Jugendlichen das rheumatische Fieber als sogenannte Zweiterkrankung auf. Das rheumatische Fieber ist also Folge einer Autoimmunreaktion, die durch einen Infekt hervorgerufen worden ist. Es betrifft am Herzen insbesondere die Mitralklappe (80 %) oder die Aortenklappe (20 %), kann aber auch als Myokarditis und Perikarditis auftreten. Die Häufigkeit des rheumatischen Fiebers ist vor allem durch die frühzeitige Antibiotikatherapie bei Streptokokkeninfekten stark zurückgegangen.

Symptome

Bakterielle Endokarditis
- Fieber mit Schüttelfrost und Tachykardie
- Appetitlosigkeit, Gewichtsverlust, Schwäche
- Herzinsuffizienz, Herzgeräusch
- Nierenbeteiligung mit Hämaturie und Proteinurie
- Splenomegalie (Vergrößerung der Milz)
- Petechien (kleinste Blutungen in die Haut), Osler-Knötchen (linsengroße, schmerzhafte, rötliche Knötchen an Fingern und Zehen).

Rheumatisches Fieber
- Fieber, Kopfschmerzen
- Myokarditis (z. B. Herzrhythmusstörungen), Perikarditis (z. B. retrosternale Schmerzen); die Endokarditis selbst macht sich im akuten Stadium in der Regel klinisch nicht bemerkbar
- Polyarthritis, die meist wechselnd mehrere große Gelenke betrifft
- Hauterscheinungen, z. B. Erythema anulare rheumaticum (rosarote Flecken besonders am Rumpf), Erythema nodosum (➤ 13.2.2)
- Chorea minor: Unkontrollierte Bewegungen vor allem der Hände (selten).

Diagnostik
- Blut: Entzündungszeichen (BSG ↑, CRP ↑, Anämie, Leukozytose)
- Herzauskultation: Neu aufgetretenes Herzgeräusch
- EKG: Herzrhythmusstörungen
- (Transösophageale) Echokardiografie: Veränderungen an den Herzklappen

- Bei bakterieller Endokarditis: Blutkulturen zum Nachweis des Erregers und seiner Empfindlichkeit auf Antibiotika. Dafür wird vor Beginn einer antimikrobiellen Therapie Venenblut entnommen und in zwei Blutkulturflaschen mit Nährlösung gespritzt. Diese werden unter aeroben (Anwesenheit von O_2) und anaeroben (Abwesenheit von O_2) Bedingungen bei 37 °C bebrütet. Blutkulturen müssen mehrmals täglich abgenommen werden
- Bei rheumatischer Endokarditis: Rachenabstrich mit Nachweis eines Streptokokkeninfektes, Nachweis von Antikörpern gegen Streptokokken (Anti-Streptolysin O, anti-DNAse B).

!

Bei Herzgeräusch und Fieber immer an Endokarditis denken.

Therapie

Bakterielle Endokarditis
- Antibiotikatherapie nach Abnahme mehrerer Blutkulturen, anfangs ungezielt mit Breitband-Antibiotika (z. B. Ampicillin plus Gentamicin plus Oxacillin), nach Eintreffen des Kulturergebnisses erregerspezifisch
- Operativer Klappenersatz bei nicht beherrschbaren Infektionen bzw. zunehmendem Klappendefekt
- Endokarditisprophylaxe bei Risikopatienten.

Rheumatische Endokarditis
- Antibiotikatherapie mit Penicillin G
- Antientzündliche Therapie mit Acetylsalicylsäure (z. B. Aspirin®) und Kortikosteroiden
- Bei Herzbeteiligung Dauertherapie über mindestens zehn Jahre bis höchstens zum 25. Lebensjahr mit Penicillin zur Prophylaxe eines Rezidivs, da jeder neue Schub das Risiko eines späteren Herzklappenfehlers erhöht
- Prophylaktisch müssen lebenslang bei invasiven Eingriffen z. B. an den Zähnen, im Nasen-Rachen-Raum, im Verdauungstrakt (Endoskopie), an den Harnwegen oder an der Haut Antibiotika gegeben werden, sodass kurzzeitig ins Blut gespülte Bakterien sich nicht am Herzen festsetzen können
- Prophylaktische Tonsillektomie (Mandelentfernung).

Komplikationen

Die bakterielle Endokarditis kann arterielle Embolien, z. B. im Gehirn oder in der Retina, verursachen. Häufigste Todesursache ist die kardiale Dekompensation infolge einer zerstörten Herzklappe und eines geschädigten Myokards. Bei beiden Formen entwickeln sich oft Klappenfehler, die sich z. T. erst Jahre nach der Endokarditis bemerkbar machen.

2.7.2 Myokarditis

Ursachen

Meistens wird eine Myokarditis durch Krankheitserreger hervorgerufen:
- Viren (50 %), z. B. Coxsackie B-Viren, Influenzaviren, HIV
- Bakterien wie Staphylokokken, Streptokokken, Borrelia burgdorferi, Corynebacterium diphtheriae
- Pilze, Protozoen, Parasiten
- Nichtinfektiöse Myokarditiden bei rheumatoider Arthritis, bei Kollagenosen, Vaskulitiden, nach Bestrahlung des Mediastinums, durch Medikamente
- Begleitmyokarditis bei Herzinfarkt, nach Herzoperationen.

Symptome

Eine Myokarditis verläuft für den Patienten häufig ohne Beschwerden; selten kommt es zu schweren Verläufen mit tödlichem Ausgang. Die Symptome stehen im zeitlichen Zusammenhang mit einem Infekt:
- Müdigkeit, Abgeschlagenheit
- Herzrhythmusstörungen, z. B. Tachykardie, Extrasystolen
- Zeichen der Herzinsuffizienz, z. B. Dyspnoe.

Diagnostik

Die Diagnose wird anhand der klinischen Zeichen gestellt. Im Blut sind die Entzündungszeichen (BSG und CRP) erhöht; evtl. auch die CK sowie Troponin T und I. Bei Virusmyokarditiden finden sich Autoantikörper im Blut. Meist zeigt das (Langzeit-)EKG Veränderungen. Bei unklarer Diagnose kann ein Linksherzkatheter mit Endomyokardbiopsie durchgeführt werden.

Therapie

Die Grundkrankheit (z. B. Diphtherie, Borreliose, rheumatoide Arthritis) wird spezifisch behandelt. Ansonsten erfolgt eine symptomatische Therapie. Die Patienten müssen sich körperlich schonen. Bei schwerem Verlauf ist eine Herztransplantation zu erwägen.

Komplikationen

• Übergreifen der Entzündung auf das Perikard
• Schwere Herzrhythmusstörungen
• Übergang in eine dilatative Herzmuskelerkrankung mit Herzinsuffizienz.

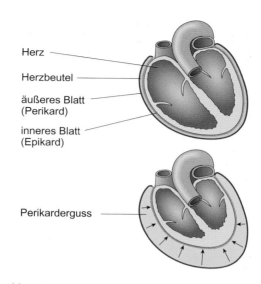

Herz
Herzbeutel
äußeres Blatt (Perikard)
inneres Blatt (Epikard)

Perikarderguss

Abb. 2.15 Perikarderguss mit drohender Herzbeuteltamponade. [L190]

2.7.3 Perikarditis

Häufig ist bei einer Perikarditis auch die angrenzende Herzmuskelschicht betroffen. In diesem Fall spricht man von einer **Perimyokarditis.**

Ursachen

Eine Perikarditis kann durch Viren (z. B. Coxsackie B, Adeno-, Influenzaviren) oder seltener durch Bakterien (Mykobakterien) hervorgerufen werden. Andere Ursachen sind: Rheumatisches Fieber, systemischer Lupus erythematodes, infiltratives Wachstum eines bösartigen Tumors, Urämie, Zustand nach einer herzchirurgischen Operation oder nach einem Myokardinfarkt.

Einteilung

Sammelt sich während der Perikarditis Flüssigkeit im Herzbeutel an, entsteht ein Perikarderguss (➤ Abb. 2.15), es liegt eine **feuchte Perikarditis** vor. Ansonsten handelt es sich um eine **trockene Perikarditis.**

Symptome

Der Patient klagt über stechende Schmerzen und Beklemmungsgefühl hinter dem Sternum, verstärkt durch Einatmen, Husten sowie im Liegen. Entwickelt sich ein Perikarderguss, klingen die Schmerzen ab.

Diagnostik

• Herzauskultation: Schabendes Geräusch (Perikardreiben), das unabhängig von der Atmung mit jedem Herzschlag zu hören ist; bei einer feuchten Perikarditis werden die Herztöne leiser, das Perikardreiben ist nicht mehr hörbar
• EKG: Oft Veränderungen in allen Ableitungen
• Röntgen-Thorax: Veränderung der Herzform bei einem Perikarderguss
• Echokardiografie: Zur Suche nach einem Perikarderguss
• Evtl. Punktion der Ergussflüssigkeit und Untersuchung auf Krankheitserreger.

Therapie

Die auslösende Grundkrankheit muss therapiert werden (z. B. Dialysebehandlung bei Urämie). Eine bakterielle Perikarditis wird mit Antibiotika behandelt. Es werden hochdosiert Aspirin oder nichtsteroidale Antiphlogistika und zusätzlich Colchizin gegeben. Der Patient soll Bettruhe einhalten und sich schonen.

Komplikationen

Herzbeuteltamponade (Perikardtamponade)

Große Flüssigkeitsmengen (300–400 ml) sammeln sich im Herzbeutel, sodass die Herzhöhlen eingeengt werden und sich nicht mehr ausreichend mit Blut füllen können. Dadurch kommt es zur Herzinsuffizienz. Blutdruckabfall und Tachykardie sind Zeichen eines beginnenden kardiogenen Schocks. Lebensrettend ist dann oft die Perikardpunktion, bei der der Herzbeutel punktiert und Flüssigkeit abgelassen wird.

Konstriktive Perikarditis

Spätkomplikation, bei der sich die Herzbeutelwände narbig verändern und so das Herz einengen (Panzerherz). Häufig ist eine herzchirurgische Operation notwendig, bei der der Herzbeutel in Teilen oder ganz entfernt wird.

2.8 Kardiomyopathien

Kardiomyopathien sind Erkrankungen des Herzmuskels, die mit einer Funktionsstörung des Herzens einhergehen.

Einteilung

Die Kardiomyopathien werden pathologisch-anatomisch unterteilt (➤ Abb. 2.16):
- **Hypertrophe Kardiomyopathie** (HCM): Der Herzmuskel hypertrophiert und verliert an Dehnbarkeit. Dadurch verengt sich insbesondere die linke Herzhöhle.
- **Dilatative Kardiomyopathie** (DCM): Die Herzhöhlen dilatieren (weiten sich) und die Kontraktionskraft des Herzens nimmt ab. Betroffen sind alle Herzkammern, v. a. der linke Ventrikel
- **Restriktive Kardiomyopathie** (RCM): Endokard und angrenzendes Myokard fibrosieren, wodurch die Beweglichkeit des Herzmuskels eingeschränkt und insbesondere die diastolische Füllung behindert wird
- Arrhythmogene rechtsventrikuläre Kardiomyopathie
- Nichtklassifizierbare Kardiomyopathie.

Ursachen

Unabhängig von ihrer Einteilung können Kardiomyopathien folgende Ursachen haben:
- Entzündlich
- Ischämisch
- Bei langjährigem Bluthochdruck
- Bei Herzklappenfehler
- Metabolisch, z. B. Diabetes mellitus, Schilddrüsenerkrankung
- Nach einer Geburt

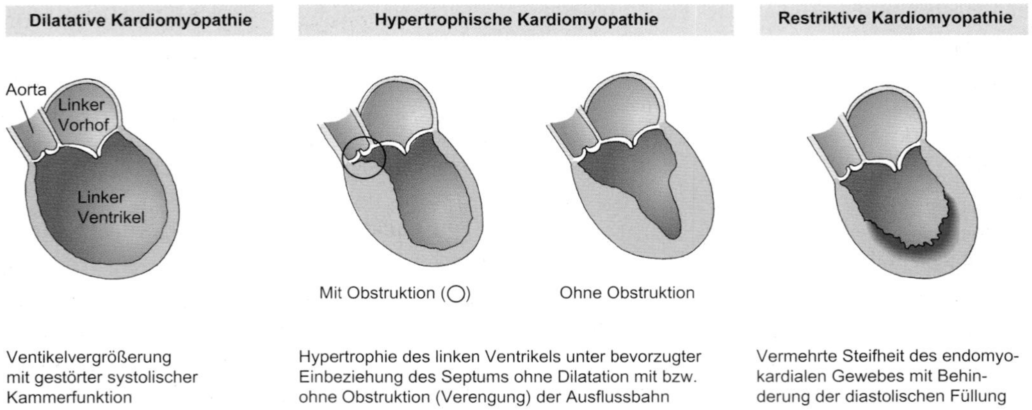

Dilatative Kardiomyopathie	Hypertrophische Kardiomyopathie	Restriktive Kardiomyopathie

Aorta
Linker Vorhof
Linker Ventrikel

Mit Obstruktion (○)   Ohne Obstruktion

Ventikelvergrößerung mit gestörter systolischer Kammerfunktion

Hypertrophie des linken Ventrikels unter bevorzugter Einziehung des Septums ohne Dilatation mit bzw. ohne Obstruktion (Verengung) der Ausflussbahn

Vermehrte Steifheit des endomyokardialen Gewebes mit Behinderung der diastolischen Füllung

Abb. 2.16 Einteilung der Kardiomyopathien. [L190]

- Alkohol, herzschädigende Medikamente
- Vererbung.

Symptome

Je nach Art der Kardiomyopathie treten unterschiedliche Symptome auf, häufig sind Linksherzinsuffizienz, Angina pectoris und Herzrhythmusstörungen. Im Herzen können sich Thromben bilden, die in den Körper- oder Lungenkreislauf gelangen und dort zu Embolien führen. Die hypertrophe Kardiomyopathie ist häufige Ursache für den plötzlichen Herztod junger Sportler,

Diagnostik

Die Ursache einer Kardiomyopathie muss nach Möglichkeit herausgefunden und das Ausmaß der Kardiomyopathie beurteilt werden:
- Serologische Untersuchungen, z. B. um Antikörper gegen Viren oder gegen die Herzmuskulatur selbst nachzuweisen
- Röntgen-Thorax, um Herzgröße, veränderte Lungengefäße und eine Lungenstauung bei Linksherzinsuffizienz festzustellen
- EKG und Langzeit-EKG, um Herzrhythmusstörungen zu erkennen
- Echokardiografie und MRT, um Größe und Beweglichkeit des Herzens sowie der Klappen zu beurteilen und Myokardveränderungen oder Thromben im Herzen festzustellen
- Linksherzkatheteruntersuchung, um die Pumpleistung des Herzens und die Koronarien zu beurteilen
- Evtl. Myokardbiopsie, um die Ursache einer Kardiomyopathie zu ermitteln.

Therapie

Bei sekundären Kardiomyopathien muss die Grundkrankheit therapiert werden. Die Folgen der Kardiomyopathie (Herzinsuffizienz, Angina pectoris, Herzrhythmusstörungen) können durch Medikamente behandelt werden, aber das Fortschreiten der Erkrankung ist oftmals nicht zu verhindern. Die Patienten erhalten Antikoagulanzien (z. B. Marcumar®), um die Emboliegefahr zu verringern. In wenigen Fällen kann durch herzchirurgische Eingriffe oder durch eine Herztransplantation der Zustand des Patienten verbessert werden.

Komplikationen

- Schwere Herzrhythmusstörungen, die zum plötzlichen Herztod führen können
- Embolien
- Dekompensierte Herzinsuffizienz.

2.9 Herzklappenfehler

Ein Herzklappenfehler (Vitium) ist eine krankhafte Veränderung einer Herzklappe mit Störung ihrer Ventilfunktion. Meist ist das linke Herz betroffen und dort die Mitralklappe häufiger als die Aortenklappe.

Es werden zwei Formen von Herzklappenfehlern unterschieden:

Stenose: Die Klappe öffnet sich ungenügend. Das Herz muss einen größeren Druck aufbringen, um das Blut durch die verkleinerte Klappenöffnung zu pumpen.

Insuffizienz: Die Klappe schließt ungenügend, sodass bei jedem Herzschlag Blut entgegen der normalen Flussrichtung in die vorgeschaltete Herzkammer oder den Vorhof zurückströmt (Regurgitation). Das Herz muss bei jeder Pumpaktion eine entsprechend größere Menge Blut befördern und hat so eine größere Volumenarbeit zu bewältigen. Bei der **relativen Insuffizienz** kommt es durch Herzkrankheiten (z. B. Herzinsuffizienz) zu einer Vergrößerung der Herzhöhlen. Dadurch dehnen sich auch die Klappenansatzringe, sodass eine an sich normale Herzklappe die vergrößerte Fläche nicht mehr vollständig verschließen kann.

Ursachen

Herzklappenfehler können angeboren oder erworben sein. Ursachen für Klappenstenosen sind Verkalkungen der Klappen insbesondere bei älteren Menschen oder Verklebungen und Schrumpfungen der Klappe nach Entzündungen. Klappeninsuffizienzen treten auf nach entzündlichen oder degenerativen Prozessen, z. B. bei KHK oder Kardiomyopathie.

Symptome

Symptome der Herzklappenfehler leiten sich aus ihrer anatomischen Lage und Funktion ab.

Mitralklappenstenose

Die Mitralklappe öffnet sich nicht genügend. Der linke Vorhof muss gegen einen größeren Widerstand pumpen, weshalb der Druck im linken Vorhof ansteigt. Blut staut sich aufgrund der Stenose in die Lunge zurück, es gelangt weniger Blut in die linke Herzkammer und damit in den Körperkreislauf (Herzminutenvolumen ↓). Die Folgen sind:
- Vorhofflimmern mit absoluter Arrhythmie
- Thromben im linken Vorhof, die zu arteriellen Embolien (Gehirn, Extremitäten, Nieren) führen
- Lungenstauung mit Dyspnoe, später pulmonale Hypertonie mit Rechtsherzinsuffizienz
- Leistungsminderung, Zyanose durch vermindertes Herzminutenvolumen.

Mitralklappeninsuffizienz

Die Mitralklappe schließt nicht komplett, sodass während der Systole Blut zurück in den linken Vorhof fließt. Der linke Vorhof vergrößert sich aufgrund der permanent größeren Blutmenge. Symptome sind bei der chronischen Mitralklappeninsuffizienz häufig lange Zeit nicht vorhanden. Im fortgeschrittenen Stadium ähneln sie denen bei Mitralklappenstenose.

Aortenklappenstenose

Bei der Aortenklappenstenose besteht eine erhöhte Druckbelastung der linken Herzkammer, die zur Hypertrophie führt. Bei Dekompensation vergrößert sich der linke Ventrikel und der Körper wird nicht mehr ausreichend mit O_2 versorgt.
Typische Symptome sind:
- Blässe, rasche Ermüdbarkeit
- Hypotonie, Schwindel, Synkopen (kurze Ohnmachten)
- Angina pectoris, Herzrhythmusstörungen
- Dyspnoe bei Belastung.

Aortenklappeninsuffizienz

Während der Diastole fließt Blut aus der Aorta durch die unvollständig schließende Aortenklappe in den linken Ventrikel zurück. Der linke Ventrikel vergrößert sich, da er ein größeres Volumen zu bewältigen hat. Er ist langfristig überfordert, was zu folgenden Symptomen führt:
- Große Blutdruckamplitude (hoher systolischer Druck, niedriger diastolischer Druck) mit sichtbaren Pulsationen an den Karotiden und an den Fingernägeln bei leichtem Druck auf diese, evtl. pulssynchrones Kopfnicken
- Blasse Haut
- Später Linksherzinsuffizienz, seltener Angina pectoris und Herzrhythmusstörungen.

Diagnostik

- Herzauskultation: Abhängig vom Herzklappenfehler entsteht ein Herzgeräusch. Eine Stenose erzeugt ein Geräusch, wenn das Blut durch die verengte Klappe gepumpt wird. Bei einer Insuffizienz tritt ein Geräusch auf, wenn das Blut durch die defekte Klappe zurückfließt
- EKG: Nachweis von Herzrhythmusstörungen, Zeichen einer Belastung und Vergrößerung bestimmter Herzteile abhängig von der Art des Klappenfehlers (Hypertrophiezeichen)
- Röntgen-Thorax: Veränderungen der Herzform und/oder der großen Gefäße geben Hinweise auf Art des Klappenfehlers und Herzinsuffizienz (Zeichen der Lungenstauung)
- (Transösophageale) Echokardiografie: Darstellung des Klappenfehlers und Beurteilung der Blutströmungsverhältnisse
- Herzkatheteruntersuchung: Beurteilung der Klappenfunktion (Klappenöffnungsfläche, Regurgitationsfraktion) sowie der Herzfunktion, Messung der Drücke im Herzen, im Körper- und Lungenkreislauf
- Evtl. MRT.

Therapie

Besteht eine Herzinsuffizienz, muss diese konsequent behandelt werden. Bei Vorhofflimmern werden Antikoagulanzien (Cumarine, z. B. NOAK) zur Embolieprophylaxe verordnet.

Mitral- und Aortenklappe können operativ rekonstruiert werden oder durch künstliche Klappen ersetzt werden, teilweise auch minimal-invasiv (z. B. Transkatheter-Aortenklappenimplantation,   TAVI bei Aortenklappenstenose). Zur Verfügung stehen mechanische Prothesen oder Bioprothesen. Im Anschluss an die Operation müssen Patienten mit mechanischen Klappen aufgrund des erhöhten Risikos von Thromben und Embolien lebenslang Antikoagulanzien einnehmen. Regelmäßige Nachsorgeuntersuchungen sind notwendig.

Komplikationen nach Klappenersatz
* Thromboembolien
* Blutungen unter Antikoagulanzientherapie
* Herzrhythmusstörungen, Herzinsuffizienz
* Prothesenendokarditis.

2.10 Erwachsene mit angeborenem Herzfehler (EMAH)

Etwa 1 % aller lebend geborenen Kinder haben einen angeborenen Herzfehler. Aufgrund des medizinischen Fortschritts erreichen mittlerweile die meisten von ihnen das Erwachsenenalter. Sie bedürfen in aller Regel einer lebenslangen kardiologischen Betreuung.

Ursachen

Herzfehler treten bei manchen Erbkrankheiten und Chromosomenabweichungen (z. B. Down-Syndrom, Turner-Syndrom) gehäuft auf. Daneben gibt es Schädigungen, die auf den Embryo in der 4.–6. Schwangerschaftswoche einwirken. Hierzu gehören Virusinfekte wie Röteln, teratogene Substanzen wie Zytostatika, Alkohol, ionisierende Strahlen und O_2-Mangel.

Einteilung

Abhängig vom O_2-Gehalt des arteriellen Blutes werden die häufigeren nicht-zyanotischen angeborenen Herzfehler von den zyanotischen angeborenen Herzfehlern unterschieden.

Ventrikelseptumdefekt (VSD)
Bei diesem häufigsten nicht-zyanotischen angeborenen Herzfehler ist ein Loch in der Wand zwischen

linker und rechter Herzkammer, sodass Blut aus dem kräftigen linken in den schwächeren rechten Ventrikel strömt (➤ Abb. 2.17). Ein kleiner Defekt kann funktionell unbedeutend sein. Bei einem großen Defekt werden beide Herzkammern und die Lungengefäße durch das zusätzlich kreisende Blutvolumen, das **Shuntvolumen,** überlastet. Es entwickeln sich eine Herzinsuffizienz und eine pulmonale Hypertonie (Blutdruckerhöhung im Lungenkreislauf); diese kann im Endstadium zu einer Umkehr des Shunt-Blutflusses vom rechten in den linken Ventrikel führen (Eisenmenger-Reaktion s. u.).

Vorhofseptumdefekt (ASD)
Durch ein Loch in der Wand zwischen dem rechten und linken Vorhof (Atrium) fließt Blut vom linken in den rechten Vorhof (➤ Abb. 2.17). Das rechte Herz und die Lungenarterien werden durch dieses

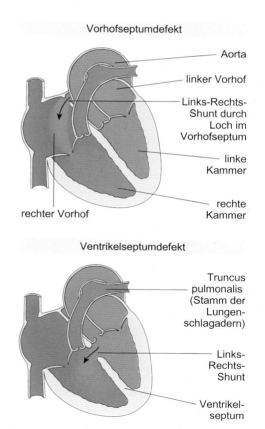

Abb. 2.17 Vorhofseptumdefekt (oben) und Ventrikelseptumdefekt (unten). [L190]

Shuntvolumen belastet. Es kann eine pulmonale Hypertonie entstehen.

Offener Ductus arteriosus Botalli

Im fetalen Blutkreislauf gibt es eine Verbindung zwischen der A. pulmonalis und der Aorta, um den Lungenkreislauf zu umgehen. Mit der Geburt verschließt sich diese Verbindung. Erfolgt dies nicht, strömt ein Teil des Blutes aus der Aorta (in der jetzt der höhere Blutdruck herrscht) in die A. pulmonalis. Die Lungengefäße, das gesamte linke Herz und die Aorta werden durch das kreisende Shuntvolumen belastet und erweitern sich. Es entwickeln sich pulmonale Hypertonie und Linksherzinsuffizienz.

Pulmonalstenose

Sie führt zu einer Belastung des rechten Herzens, da dieses immer gegen einen Widerstand Blut in die Lunge pumpen muss.

Aortenklappenstenose

Sie kann die Klappe selbst betreffen oder in ihrer Nachbarschaft liegen. Folge ist eine Belastung des linken Herzens.

Aortenisthmusstenose

Diese Einengung der Aorta liegt vor oder hinter dem Abgang des Ductus arteriosus Botalli. Bei einer Stenose vor dem Ductus bleibt dieser offen und die untere Körperhälfte wird zyanotisch. Eine Stenose hinter dem Ductus führt zu einer Druckdifferenz zwischen oberer Körperhälfte (hoher Blutdruck) und unterer Körperhälfte (niedriger Blutdruck).

Ebstein-Anomalie

Die Ebstein-Anomalie ist gekennzeichnet durch folgende Fehlbildungen
- Die Trikuspidalklappe ist in die Tiefe des rechten Ventrikels verschoben
- Der rechte Vorhof ist dilatiert, die rechte Kammer verkleinert mit geringem Schlagvolumen
- Häufig liegt ein Vorhofseptumdefekt vor, durch den O$_2$-armes Blut aus dem rechten Vorhof in den linken Vorhof übertritt (Rechts-Links-Shunt)
- Das über die Aorta in den Körperkreislauf gepumpte Blut enthält nicht genügend O$_2$ zur Versorgung des Körpers.

Eine Ebstein-Anomalie kann in verschiedenen Schweregraden auftreten. Die Symptome sind abhängig davon, inwieweit der Körper mit O$_2$ versorgt werden kann.

Fallot-Tetralogie

Es handelt sich um eine Kombination aus vier Herzfehlern: Eine nach rechts verlagerte Aorta, die über einem Ventrikelseptumdefekt „reitet", eine Pulmonalstenose und eine Hypertrophie des rechten Ventrikels. Folge ist, dass die Aorta arterio-venöses Mischblut mit einem geringen O$_2$-Gehalt in den Körperkreislauf pumpt. Die Patienten sind zyanotisch.

Transposition der großen Gefäße

Die Aorta entspringt aus dem rechten Ventrikel, die A. pulmonalis aus dem linken Ventrikel. Dies ist nur mit dem Leben vereinbar, wenn durch zusätzliche Fehlbildungen innerhalb des Herzens eine Querverbindung zwischen den beiden sonst getrennten Kreisläufen geschaffen wird.

Trikuspidalatresie

Die Trikuspidalklappe ist nicht angelegt, so dass keine Verbindung zwischen rechtem Vorhof und rechtem Ventrikel besteht. Das gesamte Blut des rechten Vorhofs fließt über das Foramen ovale oder einen gleichzeitig bestehenden Vorhofseptumdefekt in den linken Vorhof. Im linken Ventrikel sammelt sich das Blut aus dem Körperkreislauf und den Pulmonalvenen.

Symptome

Die meisten Patienten sind bereits im Kindesalter chirurgisch versorgt worden. Spätkomplikationen bei EMAH sind:
- Herzrhythmusstörungen mit Herzstolpern, Herzrasen, Schwindel oder kurzen Ohnmachten (Synkopen)
- Herzinsuffizienz
- Pulmonale Hypertonie und Eisenmenger-Reaktion: Bei manchen Herzfehlern erhöht sich der Druck im rechten Herzen so stark, dass er denjenigen im linken Herzen übersteigt. Bei der so genannten **Shuntumkehr** strömt das O$_2$-arme Blut aus dem rechten in das linke Herz und von dort

in den Körper. Dadurch wird der Körper nicht mehr ausreichend mit Sauerstoff versorgt. Der Patient hat in Ruhe Atemnot und eine zentrale Zyanose. Eine Operation ist zu diesem Zeitpunkt nicht mehr möglich.

- Infektiöse Endokarditis.

Diagnostik

- Anamnese und körperliche Untersuchung
- Auskultation: Ein Herzgeräusch wird je nach Art des Herzfehlers über verschiedenen Teilen des Herzens gehört
- EKG zur Suche nach Herzrhythmusstörungen
- Echokardiografie zur Beurteilung von Herzwanddicke und Herzklappen. Über die Farb-Doppler-Sonografie werden der Blutfluss im Herzen und Defekte in der Herzscheidewand sichtbar
- Röntgen-Thorax zur Beurteilung von Herzgröße, Herzform und Lungendurchblutung
- Herzkatheteruntersuchung: Art und Größe des Herzfehlers und die Druckverhältnisse im Herzen können beurteilt werden.

Therapie

Häufig sind im Verlauf der Erkrankung weitere herzchirurgische Eingriffe notwendig. Besteht bereits eine Herzinsuffizienz, wird diese medikamentös behandelt. Eine antibiotische Endokarditisprophylaxe ist nur bei Hochrisiko-Patienten notwendig.

Fast alle Patienten mit einem angeborenen Herzfehler benötigen aufgrund der auch nach einer Operation bestehenden anatomischen und hämodynamischen Veränderungen eine kardiologische Betreuung in spezialisierten Zentren.

2

KAPITEL
3
Erkrankungen des Gefäß- und Kreislaufsystems

3.1 Anatomie und Physiologie des Gefäß- und Kreislaufsystems

3.1.1 Anatomie

Das Kreislaufsystem setzt sich aus den Blutgefäßen und dem Herzen zusammen ($\succ$ Abb. 3.1). Dabei wirkt das Herz als Pumpe, die das Blut durch das Gefäßsystem befördert. Das Gefäßsystem ist ein geschlossenes Röhrensystem. Es werden unterschieden:

- **Arterien** (Schlagadern) und **Arteriolen,** in denen das Blut vom Herzen weg in Richtung der zu versorgenden Gebiete fließt
- **Venen** (Blutadern), die das Blut zurück zum Herz führen
- **Kapillaren,** die die kleinsten Blutgefäße darstellen und Arterien und Venen miteinander verbinden.

Die Gefäße des Organismus besitzen einen einheitlichen Grundbauplan, der je nach Aufgabe und Belastung des einzelnen Gefäßabschnitts variiert. Bei Arterien und Venen werden drei Wandschichten von innen nach außen unterschieden:

- Tunica interna (Intima)
- Tunica media (Media)
- Tunica externa (Adventitia).

3.1.2 Physiologie

Aufgabe des Kreislaufsystems ist der Transport von Gasen und Stoffwechselprodukten innerhalb des Organismus. Dieser Transport wird durch die Blutströmung innerhalb des Gefäßsystems ermöglicht, die durch Druckdifferenzen hervorgerufen wird. Blut fließt von zentralen Regionen mit hohem Druck, dem **Hochdrucksystem** (linke Herzkammer während der Systole, Arterien und Arteriolen), zu den peripheren Gefäßen mit niedrigem Druck, dem **Niederdrucksystem** (rechter und linker Herzvorhof, rechte Kammer, linke Kammer während der Diastole, Kapillaren und Venen).

Arterien

Der Druck in den Arterien beträgt während der Austreibung des Blutes aus dem Herzen (Systole) ca. 120 mmHg und während der Herzerschlaffung (Diastole) ca. 80 mmHg. Das entspricht einem **Blutdruck** von 120/80 mmHg. Diese Druckschwankungen werden durch die **Windkesselfunktion** der Aorta und der großen Arterien innerhalb des Gefäßsystems gedämpft, sodass es zu einem gleichmäßigen Blutstrom kommt.

In den Arterien der Körperperipherie finden sich mehr muskuläre Fasern. Je nach Anspannung der Muskelfasern können diese Arterien ihre Gefäßweite variieren. Dementsprechend kann die Durchblutung der nachgeschalteten Organe reguliert werden. Die Arterien teilen sich in immer feinere Arteriolen und schließlich in die haardünnen Kapillaren.

Kapillaren

Kapillaren dienen dem Stoffaustausch zwischen Blut und Interstitium. Voraussetzung dafür ist eine große Oberfläche innerhalb des Kapillarnetzes, die durch die starke Verzweigung der Arterien und Arteriolen erreicht wird. Aufgrund des so bestehenden großen Gesamtquerschnittes des Kapillarnetzes fließt das Blut hier sehr langsam (0,5 mm/s). Dadurch wird der Stoffaustausch begünstigt. Daneben besitzen Kapillaren sehr dünne Wände, die aus einer von Poren durchsetzten Endothelschicht bestehen. Viele Substanzen, mit Ausnahme der Blutzellen und sehr großer Moleküle wie Plasmaeiweiße, können diese Poren frei passieren.

3

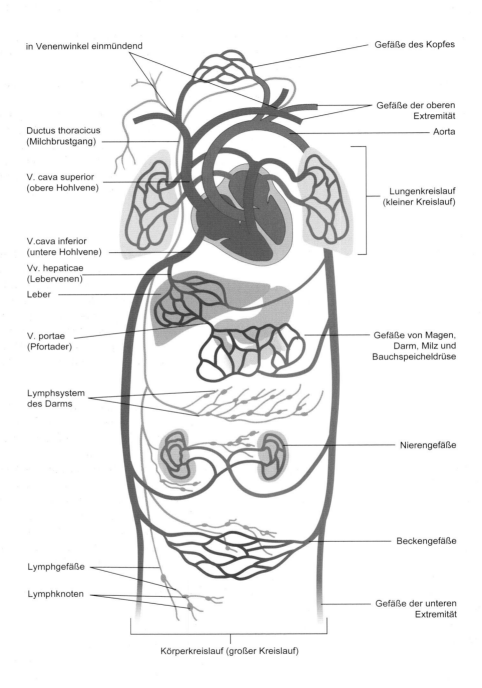

in Venenwinkel einmündend

Gefäße des Kopfes

Gefäße der oberen Extremität

Aorta

Ductus thoracicus (Milchbrustgang)

V. cava superior (obere Hohlvene)

Lungenkreislauf (kleiner Kreislauf)

V. cava inferior (untere Hohlvene)

Vv. hepaticae (Lebervenen)

Leber

V. portae (Pfortader)

Gefäße von Magen, Darm, Milz und Bauchspeicheldrüse

Lymphsystem des Darms

Nierengefäße

Beckengefäße

Lymphgefäße

Lymphknoten

Gefäße der unteren Extremität

Körperkreislauf (großer Kreislauf)

Abb. 3.1 Schema des Körper- und Lungenkreislaufs mit Pfortadersystem. [L190]

Venen

Nachdem das Blut die Kapillaren passiert hat, gelangt es in kleine Venen, die **Venolen,** die das Blut sammeln und den größeren Venen zuleiten, die es dann zum Herzen zurückführen. Die Venen und Venolen sind sehr dehnbar. Sie enthalten etwa $2/3$ des gesamten Blutvolumens. Aufgrund dieses Blutreservoirs nennt man die Venen auch **Kapazitätsgefäße.**

Der Rücktransport des Blutes zum Herzen wird durch die **Venenklappen** und die **Skelettmuskelpumpe** erleichtert. Venenklappen sind ins Gefäßlumen hineinragende Falten der Tunica interna, die sich in der Regel paarweise gegenüberstehen. Bei herzwärts gerichtetem Blutstrom weichen sie auseinander, einen Blutrückfluss verhindern sie durch Klappenschluss. Unterstützt wird dieser Mechanismus durch die die Venen umgebende Skelettmuskulatur. Bei der Kontraktion der Skelettmuskulatur werden die Venen komprimiert und das Blut Richtung Herz gepresst.

3.2 Erkrankungen der Arterien

3.2.1 Periphere Arterielle Verschlusskrankheit

Die **p**eriphere **A**rterielle **V**erschlus**k**rankheit **(pAVK)** betrifft meist die Beinarterien, nur selten die Arterien der Arme. Männer erkranken häufiger als Frauen.

Ursachen

In über 95 % der Fälle ist die pAVK arteriosklerotisch bedingt. Für die pAVK gelten die gleichen Risikofaktoren wie für die koronare Herzkrankheit. Seltenere Ursachen sind Gefäßentzündungen, z. B. Thrombangiitis obliterans.

Symptome

Bei der pAVK der Beine treten die Schmerzen abhängig vom Ort der Stenose auf; sie sind distal der Gefäßstenose zu spüren:

- Beckentyp (35 %) → Schmerzen in Gesäß und Oberschenkel
- Oberschenkeltyp (50 %) → Schmerzen in der Wade
- Unterschenkeltyp (15 %) → Schmerzen in der Fußsohle.

Die Schweregrade der Erkrankung werden nach Fontaine eingeteilt (➤ Tab. 3.1).

Im Stadium II bleiben die Patienten aufgrund der Schmerzen nach einer bestimmten Gehstrecke stehen. Die Durchblutung der Beine nimmt dann wieder zu und die Schmerzen verschwinden. Aus diesem Grund wird auch von **Claudicatio intermittens** oder „Schaufensterkrankheit" gesprochen.

Diagnostik

Ist das Gefäß um mehr als 90 % eingeengt, ist der Puls distal der Stenose nicht mehr zu tasten. Auskultatorisch ist ein Geräusch über der Stenose zu hören. Der Blutdruck in den Beinen ist im Vergleich zum Blutdruck in den Armen stark erniedrigt. Die Haut des Beines und Fußes zeigt trophische Störungen wie fehlende Behaarung, gestörtes Nagelwachstum, zyanotische, marmorierte Haut, evtl. Ulzera (Geschwüre).

Funktionsprüfung und apparative Methoden
- Standardisierter Gehtest mittels Laufband: Es wird die Gehstrecke bis zum Auftreten ischämischer Schmerzen bestimmt
- Dopplerdruckmessung: In Ruhe und bei Belastung wird der Blutdruck an beiden Oberarmen und distalen Unterschenkeln gemessen. Normalerweise liegt der systolische Knöchelarteriendruck etwa 10 mmHg über dem Oberarmdruck
- Transkutane pO_2-Messung mittels Pulsoximeter, wobei die O_2-Sättigung an der Großzehe nicht

Tab. 3.1 Einteilung der pAVK nach Fontaine.

Stadium	Symptom
Stadium I	Beschwerdefreiheit
Stadium II	Schmerzen bei Belastung
Stadium II a	Schmerzfreie Gehstrecke ≥ 200 m
Stadium II b	Schmerzfreie Gehstrecke ≤ 200 m
Stadium III	Schmerzen in Ruhe, besonders nachts
Stadium IV	Nekrose/Gangrän (abgestorbener Gewebebezirk, „Raucherbein")

mehr als 2 % niedriger als am Zeigefinger sein sollte
- Farb-Duplex-Sonografie: Strömungsgeschwindigkeit und -richtung des Blutes werden dargestellt (Strompulskurve). Ist eine Arterie komplett verschlossen, lässt sich keine Blutströmung mehr nachweisen. Weiterhin sind auch Aneurysmen und Thrombosen erkennbar.
- Arteriografie (auch: Angiografie) und digitale Subtraktionsangiografie (DSA): Eine Stenose wird röntgenologisch mit Kontrastmittel sichtbar gemacht. Bei der DSA können die Gefäße computerunterstützt besonders genau dargestellt werden. Eine Arteriografie wird vor einer Operation zur exakten Lokalisation der Stenose(n) durchgeführt.

Da eine Arteriosklerose nur selten isoliert die Arterien der unteren Extremitäten betrifft, sollte auch nach Symptomen einer koronaren Herzkrankheit und nach zerebralen Durchblutungsstörungen gesucht werden.

Therapie

Die Risikofaktoren der Arteriosklerose müssen möglichst beseitigt bzw. gemieden werden: Nikotinverzicht, konsequente Einstellung von Blutdruck, Blutzuckerspiegel und Fettstoffwechselstörungen.

Konservative Therapie

Im Stadium I und II der pAVK steht das Gehstreckentraining im Vordergrund. Die Patienten sollen mehrmals täglich in Intervallen nach einem bestimmten Schema Fußbewegungen machen bzw. viel gehen. Es bilden sich daraufhin neue Zuflüsse zu den Gefäßen distal der Stenose aus, sog. Kollateralen. Diese verbessern die Blutversorgung des Gewebes, das vorher nur von dem verengten Gefäß versorgt wurde.

In den Stadien II bis IV kann die Durchblutung medikamentös verbessert werden. Dazu dienen Thrombozytenaggregationshemmer (ASS, Clopidogrel) sowie Prostanoide (Alprostadil, z. B. Prostavasin®), die intravenös oder direkt intraarteriell gegeben werden.

In jedem Stadium sollte eine sorgfältige Fußpflege durchgeführt werden. Verletzungen im Fußbereich müssen vermieden werden.

Katheterverfahren und operative Verfahren

Diese Verfahren werden im Stadium II bis IV angewendet.
- Perkutane transluminale Angioplastie (PTA): Ein Katheter, an dessen Ende sich ein kleiner Ballon befindet, wird in dem betroffenen Gefäß bis zur Stenose vorgeschoben. Hier wird der Ballon aufgeblasen und dehnt so die Stenose wieder auf. Anschließend legt man einen Stent ein.
- Andere Kathetermethoden: Rotations-, Laser-, Ultraschall-Angioplastie
- Lokale Lyse: Bei arteriellen Thrombosen werden Substanzen, die die Fibrinolyse aktivieren (z. B. Streptokinase, rt-PA) mit einem Katheter direkt an den Thrombus herangebracht. Die Kontraindikationen sind hierbei weniger streng als bei der systemischen Thrombolyse (> 2.3).
- Thrombendarteriektomie (TEA): Bei kurzstreckigen Verschlüssen wird der Thrombus mit der Gefäßinnenwand (Intima) aus dem Gefäß ausgeschält.
- Bypass-Operation : Langstreckige oder multiple Stenosen werden durch einen Gefäßersatz (Prothese) überbrückt. Hierzu eignet sich die körpereigene V. saphena magna oder körperfremdes Material (Kunststoff).
- Amputation: Kann bei Gangrän oder unbeherrschbaren Schmerzen eine ausreichende Durchblutung durch die oben genannten Maßnahmen nicht wiederhergestellt werden, muss der betroffene Extremitätenabschnitt amputiert werden.

3.2.2 Akuter Verschluss einer Extremitätenarterie

Bei einem akuten Arterienverschluss ist die Blutzufuhr plötzlich komplett unterbrochen und das Gewebe wird unzureichend versorgt. Die Arme sind davon mit 10 % der Fälle wesentlich seltener betroffen als die Beine. Es handelt sich um einen gefäßchirurgischen Notfall!

Ursachen

Ein akuter Arterienverschluss wird in über 70 % der Fälle durch eine Embolie (verschlepptes Blutgerinnsel) hervorgerufen. Der Embolus stammt meist aus dem linken Herzen, wenn dort der Blutfluss gestört ist, z. B. bei Herzinfarkt, Mitralklappenfehler, Vorhofflimmern, und wird von dort in den Körperkreislauf gespült. Weitere Emboliequellen sind z. B. Aneurysmen der Aorta. Seltener wird ein Arterienverschluss durch eine Thrombose bei vorbestehender Arteriosklerose (pAVK) verursacht.

Symptome und Diagnostik

Charakteristisch sind die aus dem Englischen stammenden 6 P:

- **P**ain: Heftige, akut einsetzende Schmerzen distal der Stenose
- **P**aleness: Blässe des betroffenen Körperteils
- **P**araesthesia: Missempfindungen, Gefühlsstörungen
- **P**ulselessness: Fehlende Pulse distal der Stenose
- **P**aralysis: Bewegungsunfähigkeit des betroffenen Körperteils
- **P**rostration: Schock.

Ist die Ursache des Arterienverschlusses eine lokale Thrombose, so entwickeln sich die Symptome häufig langsam und sind weniger bedrohlich.

Anhand der Anamnese und der Symptome kann meist schon die Diagnose gestellt werden. In unklaren Fällen wird eine Farb-Doppler-Sonografie und evtl. eine Arteriografie (DSA) durchgeführt.

Therapie

Sofortmaßnahmen

- 10.000 IE Heparin i. v., um die weitere Anlagerung eines Thrombus zu verhindern
- Schmerzmittelgabe, z. B. Opiate i. v. (Dolantin®)
- Intravenöse Volumenzufuhr, um einem Schock vorzubeugen
- Betroffene Extremität in Watte wickeln und tief lagern, um die Durchblutung zu erhöhen
- Chirurgen informieren, Nahrungskarenz (wegen Notfall-OP).

!

Bei akutem Arterienverschluss sind verboten:
- Hochlagern der Extremität
- Antithrombosestrümpfe
- Äußere Anwendung von Wärme oder Kälte, da diese den Sauerstoffbedarf des Gewebes erhöhen, dem nicht entsprochen werden kann
- I. m.-Injektionen (wegen möglicher Lysebehandlung).

Rekanalisierende Verfahren

Es gibt verschiedene Verfahren, um die Durchlässigkeit des Gefäßes wiederherzustellen (zu rekanalisieren):

- Embolektomie: Ein Katheter (Fogarty-Ballonkatheter, ➤ Abb. 3.2), an dessen Ende sich ein kleiner Ballon befindet, wird in das Gefäß und durch den Embolus hindurch geschoben. Daraufhin wird der Ballon aufgeblasen und gemeinsam mit dem Embolus zurückgezogen. Dies ist meist nur innerhalb der ersten sechs Stunden möglich, da der Embolus in dieser Zeit noch nicht fest mit der Gefäßwand verhaftet ist
- Thrombusauflösung mittels lokaler Lyse.

Zusätzlich muss die Ursache der Embolie bzw. des Arterienverschlusses beseitigt werden. Mögliche Risikofaktoren einer Arteriosklerose sollten ausgeschaltet werden. Bei wiederholt auftretenden Embolien sollte die Gerinnungsfähigkeit des Blutes mit Cumarinen (z. B. Marcumar®) prophylaktisch herabgesetzt werden.

Komplikationen

Bei einer kompletten Ischämie der Extremität, dem sog. **Tourniquet-(Stauschlauch-)Syndrom,** zerfällt die Muskulatur nach 6–12 Std. Es entwickelt sich eine metabolische Azidose und eine Hyperkaliämie. Mit dem Urin wird Myoglobin ausgeschieden und es kommt zu einem akuten Nierenversagen.

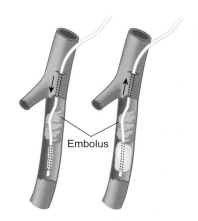

Abb. 3.2 Embolektomie mit einem Fogarty-Ballonkatheter. [L138]

3.2.3 Zerebrale Ischämien

Zerebrale Ischämien beeinträchtigen die Blutversorgung des Gehirns und rufen entsprechende Symptome hervor, abhängig von den minderversorgten Hirnarealen. Der Hirninfarkt (auch: Schlaganfall, Gehirnschlag, zerebraler Insult oder Apoplex) ist verantwortlich für 15 % aller Todesfälle.

Einteilung

Abhängig von Dauer und Erscheinungsbild werden drei Stadien der zerebralen Ischämie unterschieden:
- Stenose einer Hirnarterie ohne Symptome
- **TIA, T**ransitorisch **i**schämische **A**ttacke: Die neurologischen Symptome bilden sich meist innerhalb weniger Minuten zurück, spätestens nach 24 Stunden. Mögliche Beschwerden sind drop attacks (Stürze ohne Bewusstseinsverlust), kurzzeitige Sehstörung, Arm- oder Beinschwäche, Sprachstörung, kurzzeitiger Gedächtnisverlust. Da eine TIA als Vorläufer eines Hirninfarkts gilt, sollte nach einem solchen Ereignis eine intensive Diagnostik erfolgen
- **Hirninfarkt:** Durch den Untergang von Hirngewebe entsteht eine bleibende neurologische Symptomatik, die sich nur inkomplett oder gar nicht zurückbildet.

Ursachen

Die häufigste Ursache einer zerebralen Ischämie ist die Arteriosklerose der hirnversorgenden Arterien. Wichtigster Risikofaktor ist die Hypertonie. Hinzu kommen die Risikofaktoren einer KHK, Alter, hoher Alkoholkonsum, Migräne vor der Menopause und zerebrale Ischämien bei Verwandten ersten Grades.

Zerebrale Ischämien können auch durch Embolien verursacht werden, wobei die Emboliequelle meist das Herz ist. Hier bilden sich Thromben z. B. bei Vorhofflimmern, an künstlichen Herzklappen, bei Herzinfarkt oder bei einer bakteriellen Endokarditis. Aus dem Herzen werden die Gerinnsel über den Blutstrom in das Gehirn geschwemmt und verschließen dort kleine Gefäße. Auch an arteriosklerotisch veränderten Gefäßwänden können sich Thromben bilden, die sich ablösen und dann Ursache einer Embolie werden.

Sind die hirnversorgenden Arterien verengt, führt ein vorübergehend erniedrigter Blutdruck zu einer Minderdurchblutung des Gehirns. Auch eine erhöhte Viskosität des Blutes (Zähflüssigkeit aufgrund vermehrter Erythrozyten) spielt eine Rolle bei der Entstehung von Ischämien. Weiterhin können Gefäße auch von außen durch Hämatome oder Tumoren verengt werden.

Symptome

Die Symptome des Hirninfarkts sind abhängig davon, welches Hirnareal (sog. Infarktbezirk) vom Gewebeuntergang betroffen ist. Da sowohl die absteigenden motorischen als auch die aufsteigenden sensiblen Nervenbahnen kreuzen, werden die neurologischen Ausfälle immer auf der zum Infarktbezirk entgegengesetzten Körperhälfte (kontralateral) sichtbar. Eine Ausnahme bilden Ischämien des Hirnstamms und des Rückenmarks. Symptome einer zerebralen Ischämie sind:
- Kontralaterale Hemiparese (➢ Abb. 3.3): Halbseitige Muskellähmung oder -schwäche auf der entgegengesetzten Körperhälfte. Die Muskellähmung ist zunächst schlaff, erst nach einigen Tagen entwickelt sich eine Spastik
- Kontralaterale Sensibilitätsstörungen
- Bewusstseinsstörungen bis zum Koma
- Kreislaufstörungen
- Atemstörungen
- Schwindel, Erbrechen
- Aphasie (Sprachstörungen aufgrund einer Störung des Sprachzentrums im Gehirn): In der Regel treten Aphasien bei Infarkten der dominanten (linken) Hirnhälfte auf. Abhängig von der Lokalisation der Schädigung werden verschiedene Aphasien unterschieden:
  - Motorische Aphasie (Broca): Störung des Sprechens, der Patient kann hören und verstehen
  - Sensorische Aphasie (Wernicke): Störung des Sprachverständnisses, der Patient bildet Sätze und Wörter ohne Sinn
  - Amnestische Aphasie: Dem Patienten fehlen einzelne Wörter, die er umschreiben muss
- Dysarthrie: Störung der Sprachmotorik mit verwaschener Sprache
- Hemianopsie: Halbseitige Sehstörung durch Schädigung der Sehbahn oder des Sehzentrums

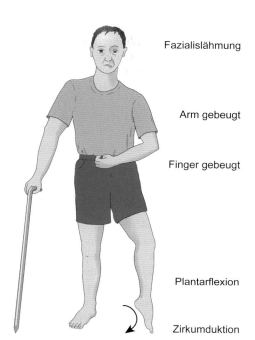

Fazialislähmung

Arm gebeugt

Finger gebeugt

Plantarflexion

Zirkumduktion

Abb. 3.3 Patient mit linksseitiger Hemiparese. [L190]

- Agnosie: Das (optische, taktile oder akustische) Erkennen von Gegenständen ist gestört
- Apraxie: Bewegungs- und Handlungsabfolgen sind gestört
- Inkontinenz
- Hirnödem.

Diagnostik

- Neurologische Untersuchung mit Dokumentation der Ausfälle: Bewusstseinslage, Pupillen, Hirnnerven, Beweglichkeit und Sensibilität der Extremitäten, fasziale Parese, Sprache
- Rasches MRT oder CT des Schädels, um Ursache der Symptomatik zu klären (Blutung oder Ischämie) und dann schnelle Einleitung der Therapie; „time is brain" (➤ Abb. 3.4)
- Bei der Auskultation der Halsgefäße deuten Strömungsgeräusche auf Gefäßstenosen hin
- Mithilfe der Doppler-Sonografie können Stenosen der hirnversorgenden Arterien nachgewiesen werden
- Mit Hilfe der Angiografie und der DSA wird der Ort eines Gefäßverschlusses gefunden

- EKG und Echokardiografie: Das EKG sichert ein Vorhofflimmern; in der Echokardiografie sind Thromben auf den Herzklappen oder in den Herzkammern bzw. Vorhöfen sichtbar
- Kontrolle möglicher Schluckstörungen (Aspirationsgefahr)
- Labor: BZ-Stix, um eine Hypoglykämie (Unterzuckerung) auszuschließen. Gegebenenfalls werden auch Untersuchungen von Gerinnungsfaktoren und Entzündungswerten veranlasst.

!

Anhand der Symptome kann eine zerebrale Ischämie nicht von einer zerebralen Blutung unterschieden werden. Die Therapie eines Schlaganfalls darf daher erst nach bildgebender Diagnostik beginnen, wenn sicher zwischen ischämischen und hämorrhagischen Schlaganfall unterschieden werden kann.

Therapie

Die Symptome eines Hirninfarkts erfordern eine sofortige Therapie. Zur intensiven Versorgung der Patienten gibt es spezielle Stationen, sog. Stroke units.

- Zufuhr von O_2
- Kontrolle des Blutzucker-Spiegels
- Lysetherapie mittels rt-PA. Diese Therapie wird nur innerhalb der ersten 4,5 Stunden nach Beginn der ersten Symptome durchgeführt, wenn ein Gefäßverschluss gesichert wurde. Es besteht eine Vielzahl von Kontraindikationen
- Kreislaufstabilisierung: Nach einem Schlaganfall tritt häufig ein hoher Blutdruck auf, der in den ersten 24 Stunden möglichst nicht gesenkt werden sollte
- Thromboseprophylaxe durch eine Low-Dose-Heparinisierung, elastische Strümpfe und Bewegungsübungen
- Therapie des Hirnödems: Oberkörperhochlagerung, Medikamente (Mannitol) oder Operation (Entfernung eines Teils des Schädelknochens zur Druckentlastung)
- Dekubitusprophylaxe
- Zur Rezidivprophylaxe werden Thrombozytenaggregationshemmer (Acetylsalicylsäure) eingesetzt
- Bei ausgeprägten (hämodynamisch wirksamen) Stenosen der A. carotis interna ist zur Prophylaxe weiterer Infarkte eine Bypass-Operation indiziert

3

- Anschlussheilbehandlung in einer Rehabilitationseinrichtung
- Wenn Spastiken durch Physiotherapie nicht ausreichend beeinflusst werden können, kann eine medikamentöse Therapie mit Tizanidin (z. B. Sirdalud®) oder Baclofen (z. B. Lioresal®) versucht werden
- Sprechstörungen erfordern eine logopädische Behandlung
- Ergotherapie, um den Alltag trotz Lähmungen bewältigen zu können
- Behandlung/Vermeidung aller Risikofaktoren einer Arteriosklerose.

Komplikationen und Prognose

Je nach Ausprägung des Infarkts bilden sich die Symptome wieder zurück. Entscheidend für die Prognose ist eine schnelle und adäquate Versorgung des Patienten nach dem Ereignis.
- Etwa 30 % der Betroffenen werden pflegebedürftig, weitere 30 % sind im Alltag eingeschränkt

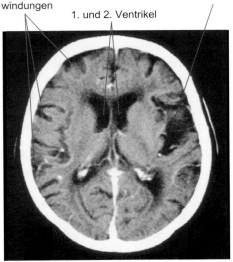

Erweiterung der äußeren Liquorräume infolge Atrophie der Hirnwindungen

wässriger Hohlraum (Restzustand nach Schlaganfall)

1. und 2. Ventrikel

Abb. 3.4 Ausgedehnter ischämischer Hirninfarkt im CT. Der dunkle Hohlraum in der linken Hemisphäre (rechts im Bild) entspricht abgestorbenem Gewebe im Versorgungsgebiet der A. cerebri media. Als weiteren Befund erkennt man erweiterte äußere Liquorräume infolge einer Atrophie. [A400]

- Inkontinenz
- Depressionen und psychosoziale Probleme.

3.2.4 Raynaud-Syndrom

Beim Raynaud-Syndrom kommt es kurzfristig und reversibel zur Minderdurchblutung der Finger durch Gefäßspasmen. In 80 % der Fälle sind Frauen betroffen.

Ursachen und Einteilung

Das **primäre Raynaud-Syndrom** ist funktionell bedingt. Die Gefäßspasmen werden durch Kälte oder Emotionen ausgelöst, oft in Kombination mit Einschnürungen (z. B. durch Einkaufstaschen).

Beim **sekundären Raynaud-Syndrom** treten organische Veränderungen der Fingerarterien auf, meist im Rahmen anderer Grunderkrankungen wie Kollagenosen, Vaskulitiden, hämatologischer Erkrankungen oder als Nebenwirkung einiger Medikamente (Ergotamin, β-Blocker).

Symptome

Die Gefäßspasmen sind schmerzhaft, treten anfallsartig auf und dauern meist nicht länger als 30 Minuten. Die Fingerkuppen sind erst blass, dann zyanotisch und anschließend durch eine reaktive Hyperämie gerötet.

Beim sekundären Raynaud-Syndrom treten die Anfälle häufiger auf und halten länger an. Die Endglieder der Finger sind meist asymmetrisch betroffen. Im fortgeschrittenen Stadium treten trophische Hautveränderungen, Entzündungen und punktförmige Nekrosen der Finger auf.

Diagnostik

Ein Raynaud-Anfall kann provoziert werden, indem die Hände drei Minuten in Eiswasser gehalten werden. Beim sekundären Raynaud-Syndrom findet sich bei der Mikroskopie der Nagelfalzkapillaren ein erhöhter Kapillardurchmesser. Gefäßspasmen können in der Doppler-Sonografie gesehen werden.

Therapie

Eine auslösende Grunderkrankung muss behandelt werden. Die Patienten sollen Kälte und Nässe meiden sowie auf Nikotin verzichten.

3.2.5 Aneurysma

Aneurysmen sind Aussackungen der Arterienwände. Sie sind entweder angeboren oder werden im Laufe des Lebens erworben. Ursachen können bestimmte Infektionen (z. B. Syphilis), Arteriosklerose oder Gefäßverletzungen sein. Die häufigsten Aneurysmen sind das Bauchaortenaneurysma und das zerebrale Aneurysma.

Bauchaortenaneurysma

Das Bauchaortenaneurysma liegt meist zwischen dem Durchtritt der Aorta durch das Zwerchfell und ihrer Aufgabelung in die Aa. iliacae und wird v. a. durch eine Arteriosklerose und Bluthochdruck verursacht.

Symptome und Komplikationen

Viele Patienten mit einem Bauchaortenaneurysma haben keine Beschwerden. Durch die Größenzunahme des Aneurysmas kann es allerdings zur Verdrängung benachbarter Organe sowie zu Bauch- oder Rückenschmerzen kommen. Da im Bereich des Aneurysmas die Blutströmung verlangsamt ist, können sich Thromben bilden. Teile des Thrombus können sich lösen, mit dem Blutstrom verschleppt werden und Embolien verursachen.

Gefürchtete Komplikation ist die Ruptur des Aneurysmas. Da die Wand des Aneurysmas sehr dünn ist, sind bereits geringe Blutdruckschwankungen ein Risiko für eine Ruptur. Der Patient hat dann ein akutes Abdomen mit starken Schmerzen und Schock auf. Wird die Rupturstelle nicht durch Darmschlingen oder das Mesenterium abgedichtet, fließt das Blut ungehindert in die freie Bauchhöhle. 70 % der Patienten sterben vor OP-Beginn.

Diagnostik und Therapie

Das Bauchaortenaneurysma ist in der Sonografie, in der Doppler-Sonografie, im CT oder der Angiografie erkennbar. Ab einem Durchmesser von etwa 5 cm sollte ein Aneurysma operativ entfernt und der entsprechende Gefäßabschnitt durch eine Gefäßprothese ersetzt werden. Kleinere Aneurysmen müssen regelmäßig sonografisch kontrolliert werden. Ein rupturiertes Aneurysma, das mit einer hohen Letalität einhergeht, muss notfallmäßig operiert werden.

Zerebrales Aneurysma

Das zerebrale Aneurysma ist meist im vorderen Abschnitt des Circulus arteriosus Willisii (Arterienkreis an der Hirnbasis) lokalisiert und entsteht in der Regel aufgrund einer angeborenen Gefäßwandschwäche. Mit 1–2 % ist es in der Bevölkerung relativ häufig.

Ursachen

Meist liegt eine angeborene Gefäßwandschwäche vor. Seltenere Ursachen sind Arteriosklerose, Trauma oder Entzündungen (mykotisches Aneurysma, Vaskulitis) der Hirngefäße.

Symptome und Komplikationen

Ein Aneurysma kann sich durch anfallsartige Kopfschmerzen oder vorübergehende Hirnnervenausfälle bemerkbar machen. Rupturiert ein Aneurysma, kommt es zur **Subarachnoidalblutung (SAB),** also einer Blutung zwischen Arachnoidea und Pia mater. Dabei treten folgende Symptome auf:
- Plötzlich einsetzender, extrem starker Kopfschmerz, der in Nacken und Schultern ausstrahlt
- Übelkeit und Erbrechen
- Bewusstseinsstörung bis zum Koma
- Meningismus nach einigen Tagen
- Schwankungen von Blutdruck, Herzfrequenz und Atmung
- Epileptische Anfälle

3

Diagnostik

Das zerebrale Aneurysma wird mit Hilfe von CT oder MRT sowie Angiografie dargestellt. Bei Verdacht auf eine Ruptur wird ggf. eine Lumbalpunktion durchgeführt, bei der sich Blut im Liquor nachweisen lässt. Mit der transkraniellen Doppler-Sonografie können Spasmen der Blutgefäße dargestellt werden. Diese stellen eine Kontraindikation für die Durchführung einer Angiografie dar. Voraussetzung für eine Operation ist eine Angiografie, um die genaue Lokalisation und Größe des Aneurysmas zu bestimmen.

Therapie

Eine akute Subarachnoidalblutung ist ein Notfall:
- Stabilisierung und engmaschige Überwachung von Kreislauf, Atmung und Bewusstseinslage
- Sedierung, z. B. mit Diazepam (z. B. Valium®)
- Schmerzbekämpfung, z. B. Morphinderivate (z. B. Temgesic®)
- Hirnödembehandlung mit Kortikosteroiden
- Prophylaxe des Vasospasmen in den Hirngefäßen mit Kalziumantagonisten (z. B. Nimodipin als Nimotop®).

Abhängig vom Zustand des Patienten wird innerhalb der ersten drei Tage nach Blutung operiert bzw. dann, wenn die Gefahr von reflektorischen Vasospasmen der Hirngefäße geringer ist (nach ca. zwei Wochen). Hierbei wird das rupturierte Aneurysma mikrochirurgisch durch Clippen beseitigt. Wichtigster prognostischer Faktor ist der anfängliche Bewusstseinszustand: Bei primär komatösen Patienten beträgt die Letalität etwa 70 %, bei wachen Patienten nur 10 %.

Komplikationen

- Rezidivblutungen sind relativ häufig und haben eine erhöhte Mortalität
- Vasospasmen: Durch die Kontraktion der Hirngefäße insbesondere nach 7 bis 14 Tagen kann es zum Hirninfarkt kommen
- Durch eine Abflussstörung des Liquors kann sich ein Hydrozephalus entwickeln.

3.2.6 Arteriovenöses Angiom

Ein Angiom ist eine angeborene Gefäßfehlbildung. Die Gefäße wuchern und bilden ein Gefäßknäuel. In dieser Wucherung sind Arterien und Venen direkt – also ohne zwischengeschaltetes Kapillarbett – miteinander verbunden. Dieses gut durchblutete Gefäßknäuel entzieht dem Gehirn Blut und es kommt zu einer mangelhaften Blutversorgung nachgeschalteter Hirnareale. Rupturiert eines der Blutgefäße, tritt eine schwere intrazerebrale Hirnblutung auf.

Symptome

Bei einer **intrazerebralen Blutung** treten folgende Symptome auf:
- Kopfschmerz
- Fokale epileptische Anfälle
- Neurologische Herdsymptome, z. B. Hemiparese, Aphasie.

Diagnostik

Im CT, MRT und bei der Angiografie wird das Angiom dargestellt und seine Größe und genaue Lokalisation bestimmt.

Therapie

Wenn möglich, werden Angiome operativ entfernt. Ein inoperables Angiom wird radioaktiv bestrahlt, um die Blutgefäße verkümmern zu lassen.

3.3 Erkrankungen der Venen

Der Rückfluss des venösen Blutes aus den Beinen zum Herzen erfolgt weitgehend über die großen tiefen Venen, die sog. Leitvenen (➤ Abb. 3.5). Das Blut aus dem oberflächlichen Venensystem fließt über Perforans-Venen in die Leitvenen ab. Durch das Zusammenspiel von Muskelpumpe und Venenklappen wird der Blutfluss gegen die Schwerkraft ermöglicht.

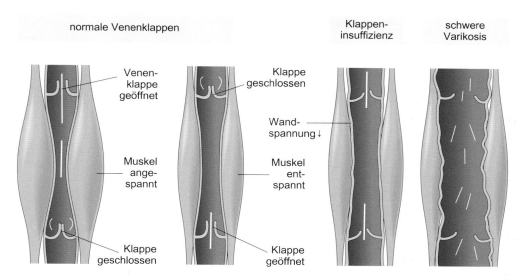

Abb. 3.5 Aufbau und Funktion des Venensystems der Beine. [L190]

3.3.1 Varikosis

Als **Varikosis** (Krampfaderleiden) werden ausgedehnte Varizen der Beine bezeichnet. **Varizen** (Krampfadern) sind erweiterte und geschlängelt verlaufende Venen, die meist an den Beinen auftreten.

Ursachen

Aufgrund einer Venenwandschwäche weiten sich die oberflächlichen Venen, wodurch sich die Venenklappen voneinander entfernen und nur noch unvollständig schließen. Es kommt zur Umkehr des Blutflusses und zu einem Rückstau des Blutes zunächst im oberflächlichen Venensystem, später auch in den Perforans-Venen und im tiefen Venensystem. Begünstigt wird die Varikosis durch stehende oder sitzende Tätigkeiten, zunehmendes Alter, Übergewicht und Schwangerschaft. Meist liegt eine familiäre Häufung vor. Weiterhin tritt eine Varikosis im Gefolge anderer Venenerkrankungen auf, z. B. nach einer tiefen Beinvenenthrombose.

Einteilung

Es lassen sich je nach Lokalisation der Varizen drei Formen unterscheiden (➤ Abb. 3.6):

- **Besenreiser** sind kleine, in der Haut gelegene, erweiterte Venen, die netzartig angeordnet sind.
- **Retikuläre Varizen** sind netzartige 2–4 mm große Venenerweiterungen im Subkutangewebe. Die dabei intakten Perforans-Venen gewährleisten die Verbindung zwischen tiefen und oberflächlichen Venen, meist nur kosmetische Bedeutung.
- **Stamm- und Seitenastvarizen** sind erweiterte tiefe Hauptvenen, z. B. V. saphena magna und V. saphena parva mit ihren Seitenästen an der Innenseite des Beines bzw. an der Rückseite des Unterschenkels. Dabei sind die Perforans-Venen und die Mündungsklappe in die V. femoralis meist funktionslos.

Symptome

Die Varikosis kann lange Zeit symptomlos bleiben, zudem stehen die Beschwerden nicht unbedingt in Beziehung zum Ausmaß der Varikosis. Typischerweise nehmen die Beschwerden zum Abend, nach langem Sitzen oder Stehen sowie bei warmen Wetter zu.

Nach dem klinischen Verlauf lassen sich vier Stadien unterscheiden:

- Stadium I: Keine Beschwerden, evtl. kosmetisches Problem

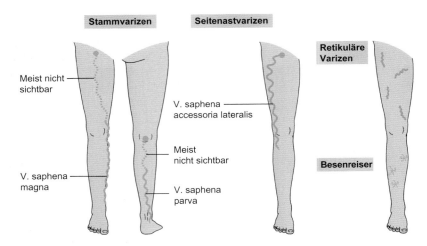

Abb. 3.6 Verschiedene Formen der Varikosis. [L157]

- Stadium II: Stauungsgefühl, nächtliche Wadenkrämpfe, Sensibilitätsstörungen
- Stadium III: Stauungsekzem mit bräunlicher Verfärbung (Purpura jaune d'ocre) und Verhärtung (Lipodermatosklerose) der Haut. Am Sprunggelenk bilden sich weißliche, stark druckschmerzhafte, narbige Einziehungen (Atrophie blanche)
- Stadium IV, Ulcus cruris: Schon durch kleinste Verletzungen entsteht meist am Innenknöchel eine nässende, oft sehr schmerzhafte Wunde. Ab diesem Stadium wird der Verlauf extrem langwierig.

Diagnostik

- Farbduplex-Sonografie, zum Nachweis der Durchlässigkeit der tiefen Venen und von Klappeninsuffizienzen, zur Darstellung der Stärke und Richtung des Blutflusses in den oberflächlichen Venen
- Evtl. Phlebografie (Venendarstellung mit Röntgenkontrastmittel) bei geplanter operativer Varizenentfernung.

Therapie

Beschwerden können gelindert werden durch Bewegung, bzw. aktive Muskelpumpe der Wadenmuskulatur im Sitzen, Hochlagerung der Beine, Kompressionsstrümpfe (Einschnürungen vermeiden), Schuhe mit flachen Absätzen, Vermeiden von Wärme, Gewichtsreduktion sowie atemvertiefende Maßnahmen zur Unterstützung des venösen Rückstroms. Sind diese Maßnahmen nicht ausreichend, kann je nach Gefäßgröße eine Sklerosierung, eine Ligatur der insuffizienten Perforans-Venen oder eine operative Entfernung der Varizen (Venenstripping) vorgenommen werden. Dafür muss das tiefe Venensystem durchgängig sein, damit der Blutrückfluss zum Herzen gesichert ist.

Ein Ulcus cruris wird mit Hydrokolloidverbänden, fibrinolytischen Salben, antiseptischen Bädern und Zinkpaste behandelt. Nekrotische Beläge müssen entfernt werden.

Prophylaxe

Um das Auftreten von Varizen zu verhindern bzw. den Krankheitsverlauf günstig zu beeinflussen, sollte Folgendes beachtet werden:
- Viel laufen oder liegen, nicht lange sitzen oder stehen, Beine nicht übereinander schlagen
- Beine morgens und abends mit kaltem Wasser abbrausen
- Übergewicht abbauen
- Regelmäßig Sport treiben (Schwimmen, Radfahren, Wandern)
- Tief atmen, um aufgrund der entstehenden Sogwirkung den venösen Rückfluss zu unterstützen.

3.3.2 Oberflächliche Thrombophlebitis

Eine Thrombophlebitis ist die Entzündung einer oberflächlichen Vene mit deren Verlegung.

Ursachen

Patienten mit Varizen können eine **abakterielle Thrombophlebitis** entwickeln. Durch Bettruhe, mangelnde Bewegung oder Verletzungen können sich in den Varizen Thromben bilden, in die Leukozyten einwandern und zu einer Entzündung des Endothels führen. Die **bakterielle Thrombophlebitis** tritt meist an den Armen auf. Sie wird hervorgerufen durch Venenverweilkanülen oder durch Injektionen von endothelreizenden Lösungen.

Symptome und Komplikationen

Bei einer Thrombophlebitis treten die typischen Entzündungszeichen auf:
- Rubor: Rötung
- Calor: Überwärmung
- Dolor: Schmerzen
- Tumor: tastbarer derber Venenstrang
- Functio laesa: Funktionseinschränkung.

Es besteht die Gefahr, dass der Thrombus sich bis in das tiefe Beinvenensystem ausdehnt.

Bei einer bakteriellen Venenentzündung kann zusätzlich Fieber auftreten. Die Entwicklung eines Abszesses oder einer Sepsis ist möglich.

Therapie

Bei einer Thrombophlebitis am Bein wird ein Kompressionsverband angelegt, um den venösen Blutrückfluss zu fördern. Der Patient sollte nach Möglichkeit viel laufen, um eine Thrombose im Bereich der entzündeten Gefäßwand zu verhindern, nachts wird das Bein hochgelagert. Ist der Patient bettlägerig oder die V. saphena magna im oberen Bereich betroffen, ist eine Therapie mit niedermolekularem Heparin erforderlich.

Bei einer frischen Thrombophlebitis kann die Vene durch eine Stichinzision eröffnet und das thrombotische Material ausgepresst werden.

3.3.3 Tiefe Venenthrombose

Bei der tiefen Venenthrombose (Phlebothrombose) kommt es lokal zur Gerinnung von Blutbestandteilen in einer tiefen Vene. Der entstehende Thrombus verstopft das Blutgefäß.

Ursachen

Für eine tiefe Venenthrombose sind vor allem drei Faktoren verantwortlich, die als **Virchow-Trias** zusammengefasst werden:
- **Schädigung des Endothels,** z. B. durch Entzündungen oder Verletzungen
- **Veränderte Blutströmung,** meist Strömungsverlangsamung, z. B. bei Varizen, Bettlägerigkeit bzw. Immobilisierung durch Lähmungen oder bei Rechtsherzinsuffizienz
- **Veränderte Blutzusammensetzung,** z. B. bei Thrombozytose, Mangel an natürlichen Hemmstoffen der Blutgerinnung (z. B. Protein C, Protein S, Antithrombin III).

Besonders gefährdet sind ältere, übergewichtige und bettlägerige Patienten, Patienten mit Herzinsuffizienz, Hirninfarkt, Gerinnungsstörung, malignem Tumor, Thrombose in der Vorgeschichte. Ebenfalls besteht ein erhöhtes Risiko bei Einnahme der Antibabypille, während der Schwangerschaft und im Wochenbett, nach Operationen und erheblichen Verletzungen besonders an den Beinen oder am Becken. Als Flugzeugthrombose wird eine Thrombose bezeichnet, die aufgrund des Abknickens der V. poplitea nach längerem Sitzen im Flugzeug, Zug oder Auto auftritt.

Die tiefe Venenthrombose befindet sich bei 10 % der Patienten in der V. iliaca, bei 50 % in der V. femoralis und bei je 20 % in der V. poplitea und in den Unterschenkelvenen. Die linke Körperhälfte ist häufiger betroffen.

Symptome

An der betroffenen Extremität können sich folgende Symptome zeigen:
- Schwere- und Spannungsgefühl, ziehende Schmerzen
- Druckempfindlichkeit im Verlauf der tiefen Vene
- Waden- und Fußsohlenschmerzen bei Belastung

3

- Schwellung, festzustellen durch vergleichende Umfangsmessung der Beine
- Livide (rot-bläuliche) Verfärbung der Haut, manchmal Glanzhaut und Überwärmung
- Evtl. subfebrile Temperaturen und Tachykardie.

!

Besteht der Verdacht auf eine tiefe Venenthrombose, muss der Patient sofort Bettruhe einhalten, bis die Diagnose gesichert ist. Für den Patienten besteht u. U. Lebensgefahr, wenn sich ein größerer Thrombus löst und eine Lungenembolie verursacht.

Diagnostik

Untersuchung verschiedener Druckschmerzpunkte: Fußsohlenschmerz (Payr-Zeichen), Meyer-Druckpunkte, Kniekehlenschmerz, Adduktorenschmerz, Leistenschmerz.

Im Serum können die **D-Dimere,** ein Fibrinogen-Spaltprodukt, bestimmt werden. Ein positiver Test ist verdächtig für eine Thrombose, beweist diese jedoch nicht. Ein negativer Test spricht gegen eine frische Thrombose.

In der **(Farb-)Doppler-Sonografie** wird die Blutströmung als Kurve und/oder Ton dargestellt. Ist die Vene durch den Thrombus (echodichtes Material) komplett verschlossen, lässt sich keine Blutströmung mehr nachweisen. In der Doppler-Sonografie können Gefäßstenosen und -ablagerungen dargestellt werden.

In unklaren Fällen ist zusätzlich eine **Phlebografie** angezeigt: Hierbei werden die Venen mit Hilfe von Kontrastmittel röntgenologisch dargestellt. Sonografie und Phlebografie sollten beidseitig durchgeführt werden, da doppelseitige Thrombosen vorkommen.

!

Die Diagnostik muss möglichst rasch erfolgen, da der Erfolg aller therapeutischen Maßnahmen entscheidend vom Alter der Thrombose abhängt.

Therapie

Ziel ist es, eine Lungenembolie zu verhindern und die Vene durch Auflösung des Thrombus wieder durchgängig zu machen.

Die Extremität wird hoch gelagert und ein Kompressionsverband angelegt. Dies fördert den venösen Rückstrom und das Verwachsen des Thrombus mit der Venenwand. Therapeutisch wird unfraktioniertes oder niedermolekulares Heparin gegeben. So wird das Risiko einer Lungenembolie erheblich gesenkt. Seltener wird eine Lyse-Therapie mit Substanzen durchgeführt, die die Fibrinolyse aktivieren und so den Thrombus auflösen (Streptokinase, t-PA). Kontraindikationen müssen beachtet werden. Alternativ ist bei zentraler bzw. massiver Thrombosierung die operative Thrombektomie mit Hilfe eines speziellen Gefäßkatheters (Fogarty-Katheter) möglich.

Bestehen keine Kontraindikationen (z. B. Erkrankungen mit erhöhter Blutungsgefahr), werden zur Prophylaxe weiterer Thrombosen in der Regel Cumarine (z. B. Marcumar®) verordnet. Cumarine sind Vitamin K-Antagonisten, die die Bildung der Gerinnungsfaktoren II, VII, IX und X in der Leber hemmen und so die Blutgerinnung herabsetzen.

Komplikationen

Bis zu 50 % aller Patienten mit tiefer Venenthrombose entwickeln eine **Lungenembolie,** da sich Teile des Thrombus von der Gefäßwand lösen und mit dem Blutstrom ins Herz und von dort weiter in die Lungengefäße geschwemmt werden. Hier bleiben sie meist hängen, verlegen diese und können zu lebensbedrohlichen Symptomen führen.

Bei 40–50 % der Patienten bleibt der venöse Blutabfluss gestört, sodass sich eine **chronisch-venöse Insuffizienz** (postthrombotisches Syndrom) als Spätkomplikation entwickelt. Sie ist gekennzeichnet durch eine sekundäre Varikosis mit Hautveränderungen bis hin zum Ulcus cruris („offenes Bein"). Da die Venenwände auch nach behandelter Thrombose geschädigt bleiben, besteht für den Patienten ein erhöhtes Risiko für eine erneute tiefe Venenthrombose.

Prophylaxe

- Kompressionsstrümpfe bzw. -verband tragen
- Übergewicht reduzieren, Rauchen vermeiden
- Östrogenhaltige Medikamente (vor allem Antibabypille) absetzen

- Frühmobilisation nach Operationen
- Medikamentöse Prophylaxe kurzfristig mit Heparin, langfristig mit oralen Antikoagulantien, z. B. Cumarine, selektive Faktor Xa-Hemmer (Rivaroxaban, Fondaparinux).

3.3.4 Sinusvenenthrombose

Das Blut aus den Hirnvenen wird von Sammelgefäßen, den Sinus, aufgenommen. Durch eine Thrombose dieser Gefäße, einer Sinusvenenthrombose, wird der Blutabfluss im Gehirn behindert und es kann zu einem Hirnödem und Stauungsblutungen kommen.

Ursachen

Thrombosen von Hirnvenen und Sinus treten gehäuft während einer Schwangerschaft, unter Einnahme von Ovulationshemmern oder bei einer Gerinnungsstörung (aseptische Thrombose) auf. Weitere Ursachen sind eine fortgeleitete Infektion von Nasennebenhöhle, Siebbein, bei Mastoiditis, bei Meningitis oder Hirntrauma (septische Thrombose).

Symptome

- Akut einsetzender lokaler Kopfschmerz
- Übelkeit und Erbrechen
- Neurologische Herdsymptome mit Lähmungen
- Epileptische Anfälle
- Hirndruckzeichen, Bewusstseinseintrübung
- Psychische Symptome mit Verlust des Antriebs und ggf. Bewusstseinsstörung.

Diagnostik

- Temperaturerhöhung
- Im Blut sind die Entzündungsparameter erhöht, u. U. lassen sich D-Dimere nachweisen, Gerinnungsdiagnostik durchführen (AT-III, Protein C, Protein S)
- Das EEG zeigt einen Herdbefund
- Im CT lassen sich Stauungsblutungen und Ödeme erkennen, nach Kontrastmittelgabe werden die Thromben in Venen und Sinus dargestellt

- Bei der Angiografie fallen eine Verlangsamung der Hirndurchblutung und die fehlende Darstellung des thrombosierten Gefäßes auf.

Therapie

Es wird eine Antikoagulation mit Heparin durchgeführt, damit sich die Thrombose nicht auf weitere Gefäße ausdehnt. Im weiteren Verlauf wird auf Cumarine (z. B. Marcumar®) für sechs Monate umgestellt. Eine septische Thrombose wird mit Antibiotika, möglichst nach Resistenzbestimmung, behandelt. Bei Hirnödem wird Glyzerol oder Mannit gegeben.

3.4 Kreislauferkrankungen

3.4.1 Arterielle Hypertonie

Eine arterielle Hypertonie liegt vor, wenn der Blutdruck unabhängig von der Situation bei mehreren Messungen systolisch ≥ 140 mmHg und diastolisch ≥ 90 mmHg beträgt (➤ Tab. 3.2).

Ursachen

Eine Hypertonie entsteht durch Erhöhung des peripheren Widerstands der arteriellen Blutgefäße oder des Herzzeitvolumens. Es wird die primäre (essenzielle) von der sekundären Hypertonie unterschieden (➤ Abb. 3.7).

Der **primären Hypertonie** (≥ 90 % der Fälle) liegt keine andere bekannte Erkrankung zugrunde. Sie ist häufig genetisch bedingt und wird durch Stress, Rauchen, Übergewicht, zunehmendes Alter und salzreiche Ernährung begünstigt.

Tab. 3.2 Einteilung des Blutdrucks

Blutdruck (mmHg)	Systolisch	Diastolisch
Optimal	< 120 mmHg	< 80 mmHg
Normal	< 130 mmHg	< 85 mmHg
Hochnormal	130–139 mmHg	85–89 mmHg
Hypertonie	≥ 140 mmHg	≥ 90 mmHg

Sekundäre Hypertonien sind Folge einer anderen bekannten Grunderkrankung. Man unterscheidet:

- Renale Hypertonieformen (etwa 8 %) aufgrund einer Nierenerkrankung wie Nierenarterienstenose, Nierentumor, Parenchymerkrankung der Niere
- Endokrine Hypertonieformen (≤ 1 %) bei Cushing-Syndrom, Conn-Syndrom, Akromegalie, Phäochromozytom (Tumor des Nebennierenmarks)
- Hypertonie der oberen Körperhälfte durch Aortenisthmusstenose (≤ 1 %)
- Schlafapnoe-Syndrom mit nächtlicher Hypertonie.

Daneben gibt es **temporäre Blutdrucksteigerungen,** z. B. medikamentös bedingt (durch Ovulationshemmer, Kortikosteroide), bei Schwangerschaft, bei Erkrankungen des ZNS oder akuten Vergiftungen (Kohlenmonoxid).

Die primäre Hypertonie gehört zusammen mit anderen „Wohlstandserkrankungen" zum **metabolischen Syndrom** (Zusammentreffen von Adipositas, Hyperlipoproteinämie, Glukosetoleranzstörung bzw. Typ II-Diabetes mellitus, Hypertonie und Arteriosklerose).

Symptome

Patienten mit einer Hypertonie haben häufig über lange Zeit keine Beschwerden. Seltene Symptome können sein:

- Frühmorgendliche Kopfschmerzen, besonders am Hinterkopf
- Schwindel, Ohrensausen
- Atemnot bei Belastung
- Druckgefühl über dem Herzen
- Nasenbluten.

Diagnostik

Ziel der Diagnostik ist es, Schweregrad, Ursachen und Folgeschäden der Hypertonie zu erfassen.

- Blutdruckmessung:
  - Gebräuchlich ist die indirekte Blutdruckmessung nach **Riva-Rocci.** Dafür wird die luftleere Blutdruckmanschette straff um den Oberarm gelegt und so weit aufgepumpt, dass am Handgelenk kein Puls mehr zu tasten ist. Dann wird der Manschettendruck um etwa 20 mmHg weiter erhöht. Anschließend lässt man den Manschettendruck langsam ab. Dabei sind mit dem Stethoskop nach kurzer Zeit pulssynchrone Strömungsgeräusche am Oberarm zu hören, die sog. Korotkow-Töne. Der erste dieser Töne gibt den systolischen und der letzte den diastolischen Blutdruckwert an
  - Blutdrucktagesprofil mit mindestens vier Blutdruckmessungen täglich, um den Schweregrad der Hypertonie einschätzen zu können. Besser ist eine 24 Std.-Blutdruckmessung mit einem tragbaren Aufzeichnungsgerät
  - Häusliche Blutdruckmessung
  - Blutdruck bei der ersten Bestimmung an beiden Armen messen. Bei stark unterschiedlichen Werten nach Anomalien der großen Arterien suchen. Der Arm mit dem höheren Blutdruckwert wird für die weiteren Messungen verwendet
- EKG, Echokardiografie und Röntgen-Thorax zur Suche nach hochdruckbedingten Herzschäden

---

Primäre Hypertonie

Multifaktoriell: polygen vererbte Veranlagung plus Umweltfaktoren (z. B. Fehlernährung, Übergewicht, Rauchen, Stress)

Sekundäre Hypertonie

Endokrine Hypertonie
z. B. primärer Hyperaldosteronismus, Schilddrüsenüberfunktion, Phäochromozytom, Schwangerschaft

Renoparenchymatöse/renovaskuläre Hypertonie
Erkrankungen des Nierenparenchyms (2–3 %) bzw. der Nierengefäße (1–2 %)

Arzneimittelbedingte Hypertonie
z. B. Glukokortikoide, Psychopharmaka, Schilddrüsenhormone, Antirheumatika, „Pille"

Vaskuläre Hypertonie
z. B. Aortenisthmusstenose, Gefäßfehlbildungen

Weitere
Neurogene Hypertonie z. B. durch erhöhten Hirndruck, Hypertonie bei Schlafapnoe

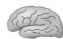

Abb. 3.7 Ursachen der Hypertonie. [L190]

- Spiegelung des Augenhintergrundes: Der Zustand der Blutgefäße in der Retina (Netzhaut) gibt Auskunft darüber, wie weit eine Gefäßschädigung bereits fortgeschritten ist. Außerdem zeigen sich ggf. Netzhautschäden infolge des Bluthochdrucks
- Bei Verdacht auf eine sekundäre Hypertonie:
  - Urinuntersuchung: Eiweiß im Urin (Proteinurie) weist auf einen Nierenschaden hin
  - Sonografie der (Neben-)Nieren → Tumor?
  - Farb-Doppler-Sonografie der Nierenarterien → Stenose?
  - Hormonuntersuchungen → Ausschluss bzw. Nachweis einer endokrinen Hypertonie.

Therapie

Nach Möglichkeit muss die verursachende Grunderkrankung behoben werden, z. B. durch Aufweitung einer stenosierten Nierenarterie, Entfernung eines hormonproduzierenden Tumors oder Behandlung einer Hyperthyreose. Allgemeinmaßnahmen umfassen die Normalisierung des Körpergewichts, eine salzarme Diät sowie Verzicht auf Zigaretten und größere Mengen Alkohol. Günstig wirken sich auch Stressabbau und sportliche Betätigung in Ausdauersportarten (z. B. Radfahren, Schwimmen, Wandern) aus. Bei leichtem Hochdruck können diese Maßnahmen den Blutdruck bereits ausreichend senken.

Medikamentöse Therapie

Die Hypertonie erfordert meist eine Langzeittherapie über Jahre. Es gibt verschiedene Medikamentengruppen, die einzeln oder in Kombination zur Therapie eingesetzt werden. Ziel ist die Blutdrucknormalisierung mit möglichst geringen Nebenwirkungen. Begleiterkrankungen, insbesondere des Herzens, müssen dabei berücksichtigt werden. Die Patienten sollten informiert werden, dass zu Beginn der Therapie Nebenwirkungen wie Schwindel, Müdigkeit und Antriebsmangel auftreten können, diese aber im Verlauf der Therapie wieder verschwinden.

- **Diuretika** (z. B. Dytide H®, Lasix®) erhöhen die Flüssigkeitsausscheidung über die Nieren, senken dadurch das Blutvolumen und entlasten auf diese Weise das Herz
- **β-Blocker** (z. B. Tenormin®) reduzieren den O_2-Bedarf des Herzens, insbesondere durch Senken von Herzfrequenz

- **ACE-Hemmer** (z. B. Lopirin®, Xanef®) blockieren den Renin-Angiotensin-Aldosteron-Mechanismus. Sie stellen die Medikamente mit der stärksten blutdrucksenkenden Wirkung dar
- **Angiotensin-II-Rezeptorantagonisten** (AT_1-Blocker, Sartane, z. B. Blopress®, Aprovel®) hemmen die Wirkung von Angiotensin II am AT_1-Rezeptor und senken so den Blutdruck
- **Kalziumantagonisten** (z. B. Norvasc®) senken den Blutdruck vor allem durch Gefäßerweiterung.

Komplikationen

Viele Organe werden durch den Bluthochdruck geschädigt:

Gefäße: Die hochdruckbedingte Arteriosklerose betrifft alle Gefäße des Körpers. Ihr Ausmaß lässt sich u. a. über die Gefäßveränderungen am Augenhintergrund beurteilen.

Herz: Das Herz muss gegen einen erhöhten Druck in den Gefäßen anarbeiten. Daraufhin nimmt erst die Muskelmasse des Herzens zu, dann sein Volumen (Herzhypertrophie). Wenn die Pumpleistung des Herzens sinkt, entwickelt sich eine Linksherzinsuffizienz; oft treten Herzrhythmusstörungen auf. Die Kombination von Herzhypertrophie und Arteriosklerose der Koronarien führt zur Koronarinsuffizienz mit Angina pectoris-Anfällen.

Nieren: Stenosen der Nierenarterien können zum einen aufgrund der Arteriosklerose bei Bluthochdruck bedingt sein, zum anderen aber auch Auslöser des erhöhten Blutdrucks selbst sein („Teufelskreis"). Eine Verengung einer oder beider Nierenarterien löst über die Freisetzung des Hormons Renin die verstärkte Produktion der blutdrucksteigernden Substanzen Angiotensin und Aldosteron aus. Es kommt zur Vasokonstriktion und damit zur Mangeldurchblutung der Niere(n), das Organ schrumpft. Die Ausscheidungsfunktion der Nieren verschlechtert sich (Niereninsuffizienz).

Gehirn: Arteriosklerose und erhöhter Blutdruck in den Hirnarterien vergrößern das Risiko für zerebrale Ischämien (Apoplex, Schlaganfall) und hypertone intrazerebrale Blutungen.

Aortendissektion: Einriss der Intima mit Bildung eines zweiten falschen Aortenlumens, das sich nach distal und proximal ausdehnt.

Bauchaortenaneurysma.

Hypertensiver Notfall und hypertensive Krise

Der **hypertensive Notfall** als Komplikation der Hypertonie ist lebensbedrohlich und muss umgehend therapiert werden. Er ist gekennzeichnet durch schnellen Blutdruckanstieg auf Werte über 230/120 mmHg mit zusätzlichen Organschäden. Der Patient klagt über Kopfschmerzen, Sehstörungen, Schwindel, Übelkeit und hat aufgrund der starken Belastung des Herzens evtl. einen Angina pectoris-Anfall. Es besteht die Gefahr einer akuten Linksherzinsuffizienz mit Lungenödem, einer Hirnblutung oder eines zerebralen Krampfanfalls.

Folgende **Sofortmaßnahmen** sind erforderlich:
- Arzt benachrichtigen
- Patienten beruhigen, ins Bett bringen
- Blutdruck, Puls, Bewusstseinszustand kontrollieren
- Glyzeroltrinitrat als Kapsel zum Zerbeißen auf ärztliche Anordnung, alternativ kurzwirkende Kalziumantagonisten.

Spezielle Therapie:
- In Abhängigkeit von der Herzfrequenz werden Medikamente gegeben, die den Sympathikus hemmen, Urapidil, Clonidin oder Dihydralazin
- Bei drohendem Lungenödem Gabe von Diuretika
- Hält der hypertensive Notfall an, muss der Patient auf die Intensivstation verlegt werden.

Auch bei der lebensbedrohlichen **hypertensiven Krise** kommt es zu einem bedrohlichen Blutdruckanstieg (≥ 230/120 mmHg), allerdings treten keine Symptome auf, die auf einen Organschaden hindeuten. Der Blutdruck muss engmaschig kontrolliert und innerhalb von 24 Stunden durch die Gabe von Antihypertensiva gesenkt werden.

3.4.2 Arterielle Hypotonie

Eine arterielle Hypotonie liegt vor, wenn der systolische Blutdruck ≤ 100 mmHg liegt. Gut trainierte, sportliche Menschen haben häufig einen niedrigen Blutdruck. Handlungsbedarf besteht erst, wenn eine ausreichende Durchblutung des Gehirns oder anderer Organe nicht mehr gewährleistet werden kann und Symptome auftreten.

Ursachen und Einteilung

Es wird unterschieden:
- **Primäre (essenzielle) Hypotonie:** Die Ursache ist unbekannt; oft sind schlanke, junge Frauen betroffen.
- **Sekundäre Hypotonie:** Sie wird durch andere Grundkrankheiten hervorgerufen, wie
  - Kardiovaskuläre Erkrankungen, z. B. Herzinsuffizienz, Aortenstenose
  - Endokrine Störungen, z. B. Nebenniereninsuffizienz, Hypothyreose
  - Hypovolämie (Verringerung des Blutvolumens), z. B. infolge von Blutungen oder Flüssigkeitsverlusten, Hyponatriämie
  - Medikamentenwirkung, z. B. Psychopharmaka, Antiarrhythmika
  - Immobilisation, lange Bettlägerigkeit.

Von der chronischen Hypotonie werden anfallsartige hypotone Kreislaufregulationsstörungen unterschieden. Ein Sonderfall ist die **orthostatische Hypotonie:** Beim Aufstehen versackt ein Teil des Blutvolumens in den Beinen. Normalerweise reagiert der Körper darauf mit einer Erhöhung der Herzfrequenz sowie einer Vasokonstriktion, die zu einem leichten diastolischen Blutdruckanstieg führen. Diese Gegenregulation des Kreislaufs ist bei der orthostatischen Hypotonie ungenügend. Die Blutdruckwerte in Ruhe können bei der orthostatischen Hypotonie normal sein.

Symptome

Durch den niedrigen Blutdruck werden alle Organe schlechter durchblutet. Patienten klagen über eine nachlassende Leistungsfähigkeit, rasche Ermüdbarkeit, depressive Verstimmungen, Schlafstörungen, kalte Hände und Füße. Bei der orthostatischen Hypotonie kommt es zu Schwindel, Sehstörungen, Ohrensausen, Schwarzwerden vor den Augen, z. B. beim Aufstehen aus dem Bett. Außerdem kann die orthostatische Hypotonie zu Verwirrung und Bewusstlosigkeit, einer **Synkope** führen.

Diagnostik

- Blutdruckmessung an Armen und Beinen: Der systolische Blutdruck liegt bei mehrmaliger Messung unter 100 mmHg

- **Schellong-Test** zum Nachweis einer hypotonen Kreislaufstörung: Während der Patient 10 Minuten liegt, werden sein Puls und Blutdruck gemessen. Dann werden im Stehen alle 2 Minuten Blutdruck und Puls über 10 Minuten bestimmt. Der Test überprüft so die Reaktion von Gefäßen und Kreislauf auf eine veränderte Drucksituation
- Bei Verdacht auf eine Herzerkrankung als Ursache (sekundäre Hypotonie): EKG, Echokardiografie, Röntgen-Thorax
- Bei Verdacht auf andere, z. B. endokrine Ursachen, entsprechende Blutuntersuchungen.

Therapie

Die primäre Hypotonie wird nur bei Beschwerden behandelt. Sind Allgemeinmaßnahmen wie vermehrte Kochsalz- und Flüssigkeitszufuhr, Sport, Wechselduschen, Bürstenmassagen und langsames Aufstehen erfolglos, können Sympathomimetika gegeben werden. Bei der sekundären Hypotonie muss die Grunderkrankung behandelt werden.

Verhalten bei einer Synkope

- Patienten flach mit angehobenen Beinen lagern, um die Durchblutung des Gehirns zu verbessern
- Blutdruck und Puls messen
- Kreislaufstabilisierende Medikamente nach Arztanweisung.

3.4.3 Schock

Der Schock ist ein lebensbedrohlicher Zustand, bei dem ein Missverhältnis zwischen O_2-Angebot und O_2-Bedarf besteht und das Gewebe unterversorgt wird. Aufgrund des O_2-Mangels kommt es zur Anhäufung toxischer Stoffwechselprodukte und letztendlich zu schweren Zellschädigungen.

Ursachen und Einteilung

Abhängig von der Ursache werden verschiedene Schockformen unterschieden:

Hypovolämischer Schock: Der Körper verliert größere Blutmengen oder andere Körperflüssigkeiten, z. B. durch starke Blutungen, Verbrennungen, Erbrechen oder Durchfall.

Kardiogener Schock: Pumpleistung des Herzens sinkt stark ab, z. B. durch Herzinfarkt, Herzrhythmusstörungen, schwere Herzinsuffizienz, entzündliche Herzerkrankungen oder massive Lungenembolie.

Anaphylaktischer Schock: Schwerste Form einer allergischen Reaktion (Soforttyp, Typ I). Dabei wird so viel Histamin freigesetzt, dass es u. a. zur massiven Vasodilatation mit RR ↓, Puls ↑, Herzzeitvolumen ↓. Auslöser können z. B. bestimmte Medikamente, Röntgenkontrastmittel und Insektenstiche sein.

Septischer Schock: Tritt bei einer Sepsis auf, wenn Bakterien oder deren Toxine in die Blutbahn gelangen und dort eine ausgeprägte Vasodilatation mit Blutdruckabfall hervorrufen.

Symptome

- Der Blutdruck ist niedrig, systolisch meist ≤ 90 mmHg. Daraufhin werden vermehrt Katecholamine ausgeschüttet, die Herzfrequenz steigt an (Tachykardie ≥ 100/Min.) und die Gefäße werden eng gestellt. Damit kommt es zur sog. **Zentralisation** des Kreislaufs, mit der der Körper versucht, die Durchblutung der unmittelbar lebenswichtigen Organe Herz und Gehirn zu sichern (zu Lasten von Haut, Niere, Muskulatur, Darm)
- Der Patient ist unruhig, im weiteren Verlauf nur noch schwer ansprechbar, schließlich bewusstlos
- Hände und Füße des Patienten sind aufgrund der Zentralisation meist kaltschweißig und zyanotisch (Ausnahme: septischer Schock).

Besonderheiten

- **Hypovolämischer Schock:** Typisch sind kollabierte Halsvenen, trockene Schleimhäute, Durst, Oligurie (Ausscheidung ≤ 500 ml/Tag)
- **Kardiogener Schock:** Dyspnoe, Orthopnoe, Zyanose; bei der Lungenauskultation Rasselgeräusche aufgrund des bei Linksherzinsuffizienz entstehenden Lungenödems; als Zeichen der Rechtsherzinsuffizienz finden sich gestaute Halsvenen
- **Anaphylaktischer Schock:** Zu Beginn Veränderungen an der Haut (Quaddeln, Juckreiz), im späteren Stadium kann es zu Urtikaria, Asthmaanfällen, Atem- und Kreislaufstillstand kommen
- **Septischer Schock:** Schüttelfrost und/oder Hyperthermie (≥ 38 °C), aber auch Hypothermie

(≤ 35,5 °C), Tachypnoe; die Haut ist meist warm und rosig, der Patient oft verwirrt.

Schockindex

Mit Hilfe des **Schockindexes** kann grob abgeschätzt werden, wie schwer ein Schock ist. Er berechnet sich als Quotient aus Herzfrequenz und systolischem Blutdruck:

$$\text{Schockindex} = \frac{\text{Herzfrequenz}}{\text{Blutdruck}_{\text{syst}}}$$

Beim Gesunden beträgt er etwa 0,5. Ist er ≥ 1, besteht akute Schockgefahr.

Diagnostik

Meistens reicht zur Diagnosestellung die Anamnese des Patienten (z. B. Unfall, Herzinfarkt, Operation) zusammen mit dem klinischen Bild und den Puls- und Blutdruckwerten aus. Schnelles Handeln ist notwendig.

Je nach Verdacht sind bestimmte diagnostische Maßnahmen notwendig:

- Bestimmung der Blutparameter: Blutbild, Gerinnung, Elektrolyte, Blutgasanalyse (BGA)
- Messung des ZVD. Bei Verdacht auf kardiogenen Schock → EKG, Röntgen-Thorax
- Septischer Schock → Blutkulturen, Urinstatus und -kultur, Wund- und/oder Drainageabstriche
- Hypovolämischer Schock → Sonografie und Röntgen des Abdomens zur Suche nach Blutungen, Darmverschluss, Entzündungen, anderen Veränderungen der Bauchorgane.

Therapie

Allgemeine Therapie

Der Patient im Schock wird intensivmedizinisch betreut, einleitende Therapiemaßnahmen müssen sofort beginnen:
- Lagerung
  - Patienten flach lagern
  - Beim hypovolämischen Schock: Beine anheben zur Autotransfusion
  - Beim kardiogenen Schock: Herzbettlagerung (Oberkörper hoch, Beine tief)

- O$_2$-Gabe, ggf. Intubation mit Beatmung
- Volumensubstitution außer beim kardiogenen Schock: Elektrolytlösungen (z. B. Ringer-Lösung); bei starkem Blutverlust mit Erythrozytenkonzentraten
- Ausgleich einer evtl. bestehenden metabolischen Azidose mit Bikarbonatpuffer
- Prophylaxe eines Stressulkus
- Prophylaktische Gabe von Heparin, um einer disseminierten intravasalen Gerinnung entgegenzuwirken; Kontrolle der Blutgerinnung und des Antithrombin III
- Blutdruck, Puls, Atmung, Bewusstseinszustand, Diurese, Blutwerte (inkl. Blutgase), Körpertemperatur regelmäßig kontrollieren, um die Wirkung von Infusionstherapie und Medikamenten zu überprüfen.

Spezielle Therapie

Kardiogener Schock: Zur Stabilisierung des Kreislaufs und zur Stärkung der Herzkraft werden Katecholamine wie Dobutamin (z. B. Dobutrex®) gegeben. Die Volumengabe muss zurückhaltend erfolgen, um das geschwächte Herz nicht noch weiter zu belasten.

Septischer Schock: Rasche Antibiotikatherapie (nach Abnahme von Blutkulturen zur Bestimmung der Erregerempfindlichkeit) und Herdsanierung.

Anaphylaktischer Schock: Die weitere Antigenzufuhr muss sofort gestoppt werden (z. B. laufende Transfusionen oder Antibiotika abstellen). Zur Kreislaufstabilisierung wird Adrenalin (Suprarenin®) verabreicht, gegen die allergische Reaktion Kortikosteroide (Prednisolon) und Histaminantagonisten (z. B. Clemastin als Tavegil®), bei Asthmaanfällen β$_2$-Sympathomimetika und Theophyllin. Bei fortbestehendem Schock kommt Dopamin zum Einsatz.

Komplikationen

Aufgrund unzureichender Durchblutung werden innere Organe geschädigt:
- Lunge → akutes Lungenversagen
- Niere → akutes Nierenversagen
- Gerinnungssystem → disseminierte intravasale Gerinnung
- Herz → Herzinsuffizienz.

KAPITEL

4 Erkrankungen des Blutes und der blutbildenden Organe

4.1 Anatomie und Physiologie des Blutes

4.1.1 Anatomie

Das Blut macht etwa 7–8 % des Körpergewichts aus. Dies entspricht einem Blutvolumen von 4–6 l bei einem 70 kg schweren Menschen. Blut besteht aus Zellen, den **Erythrozyten** (rote Blutkörperchen), den **Leukozyten** (weiße Blutkörperchen) und den **Thrombozyten** (Blutplättchen) sowie aus der umgebenden Flüssigkeit, dem **Blutplasma.**

Die Blutzellen werden beim Erwachsenen im roten Knochenmark der kurzen und platten Knochen sowie der Epiphysen der langen Röhrenknochen gebildet (Hämatopoese, ➤ Abb. 4.1). Alle Blutzellen entwickeln sich aus einer hämatopoetischen Stammzelle. Diese Stammzelle ist noch nicht auf eine bestimmte Entwicklungsrichtung festgelegt. Sie ist pluripotent.

Erythrozyten

Die Erythrozyten machen 95 % der im Blut vorhandenen Zellen aus. In einem µl Blut liegen ca. 5 Millionen Erythrozyten vor. Sie sind flache, runde, in der Mitte eingedellte, kernlose Scheiben mit einem Durchmesser von etwa 7,5 µm.

Während der **Erythropoese** (Erythrozytenbildung) entstehen in mehreren Reifungsschritten aus den Stammzellen Retikulozyten, die das Knochenmark verlassen und zu Erythrozyten heranreifen. Erythrozyten enthalten keinen Zellkern mehr und können sich daher nicht mehr teilen. Ihre Bildung wird durch das Hormon **Erythropoetin** stimuliert. Dieses wird bei O_2-Mangel ausgeschüttet und führt zu einer gesteigerten Erythrozytenbildung mit verbessertem O_2-Transport im Blut.

Eine Besonderheit der Erythrozyten ist ihre hohe Verformbarkeit. Sie ermöglicht ihnen die ungehinderte Passage durch enge und gekrümmte Kapillarabschnitte.

Mit zunehmendem Alter der Erythrozyten (Lebensdauer 100–120 Tage) nimmt diese Verformbarkeit ab, weshalb ältere Erythrozyten im Maschenwerk der Milz hängen bleiben und daraufhin von Fresszellen durch Phagozytose abgebaut werden. Beim Abbau wird der in den Erythrozyten enthaltene rote Blutfarbstoff, das Hämoglobin (Hb), freigesetzt.

Hämoglobin besteht aus vier Untereinheiten, die je ein O_2-bindendes Häm und eine Eiweißkette, Globin, aufweisen. Sein Normalwert im Blut beträgt, abhängig vom Geschlecht, 12–14 mg/dl. Über mehrere Teilschritte wird Hämoglobin zu Bilirubin abgebaut und ausgeschieden. Das an Hämoglobin gekoppelte **Eisen** wird erneut zum Hämoglobinaufbau verwendet.

Auf der Membranoberfläche der Erythrozyten befinden sich bestimmte Glykoproteine, die **Blutgruppenantigene.** Sie heißen Antigene, da sie in einem fremden Organismus zur Bildung von gegen sie gerichteten Antikörpern und nachfolgend zur Blutverklumpung (Agglutination) führen können. Insgesamt werden beim Menschen etwa 15 verschiedene Blutgruppensysteme unterschieden. Von klinischer Bedeutung sind dabei das **AB0-System** und das **Rhesus-System.**

Leukozyten

Die Leukozyten werden aufgrund verschiedener Merkmale, z. B. Zellgröße, Kernform, Anfärbbarkeit des Zytoplasmas, in unterschiedliche Gruppen eingeteilt. Mit einer Gesamtzahl von 4.000–9.000/µl kommen sie weitaus seltener im Blut vor als die Erythrozyten.

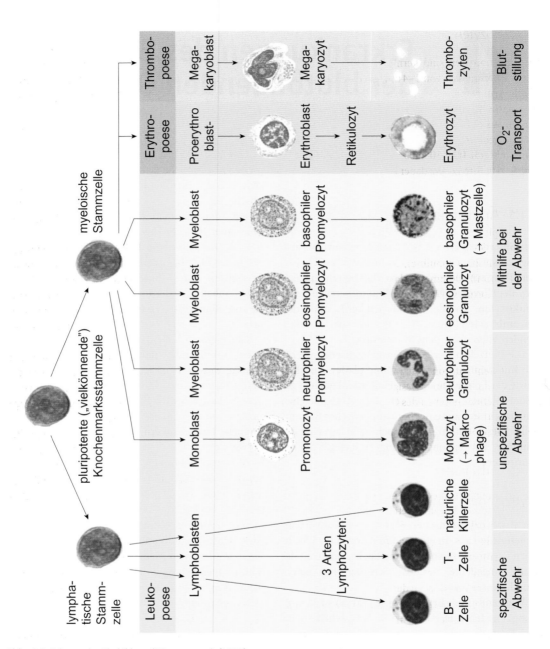

Abb. 4.1 Schema der Blutbildung (Hämatopoese). [L190]

Auch die Leukozyten stammen – wie die Erythrozyten – von einer gemeinsamen Stammzelle im roten Knochenmark ab. In mehreren Reifungsschritten entstehen die unterschiedlichen Zelltypen, die ins Blut abgegeben werden. Diese können das Gefäßsystem auch verlassen und in das Gewebe gelangen.

Leukozyten sind alle in irgendeiner Form an der Abwehr von Krankheitserregern und Fremdstoffen beteiligt. Dabei erfüllen sie innerhalb des Abwehrsystems des menschlichen Organismus unterschiedliche Funktionen.

Thrombozyten

Die Thrombozyten sind kernlose Zellfragmente mit einem Durchmesser von 1–4 μm. Sie entstehen durch Abschnürungen aus den **Megakaryozyten** des Knochenmarks. Bei diesem Vorgang, der **Thrombopoese,** werden aus einem Megakaryozyten ca. 1.000 Thrombozyten gebildet, die ins Blut abgegeben werden. Im Blut sind 150.000–300.000 Thrombozyten/μl Blut vorhanden. Ihre Lebensdauer beträgt 5–10 Tage.

Blutplasma

Das Blutplasma ist eine klare, gelbe Flüssigkeit. Es besteht zu 90 % aus Wasser, 7 % aus Plasmaproteinen (Albumin, Globuline), 3 % Elektrolyten (z. B. Na^+, K^+) und kleinmolekularen Substanzen (z. B. Glukose, Hormone, Vitamine).

4.1.2 Physiologie

Das Blut steht aufgrund des weit verzweigten Gefäßsystems und der Durchlässigkeit der Gefäßwände mit sämtlichen Geweben des Organismus in Verbindung. Dies ist Voraussetzung für die Erfüllung seiner vielfältigen Aufgaben.

Transportfunktion

Blut transportiert verschiedene Substanzen (Nährstoffe, Hormone, Enzyme, Fettsäuren, Elektrolyte) zu den Verbrauchsorganen und befördert deren Stoffwechselendprodukte zu den Ausscheidungsorganen.

Eine der wichtigsten **Aufgaben der Erythrozyten** ist der O_2- und CO_2-Transport. O_2 wird in der Lunge aufgenommen und dort an das Hämoglobin der Erythrozyten gebunden. Das gebundene O_2 wird zu den Geweben transportiert und an diese abgegeben. Auf dem Rückweg zur Lunge nehmen die Erythrozyten das vom Gewebe produzierte CO_2 auf, welches dann über die Lunge abgeatmet wird.

Wärmeregulation

Blut transportiert die im Stoffwechsel gebildete Wärme und hält damit eine konstante Körpertemperatur von etwa 36,5 °C aufrecht.

Immunabwehr

Gelangen Krankheitserreger in den menschlichen Organismus, werden Leukozyten in Blut und Gewebe (zellulär) sowie in Flüssigkeit gelöste körpereigene Substanzen (humoral) aktiv.

Es wird die unspezifische, angeborene von der spezifischen, erworbenen Abwehr unterschieden.

Unspezifische Abwehr

Die unspezifischen Abwehrmechanismen geben dem Organismus einen ersten Schutz vor eingedrungenen Krankheitserregern, bevor die spezifischen Abwehrmechanismen einsetzen.

Zum unspezifischen zellulären Abwehrsystem gehören Granulozyten und Makrophagen (umgewandelte Monozyten, die ins Gewebe auswandern). Sie betätigen sich als **Fresszellen** (Phagozyten), indem sie Krankheitserreger und Zelltrümmer aufnehmen und abbauen. Dieser Prozess wird als **Phagozytose** bezeichnet.

Sind die in den Organismus eingedrungenen Krankheitserreger zu groß (z. B. Würmer), um direkt phagozytiert zu werden, übernehmen die basophilen und eosinophilen Granulozyten eine wichtige Funktion bei deren Vernichtung.

Ein weiterer wichtiger Bestandteil des unspezifischen Abwehrsystems sind die humoralen Faktoren (in Körperflüssigkeiten gelöste Stoffe). Dazu zählt z. B. das **Komplementsystem,** eine aus vielen Proteinkomponenten bestehende Gruppe von Abwehrstoffen, die
- Fresszellen zum Fremdkörper locken
- Phagozytose fördern
- Bakterienzellwände auflösen (Lyse).

Weitere unterstützende humorale Faktoren sind u. a. das C-reaktive Protein, Lysozym und Interferone.

Spezifische Abwehr

Das spezifische Abwehrsystem richtet sich immer gegen eine bestimmte Substanz, ein **Antigen.** Antigene sind in der Regel körperfremde Strukturen (z B. Krankheitserreger), können aber auch körpereigen sein (z. B. Krebszellen). Zum spezifischen Abwehrsystem gehören die **Lymphozyten** und die **Antikörper.** Lymphozyten erkennen ein Antigen und können es auf unterschiedliche Weise vernichten. Es werden B- von T-Lymphozyten unterschieden.

4

Beim Kontakt mit einem Antigen vermehren sich die **B-Lymphozyten** und wandeln sich in Plasmazellen um. Plasmazellen bilden unzählig viele gegen das Antigen spezifisch gerichtete Antikörper, die **Immunglobuline** (Ig), die die spezifische humorale Abwehr vermitteln. Sie werden in fünf Klassen unterteilt: IgG, IgM, IgA, IgE, IgD. Die Immunglobuline bilden mit den Antigenen einen Komplex und neutralisieren sie auf diese Weise. Ein Teil der B-Lymphozyten wandelt sich in B-Gedächtniszellen um. Bei einem wiederholten Kontakt mit demselben Antigen erfolgt dann über die B-Gedächtniszellen eine schnellere und stärkere Antikörperbildung.

Die **T-Lymphozyten** zirkulieren in Blut, Lymphe und den zu schützenden Organgeweben, wo sie die spezifische zelluläre Abwehr vermitteln. Bei Kontakt mit einem Antigen vermehren sich die T-Lymphozyten und spezialisieren sich zu T-Helferzellen, T-Suppressorzellen, T-Gedächtniszellen oder zytotoxischen T-Zellen. T-Lymphozyten besitzen auf ihrer Zelloberfläche einen spezifischen Rezeptor, der ein bestimmtes Antigen erkennt und nach Bindung an dessen Zerstörung beteiligt ist.

Aufrechterhaltung des kolloidosmotischen Drucks

Der kolloidosmotische Druck spielt bei der Wasserverteilung zwischen Plasma und Interstitium eine Rolle. Proteine können aufgrund ihrer Größe die Wand des Gefäßlumens im Gegensatz zu den Elektrolyten und kleinmolekularen Substanzen kaum durchdringen. Sie wirken so einem Ausstrom von Plasmawasser in das Gewebe entgegen.

Schutz vor Blutverlust

Bei Verletzungen des Gefäßsystems bewirken Thrombozyten eine Blutstillung, indem sie sich schnell an verletzte Gefäßwände anheften und zu einem Pfropf, einem weißen Thrombus, verkleben (➤ Abb. 4.2). Dieser Vorgang, die Thrombozytenaggregation, ist innerhalb von 1–3 Minuten abgeschlossen. Unterstützend wirken dabei Substanzen, die aus den Thrombozyten freigesetzt werden. Sie verstärken die Thrombozytenaggregation und führen zu einer Gefäßverengung. Der von den Thrombozyten gebildete Thrombus ist jedoch kein dauerhafter Verschluss der Verletzung. Erst durch Aktivierung des plasmatischen Gerinnungssystems werden Nachblutungen verhindert.

Das Gerinnungssystem umfasst also drei Stufen:
1. Gefäßreaktion im Sinne einer Vasokonstriktion
2. Blutstillung, durch Anlagerung von Thrombozyten und Bildung eines weißen Thrombozytenpfropfes
3. Gerinnung durch Aktivierung der Gerinnungskaskade mit dem Endprodukt eines organisierten Thrombus.

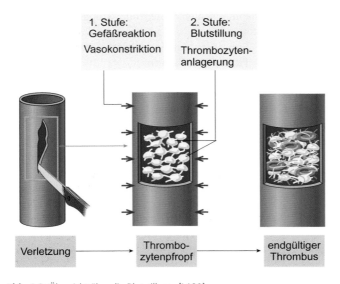
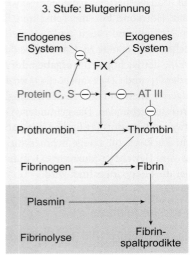

Abb. 4.2 Übersicht über die Blutstillung. [L190]

4.2 Anatomie und Physiologie des lymphatischen Systems

Das lymphatische System umfasst die Gesamtheit aller Lymphbahnen mit den zwischengeschalteten Lymphknoten sowie Milz, Thymus, das lymphatische Gewebe des Darms (z. B. Peyer-Plaques des Dünndarmes) und dem lymphatischen Rachenring mit Rachen-, Zungen- und Gaumenmandeln.

Ein großer Teil der in den Körper eingedrungenen Fremdsubstanzen wird von diesen lymphatischen Organen abgefangen. In den lymphatischen Geweben befinden sich Lymphfollikel, die eine Vielzahl von Lymphozyten enthalten. Beim Kontakt mit Fremdsubstanzen werden die Lymphozyten hier aktiv.

Lymphbahnen und Lymphknoten

Der menschliche Körper ist von einem dichten Netz aus Lymphkapillaren durchzogen (➤ Abb. 4.3). Diese sind im Gegensatz zu den Blutgefäßen an einem Ende blind verschlossen. Sie vereinigen sich zu größer werdenden Lymphgefäßen und münden schließlich über den **Ductus thoracicus** (Milchbrustgang) und über den **Ductus lymphaticus dexter** (rechter Hauptlymphgang) in das Venensystem ein. In den Lymphbahnen wird die **Lymphe** transportiert, die aus dem interstitiellen Raum aufgenommen wird. Im Verlauf der Lymphgefäße liegen **Lymphknoten,** bohnenförmige Körperchen, die von einer Bindegewebekapsel umgeben sind. In ihnen wird die Lymphe filtriert, und körperfremde Stoffe, aber auch körpereigene Zellen (z. B. Krebszellen), werden, soweit wie möglich, unschädlich gemacht. Beim Durchströmen des Lymphknotens kommt die Lymphe in Kontakt mit Makrophagen, die auch hier zur Phagozytose fähig sind. B-Lymphozyten werden in den Lymphknoten aktiviert und sind so an der Neutralisation von Antigenen beteiligt.

Thymus

Der Thymus liegt mit seinen zwei Lappen hinter dem Brustbein im Mittelfellraum (Mediastinum). Bis zur Pubertät nimmt er kontinuierlich an Gewicht zu, bildet sich dann jedoch zurück, sodass beim Erwachsenen lediglich ein kleiner Thymusrestkörper vorhanden ist. Im Thymus werden Vorläuferzellen

Abb. 4.3 Wichtige Lymphbahnen und Lymphknotenstationen. Der Ductus thoracicus übernimmt den größten Teil des Lymphabflusses und mündet in den linken Venenwinkel. Die Lymphe der rechten oberen Körperhälfte sammelt sich dagegen von der restlichen Lymphe getrennt im rechten Hauptlymphgang, der direkt in den rechten Venenwinkel mündet. [L190]

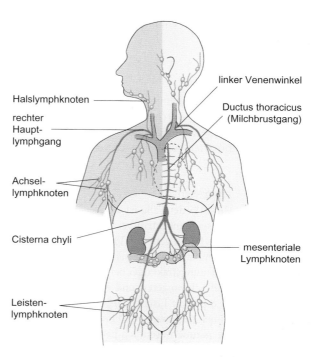

Halslymphknoten
rechter Hauptlymphgang
Achsellymphknoten
Cisterna chyli
Leistenlymphknoten
linker Venenwinkel
Ductus thoracicus (Milchbrustgang)
mesenteriale Lymphknoten

der Lymphozyten zu den funktionstüchtigen T-Lymphozyten geprägt. Von dort wandern sie in die Blutbahn und besiedeln die lymphatischen Organe.

Milz

Die Milz liegt im linken Oberbauch unmittelbar unter dem Zwerchfell. Im Gegensatz zu den Lymphknoten ist die Milz in den Blutkreislauf eingebunden und wirkt hier als Filter für körperfremde und körpereigene Strukturen. Am Milzhilus tritt die Milzarterie ein und die Milzvene aus. Aufgaben der Milz sind:
- Abwehr von Fremdkörpern bzw. Antigenen, die ins Blut gelangt sind
- Erythrozytenabbau
- Bildung von Leukozyten und Erythrozyten beim Fetus sowie beim Erwachsenen bei krankhaften Veränderungen des Knochenmarks.

4.3 Anämie

Bei einer Anämie sind die Hämoglobinkonzentration und häufig auch die Erythrozytenzahl sowie der Hämatokrit (Anteil der Blutzellen am Blutvolumen) erniedrigt.

Ursachen und Einteilung

Die verschiedenen Formen der Anämie sind entweder durch eine Bildungsstörung, durch einen gesteigerten Abbau (hämolytische Anämie) oder durch einen Verlust von Erythrozyten bei Blutungen verursacht.

Bildungsstörung der Erythrozyten
Eisenmangelanämie: Mit 80 % der Fälle ist sie die häufigste aller Anämien. Eisenmangel tritt bei chronischen bzw. wiederholten Blutungen mit Verlust von Erythrozyten und damit auch von Eisen auf, z. B. bei Blutungen im Verdauungstrakt oder bei verstärkter Menstruation. Bei Schwangeren und Kindern kann es durch den erhöhten Eisenbedarf zur Eisenmangelanämie kommen. Insgesamt sind Frauen von einer Eisenmangelanämie wesentlich häufiger betroffen als Männer. Aufgrund des Eisenman-

gels produziert der Organismus weniger Hämoglobin. Es kommt zur mikrozytären Anämie, da durch den geringeren Hämoglobingehalt kleinere Erythrozyten gebildet werden.

Megaloblastäre Anämie (makrozytäre Anämie, Riesenzellanämie): Vitamin B_{12} und Folsäure sind erforderlich, damit die Erythrozyten im Knochenmark ausreifen können. Wenn sie nicht in ausreichender Menge vorhanden sind, können sich die Vorläuferzellen der Erythrozyten nur unzureichend teilen, sodass zu wenige, aber vergrößerte Erythrozyten gebildet werden, die vermehrt Hämoglobin enthalten. Ursache ist meist eine Fehlernährung (z. B. bei Alkoholkranken, streng vegetarischer Kost) oder ein Mangel an Intrinsic factor (z. B. nach Magenresektion). Der Intrinsic factor wird in der Magenschleimhaut gebildet und ist notwendig, damit Vitamin B_{12} aus dem Dünndarm resorbiert werden kann. Bei einer chronischen Gastritis mit Antikörperbildung gegen den Intrinsic factor kann es zu einer Sonderform der megaloblastären Anämie kommen, der **perniziösen Anämie.**

Renale Anämie: Bei chronischer Niereninsuffizienz wird das für die Bildung der Erythrozyten benötigte Erythropoetin in den Nieren vermindert produziert. Folge ist eine normozytäre Anämie, d. h. eine Anämie mit normal großen Erythrozyten.

Tumoranämie: Bösartige Tumoren verursachen häufig eine Störung der Eisenverwertung. Dem Organismus steht zwar genügend Eisen zur Verfügung, es wird jedoch unzureichend in das Hämoglobin der Erythrozyten eingebaut. Die Folge ist eine mikrozytäre oder normozytäre Anämie. Weiterhin kann ein Tumor das Knochenmark infiltrieren und so die Erythropoese verdrängen. Eine Anämie kann auch Folge einer Zytostatika- oder Strahlentherapie sein.

Hämolytische Anämie
Unter einer Hämolyse versteht man den frühzeitigen Abbau oder die Zerstörung zahlreicher Erythrozyten bevor sie ihr normales Lebensalter von etwa 120 Tagen erreicht haben. Dies führt in der Regel zu einer **normozytären Anämie.** Mögliche Ursachen sind:
- Immunreaktionen gegen körpereigene Erythrozyten, z. B. durch Wärme- oder Kälte-Autoantikörper → Autoimmunhämolytische Anämie (AIHA)

- Immunreaktion gegen transfundierte Erythrozyten → Transfusionszwischenfall
- Mechanische Zerstörung von Erythrozyten, z. B. durch künstliche Herzklappen
- Angeborene Defekte der Erythrozyten, z. B. bei Sichelzellanämie, Sphärozytose (Kugelzellanämie), Thalassämie (Mittelmeeranämie)
- Toxische Schädigung von Erythrozyten, z. B. durch Insekten-, Schlangen- bzw. Pilzgifte oder infolge einer Urämie
- Medikamentös induzierte Hämolyse, z. B. durch Phenacetin, Penicillin, α-Methyldopa
- Infektiöse Schädigung von Erythrozyten, z. B. bei Malaria.

Blutungsanämie

Starke Blutungen führen zu einem Erythrozytenverlust, den der Organismus nicht schnell genug kompensieren (ausgleichen) kann. Diese Anämie ist zunächst normozytär, später aufgrund des Eisenmangels mikrozytär.

Symptome

Aufgrund des erniedrigten Hämoglobingehalts und des damit reduzierten O_2-Transportes fühlt sich der Patient schwach, ist wenig leistungsfähig, tachykard und leidet unter Belastungsdyspnoe. Haut und Schleimhäute sind blass. Abhängig von der Anämieform treten auf:

- Eisenmangelanämie: Trockene Haut, Einrisse an den Mundwinkeln (Rhagaden), brüchige Haare und Nägel, manchmal Zungenbrennen und Schmerzen beim Schlucken
- Anämie bei Vitamin B_{12}-Mangel: Glatte rote Zunge („Lackzunge"), Zungenbrennen, neurologische Störungen wie Kribbeln oder Missempfindungen an Händen und Füßen, Gangunsicherheit
- Hämolytische Anämie: (Hepato)-Splenomegalie durch den vermehrten Erythrozytenabbau. Ein Ikterus (Gelbsucht) tritt auf, wenn die Leber das aus dem Abbau von Hämoglobin vermehrt anfallende Bilirubin nicht mehr ausscheiden kann.

Diagnostik

Ziel der Diagnostik ist es, die Ursache der Anämie zu finden. Maßgebend dafür sind die folgenden Blut-

Tab. 4.1 Überblick über die wichtigsten Parameter des roten Blutbildes und ihre Normwerte.

Parameter	Normwerte
Hämoglobin (Hb)	♂: 13,0–17,0 g/dl (8,1–10,5 mmol/l) ♀: 12,0–16,0 g/dl (7,4–9,9 mmol/l)
Erythrozyten (Erys)	♂: 4,5–6,0 Mill./μl ♀: 4,2–5,5 Mill./μl
Hämatokrit (Hkt)	♂: 42–52 % ♀: 36–46 %
Mittleres korpuskuläres Volumen (MCV)	80–96 fl
Mittleres korpuskuläres Hämoglobin (MCH)	27–33 pg
Retikulozyten	3–18 ‰ der Erys
Ferritin	♂: 15–400 μg/l ♀: 18–120 μg/l
Transferrin	♂: 2,0–3,6 g/l ♀: 2,0–3,6 g/l

μl = Mikroliter (Faktor 10^{-6}), pg = Pikogramm (Faktor 10^{-12}), fl = Femtoliter (Faktor 10^{-15})

werte, die Normwerte sind ➤ Tab. 4.1 zu entnehmen.

Laborwerte

- **Hämoglobingehalt** (Hb), **Erythrozytenzahl** (Erys) und **Hämatokrit** (Hkt)
- **Retikulozyten** (junge Erythrozyten, die gerade erst aus dem Knochenmark freigesetzt worden sind)
  - ↑ bei einer hämolytischen Anämie und bei vermehrter Blutbildung aufgrund einer erfolgreichen Anämiebehandlung
  - ↓ bei Erythrozytenbildungsstörung
- **MCV** (mittleres Zellvolumen eines einzelnen Erythrozyten)
  - ↑ bei makrozytärer Anämie, z. B. perniziöse Anämie
  - ↓ bei mikrozytärer Anämie, z. B. Eisenmangelanämie
- **MCH** (mittlerer Hämoglobingehalt eines einzelnen Erythrozyten): In der Regel gleichsinnig verändert wie das MCV. Bei Erhöhung liegt eine hyperchrome Anämie vor, z. B. bei der perniziösen Anämie; bei Erniedrigung eine hypochrome Anämie, wie bei der Eisenmangelanämie

- **Ferritin** (Eiweiß, das Eisen im Körper speichert)
  - ↑ bei Tumoranämie
  - ↓ bei Eisenmangel
- **Transferrin** (Eiweiß, das Eisen ins Knochenmark transportiert, wo es in Hämoglobin eingebaut wird)
  - kompensatorisch erhöht bei Eisenmangelanämie
  - ↓ bei Tumoranämie

Serumeisen
  - ↑ bei Eisenmangel und meist auch bei Tumoranämie
  - ↓ bei hämolytischer und perniziöser Anämie
1. **LDH** und **indirektes Bilirubin:** ↑ bei hämolytischer Anämie
2. Bestimmung von Vitamin B_{12} und Folsäure, bei V. a. hämolytische Anämie, Autoantikörper.

Weitere diagnostische Maßnahmen
Im Blutausstrich zeigen sich u. U. Formveränderungen der Erythrozyten, z. B. Sichelform der Erythrozyten bei der Sichelzellanämie, fragmentierte Erythrozyten bei künstlichen Herzklappen. Eine Resorptionsstörung für Vitamin B_{12} wird über den Schilling-Test nachgewiesen. Bei diesem Test wird mit Hilfe von radioaktiv markiertem Vitamin B_{12} dessen Ausscheidung im Sammelurin und damit auch die Resorptionsrate überprüft. Mit Hilfe einer Knochenmarkpunktion, die meist aus dem hinteren Beckenkamm entnommen wird, können die Zellen des Knochenmarks beurteilt werden.

Therapie

- Eisenmangelanämie: Blutungsquelle muss gesucht und ggf. beseitigt werden. Bei Bedarf Gabe von II-wertigen Eisenpräparaten oral (ferro sanol®, Eryfer®). Nebenwirkungen: Magen-Darm-Beschwerden, Schwarzfärbung des Stuhls
- Megaloblastäre Anämie: Je nach Ursache entweder Folsäuretabletten (z. B. Folsan®) oder Vitamin B_{12} i. m.
- Renale Anämie: Substitution von Erythropoetin (Epoetin alfa als Erypo®)
- Tumoranämie: Ggf. Gabe von Erythrozytenkonzentraten
- Hämolytische Anämie: Bei einigen erblichen Formveränderungen der Erythrozyten, wie z. B. der Sichelzellanämie, sollte die Milz entfernt werden, weil sie die veränderten Erythrozyten zu

schnell abbaut. Sind Autoantikörper die Ursache der Hämolyse, können Kortikosteroide oder Immunsuppressiva gegeben werden. Bei einigen Formen kommt eine Knochenmark- bzw. Stammzelltransplantation in Frage.

Komplikationen

Der O_2-Transport ist in manchen Fällen so stark eingeschränkt, dass aufgrund des O_2-Mangels des Herzens Angina-pectoris-Anfälle oder aufgrund des O_2-Mangels des Gehirns Verwirrtheit auftreten können.

4.4 Erkrankungen der Leukozyten

4.4.1 Leukozytose und Leukopenie

Leukozytose

Ist die Gesamtleukozytenzahl im Blut auf Werte über 10.000/µl bzw. 10/nl erhöht, spricht man von einer Leukozytose. Sie gilt als unspezifisches Symptom bei vielen verschiedenen Erkrankungen bzw. Belastungen des Organismus:
- Infektionen, vor allem durch Bakterien und Pilze, mit Vermehrung der Granulozyten. Virusinfekte hingegen verursachen oft eine relative Vermehrung der Lymphozyten bei normaler oder sogar erniedrigter Gesamtleukozytenzahl
- Chronische nicht-infektiöse Entzündungen
- Maligne Erkrankungen des blutbildenden Systems, z. B. chronische Leukämien
- Stresssituationen (z. B. durch Verletzung, Verbrennung, Infarkt, Schock)
- Schwangerschaft.

Leukopenie

Eine Leukopenie besteht bei einer Gesamtleukozytenzahl im Blut von unter 4.000/µl bzw. 4/nl. Auch diesem Befund können zahlreiche verschiedene Ursachen zugrunde liegen:
- Knochenmarkschädigung durch Medikamente (z. B. Zytostatika) oder ionisierende Strahlen

- Bestimmte Blutkrankheiten, z. B. perniziöse Anämie
- Viele Virusinfektionen und einzelne bakterielle Infekte, wie Typhus und Brucellose
- Gesteigerter Abbau von Blutzellen, häufig bei Milzvergrößerung (Hypersplenismus).

Behandelt werden muss bei Leukozytosen und Leukopenien die Grunderkrankung.

Von der Leukopenie abzugrenzen ist die lebensbedrohliche **Agranulozytose** mit Absinken der Granulozytenzahl unter 500/µl. Sie wird durch eine medikamentöse Knochenmarkschädigung verursacht. Häufige auslösende Medikamente sind Thyreostatika, NSAR, das Analgetikum Metamizol, Sulfonamide sowie das Neuroleptikum Clozapin. Frühzeichen ist eine Trias aus Fieber, eine geschwürige Mandelentzündung (Angina tonsillaris) und eine geschwürige Mundschleimhautentzündung (Stomatitis aphthosa). Das auslösende Medikament muss sofort abgesetzt werden, bei Unklarheit des auslösenden Medikamentes müssen alle vorher eingenommenen Medikamente abgesetzt werden, bei Fieber werden Breitbandantibiotika gegeben. Wenn der Patient die akute Phase überlebt, erholt sich die Granulozytenbildung meist innerhalb einer Woche.

4.4.2 Immundefekte

Unter einem Immundefekt (Immundefizienz, Immunmangelkrankheit) versteht man eine geschwächte oder fehlende Immunantwort bei Einwirkung eines entsprechenden Reizes, z. B. Viren, Bakterien.

Ursachen

Immundefekte können angeboren oder erworben sein.

Angeborene (primäre) Immundefekte sind selten und beruhen auf erblichen Defekten der Lymphozytendifferenzierung. Sie werden in der Regel nach den hauptsächlich betroffenen Zellen klassifiziert: B-Zell-Defekte (z. B. IgA-Mangel, Agammaglobulinämie), T-Zell-Defekte (beispielsweise Di-George-Syndrom) und kombinierte B- und T-Zell-Defekte.

Erworbene (sekundäre) Immundefekte sind wesentlich häufiger als angeborene. Sie können verursacht sein durch:

- **Arzneimittel:** Diese können in Einzelfällen eine lebensbedrohliche allergische Agranulozytose (z. B. Novalgin®) auslösen. Auch Kortikosteroide und Zytostatika wirken immunsuppressiv
- Manche **Infektionen** wie z. B. Masern und Windpocken ziehen eine vorübergehende Immunschwäche nach sich, die vor allem die Funktion der T-Lymphozyten betrifft. Eine Sonderstellung nimmt die bis heute nicht heilbare Infektion mit HI-Viren ein
- **Systemische entzündliche Erkrankungen,** z. B. Rheumatoide Arthritis, Sarkoidose
- **Hungerzustände** oder **chronische Eiweißverluste bzw. -mangelzustände,** z. B. bei Nierenerkrankungen oder Leberzirrhose, beeinträchtigen vor allem die Bildung von Antikörpern und dadurch die spezifische humorale Abwehr
- **Maligne Lymphome:** Lymphome, Leukämien, Plasmozytom u. a.

Symptome

Klinisch äußern sich Immundefekte durch eine erhöhte, nicht selten lebensbedrohliche Infektanfälligkeit. Ungewöhnlich häufige, schwere und durch seltene Erreger hervorgerufene Infektionen weisen auf eine Immundefizienz hin.

Steht eine B-Lymphozyten-Störung mit Antikörpermangel im Vordergrund, kommt es vorwiegend zu bakteriellen Infektionen. Sind die T-Lymphozyten betroffen, ist die Abwehr von Viren, Pilzen, intrazellulär wachsenden Bakterien und Protozoen beeinträchtigt. Opportunistische (d. h. wenig aggressive, nur unter infektbegünstigenden Bedingungen krankheitserregende) Keime können bei diesen Patienten schwere generalisierte Infektionen hervorrufen. Bestimmte Tumoren wie maligne Lymphome oder gutartige Warzen (Verrucae) treten gehäuft auf.

Diagnostik

Wichtig ist neben Anamnese, klinischer Untersuchung und Labor mit Differenzialblutbild, Blutausstrich, Virusserologie, die Durchführung eines umfangreichen immunologischen Screenings.

Therapie

Bei erworbenen Immundefekten muss die auslösende Ursache beseitigt werden. Daneben sollte eine Infektionsprophylaxe (Hygienemaßnahmen, Impfungen mit Totimpfstoffen usw.) durchgeführt werden. Infektionen müssen frühzeitig und intensiv behandelt werden.

Bei einigen angeborenen Immundefekten kann eine Knochenmark- oder Stammzelltransplantation erwogen werden. Zur Infektionsprophylaxe müssen entsprechende Maßnahmen ergriffen werden. Tritt eine Infektion auf, sollten frühzeitig antimikrobielle Medikamente gegeben werden.

4.4.3 Leukämie

Leukämien sind bösartige Erkrankungen der Leukozyten, bei denen sich diese Zellen im Knochenmark oder auch im lymphatischen Gewebe unkontrolliert vermehren.

Ursachen und Einteilung

Abhängig vom Typ der pathologisch vermehrten Zellen unterscheidet man lymphatische Leukämien (Entartung von Vorstufen der Lymphozyten) und myeloische Leukämien (Entartung von Vorstufen anderer weißer Blutzellen im Knochenmark). Ursprünglich wurden die Leukämien aufgrund der Lebenserwartung der Patienten in akut und chronisch unterteilt. Heute bezieht sich diese Unterteilung auf den Reifegrad der Zellen. Während bei akuten Leukämien überwiegend unreife Zellen vorliegen (Vorstufen = Blasten), sind diese bei chronischen Leukämien reifer. Die genaue Ursache einer Leukämie ist unklar. Es werden verschiedene Faktoren diskutiert wie ionisierende Strahlen, Viren oder die Therapie mit Zytostatika.

Akute lymphatische Leukämie (ALL) und **akute myeloische Leukämie** (AML): Eine einzelne Zelle im Knochenmark entartet bösartig und vermehrt sich sehr schnell. Ihre Abkömmlinge verdrängen die gesunden Zellen der Blutbildung, gelangen als funktionsuntüchtige Zellen ins Blut und infiltrieren verschiedene Organe wie Leber, Milz, Niere, Lymph-

knoten. Die ALL betrifft häufig Kinder, während die AML meist bei Erwachsenen auftritt. Risikofaktoren für die Entstehung sind radioaktive Strahlen, Zytostatika (vor allem für AML), Benzol und einige Erbkrankheiten, z. B. das Down-Syndrom.

Chronisch myeloische Leukämie (CML): Eine einzelne Stammzelle entartet maligne, woraufhin Granulozyten und ihre Vorstufen exzessiv produziert werden. Risikofaktoren sind radioaktive Strahlung und Benzol. Bei fast allen Patienten findet sich eine erworbene Veränderung des Chromosoms 22, das sog. Philadelphia-Chromosom.

Chronisch lymphatische Leukämie (CLL): Massenhaft funktionsuntüchtige B-Lymphozyten werden im Knochenmark gebildet (in seltenen Fällen auch T-Lymphozyten) und dann ins Blut ausgeschwemmt. Die CLL ist die häufigste Leukämieform.

Symptome

Akute Leukämien

- Frühsymptome: Abgeschlagenheit, Fieber, Nachtschweiß (treten meist plötzlich auf)
- Symptome aufgrund der Verdrängung der gesunden Zellen durch die malignen Zellen im Knochenmark:
  - Granulozytopenie → häufige Infekte, insbesondere Soor
  - Anämie → Blässe, Dyspnoe, Müdigkeit
  - Thrombozytopenie → Blutungen
- Bei 30 % der Betroffenen Lymphknotenschwellung, manchmal Milzvergrößerung (Splenomegalie) und Lebervergrößerung (Hepatomegalie).

Chronisch myeloische Leukämie

Die CML verläuft in drei Krankheitsphasen:
1. Chronisch stabile Phase: Schleichender Beginn mit Allgemeinsymptomen, Leukozytose und Splenomegalie (Dauer: 6 Monate bis 20 Jahre)
2. Akzelerationsphase: Übergangsphase, in der zusätzlich Fieber, eine Anämie und meist eine Thrombopenie auftreten, zunehmende Milzvergrößerung
3. Blastenschub: Die bösartig veränderten Granulozytenvorstufen (Blasten) werden massiv ins Blut ausgeschwemmt. Meist versterben die Patienten innerhalb kurzer Zeit.

Myeloproliferatives Syndrom
Das myeloproliferative Syndrom ist eine Gruppe bösartiger Erkrankungen des Blutsystems, bei denen sich eine oder mehrere Stammzellen im Knochenmark unkontrolliert vermehren. U. a. gehören zu dieser Gruppe von Erkrankungen:
• Chronisch myeloische Leukämie
• Polycythämia vera
• Osteomyelofibrose
• Essenzielle Thrombozythämie.

Chronisch lymphatische Leukämie

Bei 70 % der Patienten wird eine CLL zufällig diagnostiziert. Es bestehen meist über lange Zeit keine Beschwerden. Im Verlauf der Erkrankung treten dann folgende Symptome auf:
• Müdigkeit, Appetitlosigkeit, Gewichtsverlust, Nachtschweiß
• Lymphknotenschwellung, manchmal Splenomegalie und/oder Hepatomegalie
• Hauterscheinungen wie Juckreiz (Pruritus), Ekzeme, Herpes zoster, Herpes simplex, Mykosen.

Diagnostik

Im Blut können, außer bei der CLL, Vorstufen der Leukozyten (Blasten) nachgewiesen werden. Die Gesamtleukozytenzahl ist bei den chronischen Leukämien erhöht. Bei den akuten Leukämien ist sie unterschiedlich und deshalb diagnostisch ohne Bedeutung. In der Regel sind die Erythrozyten vermindert. Die Thrombozytenzahl kann erniedrigt oder erhöht sein; im letzteren Fall sind die Thrombozyten meist funktionsuntüchtig.

Unter dem Mikroskop kann die Verteilung der Leukozyten im Blut ausgezählt werden. Dieses **Differenzialblutbild** setzt sich beim Gesunden wie in ➤ Tab. 4.2 zusammen.

Die weitere Diagnose einer Leukämie wird anhand einer **Knochenmarkpunktion** gesichert: In örtlicher Betäubung wird mit einer Spezialkanüle das Brustbein (Sternalpunktion) oder der Beckenkamm (Beckenkammpunktion) punktiert und Knochenmark durch Ansaugen entnommen. Die so gewonnenen Zellen werden unter dem Mikroskop un-

4

Tab. 4.2 Überblick über das Differenzialblutbild. [L190]

Parameter		Normbereich
Leukozyten gesamt		4–10/nl (= 4.000–10.000/µl)
Lymphozyten		1–4,8/nl (20–50 % der Leukozyten)
Stabkernige neutrophile Granulozyten		0,1–0,5/nl (3–5 % der Leukozyten)
Segmentkernige neutrophile Granulozyten		2–6,5/nl (50–70 % der Leukozyten)
Eosinophile Granulozyten		< 0,45/nl (2–4 % der Leukozyten)
Basophile Granulozyten		< 0,2/nl (< 0,5 % der Leukozyten)
Monozyten		0,8/nl (ca. 4 % der Leukozyten)

nl = Nanoliter (Faktor 10^{-9}), µl = Mikroliter (Faktor 10^{-6})

tersucht, um bösartig veränderte Zellformen nachzuweisen. Daneben werden zytochemische und zytogenetische Methoden sowie eine Immuntypisierung der Zellen durchgeführt.

Therapie

Patienten mit akuten Leukämien werden chemotherapeutisch nach festgelegten Protokollen mit verschiedenen Zytostatika behandelt. Die Chemotherapie erfolgt möglichst frühzeitig und hochdosiert mit dem Ziel einer Heilung. Sie wird eingeteilt in eine Induktionstherapie mit dem Ziel der Normalisierung des Blutbildes und des Knochenmarks. Es folgen Konsolidierungstherapie, in der weitere Leukämiezellen zerstört werden sollen, und Erhaltungstherapie über mindestens 24 Monate.

Bei der CML wird mit dem Tyrosinkinasehemmer Imatinib therapiert, eventuell in Kombination mit Interferon-α.

Bei der CLL wird erst chemotherapeutisch behandelt, wenn die Patienten Symptome zeigen. Zur Anwendung kommen u. a. Chlorambucil und Purinanaloga.

Bei allen Patienten sollten begleitende Therapiemaßnahmen eingesetzt werden.

Knochenmarktransplantation und Stammzelltransplantation

Bei Patienten ≤ 50 Jahre mit passendem Spender kommt eine Knochenmarktransplantation (KMT) oder eine Blutstammzelltransplantation (SZT) aus dem peripheren Blut in Betracht. Nur so lässt sich eine Heilung der chronischen Leukämien erreichen. Der Patient erhält eine aggressive Chemotherapie und wird anschließend am ganzen Körper bestrahlt, um sämtliche maligne entarteten Knochenmarkzellen zu zerstören und gleichzeitig eine Immunsuppression zu erreichen. Anschließend werden dem Patienten Knochenmark oder Blutstammzellen eines entsprechenden Spenders i. v. übertragen. Diese Zellen sollen sich in den Knochenmarkräumen des Patienten ansiedeln und dann die Blutbildung übernehmen. Blutstammzellen werden vom Spender aus dem peripheren Blut durch Leukapherese gewonnen.

Komplikationen der Knochenmark- bzw. Stammzelltransplantation

- Toxische Nebenwirkungen der aggressiven Chemotherapie
- Abstoßungsreaktionen, die tödlich enden können
- Infektionen, vor allem während der drei Wochen nach Transplantation andauernden zellfreien/-armen Phase: In der Zeit, bis das gespendete Knochenmark Leukozyten zur Infektabwehr in ausreichender Menge produziert, ist der Patient Krankheitserregern schutzlos ausgeliefert. Daher sind spezielle medizinische und pflegerische Maßnahmen wie eine Schutzisolierung oder Unterbringung des Patienten in einer Sterilbetteinheit notwendig. Wenn trotz aller Vorsichtsmaßnahmen Infektionen auftreten, überlebt der Patient sie oftmals nicht.

Komplikationen

- Infektionen: Die Infektabwehr des Patienten ist herabgesetzt, weil die maligne entarteten Leukozyten in der Regel nicht funktionstüchtig sind
- Blutungen treten auf, wenn die Zahl der Thrombozyten stark erniedrigt ist
- Durchblutungsstörungen: Bei massiver Leukozytose, insbesondere bei der CML, können leukämische Thromben auftreten, die z. B. Infarkte in der Milz oder Retina verursachen.

4.4.4 Maligne Lymphome

Maligne Lymphome sind bösartige Erkrankungen des lymphatischen Systems.

Ursachen und Einteilung

Es werden unterschieden:

Hodgkin-Lymphom (Morbus Hodgkin, Lymphogranulomatose): Ein B-Zell-Lymphom, das von den Lymphknoten ausgeht. Anfangs ist eine Lymphknotenregion bösartig verändert, im fortgeschrittenen Stadium breitet sich die Erkrankung auf weitere Lymphknotenstationen aus und befällt schließlich auch andere (extralymphatische) Organe. Die Ursache ist unbekannt, möglicherweise sind Viren (HIV,

Ebstein-Barr-Virus) an der Entstehung beteiligt. Eine immunsuppressive Therapie gilt als Risikofaktor.

Non-Hodgkin-Lymphome (NHL) sind maligne Lymphome, die von den T- oder B-Lymphozyten ausgehen und sich histologisch vom Hodgkin-Lymphom unterscheiden. Es werden indolente (niedrig maligne) von aggressiven (hoch maligne) NH-Lymphomen unterschieden. Als ursächliche Faktoren werden u. a. eine genetische Veranlagung, Infektionen durch bestimmte Viren, Spätkomplikationen nach Bestrahlung oder Therapie mit Immunsuppressiva sowie Immundefekte diskutiert.

Ein aggressives NHL ist z. B. das **Plasmozytom** (Multiples Myelom). Hier ist eine Plasmazelle (Vorläufer: B-Lymphozyt) maligne entartet. Ihre Abkömmlinge produzieren Antikörper eines einzigen Typs (monoklonale Antikörper, IgG, IgA oder IgD), zerstören Knochengewebe und verdrängen die normale Blutbildung im Knochenmark. Es treten Osteolysen (Knochendefekte) in Schädelknochen (Schrotschuss- oder Lochschädel), Rippen, Becken u. a. Knochen auf. Die Patienten haben Knochenschmerzen und neigen zu Spontanfrakturen.

Daneben gibt es eine Vielzahl weiterer seltener NHL. Vor allem bei AIDS-Patienten treten NHL erheblich häufiger auf.

Symptome

Hodgkin-Lymphom
➤ Tab. 4.3
- Allgemeinsymptome wie Schwäche, außerdem Fieber, Nachtschweiß, ungewollter Gewichtsverlust, die als **B-Symptomatik** zusammengefasst werden
- Lymphknotenschwellung: Meist die stammnahen Lymphknoten am Hals, in den Achseln oder Leisten, ferner Lymphknoten des Mediastinums oder des Abdomens
- Evtl. Splenomegalie, evtl. Hepatomegalie
- Im fortgeschrittenen Stadium können Haut, Leber, Lunge, Knochenmark, Knochen, Pleura oder Milz befallen sein.

Non-Hodgkin-Lymphom
- Allgemeinsymptome (B-Symptomatik)
- Primäre Lymphknotenschwellung (primär nodaler Befall)

Tab. 4.3 Stadieneinteilung (Staging) des Hodgkin-Lymphoms.

Stadium	Befallener Körperabschnitt
I (IA/IB)	Einzelne Lymphknoten-Region oder einzelner extranodaler Herd
II (IIA/IIB)	Zwei oder mehr Lymphknoten-Regionen auf der gleichen Zwerchfellseite oder lokalisierte extranodale Herde mit Befall einer oder mehrerer Lymphknoten-Regionen auf der gleichen Zwerchfellseite
III (IIIA/IIIB)	Lymphknoten-Regionen auf beiden Zwerchfellseiten oder lokalisierte extranodale Herde und Lymphknoten auf beiden Zwerchfellseiten
IV	Diffuser Befall eines oder mehrerer extralymphatischer Organe mit oder ohne Lymphknoten-Befall

A: ohne Allgemeinsymptome
B: mit mindestens einem der B-Symptome (Gewichtsverlust > 10 % in den letzten sechs Monaten, Fieber oder Nachtschweiß)

- Statt der Lymphknoten können selten auch andere Organe, z. B. der Magen-Darm-Trakt, zuerst betroffen sein (primär extranodaler Befall). Im Gegensatz zum Hodgkin-Lymphom sind Hautmanifestationen bei Non-Hodgkin-Lymphomen wesentlich häufiger. Diese können bei bestimmten Lymphomformen, z. B. bei der Mycosis fungoides, das klinische Bild beherrschen
- Im Verlauf werden weitere Lymphknotenstationen befallen
- Splenomegalie, seltener Hepatomegalie
- Bei 50 % der Patienten ist das Knochenmark betroffen mit nachfolgender Anämie, Leuko- und Thrombopenie.

Diagnostik

Durch die histologische Untersuchung vergrößerter Lymphknoten wird die Art des Lymphoms bestimmt. Zusätzlich muss der Ausbreitungsgrad und damit das Stadium der Erkrankung ermittelt werden, da das therapeutische Vorgehen entscheidend davon abhängt. Dazu werden folgende Untersuchungen durchgeführt:
- Röntgen und CT des Thorax, um Raumforderungen erkennen zu können

- Sonografie und CT des Abdomens: Es zeigen sich evtl. vergrößerte Lymphknoten, Spleno- und Hepatomegalie
- Skelettszintigrafie: Dem Patienten wird intravenös ein radioaktives Medikament gespritzt, das sich besonders an Stellen mit erhöhter Stoffwechselaktivität im Knochen anreichert. Mit einer speziellen Kamera kann die von dem Medikament ausgehende Strahlung registriert werden
- Knochenmarkbiopsie mit Zytologie und Histologie, evtl. Knochenmarkszintigrafie
- Evtl. gastroenterologische und HNO-ärztliche Zusatzdiagnostik.

Die 4-Stadieneinteilung der NHL ähnelt der des Hodgkin-Lymphoms. Zusätzlich wird unterschieden zwischen primär nodalem Befall und primär extranodalem Befall.

Therapie

Je nach Stadium kommen verschiedene Polychemotherapien kombiniert mit Strahlentherapie zur Anwendung, die in Zentren durchgeführt werden sollten.

Kann das Lymphom nach dieser Therapie nicht mehr nachgewiesen werden, liegt eine **Remission** vor. Das bedeutet jedoch nicht, dass der Patient geheilt ist. Das Lymphom kann jederzeit erneut auftreten. Deshalb sind regelmäßige Verlaufskontrollen wichtig. Tritt ein **Rezidiv** auf, muss mit Chemotherapeutika aggressiv behandelt werden. Bei Patienten

≤ 50 Jahren kommt eine Knochenmark- bzw. Stammzelltransplantation in Betracht.

4.4.5 Autoimmunerkrankungen

Autoimmunerkrankungen sind Krankheiten, bei denen sich das Immunsystem (Antikörper, spezifisch sensibilisierte Lymphozyten) gegen körpereigenes Gewebe richtet und dieses schädigt.

Ursachen

Normalerweise greift das Immunsystem kein körpereigenes Gewebe an. Es besteht eine Immuntoleranz. Diese Immuntoleranz kann aufgrund verschiedener Faktoren wie z. B. erblicher Veranlagung, hormoneller Faktoren sowie exogener Einflüsse verloren gehen. Der Organismus bildet in der Folge Antikörper z. B. gegen sein eigenes Schilddrüsengewebe. Diese Antikörper werden Autoantikörper genannt. Die genauen Ursachen von Autoimmunerkrankungen sind unklar, häufig besteht eine familiäre Häufung.

Symptome

Es gibt eine Vielzahl verschiedener Autoimmunerkrankungen mit den unterschiedlichsten Symptomen. ➤ Tab. 4.4 gibt eine Übersicht über die in diesem Buch erwähnten autoimmun (mit-)bedingten Erkrankungen.

Tab. 4.4 Übersicht häufiger Autoimmunerkrankungen oder autoimmun (mit-)bedingter Erkrankungen.

Erkrankung	Kurzcharakterisierung
Morbus Addison	Primäre Nebennierenrindenunterfunktion (➤ 7.6.3)
Rheumatisches Fieber	Autoimmunbedingte Streptokokken-Nacherkrankung (➤ 2.7.1)
Chronische Gastritis Typ A	Chronische, atrophische Magenschleimhautentzündung (➤ 6.3.1)
Morbus Basedow	Chronische Schilddrüsenentzündung mit Schilddrüsenüberfunktion (➤ 7.4.2)
Colitis ulcerosa, Morbus Crohn	Chronische Darmentzündung (➤ 6.4.5, ➤ 6.4.6)
Polymyositis, Dermatomyositis	Chronisch-entzündliche Erkrankung von Haut und Muskeln mit unterschiedlichen Hautveränderungen (➤ 14.5.3)
Diabetes mellitus Typ I	Primär insulinabhängiger Diabetes mellitus (➤ 7.7)
Autoimmunhämolytische Anämie (AIHA)	Anämie durch beschleunigten Untergang roter Blutkörperchen (➤ 4.3)
Hashimoto-Thyreoiditis	Chronische Schilddrüsenentzündung, im Verlauf oft mit Schilddrüsenunterfunktion (➤ 7.4.3)

Tab. 4.4 Alphabetische Übersicht häufiger Autoimmunerkrankungen oder autoimmun (mit-)bedingter Erkrankungen. *(Forts.)*

Erkrankung	Kurzcharakterisierung
Idiopathische thrombozytopenische Purpura (Morbus Werlhof)	Erhöhte Blutungsneigung durch Zerstörung der Thrombozyten im Blut, meist ausgelöst durch Medikamente oder Infektionen (➤ 4.5.3)
Primär biliäre Leberzirrhose	Irreversibler, bindegewebiger Umbau der Leber (➤ 6.5.3)
Myasthenia gravis	Störung der Reizübertragung vom Nerv auf den Muskel mit abnormer Muskelermüdbarkeit (➤ 10.14.3)
Multiple Sklerose (MS)	Chronisch-entzündliche, typischerweise in Schüben verlaufende Erkrankung des ZNS (➤ 10.9)
Perniziöse Anämie	Anämie durch Vitamin B_{12}-Mangel infolge chronischer Magenschleimhautentzündung mit Mangel an Intrinsic Factor (➤ 4.3)
Rheumatoide Arthritis	Chronische Gelenkentzündung (➤ 14.4.1)
Progressive systemische Sklerose (systemische Sklerodermie)	Verhärtung des Bindegewebes (➤ 14.5.2)
Systemischer Lupus erythematodes (SLE)	Generalisierte entzündliche Erkrankung des Bindegewebes der Blutgefäße (➤ 14.5.1)

Diagnostik

Autoantikörper können durch spezielle Blutuntersuchungen nachgewiesen werden. Manchmal muss eine Gewebeprobe entnommen werden, um die Antikörperablagerungen mit besonderen immunhistologischen Methoden darzustellen.

Therapie

Die Behandlung richtet sich nach dem betroffenen Organ und der Schwere des Krankheitsbildes. Häufig kommen Kortikosteroide oder Immunsuppressiva zum Einsatz.

4.5 Hämorrhagische Diathesen

Bei einer hämorrhagischen Diathese liegt eine krankhaft erhöhte Blutungsneigung vor. Die Blutungen sind dabei entweder zu lang, zu stark oder treten bereits bei kleinsten Verletzungen auf. Die verschiedenen Formen werden abhängig von der Ursache bezeichnet:

- Liegt eine Schädigung der Thrombozyten (Blutplättchen) zugrunde, wird von **Thrombozytopa-thie** gesprochen; ein Thrombozytenmangel

($\leq 150.000/\mu l$) wird als **Thrombozytopenie** bezeichnet
- Liegt die Ursache in krankhaften Gefäßen, wird von **Vasopathie** oder **Vaskulopathie** gesprochen
- Sind Gerinnungsfaktoren die Ursache, liegt eine **Koagulopathie** vor.

⅔ aller hämorrhagischen Diathesen liegt eine Thrombozytopathie zugrunde.

Blutstillung

Die Blutstillung (➤ Abb. 4.2) verläuft wie folgt:
1. Gefäßreaktion im Sinne einer Vasokonstriktion
2. Primäre Blutstillung durch Anlagerung von Thrombozyten und Bildung eines weißen Thrombozytenpfropfes
3. Sekundäre Blutstillung durch Aktivierung der Gerinnungskaskade mit dem Endprodukt eines organisierten/irreversiblen Thrombus

Blutgerinnungsparameter

Die jeweiligen Schritte der Blutgerinnung werden über folgende Gerinnungsparameter überprüft:
- **Thrombozytenzählung:** Normal 150.000–450.000/µl Blut.
- **Blutungszeit:** Die Zeit, bis sich ein Thrombozytenthrombus gebildet hat; Dauer ca. 2–4 Minuten.

- **Quick-Test** (Thromboplastinzeit, Prothrombinzeit): Überprüft das exogene (extrinsic) System, demnach die Funktiontüchtigkeit der Faktoren II, V, VII und X; Normalwert: 70–100 %. Der Quick-Wert hängt vom verwendeten Reagenz ab, sodass Quick-Werte aus verschiedenen Laboren nur schlecht miteinander verglichen werden können. Daher wird inzwischen die **International Normalized Ratio** (INR) angegeben, bei der die Laborunterschiede durch einen entsprechenden Korrekturfaktor ausgeglichen werden; Normalwert < 1,2.
- **Partielle Thromboplastinzeit** (PTT): Hiermit wird das endogene (intrinsic) Gerinnungssystem getestet und damit die Faktoren II, V, VIII, IX, X, XI und XII; Normalwert: 20–35 Sekunden.
- **Thrombinzeit** (Plasmathrombinzeit, PTZ): Es wird die Dauer der Gerinnungszeit gemessen. Sie dient vor allem der Kontrolle einer Heparintherapie; Normalwert: 17–24 Sekunden.

4.5.1 Hämophilie

Die Hämophilie (Bluterkrankheit) ist eine vererbte Koagulopathie, bei der der Gerinnungsfaktor VIII oder IX fehlt bzw. vermindert ist.

Ursachen und Einteilung

Die Hämophilie wird X-chromosomal geschlechtsgebunden rezessiv vererbt. Dies bedeutet, dass Frauen, da sie zwei X-Chromosome besitzen, klinisch in der Regel nicht betroffen sind, die Erkrankung jedoch übertragen können (Konduktorinnen). Da Männer nur über ein X-Chromosom verfügen, erkranken sie immer, wenn ein defektes X-Chromosom vorliegt. Bei 50 % der Erkrankten liegt eine Spontanmutation des X-Chromosoms vor.

Zwei Formen der Hämophilie werden unterschieden:
- **Hämophilie A** (85 %): Mangel an Gerinnungsfaktor VIII
- **Hämophilie B** (15 %): Mangel an Gerinnungsfaktor IX.

Die Ausprägung einer Hämophilie ist unterschiedlich schwer, da sie davon abhängt, wie hoch die Konzentration der vorhandenen Gerinnungsfaktoren ist.

Symptome

Schwere Hämophilieformen machen sich hauptsächlich, auch ohne vorherige Verletzung, durch Blutungen in Gelenke oder Muskeln bemerkbar. Leichtere Hämophilieformen werden meist erst anlässlich einer Operation oder Zahnentfernung erkannt, wenn es zu starken Nachblutungen kommt.

Diagnostik

Häufig sind mehrere männliche Familienangehörige erkrankt. Die **partielle Thromboplastinzeit** (PTT) ist auf ≥ 40 Sek. verlängert, während die Blutungszeit normal ist. Um die Hämophilie A von der Hämophilie B zu unterscheiden, wird in Speziallabors die Aktivität von Faktor VIII und IX bestimmt.

Therapie

Die fehlenden Gerinnungsfaktoren VIII oder IX werden bei einer schweren Hämophilie permanent substituiert, d. h. regelmäßig intravenös gespritzt. Bei leichteren Formen werden sie lediglich im Bedarfsfall, z. B. bei spontanen Blutungen oder vor Operationen, verabreicht. Bei einer leichten Hämophilie A reicht mitunter auch die Gabe eines Vasopressin-Analogons, welches im Endothel gespeicherte Gerinnungsfaktoren freisetzt.

Medikamente, die die Blutungsneigung erhöhen (z. B. Heparin, Acetylsalicylsäure), dürfen nicht eingenommen werden. Auch intramuskuläre Injektionen sind kontraindiziert.

Die Patienten müssen sich vor Verletzungen schützen, z. B. auch beim Zähneputzen.

Komplikationen

- Schwere Arthrosen entstehen durch wiederholte Blutungen in die Gelenke (Hämarthros)
- Bildung von Hemmkörpern gegen Faktor VIII
- Da die Faktorenkonzentrate früher ausschließlich aus Blutplasma hergestellt wurden, haben sich viele Patienten mit Hepatitis- oder mit HI-Viren infiziert. Solche Infektionen sind heute nahezu ausgeschlossen, da die Präparate gereinigt und virusinaktiviert sind bzw. biotechnologisch hergestellt werden.

4.5.2 Disseminierte intravasale Gerinnung

Eine disseminierte intravasale Gerinnung (DIC) bzw. **Verbrauchskoagulopathie** kommt durch eine überschießende Aktivierung des Gerinnungssystems innerhalb der Blutgefäße mit Ausbildung zahlreicher kleiner Blutgerinnsel (Mikrothromben) im Gefäßsystem zustande. Dadurch werden Gerinnungsfaktoren und Thrombozyten verbraucht, im weiteren Verlauf tritt eine hämorrhagische Diathese mit der Gefahr von massiven Blutungen auf. Sekundär entwickelt sich meist eine Hyperfibrinolyse (gesteigerte Auflösung von Fibrin).

Ursachen

Die übermäßige Aktivierung der Blutgerinnung kann hervorgerufen werden durch einen schweren Schock, eine Sepsis, geburtshilfliche Komplikationen sowie durch Operationen an Organen mit hoher Gerinnungsaktivität im Gewebe wie Lunge (**P**ulmo), **P**ankreas, **P**lazenta oder **P**rostata (4× P).

Symptome

Im Frühstadium ist eine DIC sehr schwer zu diagnostizieren. Im weiteren Verlauf treten typische Zeichen einer hämorrhagischen Diathese auf: Punktförmige und flächenhafte Hautblutungen, Magen-Darm-Blutungen, Nieren- oder Gehirnblutungen. Gleichzeitig kann es durch Mikrothromben und der damit verbundenen schlechten Organdurchblutung zum Organversagen kommen.

Diagnostik

Bei der akuten manifesten DIC sind zahlreiche Blutgerinnungsparameter verändert: Thrombozyten ↓, Fibrinogen ↓, Antithrombin III ↓, Nachweis von Fibrinmonomeren, Quick-Wert ↓, PTT ↑.

Therapie

Am wichtigsten ist es, die auslösenden Grunderkrankung zu therapieren. Um eine DIC bei gefährdeten Patienten zu verhindern, wird prophylaktisch Heparin gespritzt (verhindert die Bildung von Mikrothromben im frühen Stadium).

Bei einer manifesten DIC müssen die Patienten auf der Intensivstation engmaschig überwacht werden. Sie erhalten Antithrombin III, FFP (Fresh Frozen Plasma = Frischplasma), Fibrinogen- und Thrombozytenkonzentrate. Heparin muss abgesetzt werden.

4.5.3 Thrombozytär verursachte hämorrhagische Diathesen

Thrombozyten werden im Knochenmark gebildet und bereits nach etwa zehn Tagen in der Milz abgebaut. Veränderungen der Thrombozyten sind für ⅔ aller hämorrhagischen Diathesen verantwortlich.

Ursachen und Einteilung

Eine **Thrombozytopenie** liegt vor, wenn die Thrombozytenzahl auf ≤ 150.000/µl vermindert ist. Mögliche Ursachen sind:
- Verringerte Produktion von Thrombozyten im Knochenmark, z. B. infolge von Bestrahlung, Zytostatikagabe oder Knochenmarkerkrankungen wie Leukämien
- Beschleunigter Abbau von Thrombozyten in der Milz, z. B. bei Hypersplenismus
- Vermehrter Verbrauch von Thrombozyten im peripheren Blut, z. B. bei DIC oder durch Autoantikörper, z. B. bei idiopathischer thrombozytopenischer Purpura (Morbus Werlhof) und bei systemischem Lupus erythematodes
- Medikamentennebenwirkungen in Form einer toxischen Knochenmarkschädigung bzw. einer allergischen Thrombozytenzerstörung, verursacht z. B. durch Heparin (selten), Cotrimoxazol u. a.

Bei einer **Thrombozytopathie** liegt eine Funktionsstörung der Thrombozyten vor, die entweder (selten) vererbt oder (häufiger) erworben ist, z. B. durch Medikamente wie Acetylsalicylsäure, Clopidogrel oder Dextran, durch Nierenversagen mit Urämie oder durch bestimmte Knochenmarkerkrankungen, z. B. Polycythämia vera, Plasmozytom.

Von einer Thrombozytopenie zu unterscheiden ist eine **Thrombozytose,** bei der zu viele Thrombozyten im peripheren Blut zirkulieren. Dadurch besteht die Gefahr der Thrombosebildung mit folgender Lungenembolie.

Symptome

Zu spontanen Blutungen kommt es meist erst, wenn die Zahl der funktionstüchtigen Thrombozyten auf ≤ 30.000/µl Blut erniedrigt ist. Dann zeigen sich petechiale (punktförmige) Hautblutungen sowie Nasenbluten oder eine verstärkte Menstruation.

Diagnostik

* Thrombozytenzählung: Die Anzahl der Thrombozyten sagt allerdings nichts über ihre Funktionstüchtigkeit aus
* Blutungszeit: Bei einer Thrombozytenstörung oder einer gefäßbedingten Blutungsneigung ist sie verlängert, nicht jedoch bei einer Koagulopathie
* Weiterhin muss die Ursache der Thrombozytenveränderung ermittelt werden.

Therapie

Die Behandlung besteht in der Therapie der Grunderkrankung und dem Meiden aller auslösenden Medikamente. Wenn dies nicht möglich ist, müssen Thrombozyten in Form von Thrombozytenkonzentraten substituiert werden.

Bei der idiopathischen thrombozytopenischen Purpura werden Kortikosteroide oder Immunglobuline gegeben. Ist diese Therapie erfolglos, wird die Milz operativ entfernt (Splenektomie). Letzte Möglichkeit ist die Gabe von Immunsuppressiva.

4.5.4 Vaskulär verursachte hämorrhagische Diathesen

Zu vaskulär bedingten hämorrhagischen Diathesen kommt es durch Schädigung der Blutgefäße, den sog. Vaskulopathien oder Vasopathien, die entweder vererbt oder erworben sind.

Morbus Osler

Es handelt sich um eine autosomal-dominante Erbkrankheit. Typisch sind punktförmige Gefäßerweiterungen (Teleangiektasien) an Lippen, Zunge, Nasenschleimhaut, im Magen-Darm-Trakt und in den Atemwegen; es kommt gehäuft zu Nasenbluten, gastrointestinalen Blutungen und Hämoptoe (Bluthusten).

Purpura Schoenlein-Henoch

Diese erworbene Vaskulitis kommt insbesondere bei Kindern vor. Es handelt sich dabei um eine allergische Immunreaktion vom Typ III (➤ 1.4), bei der es zu Ablagerungen von IgA-haltigen Immunkomplexen in den kleinen Blutgefäßen kommt. Sie tritt oft nach einem Infekt auf und äußert sich mit Fieber, Gelenk- und Bauchschmerzen. Typisch ist ein Hautausschlag mit kleinsten Einblutungen, sog. **Petechien,** besonders an den Streckseiten der Beine. Häufig treten gastrointestinale Blutungen und eine Glomerulonephritis mit Makrohämaturie auf. Therapeutisch werden Kortikosteroide gegeben, bei schweren Verläufen zusätzlich Cyclophosphamid.

Vitamin C-Mangel

Ein extremer Mangel an Vitamin C ruft bei Erwachsenen **Skorbut** hervor, der zu einer erhöhten Kapillarbrüchigkeit führt. Folge sind Blutungs- und Infektneigung sowie Zahnausfall. Skorbut trat früher häufig bei Seefahrern auf, die auf langen Fahrten unzureichend mit Vitamin C-haltigen Nahrungsmitteln versorgt waren.

4.6 Amyloidose

Bei den systemischen Amyloidosen lagern sich unterschiedliche Proteine (Amyloid) im Interstitium verschiedener Organe, Gefäße und Nerven ab.

Ursachen und Einteilung

Häufig liegt der Amyloidose eine andere Erkrankung zugrunde. Je nach Ursache und Struktur des Amyloids gibt es verschiedene Formen:
- Immunglobulin-assoziierte Amyloidose, z. B. bei einem Plasmozytom
- Sekundäre Amyloidose, z. B. bei malignen Tumoren oder chronisch entzündlichen Erkrankungen wie Tuberkulose, rheumatoide Arthritis, Morbus Crohn, Colitis ulcerosa
- Familiäre Amyloidose, autosomal dominant vererbt
- Amyloidose bei jahrelanger Hämodialyse.

Häufig betroffen sind Magen-Darm-Trakt, Nieren, Herz und peripheres Nervensystem. Seltener betroffen sind Leber, Milz oder Nebennieren.

Symptome

Falls die Amyloidose durch eine andere Grunderkrankung ausgelöst wurde, liegen Symptome dieser Erkrankung vor. Im Übrigen sind die Beschwerden abhängig von den befallenen Organen:
- Nieren → Proteinurie, nephrotisches Syndrom, Niereninsuffizienz
- Herz → Herzinsuffizienz, Reizleitungsstörungen
- Nervensystem → Polyneuropathie, autonome Neuropathie mit Durchfall, Verstopfung, Impotenz, Inkontinenz, orthostatische Hypotonie
- Zunge → Makroglossie
- Leber → Hepatomegalie.

Diagnostik

Aus einem betroffenen Organ (z. B. Rektum, Niere, Myokard) wird Gewebe entnommen. Das Amyloid kann darin mit verschiedenen Techniken nachgewiesen werden.

Therapie

Die vorliegende Grunderkrankung muss behandelt werden. Die weitere Therapie richtet sich nach den jeweiligen Organmanifestationen.

4.7 Lymphangitis und Lymphadenitis

Bei einer **Lymphangitis** sind die Lymphgefäße, bei einer **Lymphadenitis** die Lymphknoten entzündet. Ursache kann das Übergreifen einer benachbarten Gewebsentzündung sein oder es werden Krankheitserreger auf anderem Wege in die Lymphbahnen eingeschwemmt.

Symptome

Entzündete Lymphgefäße breiten sich ausgehend von einer infizierten Verletzung zum Körperstamm hin aus. Sie sind als roter Strang sichtbar, fühlen sich warm an und sind druckschmerzhaft. Wiederholte Lymphgefäßentzündungen können zu einem Lymphödem führen.

Entzündete Lymphknoten sind vergrößert und druckschmerzhaft. Die über dem betroffenen Knoten liegende Haut kann gerötet und überwärmt sein. Oft treten zusätzlich Fieber und körperliche Abgeschlagenheit auf. Selten bildet sich ein Lymphknotenabszess.

Komplikation einer Entzündung der Lymphgefäße kann eine Sepsis sein.

Therapie

Meist muss die Entzündung medikamentös mit Antibiotika behandelt werden. Das betroffene Körperteil wird ruhig gestellt, gekühlt und nach Möglichkeit hoch gelagert. Der Entzündungsherd selbst muss saniert werden. Bildet sich ein Lymphknotenabszess, muss operativ eingegriffen werden.

4

KAPITEL

5 Erkrankungen der Atemwege und der Lunge

5.1 Anatomie und Physiologie der Atemwege und der Lunge

5.1.1 Anatomie

➤ Abb. 5.1

Trachea und Bronchien

Unterhalb des Kehlkopfes beginnt die Trachea (Luftröhre). Sie ist 10–12 cm lang und endet an der Gabelungsstelle (Bifurkation) in die beiden **Hauptbronchien.** Der rechte Hauptbronchus teilt sich nach wenigen Zentimetern in drei **Lappenbronchien,** während der linke Hauptbronchus sich lediglich in zwei Lappenbronchien teilt. Diese fünf Lappenbronchien ziehen jeweils zu einem Lungenlappen. Dort teilen sie sich weiter in **Segmentbronchien.** Durch mehr als zwanzig solcher Teilungsschritte entsteht das weit verzweigte System des **Bronchialbaums.** Die kleinsten Bronchien haben einen Durchmesser von weniger als 1 mm und werden **Bronchiolen** genannt. Sie setzen sich in die mit den **Lungenbläschen** (Alveolen) besetzten **Alveolargänge** fort.

Lunge

Die Lunge (Pulmo) besteht aus dem rechten und dem linken **Lungenflügel.** Der rechte Lungenflügel wird durch zwei schräg verlaufende Spalten in drei **Lappen** und diese durch Bindegewebe wiederum in zehn **Segmente** unterteilt. Durch das nach links verschobene Herz ist der linke Lungenflügel kleiner als der rechte. Er wird durch eine schräg verlaufende Spalte in nur zwei Lappen und diese wiederum in neun Segmente unterteilt. Die Lungenflügel werden durch den **Mittelfellraum** (Mediastinum) voneinander getrennt.

Die Lunge ist durch die Rippen geschützt und liegt mit ihrer Basis dem Zwerchfell auf. Die Lungenspitzen ragen etwas über die Schlüsselbeine hinaus. An den medialen Seiten der Lungenflügel treten im **Lungenhilus** Bronchien, Arterien und Nerven in die Lunge ein, Venen und Lymphbahnen aus.

Blutversorgung

Die Lunge verfügt über zwei Gefäßsysteme. **Lungenarterien** und **-venen** (Aa. und Vv. pulmonales) bilden den Lungenkreislauf, über den die Atemgase zwischen Blut und Atemluft ausgetauscht werden.

Daneben existiert ein eigenes Versorgungssystem für das Lungengewebe, das von Ästen aus der Aorta, den **Bronchialarterien** (Aa. bronchiales) gebildet wird. Sie sind nicht am Gasaustausch zwischen Blut und Atemluft beteiligt. Ihr O_2-armes Blut verlässt über die **Bronchialvenen** (Vv. bronchiales) die Lunge.

Pleura

Die Oberfläche der Lunge ist vom **Lungenfell** (Pleura visceralis) überzogen. Am Lungenhilus schlägt das Lungenfell in das **Brustfell** (Pleura parietalis) um. Das Brustfell kleidet das Zwerchfell, das Mediastinum, Rippen, Wirbelsäule und Brustbein zur Lunge hin aus. Die beiden Pleurablätter (Pleura visceralis und Pleura parietalis) bilden zwischen sich einen geschlossenen Spalt, den **Pleuraspalt,** der nicht mit dem Außenraum verbunden ist. Er ist mit ca. 5 ml seröser Gleitflüssigkeit pro Pleuraspalt gefüllt, sodass sich die Lunge bei der Atmung reibungsfrei bewegen kann.

5.1.2 Physiologie

Lungenfunktionsdiagnostik

Eine wichtige Rolle bei der Diagnostik verschiedener Lungenerkrankungen spielt die Lungenfunktions-

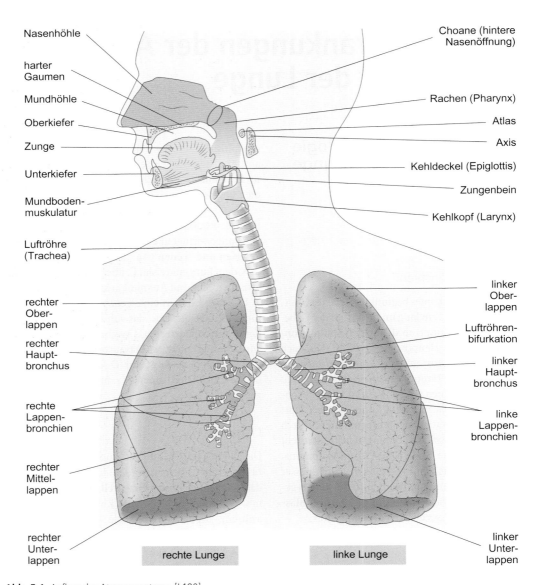

Nasenhöhle

harter Gaumen

Mundhöhle

Oberkiefer

Zunge

Unterkiefer

Mundboden-muskulatur

Luftröhre (Trachea)

rechter Ober-lappen

rechter Haupt-bronchus

rechte Lappen-bronchien

rechter Mittel-lappen

rechter Unter-lappen

Choane (hintere Nasenöffnung)

Rachen (Pharynx)

Atlas

Axis

Kehldeckel (Epiglottis)

Zungenbein

Kehlkopf (Larynx)

linker Ober-lappen

Luftröhren-bifurkation

linker Haupt-bronchus

linke Lappen-bronchien

linker Unter-lappen

rechte Lunge

linke Lunge

Abb. 5.1 Aufbau des Atmungssystems. [L190]

prüfung. Sie umfasst mehrere Untersuchungen, deren Ergebnisse eine Aussage über die Leistungsfähigkeit der Lunge (u. a. Ventilation und Compliance) erlauben. Um die Lungenvolumina und deren Veränderungen zu beurteilen, setzt man die **Spirometrie** ein. Der Patient atmet durch einen Schlauch aus einem geschlossenen System Luft ein und aus. Dabei werden die Volumenveränderungen der Lunge aufgezeichnet.

Atemmechanik

Einatmung (Inspiration) und **Ausatmung** (Exspiration) sind Folge der Aktivität der Atemmuskulatur, durch deren Kontraktion das Volumen der Lunge rhythmisch verändert wird.

Bei der Einatmung (Inspiration) führt die Kontraktion des Zwerchfells und der äußeren Zwischenrippenmuskulatur zu einer Erweiterung des Brustraums und der Lunge. In der Lunge entsteht so gegenüber der Außenluft ein Unterdruck, wodurch die Luft angesaugt wird und in die Lunge einströmt. Während die Einatmung aktiv erfolgt, läuft die Ausatmung vorwiegend passiv ab. Nach Erschlaffung der Einatemmuskulatur kommt es aufgrund der Eigenelastizität von Lungengewebe und Brustkorb zu einer passiven Verengung des Brustkorbs und zum Ausströmen der Atemluft – genauso, wie ein aufgeblasener Luftballon von selbst in seinen Ausgangszustand zurückkehrt. Die Ausatmung kann durch die innere Zwischenrippenmuskulatur und die Bauchmuskulatur unterstützt werden.

Atem- und Lungenvolumina

➤ Abb. 5.2

Ein gesunder, erwachsener Mann atmet pro Atemzug etwa 500 ml Luft ein und wieder aus (= **Atemzugvolumen**). Bei 14–16 Atemzügen/Minute ergibt das ein **Atemminutenvolumen** von ca. 7,5 l. Durch verstärkte Inspiration (nach der normalen Einatmung) können zusätzlich weitere 2–3 l Luft

eingeatmet werden (= **inspiratorisches Reservevolumen**). Durch verstärkte Ausatmung (nach der normalen Ausatmung) kann eine weitere Luftmenge von ca. 1,5 l ausgeatmet werden (= **exspiratorisches Reservevolumen**). Addiert man zu dieser das Atemzugvolumen und das inspiratorische Reservevolumen, so erhält man die **Vitalkapazität** (ca. 4,5 l). Dieser Wert gibt damit das maximal ein- und ausatembare Luftvolumen wieder.

Aber auch nach stärkster Ausatmung bleibt noch Luft in den Lungen zurück. Diese Restluft wird **Residualvolumen** genannt (ca. 1,5 l). Die Summe aus Vitalkapazität und Residualvolumen ergibt die **Totalkapazität** (ca. 6 l). Sie ist das maximal mögliche Luftvolumen, das die Lunge aufnehmen kann. Die **funktionelle Residualkapazität** setzt sich aus exspiratorischem Reservevolumen und Residualvolumen zusammen und ist das Volumen, das nach normaler Ausatmung in der Lunge verbleibt (ca. 3 l).

Besondere Bedeutung bei der Diagnose bestimmter Lungenerkrankungen hat die **Einsekundenkapazität** (FEV$_1$, Tiffeneau-Test). Sie gibt an, welches

5

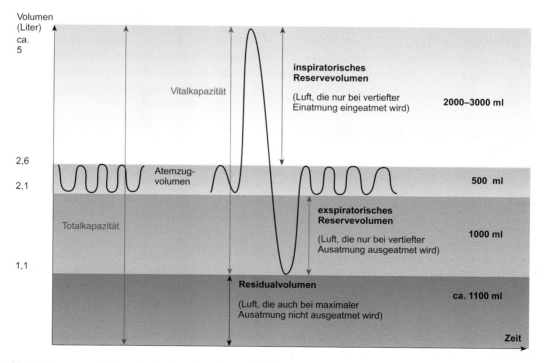

Abb. 5.2 Lungen- und Atemvolumina eines Erwachsenen. [L190]

Volumen aus maximaler Einatemstellung in einer Sekunde ausgeatmet werden kann. Beim Gesunden beträgt sie 80 % der Vitalkapazität, also 3,6 l.

Gasaustausch

Der Gasaustausch findet in den Alveolen statt. Diese sind außen netzförmig von den Kapillaren des Lungenkreislaufs umgeben. Über die Lungenarterien gelangt O_2-armes und CO_2-reiches Blut von der rechten Herzkammer an die Lungenbläschen. Dort diffundiert das CO_2 durch die Wand der Kapillaren und Lungenbläschen in die Lungenbläschen hinein, während das O_2 in entgegengesetzter Richtung aus den Lungenbläschen in die Lungenkapillaren diffundiert.

Der Gasaustausch in der Lunge wird beeinflusst durch:

- **Lungenbelüftung** (Ventilation): Je mehr Alveolen belüftet werden, desto mehr O_2 steht für den Gasaustausch zur Verfügung. Dies kann durch eine Steigerung des Atemminutenvolumens (= Atemfrequenz × Atemzugvolumen) erreicht werden
- **Lungendurchblutung** (Perfusion): Je mehr Kapillaren durchblutet werden, desto größer wird die Kontaktfläche des Blutes zu den Kapillaren und Lungenbläschen und desto größer ist der Gasaustausch.

5.2 Infektiöse Erkrankungen von Atemwegen und Lunge

5.2.1 Influenza

Die Influenza (Grippe) wird durch Infektion mit **Myxoviren** (Influenzavirus Typ A, B oder C) hervorgerufen und ist gekennzeichnet durch eine vorübergehende Schädigung der Atemwegsschleimhaut. Der Erkrankungsgipfel liegt im Winter; periodisch treten größere Epidemien auf. Die seit dem Frühjahr 2009 auftretende neue Influenza (mexikanische Grippe, Schweinegrippe) wird durch einen Subtyp des Influenza-A-Virus hervorgerufen.

> **Erkältung**
>
> Von einer Influenza zu unterscheiden sind die **Erkältung** und der **Schnupfen** (Rhinitis), die durch viele verschiedene Viren wie Rhino-, Corona- oder Adenoviren verursacht werden. Eine Erkältung verläuft meist leichter (nur Schnupfen, Niesen, Halsbrennen, subfebrile Temperaturen) als eine Grippe und erfordert beim ansonsten Gesunden keine spezielle ärztliche Therapie.

Ursachen

Influenzaviren werden meistens durch Tröpfchen beim Husten und Niesen übertragen. Die Influenzaviren sind genetisch variabel, d. h. sie verändern sich ständig. Daher kann ein Patient, der aufgrund einer Infektion oder einer Schutzimpfung bereits Antikörper gebildet hat, trotzdem mehrmals – sogar in kurzen Zeitabständen – an einer Influenza erkranken. Besonders gefährdet, an einer Influenza zu erkranken, sind alte Menschen mit Vorerkrankungen, Patienten mit Abwehrschwäche sowie Kinder.

Symptome

Typischerweise tritt nach einer Inkubationszeit von 1–4 Tagen **plötzlich** Fieber mit starkem Krankheitsgefühl auf. Es kommen Husten, Halsschmerzen, Schnupfen, Abgeschlagenheit, Kopf- und Gliederschmerzen hinzu. Bei 70 % der Patienten verläuft eine Influenza allerdings ohne Symptome bzw. mit nur leichten Symptomen.

Diagnostik

Meist besteht eine Rötung der Rachenschleimhaut (Laryngo-Tracheo-Bronchitis), BSG und CRP sind erhöht, ggf. liegt eine Leukopenie vor. Das Virus oder Virusantigene sind evtl. im Rachenspülwasser nachweisbar. Der Erreger kann auch mittels eines Influenza-Schnelltests nachgewiesen werden.

Therapie

In den ersten 24 bis 48 Stunden sind bei Influenza A und B Neuraminidasehemmer (z. B. Oseltamivir als Tamiflu®) wirksam. Eine solche Therapie wird empfohlen, wenn in der Region eine Influenza-Epidemie besteht und beim Patienten eine typische Symptomatik besteht oder die Infektion virologisch nachgewiesen ist. Andere schwere Infektionen müssen ausgeschlossen sein.

Die weitere Behandlung erfolgt symptomatisch:
- Bei Fieber reichliche Flüssigkeitszufuhr
- Evtl. Nasentropfen zum Abschwellen der Nasenschleimhaut für höchstens zehn Tage
- Fiebersenkung und Schmerzmittelgabe, z. B. mit Paracetamol
- Bei verschleimten Atemwegen Inhalationen mit 0,9-prozentiger Kochsalzlösung, evtl. zusätzlich schleimlösende Mittel wie Mucosolvan®
- Bei quälendem Reizhusten hustendämpfende Medikamente, aber nicht gemeinsam mit schleimlösenden Mitteln verabreichen
- Bei Verdacht auf bakterielle Superinfektion Antibiotika
- Bei bettlägerigen älteren Patienten Thrombembolieprophylaxe.

Komplikationen

Besonders bei abwehrgeschwächten Patienten, älteren Menschen, Kindern und Patienten mit chronischen Atemwegserkrankungen können sich Pneumonien entwickeln. Sie entstehen häufig durch Superinfektionen mit Bakterien, z. B. Staphylokokken. Bei Ausbreitung der Bakterien kann es zu einer Mittelohrentzündung (Otitis media) oder einer Nasennebenhöhlen-Entzündung (Sinusitis) kommen. Gefürchtet sind eine Myokarditis und der Befall des Nervensystems mit Meningitis (Hirnhautentzündung) bzw. Enzephalitis (Gehirnentzündung).

Prophylaxe

Da die Viren durch Tröpfcheninfektionen übertragen werden, sollte von Grippekranken Abstand gehalten werden und Menschenansammlungen besonders im Winter gemieden werden. Für Menschen über 60 Jahre, Personen mit erhöhter Exposition, Schwangere und Patienten mit kardiopulmonalen Erkrankungen oder Abwehrschwäche wird eine aktive Impfung gegen Influenza empfohlen. Um einen Schutz gegen die jeweils aktuellen Subtypen des Influenzavirus zu erreichen, muss die Impfung jedes Jahr im Herbst erneuert werden.

5.2.2 Akute Bronchitis

Bei der akuten Bronchitis ist die Bronchialschleimhaut entzündet. Ist zusätzlich die Trachea betroffen, liegt eine **Tracheobronchitis** vor.

Ursachen

Eine akute Bronchitis wird meistens durch Viren wie Rhino-, RS-, Corona- oder Influenzaviren hervorgerufen, weniger häufig durch Mykoplasmen oder Chlamydien sowie durch Bakterien wie Pneumokokken oder Hämophilus influenzae. Weiterhin tritt sie im Rahmen anderer Erkrankungen wie Keuchhusten oder Masern auf. Seltene Ursachen sind Pilze und Reizstoffe (Stäube, Gase).

Symptome

Kennzeichnend sind Erkältungssymptome mit Reizhusten und Brustschmerzen. Der Auswurf ist gering und zäh. Das Fieber steigt selten über 39 °C. Es treten Kopf-, Glieder- und Muskelschmerzen auf.

Diagnostik

Die Diagnose wird anhand der klinischen Symptome gestellt. Bei der Lungenauskultation fallen brummende und giemende Rasselgeräusche auf. Die BSG ist gering erhöht. Grünlich-gelbes Sputum weist auf eine bakterielle (Super-)Infektion hin.

Therapie

Die Therapie der akuten Bronchitis oder Tracheobronchitis erfolgt symptomatisch: Die Patienten sollen nicht rauchen und viel warme Flüssigkeit trinken. Mukolytika verflüssigen das Bronchialsekret. Hustenstillende Medikamente dürfen nur bei quälendem Reizhusten eingesetzt werden, da sie das Abhusten des infektiösen Sekrets behindern. Antibiotika sind nur bei Zeichen einer bakteriellen Infektion, bei sehr hartnäckiger Bronchitis

5

oder bei Verdacht auf eine bakterielle Pneumonie indiziert.

Komplikationen

- Bronchopneumonie
- Auf eine viral bedingte Bronchitis kann sich eine bakterielle Infektion als sog. Sekundärinfektion aufpfropfen
- Bronchiolitis (Entzündung der kleinsten Bronchialverzweigungen) mit Verschluss der Bronchiolen. Vor allem kleine Kinder sind gefährdet. Therapeutisch werden zusätzlich Kortikosteroide gegeben
- Hyperreagibles Bronchialsystem mit hartnäckigem Hustenreiz und spastischer Bronchitis.

5.2.3 Pneumonie

Die Pneumonie (Lungenentzündung) ist eine Entzündung des Lungengewebes. In den Industrieländern stellt sie die häufigste Todesursache unter den Infektionskrankheiten dar.

Ursachen

Aus voller Gesundheit heraus entsteht selten eine Pneumonie. Pneumoniegefährdet sind vor allem Patienten, deren Immunabwehr durch eine andere Erkrankung oder hohes Alter geschwächt ist.

Es werden infektiöse von nicht-infektiösen Pneumonien unterschieden. Ursachen können sein:
- Krankheitserreger:
  - Bakterien, z. B. Pneumokokken, Hämophilus influenzae, Klebsiellen, Enterobacter, Legionellen; rufen meist eine alveolare Pneumonie hervor
  - Viren, z. B. RS-Viren, Adenoviren, Parainfluenzaviren, Influenzaviren Typ A und B; rufen meist eine interstitielle Pneumonie hervor
  - Pilze
  - Parasiten wie Protozoen und Würmer
- Chemische Schädigungen, z. B. durch Aspiration von Mageninhalt **(Aspirationspneumonie),** verschiedene Reizgase
- Physikalische Schädigungen, z. B. durch Strahlen oder Fremdkörper in den Bronchien

- Kreislaufstörungen, z. B. Lungeninfarkt: aufgrund einer Minderdurchblutung der Bronchialarterien, die das Lungengewebe mit O_2 versorgen, kommt es häufig zur Infarktpneumonie.

Je nachdem, ob die Pneumonie ohne oder mit Vorerkrankungen des Patienten (Asthma, Immunschwäche) auftritt, werden **primäre** von **sekundären Pneumonien** unterschieden. Zu Hause erworbene Pneumonien werden als **ambulante Pneumonien** bezeichnet. Tritt eine Pneumonie in der Klinik auf, wird sie als **nosokomial** bezeichnet. Problematisch sind Pneumonien, die durch multiresistente Erreger hervorgerufen werden, z. B. Methicillin-resistente Staphylococcus aureus (MRSA) , Vancomycin-resistente Enterokokken (VRE).

Prophylaxe MRSA-Infektion

- Screening von Risikopersonen durch Nasen-Rachen-Abstrich und Sanierung von MRSA-Trägern (Mupirocin-Nasensalbe, Chlorhexidin-Waschungen u. a.)
- Isolation von Patienten mit MRSA-Infektion
- Hygieneregeln beachten, insbesondere Händedesinfektion
- Sparsamer Einsatz von Antibiotika.

Symptome

Eine weitere Einteilung erfolgt nach dem Auftreten der Symptome in typische und atypische Pneumonien.

Typische Pneumonie
Sie wird meist durch Pneumokokken verursacht und ist gekennzeichnet durch:
- Schnellen Krankheitsbeginn mit Schüttelfrost und hohem Fieber, schweres Krankheitsgefühl
- Husten mit grünlich-gelbem Auswurf, der durch Blutbeimengungen auch rot-braun gefärbt sein kann
- Atemnot und Tachypnoe
- Atemabhängige Schmerzen bei begleitender Pleuritis.

Atypische Pneumonien
Hierunter versteht man Pneumonien, deren Krankheitsbild von dem einer typischen Pneumonie abweicht. Sie werden v. a. durch Viren, Legionellen, Mykoplasmen oder Chlamydien hervorgerufen. Kennzeichnend sind:

- Langsamer Beginn
- Kopf- und Muskelschmerzen, meist nur leichtes Fieber
- Trockener Reizhusten mit wenig Auswurf.

Diagnostik

- Lungenauskultation: Rasselgeräusche, Bronchialatmen (verstärktes, hauchendes Atemgeräusch, klingt wie „ch"); bei einer atypischen Pneumonie oft nur geringer Auskultationsbefund
- Röntgen-Thorax: Verschattung des betroffenen Lungenbezirks (➤ Abb. 5.3)
- Laborbefund: CRP ↑, BSG ↑, bei typischer Pneumonie Leukozytose mit Verringerung der eosinophilen Granulozyten und der Lymphozyten, ansonsten normale oder erniedrigte Leukozytenzahl
- Blutkulturen
- Erregernachweis aus Sputum, Blut oder bronchoskopisch gewonnenem Material (evtl. durch Bronchiallavage). Bei einer Bronchiallavage werden die Bronchien mit physiologischer Kochsalzlösung gespült. In dem so gewonnenem Material können Krankheitserreger oder auch maligne Zellen bei einem Tumor nachgewiesen werden.
- Antibiogramm: In einer Bakterien- oder Blutkultur wachsen die verursachenden Keime heran. Es

werden Antibiotika hinzugegeben und getestet, wie stark der Zusatz bestimmter Antibiotika das Wachstum der Bakterien hemmt. Mithilfe des Antibiogramms ist nun eine gezielte Antibiotikatherapie möglich.

Therapie

Allgemeinmaßnahmen

- Körperliche Schonung; wichtig u. a., um den O_2-Bedarf zu begrenzen
- Schleimlösende Medikamente und reichlich Flüssigkeitszufuhr
- Inhalationstherapie mit 0,9-prozentiger Kochsalzlösung
- Hustendämpfende Medikamente nur bei quälendem Reizhusten
- Atemübungen (tiefes Ein- und Ausatmen, Lippenbremse, Atemtrainer wie Triflow®, Mediflow®) verbessern die Belüftung der Lungenabschnitte und die Sekretlösung. Nach den Übungen muss der Patient gezielt zum Abhusten aufgefordert werden, um das gelöste Sekret abhusten zu können (➤ Abb. 5.4).
- Vibrationen des Brustkorbes, z. B. durch ein Vibrax®-Vibrationsgerät oder durch Abklopfen. Abklatschen und Hackung unterstützen die Sekretlösung.
- Verschiedene Lagerungen wie die Dreh-Dehn-Lage, vergrößern die Atemfläche und helfen, das infektiöse Sekret zu mobilisieren und abzuhusten.

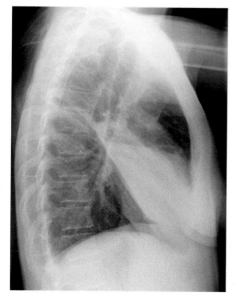

Abb. 5.3 Pneumonie im Röntgenbild. [T824]

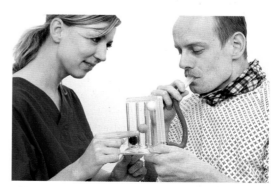

Abb. 5.4 Atemübungen. Der Patient soll die Bälle möglichst lange schweben lassen. So wird die Belüftung insbesondere der basalen Lungenabschnitte verbessert. [K115]

Medikamentöse Therapie

Nachdem Material zur Bestimmung des Erregers gewonnen ist, wird mit einer ungezielten Antibiotikatherapie begonnen. Liegt das Antibiogramm vor, kann auf eine gezielte Behandlung umgestellt werden. Ambulant erworbene Pneumonien sprechen meist gut auf Antibiotika an. Im Gegensatz dazu ist eine nosokomiale Pneumonie häufiger unempfindlich gegen viele Antibiotika.

- Zu Hause erworbene bakterielle Pneumonie: Aminopenicillin, Makrolidantibiotikum, Tetracyclin
- Nosokomiale Pneumonie: Je nach Erreger Cephalosporine, Acylaminopenicillin, Fluorchinolone, Carbapenem, häufig in Kombination
- Pilzpneumonie: Antimykotika
- Virale Pneumonie: Eine spezifische Therapie mit Virostatika ist nur in einem ganz frühen Stadium erfolgversprechend. Antibiotika sind wirkungslos.

Komplikationen

- Bei schwerem Verlauf kann die Pneumonie zu einer Ateminsuffizienz mit zunehmender Dyspnoe führen. In der Blutgasanalyse zeigt sich ein niedriger pO_2 und evtl. ein Anstieg des pCO_2. Die Patienten benötigen dann O_2, ggf. müssen sie intubiert und beatmet werden
- Die eitrige Einschmelzung von Lungengewebe führt zu Lungenabszessen
- Eine Begleitpleuritis kann mit einem Pleuraerguss oder einem Pleuraempyem (Eiteransammlung im Pleuraspalt) einhergehen
- Weitere Komplikationen entstehen bei Streuung der Erreger: Otitis media, Meningitis, Hirnabszess, Endokarditis.

5.2.4 Tuberkulose

Die Tuberkulose (Tbc, Schwindsucht) ist eine Infektionskrankheit, die durch das **Mycobacterium tuberculosis** hervorgerufen wird. Häufig ist die Lunge betroffen, aber auch andere Organe können an Tbc erkranken.

Eine aktive Tuberkulose und Todesfälle durch Tbc sind meldepflichtig.

Ursachen und Einteilung

Mykobakterien werden durch Tröpfcheninfektion von Mensch zu Mensch übertragen. In den Industrieländern hat die Tbc stark abgenommen, in den Entwicklungsländern gehört sie jedoch zu den häufigsten Infektionskrankheiten. Besonders gefährdet sind AIDS-Kranke, Drogenabhängige, Alkoholkranke, Obdachlose, Immigranten und ältere Menschen. Begünstigend wirken auch Medikamente, die die Immunabwehr schwächen wie Kortikosteroide und Zytostatika. Bei einem intakten Immunsystem erkranken nur etwa 5 % der Infizierten.

Stadieneinteilung

Latente tuberkulöse Infektion: Erster Kontakt mit Mykobakterien mit erfolgreicher Eindämmung des Erregers, die Tuberkulinreaktion ist positiv, radiologisch kann jedoch kein Organbefund nachgewiesen werden.

Primärtuberkulose: Erste Organmanifestation, Mykobakterien kapseln sich in der Lunge (Primärkomplex) ab und können so zum Ausgangspunkt einer erneuten Infektion werden.

Postprimäre Tuberkulose: Bakterien, die sich im Organismus abgekapselt haben, werden reaktiviert und lassen die Erkrankung erneut aufflackern. Sie tritt meist auf, wenn der Patient abwehrgeschwächt ist.

Symptome

Primärtuberkulose

Meist verläuft die Primärtuberkulose für den Patienten unbemerkt oder mit unspezifischen Symptomen wie Husten, leichtem Fieber und Schwäche.

In einem Teil der Fälle kommt es zu:
- Pleuritis exsudativa
- Starke Anschwellung der Lymphknoten des Lungenhilus (Hiluslymphknoten-Tbc)
- Minimal lesions (engl.: kleinste Läsionen): Vom Primärkomplex ausgehend können Tuberkelbakterien in andere Organe streuen und sich dort abkapseln. Das ist vorerst harmlos, die Erreger können jedoch von hier Ausgangspunkt einer postprimären Tuberkulose werden
- Miliartuberkulose: Wenn die Tuberkelbakterien über den Organismus streuen und der Patient ab-

wehrgeschwächt ist, kann es zu schweren tuberkulösen Entzündungen der Lunge und anderer Organe mit dicht gesäten kleinen Entzündungsherden (milium = Hirsekorn) kommen

- Sepsis
- Käsige Pneumonie mit Einschmelzungen.

Postprimäre Tuberkulose

In 80 % der Fälle betrifft eine Reaktivierung der Tuberkelbakterien die Lunge, in 20 % werden durch Aktivierung alter minimal lesions auch andere Organe befallen, vor allem Urogenitaltrakt (Genitaltuberkulose), Knochen, Gelenke, Pleura und Lymphknoten.

Auch die postprimäre Lungen-Tbc verläuft für den Patienten anfangs häufig unbemerkt. Mögliche Symptome sind Leistungsabfall, Müdigkeit, Gewichtsverlust, subfebrile Temperaturen, Nachtschweiß und chronischer Husten mit zunehmendem Auswurf.

Offene und geschlossene Tuberkulose

Bei einer offenen Tuberkulose sind in Sputum, Urin, Menstruationsblut oder Magensaft Tuberkelbakterien nachweisbar. Dies bedeutet, dass der Patient ansteckend ist. Bei der geschlossenen Tbc ist das nicht der Fall.

Diagnostik

- Tuberkulin-Hauttest (THT): Tuberkuloprotein wird an der Ellenbeuge intrakutan gespritzt oder mit einem Stempel (Tine-Test®) eingebracht. So wird die immunologische Spätreaktion des Organismus auf das Tuberkuloprotein getestet. Der

Test wird nach 72 Stunden abgelesen. Ein positives Ergebnis kann frühestens 5–6 Wochen nach erfolgter Primärinfektion erwartet werden. Bei positiver Reaktion tritt eine Schwellung von mindestens 6 mm Durchmesser auf. Dies beweist lediglich einen stattgefundenen Kontakt des Immunsystems mit Tuberkelbakterien (durch Infektion oder Impfung), nicht aber eine aktive Tbc-Erkrankung. Bei negativem Test ist das Vorliegen einer Tbc unwahrscheinlich.
- Interferon-γ-Test: Nachweis einer Tbc, unabhängig von einer stattgefundenen Tbc-Impfung
- Röntgen-Thorax: Ein typischer tuberkulöser **Primärkomplex** besteht aus einem umschriebenen Lungeninfiltrat und vergrößerten Lymphknoten am Hilus. In späteren Stadien einer Lungentuberkulose entwickeln sich oft **Kavernen** (umschriebene Hohlräume durch Gewebseinschmelzung)
- Mehrmalige bakteriologische Untersuchung von Sputum, Bronchialsekret (bronchoalveoläre Lavage), Liquor, Schleimhautabstrichen, Urin (bei Verdacht auf Tbc des Urogenitaltrakts) oder Lymphknotenpunktion mittels Kultur, PCR.

Therapie

Jede aktive Tbc muss behandelt werden, zu Anfang meist stationär. Bei offener Tbc müssen die Patienten isoliert werden. Die Patienten sollen auf Alkohol und Nikotin verzichten. Die medikamentöse Behandlung erfolgt mit einer Viererkombination von **Tuberkulostatika** (= gegen Tuberkulosebakterien wirksame Chemotherapeutika) über zwei Monate (Isoniazid, Rifampicin, Pyrazinamid, Ethambutol) und anschließend mit einer Zweierkombination

Tab. 5.1 Überblick über die wichtigsten Tuberkulostatika.

Substanz (Abk.)	Handelsname (Bsp.)	Wichtigste Nebenwirkungen	Besonderheiten
Isoniazid (INH)	Isozid®	Hepatotoxisch, sensible Polyneuropathie	Alkoholverbot, Leberenzymkontrollen
Rifampicin (RMP)	Rifa®	Hepatotoxisch, anaphylaktische Reaktionen	„Pille" evtl. unwirksam
Ethambutol (EMP)	Myambutol®	Sehstörungen, nephrotoxisch	Regelmäßige Sehtests
Pyrazinamid (PZA)	Pyrazinamid® Lederle	Harnsäureanstieg, hepato- und nephrotoxisch, Myopathie, Arthralgie	Zusätzliche Gabe von Allopurinol, Leberenzymkontrollen
Streptomycin (SM)	Strepto-Fatol®	Nephro- und ototoxisch	Regelmäßige Gehörkontrollen, Reservepräparat

5

(Isoniazid, Rifampicin) über weitere vier Monate (➤ Tab. 5.1). Die Einnahme der Medikamente muss gut überwacht werden, da sich bei unregelmäßiger Einnahme schnell Resistenzen entwickeln. Aufgrund der Nebenwirkungen müssen Leber- und Nierenwerte engmaschig überwacht werden. Wichtig sind zudem augenärztliche und HNO-ärztliche Kontrolluntersuchungen.

Bei besonders gefährdeten Patienten (mit Abwehrschwäche, unter Immunsuppression oder bei AIDS-Erkrankten) kann eine Chemoprophylaxe mit Isoniazid erwogen werden.

Komplikationen

Bei der Lungen-Tbc kann es zur Lungenblutung kommen, die nach Möglichkeit bronchoskopisch gestillt wird. Weiterhin kann ein Pneumothorax (Luftansammlung im Pleuraspalt mit Kollaps der Lunge) sowie eine respiratorische Insuffizienz mit Cor pulmonale auftreten. Für den Patienten besteht insbesondere bei einer geschwächten Abwehrlage die Gefahr der Erregerstreuung mit nachfolgender Meningitis, Perikarditis, Pneumonie und Sepsis.

!
Problematisch ist die Zunahme multiresistenter Tuberkulosen insbesondere in Osteuropa, deren Erreger mindestens gegen Isoniazid und Rifampicin resistent sind.

5.2.5 Lungenabszess

Ein Lungenabszess ist eine durch Einschmelzung von Gewebe in der Lunge entstandene Höhle, in der sich Eiter ansammelt.

Ursachen

Lungenabszesse können entstehen bei Aspiration oraler Sekrete, Pneumonie, Lungenkontusion (stumpfe Verletzung der Lunge, z. B. nach Thoraxverletzung) oder durch verschleppte Keime aus dem Nasen-Rachenraum (Infektion der Tonsillen oder Nasennebenhöhlen). Weiterhin können Lungenabszesse durch hämatogene Streuung, z. B. bei Zahnabszess, Prostatitis oder Osteomyelitis oder durch

lymphogene Streuung, z. B. bei Oberlippenfurunkel, Mundbodenphlegmone entstehen.

Symptome

Die Symptome verlaufen chronisch mit Husten, Fieber, Schweißausbrüchen und Gewichtsverlust. Ein Abszess kann jedoch auch klinisch stumm bleiben. Nach Einbruch des Abszesses in das Bronchialsystem kommt es zu übel riechendem Auswurf.

Diagnostik

- Röntgen-Thorax: Der Abszess stellt sich als unscharfe Verschattung der Lunge dar, evtl. mit Flüssigkeitsspiegel (Eiter)
- Bronchoskopie: Bei Spiegelung der Bronchien kann der Entzündungsherd lokalisiert und Sekret zur Keimanalyse entnommen werden
- Kulturelle Untersuchung von Sputum und Blut
- Labor: CRP ↑, Leukozytose.

Therapie

Der Abszess wird mittels Sonografie dargestellt und punktiert. Die Höhle kann über einen dünnen Schlauch gespült und drainiert werden. Antibiotika werden nach einer Keimbestimmung anfangs intravenös gegeben, später kann auf orale Antibiose umgestellt werden. Bei ausgedehnten Befunden muss evtl. der Thorax operativ eröffnet und der Abszess ausgeräumt werden.

5.3 Obstruktive Lungenerkrankungen

Bei einer obstruktiven Lungenerkrankung sind die Atemwege eingeengt. Dies führt zu einem erhöhten Atemwegswiderstand und somit zu einer erschwerten Atmung. Da sich je nach Lokalisation der Engstelle unterschiedliche Symptome ergeben, wird zwischen einer Verlegung der großen oberen Atemwege und der kleinen unteren Atemwege unterschieden. Bei einer Stenose der oberen Atemwege (Trachea, größere Bronchien) kommt es v. a. bei der

Inspiration zu einer Atembehinderung und es kann ein pfeifendes Geräusch (Stridor) gehört werden. Ursachen sind z. B.:

- Aspiration
- Schlafapnoe-Syndrom
- Ödem von Glottis oder Kehlkopf.

Bei einer Stenose der unteren Atemwege ist v. a. die Exspiration erschwert, verlängert und muss aktiv unterstützt werden. Die eingeatmete Luft kann nicht mehr vollständig entweichen und es sammelt sich immer mehr Luft distal der Stenose an. Durch die so „gefesselte Luft" (trapped air) kann es zu einer Überblähung der Lunge kommen. Ursachen sind z. B:

- Asthma bronchiale
- COPD (engl. chronic obstructive pulmonary disease). Hierzu zählen die chronisch obstruktive Bronchitis und das obstruktive Lungenemphysem
- Tumoren
- Stark vergrößerte Schilddrüse (Struma).

5.3.1 Chronische Bronchitis

Laut Definition der Weltgesundheitsorganisation (WHO) besteht eine chronische Bronchitis, wenn in zwei aufeinanderfolgenden Jahren Husten und Auswurf während mindestens drei aufeinanderfolgenden Monaten pro Jahr vorliegen.

Ursachen

Eine chronische Bronchitis entsteht durch Schädigung der Bronchialschleimhaut über einen längeren Zeitraum. Wichtigster Risikofaktor ist das Inhalieren von Tabakrauch (auch Passivrauchen). In 90 % der Fälle ist die Erkrankung eine Folge des Rauchens. Eine geringere Rolle spielen häufige bronchopulmonale Infekte, Schadstoffe in der Luft (Staub, Ozon, Schwefeldioxid, Stickoxide), feucht-kalte Witterung und die individuelle Empfindlichkeit des Bronchialsystems.

Symptome und Einteilung

Eine chronische Bronchitis ist meist in den ersten Jahren noch reversibel und nicht dauerhaft obstruktiv. Die Patienten klagen über Husten und Auswurf, typisch ist das morgendliche Abhusten von Sekret.

Im Verlauf der Erkrankung verengen sich die Bronchien mehr und mehr, es kommt zur fixierten Obstruktion. Dadurch kann der Patient die eingeatmete Luft nur erschwert ausatmen, was zur Überblähung der Lunge führt (Lungenemphysem). Zunächst tritt bei Anstrengungen anfallsweise Atemnot auf (Belastungsdyspnoe), später besteht sie dauerhaft. Es kommt zum Leistungsabfall.

Diagnostik

- Lungenauskultation: Oft sind schon ohne Stethoskop aufgrund der Bronchialverengung pfeifende und brummende Rasselgeräusche zu hören. Die Ausatmung ist typischerweise verlängert. Bei stark ausgeprägtem Lungenemphysem werden die Atemgeräusche sehr leise, da im verbliebenen Lungengewebe kaum noch Luft ausgetauscht wird
- Röntgen-Thorax: Er dient dem Erkennen eines Lungenemphysems oder entzündlichen Infiltrats. Darüber hinaus ist es wichtig zum Ausschluss anderer Lungenerkrankungen, insbesondere eines Bronchialkarzinoms. Ein Lungenemphysem ist auf dem Röntgenbild erkennbar
- Lungenfunktion mit Bronchospasmolysetest: Bestimmung der Einsekundenkapazität vor und nach Inhalation eines schnell wirksamen β_2-Sympathomimetikums. Es kann unterschieden werden, ob eine vorhandene Obstruktion reversibel oder bereits irreversibel ist
- Blutgasanalyse (BGA): Je nach Schweregrad der Erkrankung zeigt sich eine respiratorische Partial- (pO_2 ↓) oder Globalinsuffizienz (pO_2 ↓ und pCO_2 ↑)
- Blutkultur und Antibiogramm bei Infekt.

!

Die chronische Bronchitis ist eine Ausschlussdiagnose. Es muss immer sichergestellt sein, dass die einförmige Symptomatik von Husten und Auswurf nicht durch eine andere Erkrankung, insbesondere ein Bronchialkarzinom, hervorgerufen wird.

Therapie

Die Patienten müssen auf das Rauchen verzichten. Eine nicht-obstruktive Bronchitis kann sich dann noch zurückbilden. Es sollten atemgymnastische

Übungen durchgeführt werden (> Abb. 5.4). Um das Abhusten des Schleims zu erleichtern, sollte der Patient viel trinken, NaCl-Lösungen inhalieren und Klopfmassagen durchgeführt werden. Schleimlösende Medikamente wie Acetylcystein oder Ambroxol können eingesetzt werden.

Atemwegsinfekte müssen je nach Erreger konsequent mit Antibiotika behandelt werden. Die eigentliche Obstruktion der Atemwege wird in Abhängigkeit vom Schweregrad und dem Risiko eines Fortschreitens der Erkrankung therapiert. Zur Verfügung stehen Bronchodilatatoren als Dosieraerosol, Pulverinhalator oder Tabletten, die miteinander kombiniert werden können: Kurz- oder langwirksamen β_2-Sympathomimetika (Salbutamol als Sultanol®, Formoterol), kurz- oder langwirksamen Anticholinergika (Ipratropiumbromid, Tiotropiumbromid als Spiriva®), Theophyllin. Sie führen zu einer Erschlaffung der Bronchialmuskulatur und erweitern so die Bronchien. Bei häufigen Exazerbationen werden auch inhalierbare Kortikosteroide oder Roflumilast, ein Phosphodiesterase-4-(PDE-4)-Hemmer gegeben.

Liegt eine starke Spastik der Atemwege vor, können vorübergehend systemisch Kortikosteroide gegeben werden. Eine O_2-Dauertherapie über mehr als 15 Stunden täglich sowie eine Lungentransplantation können erwogen werden.

Die Patienten sollten jährlich gegen Influenza und Pneumokokken geimpft werden.

Komplikationen

- Akute Exazerbation, oft durch einen Infekt verschuldet: Über 24 Stunden anhaltende Verschlechterung der Beschwerden (vermehrt Husten, zunehmende Atemnot, Tachypnoe, Zunahme der Sputummenge, Brustenge, Bewusstseinstrübung), die eine Intensivierung der Therapie erfordert, häufig auch auf der Intensivstation
- Ateminsuffizienz: Werden die Patienten ateminsuffizient, müssen sie im Extremfall beatmet werden. Oft treten während einer langen Beatmungszeit zusätzliche Komplikationen auf, an denen der Patient versterben kann. Wenn sich die Atemfunktion unter der Intensivtherapie erholt, besteht eine weitere Problematik in der anschließenden Entwöhnung vom Beatmungsgerät

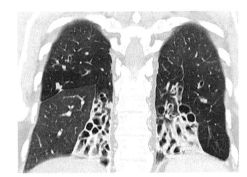

Abb. 5.5 Beidseitige chronisch entzündliche Bronchiektasen im CT koronal. [T824]

- Pulmonale Hypertonie und Cor pulmonale
- Spontaner Pneumothorax, vor allem bei Ruptur einer Emphysemblase
- Eitrige Bronchitiden, Pneumonien
- Bronchiektasen (> Abb. 5.5): Durch die chronische Entzündung weiten sich die Bronchien irreversibel. In diesen sammelt sich Sekret, welches schwer abgehustet werden kann und zu wiederkehrenden Infekten führt. Bei lange bestehenden Bronchiektasen bilden sich Verbindungen zwischen pulmonalen und bronchialen Blutgefäßen, es kommt zu Links-Rechts-Shunts mit der Folge einer Rechtsherzinsuffizienz und eines chronischen Cor pulmonale.

5.3.2 Lungenemphysem

Bei einem Lungenemphysem kommt es durch die Zerstörung von Alveolarwänden und -septen zu einer irreversiblen Erweiterung der Alveolen, so dass die Gasaustauschfläche vermindert ist.

Ursachen

Häufige Ursachen sind eine chronisch obstruktive Bronchitis, Asthma bronchiale und bronchopulmonale Infekte. Bei jungen Patienten ohne Risikofaktoren für eine COPD kann ein erblicher Enzymmangel (α_1-Proteaseninhibitor-Mangel) vorliegen, der ebenfalls zu einem Abbau des Lungengewebes führt. Ein Lungenemphysem kann auch als Alterserscheinung (**Altersemphysem**) auftreten, da das Lungengewebe im Laufe der Zeit an Elastizität verliert. Ferner kann es nach operativer Entfernung eines Lungenanteils durch die Ausdehnung des noch verbliebenen Lungengewebes zum **Überdehnungsemphysem** kommen.

Mit Fortschreiten der Erkrankung bilden sich Emphysemblasen, die Gasaustauschfläche der Lunge ist reduziert und das Totraumvolumen vergrößert sich. Das bedeutet, dass die O_2-Aufnahme und die CO_2-Abgabe in der Lunge verringert sind. Durch den Umbau der Lunge und der damit verbundenen Engstellung der kleinen Lungengefäße nimmt der Strömungswiderstand im Lungenkreislauf zu. Das rechte Herz muss gegen einen erhöhten Druck anpumpen, was langfristig durch die Hypertrophie und Dilatation zu einer Rechtsherzinsuffizienz und einem Cor pulmonale führt.

Symptome

Ein Patient mit Lungenemphysem hat durch die Überblähung der Lunge häufig einen fassförmigen Thorax mit horizontal verlaufenden Rippen und geringer Atemexkursion.

Bei der COPD wurden zwei äußere Erscheinungsbilder von Patienten unterschieden, der pink puffer („rosa Schnaufer"), bei dem das Lungenemphysem für die Symptomatik verantwortlich ist und der blue bloater („blauer Bläser"), bei dem in erster Linie die Bronchitis für die Symptome sorgt. Mittlerweile ist man von dieser Unterscheidung jedoch abgekommen, da meist ein Mischbild vorliegt.

Diagnostik

Die Diagnose ist anhand des klinischen Bildes möglich. Außerdem zeigen sich bei der Lungenauskultation, im Röntgen-Thorax, im CT, bei der Lungenfunktionsprüfung, bei der BGA und den Blutuntersuchungen typische Befunde.

Therapie

Da die zerstörten Strukturen der Lunge nicht wiederhergestellt werden können, ist es wichtig, das Fortschreiten der Erkrankung aufzuhalten. Dazu gehört ein absolutes Rauchverbot. Infekte müssen konsequent therapiert werden und gegen Influenzaviren und Pneumokokken sollte geimpft werden. Wichtig ist, dass die Patienten regelmäßig atemtherapeutische Übungen zur Ventilationsverbesserung durchführen. Medikamente zur Bronchospasmolyse werden ähnlich wie bei der chronischen Bronchitis eingesetzt. Bei fortschreitender respiratorischer Insuffizienz wird eine kontrollierte O_2-Dauertherapie durchgeführt. Bei ausgewählten Patienten kann eine Lungentransplantation erwogen werden.

5.3.3 Asthma bronchiale

Das Asthma bronchiale (kurz: Asthma) ist eine chronisch entzündliche Atemwegsobstruktion, die anfallsweise zu Dyspnoe mit erschwerter und verlängerter Exspiration führt. Sie ist oft von Hustenattacken begleitet. 5 % der Bevölkerung sind betroffen.

Ursachen und Einteilung

Die bronchiale Obstruktion beim Asthma wird hervorgerufen durch Verkrampfung der Bronchialmuskulatur (Bronchospasmus), Schleimhautschwellung und Sekretion eines zähen Schleimes. Es werden drei Formen unterschieden:

- **Allergisches Asthma** (extrinsisches Asthma, 10 %) wird durch Umweltallergene wie Blütenpollen, Tierhaare, Hausstaubmilben oder Mehl ausgelöst. Asthma bei einer Pollenallergie kann auf bestimmte Jahreszeiten beschränkt sein.
- **Nicht-allergisches Asthma** (intrinsisches Asthma, 10 %) wird hervorgerufen:
  - Am häufigsten durch Infektionen der Atemwege
  - Analgetikaasthma, häufig bei Einnahme von Acetylsalicylsäure oder nichtsteroidalen Antirheumatika
  - Chemisch-toxische oder physikalische Irritationen, z. B. Staub, kalte Luft
  - Gastroösophagealer Reflux
- **Mischformen** aus allergischem und nicht-allergischem Asthma (80 %).

Eine erblich bedingte Veranlagung mit einer Überempfindlichkeit der Bronchien spielt beim Auftreten des allergischen Asthma bronchiale eine erhebliche Rolle. Es tritt meist schon im Kindesalter auf. Das nicht-allergische Asthma bronchiale hingegen manifestiert sich erst im Erwachsenenalter.

5

Symptome

- Leitsymptom ist die anfallsweise auftretende Dyspnoe mit einem Stridor (pfeifendes Atemgeräusch) während der verlängerten Ausatemphase sowie Erstickungsangst. Der Patient sitzt aufrecht und stützt seine Arme auf, um die Atemhilfsmuskulatur einzusetzen. Damit können der M. sternocleidomastoideus und die Schultergürtelmuskeln beim Einatmen sowie die Bauchmuskulatur beim Ausatmen besser genutzt werden
- Hustenreiz, durch den sich der Patient in einen Anfall hinein husten kann
- Nächtliche Hustenattacken
- Tachykardie
- Zähes, glasiges Sputum, das am Ende des Anfalles abgehustet wird.

Diagnostik

Bei bestehendem Asthma werden folgende Untersuchungen durchgeführt:
- Lungenauskultation: Giemende und brummende Atemgeräusche; ist die Lunge aufgrund der erschwerten Ausatmung überbläht, kann unter Umständen kaum etwas gehört werden („silent chest")
- Röntgen-Thorax: Überblähte Lunge, das Zwerchfell ist nach unten verlagert
- Lungenfunktion mit Broncholysetest: Erniedrigte Einsekundenkapazität, erniedrigte Vitalkapazität, erhöhtes Residualvolumen, beim Bronchospasmolysetest zeigt sich im Gegensatz zur COPD eine reversible Obstruktion der Atemwege (nach Inhalation eines kurzwirksamen β_2-Sympathomimetikums ist dementsprechend ein eindeutiger Anstieg der Einsekundenkapazität zu messen)
- Blutuntersuchung: Bei allergischem Asthma IgE ↑; bei Infekten Leukozyten ↑, BSG ↑, CRP ↑
- Sputum: Wenig, zäh, glasig, bei Infekten grünlich-gelb
- Blutgasanalyse: Während eines Asthmaanfalles werden je nach Schweregrad der Ateminsuffizienz drei Stadien unterschieden: Hyperventilation, respiratorische Partialinsuffizienz (pO_2 ↓) respiratorische Globalinsuffizienz (pO_2 ↓, pCO_2 ↑).

Besteht der Verdacht auf allergisches Asthma, muss der Patient sorgfältig nach auslösenden Faktoren befragt werden. Zu einem beschwerdefreien Zeitpunkt werden verschiedene Suchtests auf häufige Allergene durchgeführt (Pollen, Hausstaubmilben, Tierhaare, berufliche Allergene). Beweisend ist allerdings nur ein inhalativer Allergenprovokationstest, bei dem geprüft wird, ob das Allergen an der Bronchialschleimhaut eine Atemwegsobstruktion auslöst. Daneben können Gesamt-IgE und spezifische IgE-Antikörper im Blut bestimmt werden.

 Hauttest und inhalativer Allergenprovokationstest können im Extremfall einen anaphylaktischen Schock auslösen, daher immer Notfallmedikamente bereithalten!

Therapie

Prophylaktische Maßnahmen
Das Rauchen sollte eingestellt werden. Ebenso sollten Kaltluft, Nebel, Staub, Anstrengung und Medikamente, die einen Asthmaanfall auslösen können gemieden werden. Bronchopulmonale Infekte müssen konsequent behandelt werden. Ein gastroösophagealer Reflux muss therapiert werden. Der Patient sollte bzgl. einer richtigen Atmung geschult werden und regelmäßig eine Atemselbstmessung mit einem Peak-Flow-Gerät durchführen.

Beim allergischen Asthma sollte versucht werden, das auslösende Allergen zu meiden, z. B. durch Berufswechsel, Verzicht auf Haustiere, Wohnungssanierung bei Milben, tägliches Staubsaugen und häufigen Wechsel der Bettwäsche. Bei Patienten mit allergischem Asthma, die ≤ 50 Jahre alt sind und deren Beschwerden nicht länger als fünf Jahre bestehen, kann eine **Hyposensibilisierung** (spezifische Immuntherapie) im asthmafreien Intervall durchgeführt werden. Dafür wird das Allergen subkutan in kleinsten Dosen gespritzt, die im Verlauf der Therapie langsam gesteigert werden. So lässt sich evtl. eine Toleranz gegenüber dem entsprechenden Allergen erzeugen. Diese Therapie dauert mindestens drei Jahre und zeigt bei einer Pollen- oder Insektengiftallergie gute Erfolge.

Medikamentöse Therapie
Die Therapie des Asthmas erfolgt je nach Schweregrad der Erkrankung in fünf Stufen:

Stufe 1: Bei Bedarf kurz wirksame β_2-Sympathomimetika (z. B. Fenoterol als Berotec®), eine Dauermedikation erfolgt nicht.

Stufe 2: Inhalative Kortikosteroide niedrig dosiert (z. B. Budenosid als Pulmicort®)

Stufe 3: Inhalative Kortikosteroide niedrig dosiert, zusätzlich, lang wirksame β_2-Sympathomimetika (z. B. Formoterol als Foradil®).

Stufe 4: Wie Stufe 3, inhalative Kortikosteroide jedoch in höherer Dosierung

Stufe 5: Inhalative Kortikosteroide in höherer Dosierung, zusätzlich orale Kortikosteroide.

Auf jeder Stufe der Therapie können zusätzlich schleimlösende Medikamente verordnet werden. Das beste Sekretolytikum ist jedoch reichlich Flüssigkeitszufuhr.

Zu jeder Therapie gehören eine Patientenschulung sowie die Patientenselbstmessung mit einem Peak-Flow-Messgerät.

Komplikationen

- Obstruktives Lungenemphysem
- Pulmonale Hypertonie mit Cor pulmonale
- Respiratorische Insuffizienz
- Status asthmaticus: Schwerer Asthmaanfall, der ungenügend auf β_2-Sympathomimetika anspricht.

Therapie eines akuten Asthma-Anfalls und Status asthmaticus

Status asthmaticus: Schwerer Asthma-Anfall, der trotz Behandlung länger als 6–12 Stunden anhält. Lebensbedrohliches Geschehen!

- Patienten beruhigen und aufsetzen mit nach vorn abgestützten Armen (Kutschersitz) für den optimalen Einsatz der Atemhilfsmuskulatur, Lippenbremse einsetzen
- Kortikosteroide i. v. (Decortin®), um der entzündlichen Schwellung der Bronchien entgegenzuwirken
- β_2-Sympathomimetika als Dosieraerosol und Theophyllin i. v., um die Bronchien zu erweitern. Die bereits erfolgte Therapie muss hierbei berücksichtigt werden
- Bronchialsekret absaugen
- O_2-Gabe per Nasensonde (je nach Schweregrad 2–4-l/Min.); bei zunehmender Ateminsuffizienz

und drohender Erschöpfung des Patienten Intubation und Beatmung auf der Intensivstation, Blutgase kontrollieren.

5.4 Restriktive Lungenerkrankungen

Bei einer restriktiven Lungenerkrankung kommt es zu einer temporären oder irreversiblen Einschränkung des Lungenvolumens. Die Dehnbarkeit (Compliance) der Lunge und somit auch die Blähungsfähigkeit und Diffusionsoberfläche ist verringert. Ursachen können u. a. sein:

- Thoraxdeformitäten wie z. B. Skoliosen, Morbus Bechterew
- Lungenfibrose
- Pleuraerguss, Pleuraschwarte
- Operative Entfernung einzelner Lungenteile
- Atelektasen: Nicht belüftete, kollabierte (zusammengefallene) Lungenabschnitte

5.4.1 Lungenfibrose

Eine Lungenfibrose entsteht durch den bindegewebigen Umbau des Lungengerüstes. Dadurch verringert sich sowohl die Compliance der Lunge während der Atmung als auch die Durchlässigkeit der Alveolarwände für O_2 und CO_2.

Ursachen

- Autoimmunerkrankungen, wie z. B. Sarkoidose, rheumatoide Arthritis, Kollagenosen, Vaskulitiden
- Infektionen, z. B. mit Pneumocystis jirovecii, Viren
- Einatmung verschiedener Schadstoffe:
  - Anorganische Stäube, die eine **Pneumokoniose** (Staublungenerkrankung) hervorrufen: u. a. Quarzstaub → Silikose, Asbeststaub → Asbestose, Berylliumstaub → Berylliose
  - Organische Stäube, die eine **exogen-allergische Alveolitis** hervorrufen: u. a. schimmeliges Heu → Farmerlunge; Klimaanlagen → „Befeuchterlunge"; Vogelexkremente, Federnstaub → Vogelhalterlunge

5

- Medikamente, z. B. Bleomycin, Busulfan, Amiodaron
- Ionisierende Strahlen
- Kreislaufbedingte Lungenschäden wie z. B. chronische Stauungslunge bei Linksherzinsuffizienz, akutes Lungenversagen.

Bei 50 % aller Lungenfibrosen bleibt die Ursache unbekannt; man spricht von **idiopathischer Lungenfibrose** oder **idiopathischer interstitieller Pneumonie.**

Symptome

Die Patienten haben ein allgemeines Krankheitsgefühl und trockenen Reizhusten. Anfangs tritt Atemnot nur bei Belastung auf, später auch in Ruhe, da zu wenig O_2 aus den Alveolen ins Blut gelangt. Die Patienten atmen rasch und oberflächlich.

Diagnostik

- Lungenauskultation: Knistergeräusche während der Einatmung
- Lungenfunktion: Vitalkapazität und totale Lungenkapazität werden kleiner, da die Lunge sich nur noch vermindert ausdehnen kann. Die Diffusionskapazität ist erniedrigt
- Röntgen-Thorax: Je nach Ursache der Lungenfibrose zeigen sich im Röntgenbild verschiedene Veränderungen, z. B. kleine runde oder lineare Fleckschatten, wabenförmige Lungenveränderungen, Lungenschrumpfung, hochstehendes Zwerchfell
- CT: Verdickte Alveolarwände und -septen, wabenartiges Bild der Lunge und der erweiterten Bronchien (Bronchiektasen)
- Transbronchiale Lungenbiopsie.

Therapie

Wichtig ist die Behandlung der Grundkrankheit, z. B. durch antiinfektiöse Therapie, Absetzen auslösender Medikamente, Meiden von Gefahrenstoffen (am Arbeitsplatz, z. B. durch Atemschutzmaßnahmen, zu denen der Arbeitgeber gesetzlich verpflichtet ist, aber auch durch Berufswechsel bzw. Umschulung). Strikte Nikotinkarenz wird empfohlen. Prophylaktische Maßnahmen wie die Impfung gegen Influenzaviren und Pneumokokken sind sinnvoll, um die ohnehin geschädigte Lunge nicht durch Begleiterkrankungen zusätzlich zu belasten. Patienten sollten zu Atemübungen und moderatem Training angehalten werden. Bei schwerer Dyspnoe wird O_2 verabreicht (O_2-Dauertherapie). Eine Lungen- oder Herz-Lungen-Transplantation kann erwogen werden.

Pneumokoniosen und die exogen-allergische Alveolitis sind meldepflichtige Berufskrankheiten, die häufig zur Invalidität des Patienten führen.

Komplikationen

Im fortgeschrittenen Stadium tritt eine respiratorische Insuffizienz mit Zyanose auf; die chronische Hypoxie führt zur Entwicklung von Trommelschlägelfingern (kolbenförmig verdickte Fingerendglieder) mit rundlich verformten und stärker gekrümmten sog. Uhrglasnägeln. Die Einengung der Lungenstrombahn bedeutet eine Belastung des rechten Herzens, die zum Cor pulmonale führen kann.

Bei der Silikose kommt es vermehrt zu bronchopulmonalen Infekten und in 10 % der Fälle zu einer Lungentuberkulose, der sog. **Silikotuberkulose.**

Bei der **Asbestose** treten gehäuft Bronchialkarzinome, Mesotheliome (bösartige Tumoren der serösen Häute, d. h. von Pleura, Peritoneum oder selten Perikard) und Karzinome des Kehlkopfes auf.

5.4.2 Sarkoidose

Die Sarkoidose (Morbus Boeck, sprich: Buhk) ist eine Systemerkrankung mit Ausbildung entzündlicher Knötchen, sog. Granulome, die im gesamten Körper auftreten können. Am häufigsten sind Lunge und Lymphknoten betroffen.

Ursachen und Einteilung

Die Ursachen der Sarkoidose sind unbekannt. Es wird eine akute von einer chronischen Sarkoidose unterschieden. Nach dem Röntgenbefund der Lunge wird die chronische pulmonale Sarkoidose in vier Schweregrade eingeteilt:

I. Lymphknotenvergrößerung an beiden Lungenhili, reversibles Stadium
II. Zusätzlicher Lungenbefall
III. Lungenbefall ohne Beteiligung der Lymphknoten
IV. Lungenfibrose mit irreversibler Lungenfunktionsstörung.

Symptome und Kompliktionen

Die **akute Sarkoidose,** das Löfgren-Syndrom, ist gekennzeichnet durch eine Arthritis meist der Sprunggelenke, ein Erythema nodosum (rotblaue, schmerzhafte Knoten meist an der Streckseite der Unterschenkel) und vergrößerte Lymphknoten am Lungenhilus. Fieber, Husten und eine erhöhte BSG können hinzukommen.

Eine **chronische Sarkoidose** ist weitaus häufiger als die akute Form und zeigt im Frühstadium oft keine Beschwerden. Die Diagnose wird meist zufällig bei einer Röntgenkontrolle der Lunge gestellt. Bei stärkerem Lungenbefall setzen Reizhusten und Atemnot ein bis hin zu Symptomen und Komplikationen einer Lungenfibrose.

Je nach befallenem Organ treten unterschiedliche Symptome auf (➤ Abb. 5.6):
- Haut (20 %): Erythema nodosum, rotbräunliche Papeln, gelbbräunliche Plaques im Bereich bestehender Narben
- Augen (25 %): Iridozyklitis (Entzündung der Regenbogenhaut), Kalkablagerungen in Binde- und Hornhaut, Tränendrüsenbefall
- Parotitis (Entzündung der Ohrspeicheldrüse)
- Nervensystem: Lähmung des N. facialis (VII. Hirnnerv), Meningitis, Diabetes insipidus, Hypophysenvorderlappeninsuffizienz

5

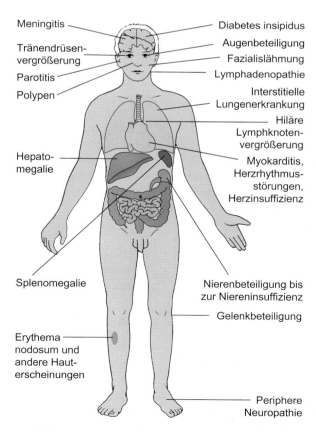

Meningitis
Tränendrüsen-vergrößerung
Parotitis
Polypen
Hepato-megalie
Splenomegalie
Erythema nodosum und andere Hauterscheinungen

Diabetes insipidus
Augenbeteiligung
Fazialislähmung
Lymphadenopathie
Interstitielle Lungenerkrankung
Hiläre Lymphknoten-vergrößerung
Myokarditis, Herzrhythmus-störungen, Herzinsuffizienz
Nierenbeteiligung bis zur Niereninsuffizienz
Gelenkbeteiligung
Periphere Neuropathie

Abb. 5.6 Symptome einer Sarkoidose. [L157]

- Andere Organe wie Lymphknoten, Leber, Milz, Myokard und Skelettmuskulatur können betroffen sein.

Diagnostik

- Röntgen-Thorax und CT: Lymphknotenvergrößerung bzw. fleckige oder streifige Lungeninfiltrate
- Bronchoskopie mit bronchoalveolärer Lavage (BAL), transbronchiale Lungenbiopsie: Bei der bronchoalveolären Lavage werden die Bronchien mit physiologischer Kochsalzlösung gespült und durch anschließendes Absaugen Material aus den Bronchien gewonnen. Bei der Sarkoidose finden sich typische Granulome im Biopsat sowie typische Entzündungszellen in der Spülflüssigkeit
- Lungenfunktion: Evtl. Zeichen einer restriktiven Lungenfunktionsstörung. Diese führt zu einer Verringerung der Lungenvolumina, da die Dehnungsfähigkeit der Lunge vermindert und der Gasaustausch behindert ist (Diffusionskapazität ↓)
- Augenärztliche Untersuchung bei Befall der Augen
- MRT und Liquordiagnostik bei Befall des Nervensystems
- EKG, Echokardiografie bei Herzbeteiligung.

Therapie

Eine Sarkoidose ist oft nicht behandlungs-, aber immer kontrollbedürftig. Die Sarkoidose vom Schweregrad I und das Löfgren-Syndrom bessern sich in 70–90 % der Fälle auch ohne spezielle Therapie. Ab Stadium II bzw. bei Befall extrapulmonaler Organe werden Kortikosteroide eingesetzt. Wenn diese nur unzureichend wirken, können zusätzlich Immunsuppressiva gegeben werden. Eine Lungentransplantation kann erwogen werden.

5.5 Mukoviszidose

Die Mukoviszidose (zystische Fibrose) ist die häufigste erbliche Stoffwechselerkrankung in Mitteleuropa. Sie wird autosomal rezessiv vererbt und betrifft etwa jedes 2.500. Neugeborene.

Ursachen

Aufgrund eines Defektes des CFTR-Gens enthalten die Epithelzellmembranen defekte Chloridkanäle. Folge ist, dass alle exokrinen Drüsen (Pankreas, Dünndarmdrüsen, Bronchialdrüsen, Gallenwege, Gonaden, Schweißdrüsen) große Mengen eines abnorm zähen Sekretes produzieren.

Symptome

- Bronchien und Lunge: Häufige Infektionen, da der Schleim einen idealen Nährboden für Krankheitserreger bildet; chronischer Husten, Bronchiektasen, Pneumothorax, obstruktives Lungenemphysem, pulmonale Hypertonie, Ateminsuffizienz
- Pankreas: Exokrine Pankreasinsuffizienz, d. h. mangelnde Sekretion von Verdauungsenzymen mit Durchfällen und Fettstühlen (Steatorrhoe), evtl. pankreatogener Diabetes mellitus
- Darm: Bei 10 % der Betroffenen Mekoniumileus nach der Geburt (Darmverschluss durch den ersten zähen Stuhlgang des Kindes), bei 20 % der Kinder und Jugendlichen kommt es zu einem distalen intestinalen Obstruktionssyndrom
- Leber und Gallenwege: Leberverfettung bis biliäre Zirrhose bei 10 % der erwachsenen Patienten, Gallensteine
- Gedeihstörungen und mangelhafte Gewichtszunahme bei Kindern
- Bei Frauen verminderte Fertilität, bei Männern Infertilität.

Diagnostik

- Schweißtest: Chloridgehalt im Schweiß ↑
- Albumingehalt im Mekonium ↑
- Nachweis des mutierten Gens durch DNA-Analyse.

Therapie

Die Therapie richtet sich nach den bestehenden Symptomen und sollte in spezialisierten Zentren erfolgen: Infekte des Bronchialsystems müssen dem Erreger entsprechend behandelt werden. Zur Lockerung des zähen Sekrets werden Inhalationen mit DNAse und NaCl durchgeführt. Bei Pankreasinsuffizienz werden Verdauungsenzyme und fettlösliche

Vitamine parenteral substituiert, bei biliärer Zirrhose wird Ursodeoxycholsäure gegeben.

Neben der medikamentösen Therapie ist es wichtig, dass die Patienten schon früh spezielle Atem- und Inhalationstechniken erlernen, damit sie möglichst viel infektiöses Bronchialsekret abhusten können. Im Säuglingsalter werden bestimmte Lagerungsdrainagen und Klopfmassagen angewandt. So kann die Entwicklung schwerer Lungenschäden hinausgezögert werden.

Bei zunehmender respiratorischer Insuffizienz wird eine O_2-Langzeittherapie durchgeführt und eine Lungentransplantation erwogen.

5.6 Schlafapnoe-Syndrom

Das Schlafapnoe-Syndrom ist eine Atemstörung, bei der es während des Schlafes zu Atempausen von zehn Sekunden und mehr kommt.

Ursachen

Beim Schlafapnoe-Syndrom verringert sich während des Schlafes der Tonus der Pharynxmuskulatur und diese kollabiert. Es kommt zu Hypoxie und Bradykardie. Die nachfolgende Ausschüttung von Stresshormonen führt zur Blutdrucksteigerung. Aufgrund der gesteigerten Atemarbeit wacht der Patient auf, die Muskulatur spannt sich wieder an und es entsteht ein Schnarchgeräusch.

Symptome

- Lautes, unregelmäßiges Schnarchen mit Atemstillständen
- Gesteigerte Tagesschläfrigkeit und Einschlafneigung
- Konzentrations- und Gedächtnisstörungen
- Bluthochdruck
- Herzrhythmusstörungen
- Depressive Verstimmungen
- Kopfschmerzen am Morgen
- Erektile Dysfunktion
- Patienten sind meist übergewichtig.

Diagnostik

Das klinische Bild mit Schnarchen und Atemstillständen ist typisch und muss über Angehörige erfragt werden. Im Schlaflabor kann eine umfangreiche Polysomnografie durchgeführt werden mit Aufzeichnung von Atemfluss, Pulsfrequenz, Blutdruck, Sauerstoffsättigung u. a.

Therapie

Übergewichtige Patienten sollten abnehmen. Atemhindernisse wie Polypen, vergrößerte Tonsillen oder ein schiefes Nasenseptum sollten beseitigt werden. Die Patienten sollten wenn möglich in Seitenlage schlafen, auf Alkohol und Nikotin verzichten und auf einen regelmäßigen Schlafrhythmus achten. Bessern sich die Beschwerden nicht, erhalten sie eine Atemmaske mit kontinuierlicher, nächtlicher Überdruckbeatmung (nCPAP-Atmung).

Komplikationen

Das Risiko der Patienten für Schlaganfall und Herzinfarkt ist erhöht. Durch Tagesschläfrigkeit und Sekundenschlaf ist das Risiko für Unfälle, insbesondere auch Autounfälle, stark erhöht.

5.7 Bronchialkarzinom

Das Bronchialkarzinom ist ein bösartiger Tumor der Bronchien, der vom Epithel der Bronchialschleimhaut ausgeht. In Deutschland ist es die häufigste zum Tode führende Krebserkrankung bei Männern, bei Frauen nimmt die Häufigkeit zu.

Ursachen und Einteilung

85 % aller Bronchialkarzinome sind auf das Inhalieren von Zigarettenrauch (auch passiv) zurückzuführen. Eine zahlenmäßig untergeordnete Rolle spielt die Inhalation bestimmter Arbeitsstoffe (z. B. Asbest, Chrom) oder von Luftschadstoffen (Ruß, Stäube). Personen, bei denen ein Elternteil an einem

Bronchialkarzinom erkrankt ist, haben ein 2–3-fach höheres Risiko, selbst zu erkranken.

Je nach Zellart des Karzinoms werden unterschieden: Kleinzelliges Bronchialkarzinom (15 %), nichtkleinzelliges Bronchialkarzinom (85 %), hierzu zählen Plattenepithelkarzinom und Adenokarzinom.

!

Bei Rauchern ≥ 40 Jahre sollte bei unspezifischen Lungensymptomen immer auch an ein Bronchialkarzinom gedacht werden. Jeder Husten, der trotz Therapie länger als vier Wochen andauert, wiederholte Pneumonien, Asthma und Bronchitis mit kurzer Krankheitsdauer müssen definitiv abgeklärt werden.

Symptome

Ein Bronchialkarzinom macht sich meist erst spät bemerkbar. Anfangs kommt es zu Husten, Atemnot und Thoraxschmerzen, später auch zu Hämoptysen (Aushusten von Blut bzw. blutigem Sputum). Wie bei jeder bösartigen Tumorerkrankung treten im fortgeschrittenen Stadium Leistungsabfall, Gewichtsabnahme, Fieber und Nachtschweiß auf. Der Tumor kann den N. recurrens und den N. phrenicus (Zwerchfellnerv) infiltrieren und so zu Heiserkeit bzw. Zwerchfelllähmung mit -hochstand führen.

Paraneoplastisches Syndrom: Wie andere Tumoren können auch Bronchialkarzinome hormonähnliche Stoffe mit entsprechenden Wirkungen produzieren: eine ACTH-Produktion z. B. führt zum Cushing-Syndrom, die Freisetzung von parathormonähnlichen Substanzen zur Hyperkalzämie. Weitere Symptome eines paraneoplastischen Syndroms sind eine Thrombozytose mit Thromboseneigung sowie eine Neuro- und Myopathie.

Diagnostik

- Röntgen-Thorax in zwei Ebenen: Hinter jeder Lungenverschattung kann sich ein Bronchialkarzinom verstecken (➤ Abb. 5.7)
- CT (➤ Abb. 5.8), endobronchialer Ultraschall, um die genaue Lage und Ausbreitung des Tumors zu bestimmen und vergrößerte mediastinale Lymphknoten zu entdecken
- Sputumuntersuchung auf Tumorzellen
- Bronchoskopie mit Biopsie des verdächtigen Gewebes und bronchoalveolärer Lavage. Kann die Tumorart so nicht bestimmt werden, muss eine Biopsie von außen durch die Brustwand (Thorakotomie) vorgenommen werden
- Suche nach Fernmetastasen durch Sonografie des Abdomens, Schädel-CT, Skelettszintigrafie
- Präoperative Lungenfunktionsprüfung, um abschätzen zu können, ob bei dem Patienten eine Lungenteilresektion möglich ist. Bei einer schlechten Lungenfunktion kann nicht operiert werden
- Bestimmung folgender Tumormarker zur Verlaufskontrolle: NSE (Neuronenspezifische Enolase), CYFRA 21–1.

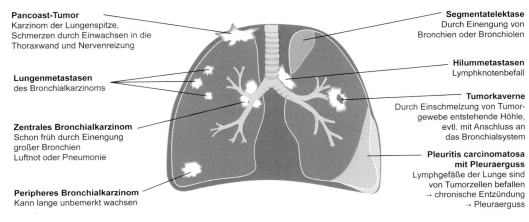

Pancoast-Tumor
Karzinom der Lungenspitze,
Schmerzen durch Einwachsen in die
Thoraxwand und Nervenreizung

Lungenmetastasen
des Bronchialkarzinoms

Zentrales Bronchialkarzinom
Schon früh durch Einengung
großer Bronchien
Luftnot oder Pneumonie

Peripheres Bronchialkarzinom
Kann lange unbemerkt wachsen

Segmentatelektase
Durch Einengung von
Bronchien oder Bronchiolen

Hilummetastasen
Lymphknotenbefall

Tumorkaverne
Durch Einschmelzung von Tumorgewebe entstehende Höhle,
evtl. mit Anschluss an
das Bronchialsystem

**Pleuritis carcinomatosa
mit Pleuraerguss**
Lymphgefäße der Lunge sind
von Tumorzellen befallen
→ chronische Entzündung
→ Pleuraerguss

Abb. 5.7 Mögliche Befunde im Röntgen-Thorax bei einem Bronchialkarzinom. [L190]

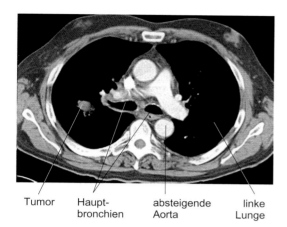

| Tumor | Haupt-bronchien | absteigende Aorta | linke Lunge |

Abb. 5.8 Bronchialkarzinom im CT. [A400]

Therapie

Wenn der Tumor noch nicht zu weit fortgeschritten ist und keine Metastasen vorliegen, ist eine Operation angezeigt: Dabei wird meistens entweder ein Lungenlappen (Lobektomie) oder eine Lungenhälfte (Pneumektomie) entfernt.

Allerdings sind $\frac{2}{3}$ der Patienten bei Diagnosestellung bereits inoperabel. Dann erfolgt eine Strahlen-, Laser- und/oder Chemotherapie, um den Tumor zu verkleinern bzw. in seinem Wachstum zu stoppen und so die Lebenserwartung und -qualität der Patienten zu verbessern.

Bei einem kleinzelligen Bronchialkarzinom stellt die Chemotherapie das zentrale Behandlungsverfahren dar; oft wird sie mit einer Strahlentherapie kombiniert.

Im fortgeschrittenen Stadium werden außerdem Analgetika, hustendämpfende Medikamente u. a. unterstützende Medikamente eingesetzt.

Komplikationen

- Metastasen: Frühzeitig in die regionalen Lymphknoten; hämatogene Streuung in Leber, Gehirn, Nebennieren und Skelett (Wirbelsäule)
- Atelektasen
- Pleuritis carcinomatosa: Ein Tumorbefall der Pleura geht oft von Lymphgefäßen der Lunge aus. Er führt zu einer chronischen Entzündung, häufig mit Pleuraerguss.

5.8 Akutes Lungenversagen

Das akute Lungenversagen (**ARDS, a**dult **r**espiratory **d**istress **s**yndrome; Schocklunge) tritt bei vorher lungengesunden Personen durch unterschiedliche Schädigungen der Lunge auf. Es handelt sich um ein lebensbedrohliches Krankheitsbild.

Ursachen

Häufigste Ursache ist eine Pneumonie. Weiterhin kann das Lungengewebe direkt geschädigt werden, z. B. durch Aspiration von Mageninhalt oder Inhalation von toxischen Gasen wie Stickstoffdioxid (NO_2) oder Rauchgasen. Weitere Ursachen sind indirekte Schädigungen des Lungengewebes durch Sepsis, Polytrauma (lebensbedrohliche Verletzung mehrerer Organe, z. B. durch Verkehrsunfall), Verbrennung, Schock, disseminierte intravasale Gerinnung, akute Pankreatitis.

Alle Ursachen bewirken, dass die Kapillarwände des Lungengewebes durchlässiger werden und so Flüssigkeit ins Lungengewebe und die Alveolen übertritt. Damit liegt ein Lungenödem vor. Wenig später bildet sich eine Lungenfibrose, wodurch der Gasaustausch schwer behindert wird.

Symptome

Anfangs fällt eine Hypoxie ($pO_2 \downarrow$) mit Hyperventilation und respiratorischer Alkalose auf. Bei Fortschreiten der Erkrankung entwickelt sich eine zunehmende Dyspnoe mit Globalinsuffizienz ($pO_2 \downarrow$, $pCO_2 \uparrow$) und respiratorischer Azidose. Die Symptome können sich innerhalb weniger Stunden bis mehrerer Tage ausbilden.

Diagnostik

- Blutgasanalyse (BGA): Je nach Schwere des Krankheitsbildes zeigt sich anfangs eine Hypoxämie ($pO_2 \downarrow$) und später eine zusätzliche Hyperkapnie ($pCO_2 \uparrow$)
- Röntgen-Thorax: Zu Beginn der Erkrankung normal, dann typisches Bild eines Lungenödems mit beidseitig diffuser Verschattung („weiße Lunge")

5

- Lungenfunktion: Verminderte Diffusionskapazität und Vitalkapazität
- Echokardiografie zum Ausschluss einer Linksherzinsuffizienz.

Therapie

Die Patienten müssen so schnell wie möglich auf der Intensivstation behandelt werden. Schock und auslösende Erkrankung müssen therapiert werden. Problematisch ist die ausreichende Versorgung mit O_2. Dafür wird der Patient mit einer besonderen Technik beatmet, bei der durch erhöhten Beatmungsdruck der Gasaustausch verbessert wird. Auch eine hohe Atemfrequenz ist Teil einer solchen lungenprotektiven Beatmung. Ist diese Therapieform nicht ausreichend, so kommen als weitere Verfahren die extrakorporale Membranoxygenierung (ECMO) oder das extrakorporale Life Support System (ECLS, „Herz-Lungen-Maschine"), zum Einsatz. Bei bakteriellen Infekten werden Antibiotika hochdosiert verabreicht.

5.9 Lungenembolie

Eine Lungenembolie wird durch den plötzlichen Verschluss einer Lungenarterie durch Material verursacht, das mit dem Blutstrom in eine Lungenarterie geschwemmt wurde, z. B. Thrombus, Luft, Fett.

Ursachen

In der überwiegenden Zahl der Fälle handelt es sich bei dem eingeschwemmten Material um einen Thrombus. Voraussetzung für eine solche **Thrombembolie** ist eine venöse Thrombose. Ein Blutgerinnsel reißt sich von der Thrombose los und wird mit dem Blut aus dem venösen System zum rechten Herzen und von dort in die Lunge gespült. Auslösende Faktoren sind z. B. morgendliches Aufstehen, Pressen auf der Toilette oder körperliche Anstrengung.

Der Embolus stammt in 60 % der Fälle aus den Venen der unteren Extremitäten, in 30 % aus den Beckenvenen und in 10 % aus den Venen der oberen Extremitäten, des Kopfes oder aus dem rechten Herzen. Die Risikofaktoren der Lungenembolie entsprechen denen der tiefen Venenthrombose (➤ 3.3.3). Embolien können aber auch durch Gewebeteile, Fett (aus den großen Röhrenknochen, z. B. nach einer Fraktur) oder Luft (z. B. aus defekten Infusionspumpen) entstehen.

Symptome

Die Beschwerden der Patienten sind häufig unspezifisch, weshalb eine Lungenembolie nicht einfach zu erkennen ist. Es können auftreten: Dyspnoe, Tachypnoe, atemabhängige Thoraxschmerzen, Schwindel, Tachykardie. Je größer das Lungenareal ist, das durch die verschlossene Lungenarterie versorgt wird, desto schwerer ist die Symptomatik des Patienten. Kleinere Lungenembolien werden aufgrund ihrer geringen Symptome häufig übersehen, sind jedoch trotzdem gefährlich, da sie oft Vorboten größerer Embolien sind. Die Wahrscheinlichkeit für das Vorhandensein einer Lungenembolie kann anhand des Wells-Scores (➤ Tab. 5.2) eingeschätzt werden. Dabei ist die Wahrscheinlichkeit bei weniger als zwei Punkten nicht hoch, steigt der Wells-Score über zwei ist die Wahrscheinlichkeit hoch.

Diagnostik

- Bestimmung der D-Dimere (Fibrinogen-Spaltprodukt): Ein negatives D-Dimer schließt eine

Tab. 5.2 Wells-Score zur Bestimmung der Wahrscheinlichkeit einer Lungenembolie

Parameter	Punkte
Bösartiger Tumor	1
Lähmung oder kürzliche Immobilisation	1
Kürzliche Bettlägerigkeit > drei Tage oder große Operation	1
Schmerzen oder Verhärtung entlang der tiefen Venen	1
Schwellung des gesamten Beines	1
Differenz des Unterschenkelumfangs > 3 cm	1
Eindrückbares Ödem am symptomatischen Bein	1
Sichtbare Kollateralvenen	1
Frühere dokumentierte tiefe Beinvenenthrombose	1
Alternative Diagnose wahrscheinlicher als tiefe Beinvenenthrombose	-2

Lungenembolie praktisch aus. Erhöhte Werte müssen mithilfe weiterer Diagnostik abgeklärt werden.

- Blutgasanalyse (BGA): Da in einem Teil der Lunge kein Gasaustausch mehr stattfindet, ist der O_2-Gehalt des Blutes erniedrigt. Diesen O_2-Mangel versucht der Organismus durch Hyperventilation auszugleichen. Dadurch wird Kohlendioxid verstärkt abgeatmet und die Kohlendioxid-Konzentration im Blut sinkt: $pO_2 \downarrow$, $pCO_2 \downarrow$ (respiratorische Alkalose)
- CT-Angiografie: Gute Darstellung der A. pulmonalis und ihrer Äste. Ein unauffälliger Befund schließt eine Lungenembolie nahezu aus
- Röntgen-Thorax: Ist häufig normal und daher wenig aussagekräftig, zum Ausschluss von Differentialdiagnosen
- EKG und Echokardiografie: Verändert durch die Rechtsherzbelastung
- Perfusionsszintigrafie: Intravenöse Gabe von ^{99m}Technetium-markierten Albuminmakroaggregaten, die sich in den durchbluteten Lungengefäßen absetzen. Nicht durchblutete Lungenbezirke stellen sich nicht dar und können so identifiziert werden. Alternatives Verfahren zur CT-Angiografie, wenn aufgrund einer Niereninsuffizienz oder Allergie kein Kontrastmittel gegeben werden darf.

Therapie

Eine Lungenembolie stellt ein bedrohliches Krankheitsbild dar, deshalb muss schnell gehandelt werden:
- Patienten halbsitzend lagern und beruhigen, evtl. Beruhigungsmittel (z. B. Valium®)
- O_2-Gabe nasal (2–6 l/Min.), ggf. Intubation
- Antikoagulation: 5.000–10.000 IE Heparin im Bolus, danach 400–500 IE/kg Körpergewicht über 24 Std. infundieren. Nach 7–10 Tagen Therapie auf Cumarine (Marcumar®) umstellen, um zu verhindern, dass sich der Embolus durch Anlagerung weiterer thrombotischer Materials vergrößert
- Bei ausgedehnten Lungenembolien wird versucht, den Embolus und die verursachende Thrombose mittels Streptokinase oder rt-PA aufzulösen (Lysetherapie, ➤ 2.3)

- Ggf. Schmerzmittelgabe (z. B. Fentanyl)
- ZVK-Anlage, um den ZVD zu messen.
- Ggf. Embolektomie mittels Kathetermethoden
- Nach einer Lungenembolie erhalten die Patienten für 3–12 Monate orale Antikoagulantien (Marcumar®); bei sich wiederholenden Lungenembolien ist eine lebenslange Antikoagulation erforderlich.

Komplikationen

- Lungeninfarkt: Wird der Embolus nicht rechtzeitig aufgelöst, so stirbt der betroffene Lungenabschnitt ab, da er nur noch über kleine Bronchialarterien mit O_2 und Nährstoffen versorgt wird und dies besonders bei Linksherzinsuffizienz oft nicht ausreicht
- Infarktpneumonie
- Pleuritis, Pleuraerguss
- Rechtsherzversagen, Cor pulmonale
- Weitere Embolien (ohne Antikoagulation in 30 % der Fälle); 70 % aller zum Tode führenden Embolien treten in Schüben auf.

5.10 Erkrankungen der Pleura

5.10.1 Pleuritis

Die Pleuritis ist eine Entzündung der Pleura (Rippen- oder Brustfellentzündung).

Ursachen und Einteilung

Eine Pleuritis entsteht meist sekundär im Gefolge einer anderen Erkrankung, z. B. einer Tuberkulose, einer Pneumonie oder eines Tumors von Lunge oder Pleura. Aber auch eine Urämie, ein Lungeninfarkt, ein Myokardinfarkt, eine Pankreatitis oder Kollagenosen können eine Pleuritis hervorrufen.

Man unterscheidet die trockene **Pleuritis sicca** von der feuchten **Pleuritis exsudativa;** bei letzterer gibt die entzündete Pleura Flüssigkeit in die Pleurahöhle ab, sodass ein Pleuraerguss entsteht. Die trockene Form geht meist in die feuchte über.

Symptome

Die Pleuritis sicca verursacht Reizhusten und stechende Schmerzen beim Atmen, weshalb der Patient versucht, möglichst flach zu atmen (Schonatmung mit eingeschränkter Atembewegung). Die Schmerzen lassen häufig nach, wenn ein Pleuraerguss auftritt. Verdrängt der Pleuraerguss das Lungengewebe, hat der Patient Atemnot.

Diagnostik

- Lungenauskultation: Reibegeräusche beim Atmen, die wie Lederknarren klingen; beim Pleuraerguss aufgehobenes Atemgeräusch
- Blut: CRP ↑, Leukozytose
- Röntgen-Thorax: Zwerchfellhochstand, Verschattung bei Pleuraerguss
- Punktion eines Pleuraergusses und Untersuchung der Ergussflüssigkeit.

Therapie

Die auslösende Grundkrankheit muss behandelt werden. Wenn der Patient aufgrund der Schmerzen flach atmet, müssen Schmerzmittel gegeben werden, um dem Patienten das tiefere Durchatmen zu erleichtern. Größere Pleuraergüsse sollten punktiert werden. Gegebenenfalls muss bei eitrigen Pleuraergüssen die Anlage einer Spüldrainage mit gleichzeitiger systemischer Antibiose erwogen werden.

5.10.2 Pleuraerguss

Ein Pleuraerguss ist eine Flüssigkeitsansammlung im Pleuraspalt (Brustfellhöhle).

Ursachen und Einteilung

Je nach Zusammensetzung der Flüssigkeit im Pleuraspalt wird zwischen Transsudat und Exsudat unterschieden:

Transsudat: Die Ergussflüssigkeit tritt aus den Kapillaren aus, z. B. aufgrund einer Lungenstauung bei Linksherzinsuffizienz. Sie ist serös, enthält kaum Eiweiß, wenig Zellen und Bakterien.

Exsudat: Die Ergussflüssigkeit wird von dem umliegenden Gewebe produziert. Sie ist serös, eitrig, fibrinös oder blutig und enthält größere Mengen Eiweiß. Je nach Ursache des Ergusses können auch Bakterien, Blutbestandteile, Cholesterin oder Tumorzellen in der Flüssigkeit nachgewiesen werden.

Ursachen eines Pleuraergusses können sein:
- Bösartige Tumoren (60 %), z. B. metastasierendes Mammakarzinom, Bronchialkarzinom, maligne Lymphome
- Infektionen (30 %), z. B. Tuberkulose, Pneumonie
- Pleuritis
- Lungenembolie
- Dekompensierte Linksherzinsuffizienz
- Niedriger kolloidosmotischer Druck, z. B. bei Leberzirrhose, nephrotischem Syndrom
- Pankreatitis, Leberzirrhose
- Kollagenosen.

Symptome

Die Flüssigkeit im Pleuraspalt kann das Lungengewebe verdrängen. Je nach Flüssigkeitsmenge (Milliliter bis mehrere Liter) treten in unterschiedlichem Ausmaß Atemnot und Druckgefühl in der Brust auf.

Diagnostik

- Lungenauskultation: Abgeschwächtes Atemgeräusch über dem Pleuraerguss
- Röntgen-Thorax: Ab etwa 100 ml ist der Erguss zu erkennen; durch die Flüssigkeitsansammlung erscheinen die Zwerchfellkuppeln abgeflacht
- Sonografie: Ab ca. 20 ml ist der Erguss nachweisbar
- Pleurapunktion (➤ Abb. 5.9): Unter örtlicher Betäubung wird der Pleuraerguss unter sterilen Bedingungen punktiert und Flüssigkeit entnommen (Probepunktion bzw. diagnostische Punktion). Diese wird chemisch, bakteriologisch und zytologisch untersucht, um die Ursache zu klären. Behindert der Erguss die Atmung, werden größere Mengen Flüssigkeit abgelassen (therapeutische Punktion).

!

Ein Pleuraerguss wird grundsätzlich aus diagnostischen Gründen punktiert. Ein blutiger Pleuraerguss gilt solange als tumorverdächtig, bis das Gegenteil bewiesen ist.

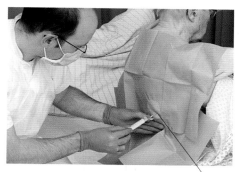

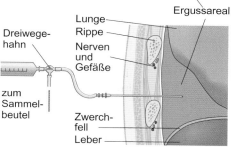

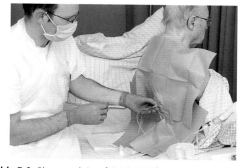

Abb. 5.9 Pleurapunktion. [K115, L190]

Therapie

Im Vordergrund steht die Therapie der auslösenden Grunderkrankung. Bei ständig wiederkehrenden Pleuraergüssen wird der Erguss drainiert oder das Brustfell mit einer speziellen Technik, der **Pleurodese,** mit dem Lungenfell verklebt, um die weitere Ergussbildung zu verhindern.

5.10.3 Pleuraempyem

Ein Pleuraempyem ist eine Eiteransammlung in der Pleurahöhle.

Ursachen

Ursachen sind meist Entzündungen wie Pneumonie, Mediastinitis, Bronchiektasen, ein Bauchhöhlen- oder Lungenabszess. Seltener tritt ein Pleuraempyem nach einem Trauma oder nach einer Thoraxoperation auf. Durch Verklebung der beiden Pleurablätter können aus ursprünglich einer Eiterhöhle mehrere Kammern entstehen.

Symptome

- Schlechter Allgemeinzustand, hohes Fieber
- Dyspnoe, evtl. Husten mit Auswurf
- Thorax- und Schulterschmerz
- Lokale Überwärmung und Rötung.

Therapie

Über einen großlumigen Schlauch wird der Pleuraraum durch die Thoraxwand gespült und drainiert (Thoraxsaugdrainage). Nach Keimbestimmung werden gezielt Antibiotika intravenös über mehrere Wochen gegeben. Bei Bildung von Pleuraschwarten sowie bei gekammerten Empyemen muss meist operativ vorgegangen werden.

Komplikationen

- Sepsis
- Bildung gekammerter Empyeme
- Bronchopleurale Fistel, Durchbruch nach außen durch die Thoraxwand
- Bildung von Pleuraschwarten.

5.10.4 Pneumothorax

Bei einem Pneumothorax strömt Luft durch die verletzte Pleura in den Pleuraspalt. Dadurch wird der physiologische interpleurale Unterdruck aufgehoben. Aufgrund der Eigenelastizität der Lunge kommt es zu einem teilweisen oder kompletten Kollaps des betroffenen Lungenflügels. Er steht dann nur vermindert oder gar nicht mehr zum Gasaustausch zur Verfügung.

5

Einteilung

Der idiopathische **Spontanpneumothorax** tritt am häufigsten auf bei Männern zwischen 20 und 40 Jahren, die Raucher sind. Er entsteht oft ohne äußere Gewaltanwendung durch die Ruptur einer direkt unter der Pleura gelegenen Emphysemblase. Dem sekundären Spontanpneumothorax liegt eine andere Lungenerkrankung zugrunde, z. B. eine COPD, ein Lungenabszess oder ein Bronchialkarzinom.

Vom Spontanpneumothorax wird der **traumatische Pneumothorax** unterschieden. Er kann entweder offen oder geschlossen sein (➤ Abb. 5.10):

- **Offener Pneumothorax:** Luft strömt von außen durch die verletzte Brustwand in den Pleuraspalt ein (z. B. nach einer Stichverletzung)
- **Geschlossener Pneumothorax:** Luft aus verletzten Atemwegen oder Lungengewebe dringt durch die verletzte Pleura in den Pleuraspalt ein (z. B. nach Rippenfraktur oder Bronchusriss).

Ein lebensbedrohlicher Notfall ist der **Spannungspneumothorax:** Luft dringt durch die verletzte Pleura beim Einatmen in den Pleuraspalt ein, entweicht aber beim Ausatmen nicht. Die „Spannung", d. h. der starke Überdruck auf der verletzten Seite, drückt das Mediastinum zur gesunden Seite. Die Herzfunktion und die Funktion der gesunden Lunge werden mit jedem Atemzug stärker beeinträchtigt.

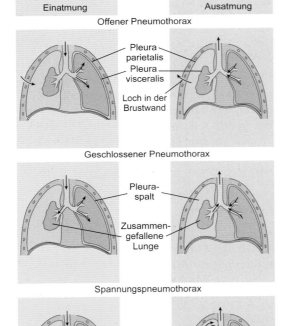

Abb. 5.10 Verschiedene Formen des Pneumothorax. [L190]

Symptome

- Akut einsetzende Dyspnoe, Husten, Zyanose
- Stechende Schmerzen auf der betroffenen Thoraxseite
- Asymmetrische Thoraxbewegungen beim Atmen
- Einseitig hypersonorer Klopfschall, bei der Auskultation einseitig fehlendes Atemgeräusch.

Therapie

Bei einem kleinen Spontanpneumothorax wird die Luft innerhalb von 3–4 Tagen von selbst resorbiert. Diese Spontanresorption kann durch O_2-Gabe gefördert werden. Ist der Pneumothorax größer, kann initial mit einer Punktionsnadel versucht werden, die Luft herauszusaugen. Gelingt dies nicht, muss die Luft durch eine Pleurasaugdrainage, die für einige Tage belassen wird, entfernt werden.

Beim Spannungspneumothorax wird notfallmäßig mit einer großlumigen Kanüle in den 2. ICR medioklavikulär gestochen. Die Luft kann so entweichen und der Überdruck wird aufgehoben. Für die endgültige Versorgung wird eine Dauersaugdrainage angelegt.

KAPITEL

6 Verdauungssystem

6.1 Anatomie und Physiologie des Verdauungssystems

Der menschliche Organismus bedarf für seine Funktionen der regelmäßigen Zufuhr von Nahrung und Wasser. Die Aufnahme und die Verarbeitung erfolgen über das Verdauungssystem (➤ Abb. 6.1), das schlauchartig vom Mund bis zum After verläuft. Von verschiedenen Organen (Bauchspeicheldrüse, Leber, Gallenblase) werden enzymreiche Sekrete in den Verdauungstrakt (Gastrointestinaltrakt) abgegeben, sodass die Nahrungsbestandteile aufgespalten und vom Blut aufgenommen werden können.

6.1.1 Anatomie des Verdauungssystems

Wandaufbau

Die Wand des gesamten Verdauungssystems besitzt einen ähnlichen Aufbau, der aber je nach Aufgabe des Abschnitts leicht verändert ist. Von innen nach außen finden sich folgende Wandschichten:

- **Mukosa:** Schleimhaut, die den Verdauungstrakt auskleidet
- **Submukosa:** Bindegewebige Verschiebeschicht, in der die größeren Blut- und Lymphgefäße zur Versorgung der Mukosa verlaufen
- **Muskularis:** Sie besteht aus einer längs- und einer querverlaufenden Ringmuskelschicht. In Mund, Rachen und oberer Speiseröhre ist die Muskulatur quergestreift und willkürlich kontrahierbar, im übrigen Verdauungstrakt unwillkürlich kontrahierbar und glatt.
- **Adventitia:** Bindegewebe zur Verbindung mit der Umgebung.

Blutversorgung des Verdauungssystems

Die Organe des Bauchraums werden im Wesentlichen durch drei aus der Aorta stammende Arterien mit deren Ästen versorgt:

- Der **Truncus coeliacus** versorgt mit seinen drei Ästen A. lienalis, A. hepatica und A. gastrica sinistra die Leber, die Gallenblase, den Magen sowie Teile der Speiseröhre, des Duodenums und des Pankreas
- Die **A. mesenterica superior** versorgt mit ihren Ästen den Großteil des Dünndarms, den Blinddarm, das Kolon ascendens, das Kolon transversum sowie Teile des Pankreas
- Die **A. mesenterica inferior** versorgt das Kolon descendens, das Kolon sigmoideum sowie Teile des Rektums.

Das mit Nährstoffen angereicherte venöse Blut der Bauchorgane wird in der Pfortader (V. portae) gesammelt und direkt zur Leber transportiert.

Peritoneum

Das Peritoneum (Bauchfell) kleidet den Bauchraum aus. In der Embryonalzeit wird jedes Organ unter Einstülpung eines Teils des Peritoneums unterschiedlich weit in die Bauchhöhle vorgeschoben. Die Organe werden daher unterteilt in:

- **Intraperitoneale** Organe, die vollständig vom Peritoneum bedeckt sind. Sie besitzen ein gedoppeltes Peritoneum, das mit der hinteren Bauchwand in Verbindung steht (Gekröse). Beim Dünndarm heißt diese Peritonealverdoppelung Mesenterium, beim Dickdarm Mesocolon. Eine weitere Peritonealverdoppelung stellt das große Netz (Omentum majus) dar, das sich schürzenförmig vor die Darmschlingen legt. Zu den intraperitoneal, also im Peritoneum liegenden Organen gehören Magen, Jejunum, Ileum, Leber, Milz, Kolon transversum und Kolon sigmoideum

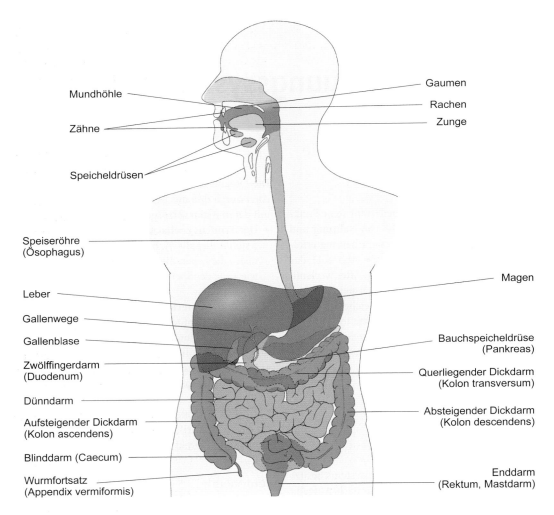

Abb. 6.1 Übersicht über die Verdauungsorgane. [L190]

- **Retroperitoneale** Organe, die sich in der Embryonalzeit nur teilweise in die Bauchhöhle vorgeschoben haben. Sie sind mit der hinteren Bauchwand verwachsen und daher nur an der Vorderseite vom Peritoneum bedeckt. Zu den retroperitoneal, also hinter dem Peritoneum liegenden Organen gehören Duodenum, Pankreas, Kolon ascendens und descendens sowie Organe des Harnsystems (Niere, Harnleiter)
- **Extraperitoneale** Organe, die keinerlei Beziehung zum Peritoneum haben. Zu den extraperitoneal, also außerhalb des Peritoneums liegenden Organen gehören das Rektum und die Organe des kleinen Beckens (Blase, viele Geschlechtsorgane).

Speiseröhre

Die Speiseröhre (Ösophagus) ist ein ca. 25 cm langer Muskelschlauch, der den Rachen mit dem Magen verbindet. Sie verläuft im Mittelfellraum (Mediastinum) vor der Aorta und der Luftröhre und gelangt durch eine Öffnung im Zwerchfell in den Bauchraum.

Magen

Der Magen ist ein muskuläres Hohlorgan, welches die Nahrung speichert, den Nahrungsbrei mit dem Magensaft durchmischt, die Nahrung andaut und weitertransportiert.

Folgende Magenabschnitte werden unterschieden: Kardia, Fundus, Korpus, Antrum mit Pylorus (Magenpförtner).

Dünndarm

An den Magen schließt sich der Dünndarm an. Er ist etwa 5 m lang und besteht aus drei Abschnitten, die ohne scharfe Grenze ineinander übergehen:
- **Duodenum** (Zwölffingerdarm) folgt unmittelbar auf den Pylorus. Es legt sich C-förmig um den Kopf der Bauchspeicheldrüse. Nach etwa 25 cm geht es über in das
- **Jejunum** (Leerdarm). Das Jejunum nimmt etwa $^3/_5$ der Gesamtlänge der Dünndarmschlingen ein
- Das **Ileum** (Krummdarm) nimmt etwa $^2/_5$ der Dünndarmlänge ein. Es mündet an der Ileozökalklappe in das Kolon. Seine Wand enthält zahlreiche Lymphfollikel, die Peyer-Plaques, die an der Erregerabwehr beteiligt sind.

Die Oberfläche des Dünndarms ist zur besseren Resorption der Nahrungsbestandteile stark vergrößert. Daran beteiligt sind:
- **Kerckring-Falten:** Ringförmig verlaufende Schleimhautfalten
- **Zotten:** Ausstülpungen der Schleimhaut
- **Krypten:** Einstülpungen des Epithels
- **Mikrovilli:** Ausstülpungen der Enterozyten, die die Zotten überziehen (Bürstensaum).

Da gegen Ende des Dünndarms die Resorptionsleistung immer geringer wird, nehmen dort auch Größe und Anzahl der genannten Strukturen ab.

Dickdarm

Der Dickdarm (Intestinum crassum) ist ca. 1,4 m lang und liegt rahmenförmig um die Dünndarmschlingen. Er ist in verschiedene Abschnitte unterteilt:
- **Blinddarm** (Caecum) mit Wurmfortsatz (Appendix vermiformis)
- **Kolon ascendens** (aufsteigender Dickdarm)
- **Kolon transversum** (querverlaufender Dickdarm)
- **Kolon descendens** (absteigender Dickdarm)
- **Kolon sigmoideum** (S-förmiger Dickdarm oder Sigma).

Gemeinsames Kennzeichen aller Dickdarmabschnitte sind die **Tänien** (in Streifen zusammengedrängte Längsmuskulatur) und **Haustren** (Aussackungen der Darmwand). Mikroskopisch weist der Dickdarm zahlreiche **Krypten** auf.

Rektum und After

Das Rektum (Enddarm) ist ca. 15 cm lang. Es geht aus dem Kolon sigmoideum hervor und endet mit dem Anus (After).

Der Anus ist die Öffnung, durch die der Darm an die Körperoberfläche mündet. Verschlossen wird er durch den inneren und äußeren Schließmuskel sowie durch ein unter der Schleimhaut liegendes Venengeflecht (Hämorrhoidalgeflecht).

Pankreas

Das Pankreas (Bauchspeicheldrüse) liegt an der Hinterwand des Oberbauches und wird in Kopf, Körper und Schwanz eingeteilt. Es ist 13–15 cm lang, erstreckt sich vom Duodenum bis zur Milz und besteht aus exokrinen und endokrinen Anteilen. Es wird längs vom Pankreasgang (Ductus pancreaticus) durchzogen, der gemeinsam mit dem Gallengang an der Papilla vateri ins Duodenum mündet und dort den Bauchspeichel abgibt.

Die endokrinen Anteile des Pankreas bestehen aus zahlreichen Langerhans-Inseln, die in ihrer Gesamtheit das Inselorgan bilden. In den verschiedenen Zellen des Inselorgans werden die Hormone **Insulin** (B-Zellen)**, Glukagon** (A-Zellen) und **Somatostatin** (D-Zellen) produziert.

Leber, Gallenwege und Gallenblase

Die **Leber** (Hepar) ist das größte Stoffwechselorgan des Körpers und liegt im rechten Oberbauch direkt unter dem Zwerchfell. Sie besteht aus zwei großen Lappen, dem rechten Lobus dexter und dem linken Lobus sinister sowie aus zwei kleinen Lappen, dem geschwänzten Lobus caudatus und dem quadratischen Lobus quadratus. Zwischen den beiden kleinen Lappen liegt die Leberpforte. Hier treten die Leberarterie (A. hepatica) und die Pfortader (V. portae) in die Leber ein, während der Gallengang (Ductus hepaticus communis) die Leber verlässt.

6

Die Leber produziert pro Tag 0,5–1 l Gallenflüssigkeit. Diese gelangt über die **Gallenwege** (Ductus hepaticus communis und Ductus choledochus) in das Duodenum oder über den Ductus cysticus in die Gallenblase.

Die **Gallenblase** ist ein birnenförmiger 8–12 cm langer Sack an der Unterseite der Leber. Sie speichert 40–50 ml Gallenflüssigkeit.

6.1.2 Physiologie des Verdauungssystems

Schluckvorgang

Die Zunge schiebt willkürlich einen schluckfähigen Bissen gegen den weichen Gaumen und löst so den unwillkürlichen **Schluckreflex** aus. Der Bissen wird durch eine Kontraktionswelle der Rachenmuskulatur in die Speiseröhre transportiert. Von hier wird er durch abwechselnde Kontraktionen der längs- und querverlaufenden Muskelfasern, der sog. **Peristaltik,** weiter in Richtung Magen transportiert. Dort erschlafft der untere Schließmuskel der Speiseröhre, und die Nahrung tritt in den Magen ein.

Magensaft und Magenentleerung

Die Mukosa des Magens ist zur Oberflächenvergrößerung in Falten gelegt. In der Mukosa des Magenfundus und -korpus sind schlauchförmig Drüsen eingelagert, die täglich ca. 2 l Magensaft produzieren. Sie enthalten unterschiedliche Zellarten:

- **Hauptzellen** produzieren Pepsinogen. Es wird zu Pepsin umgewandelt, welches Nahrungseiweiß in einem ersten Schritt teilweise aufspaltet
- **Belegzellen** produzieren Salzsäure und Intrinsic Factor. Der Magensaft erhält durch die Salzsäure einen pH-Wert von 1–2. Durch die hohe Salzsäurekonzentration werden Bakterien abgetötet und Pepsinogen wird zu Pepsin aktiviert
- **Nebenzellen** produzieren den Magenschleim, der die Magenwand vor Säureschäden schützt.

Die Bildung des Magensaftes wird durch Geruch, Geschmack und psychische Reize über den Parasympathikus des vegetativen Nervensystems angeregt, außerdem über das in den **G-Zellen** des Magens produzierte Gastrin, das bei Füllung des Magens ausgeschüttet wird. Auch Alkohol und Koffein wirken stimulierend.

Die Entleerungsgeschwindigkeit des Magens hängt von der Zusammensetzung der Nahrung ab. Die Verweildauer nimmt in der Reihenfolge Kohlenhydrate – Eiweiß – Fett zu.

Durch peristaltische Wellen vom Antrum ausgehend wird der Nahrungsbrei in kleinen Portionen in das Duodenum weitergegeben. Dafür öffnet sich der **Magenpförtner** (Pylorus) jeweils kurzfristig. Bei Übertritt des sauren Nahrungsbreis in das Duodenum wird die Sekretion der Bauchspeicheldrüse angeregt. Im Duodenum erfolgt auch die weitere Aufspaltung der Nahrungsbestandteile.

Pankreassaft

Die exokrinen Drüsenläppchen der Bauchspeicheldrüse bilden pro Tag ca. 1,5 l stark alkalischen Pankreassaft mit hoher Bikarbonatkonzentration. In das Duodenum abgegeben, neutralisiert er dort den stark sauren Speisebrei. Der pH-Wert liegt im Dünndarm dann bei ca. 7–8. Dies entspricht dem optimalen Wirkungsbereich der dort arbeitenden Enzyme. Der Pankreassaft enthält:

- Lipasen zur Fettspaltung
- Amylasen zur Kohlenhydratspaltung
- Trypsinogen, Chymotrypsinogen, Carboxypeptidasen zur Eiweißspaltung.

Diese Enzyme werden von der Bauchspeicheldrüse teilweise als inaktive Vorstufen sezerniert, damit sie das Drüsengewebe nicht selbst „andauen". Erst im Dünndarm entfalten sie ihre Wirkung. Dort setzen sie die bereits im Magen begonnene Verdauung fort. Die Pankreassaftausscheidung wird durch die Hormone Sekretin und Cholezystokinin der Duodenalschleimhaut sowie durch den N. vagus stimuliert. Sekretin und Cholezystokinin werden als Reaktion auf den sauren bzw. fettreichen Nahrungsbrei ausgeschüttet.

Galle

Die wichtigsten Bestandteile der Galle sind – neben Wasser und Elektrolyten – Gallensäuren, Cholesterin, Phospholipide und der Gallenfarbstoff Bilirubin. Die Gallensäuren spielen eine wesentliche Rolle bei der Fettverdauung im Dünndarm. Sie lagern sich mit Fettpartikeln der Nahrung zusammen und bilden die so genannten **Mizellen** (➤ 7.2). Erst durch die Mizellenbildung wird die Aufnahme von Fett über die Dünndarmschleimhaut ins Blut ermöglicht. Im Ileum werden die inzwischen von den Mizellen wieder freigesetzten Gallensäuren ins Blut aufgenommen und erneut zur Leber transportiert. Von dort werden sie wieder in die Galle abgegeben. Dieser Kreislauf der Gallensäuren (Leber → Galle → Dünndarm → Leber) wird als **enterohepatischer Kreislauf** bezeichnet.

Der Gallenfarbstoff **Bilirubin** stammt hauptsächlich aus dem Abbau des roten Blutfarbstoffes Hämoglobin. Dieser Abbau findet in der Milz, im Knochenmark und in der Leber statt.

Die Sekretion des Gallensaftes wird über die gleichen Mechanismen wie die des Pankreassaftes stimuliert. Cholezystokinin bewirkt zusätzlich eine Kontraktion der Gallenblase.

Aufgaben des Dünndarms

Der Dünndarm ist Hauptort der Verdauung der Nahrungsbestandteile. Die dabei entstehenden Bruchstücke (Moleküle) werden über das Epithel der Dünndarmschleimhaut in Blut- und Lymphgefäße aufgenommen und gelangen über die Pfortader zur Leber.

Im Dünndarm wird ein schleimreiches Sekret mit Verdauungsenzymen und Gewebehormonen (u. a. Sekretin, Cholezystokinin) sezerniert. Dieses wird in den Lieberkühn-Drüsen, am Grund der Krypten, in den Brunner-Drüsen und zahlreichen Becherzellen gebildet. Es dient dem Schutz der Darmwand sowie der Verdauung der Nahrung.

Während des Verdauungsvorgangs sind die Zotten in ständiger Bewegung. Weiterhin sorgen rhythmische Pendelbewegungen und Segmentationsbewegungen der Darmwand für eine gute Durchmischung der Nahrungsbestandteile. Peristaltische Wellen fördern den Darminhalt weiter Richtung Dickdarm.

Aufgaben der Leber

Mit dem Pfortaderblut gelangen viele im Dünndarm durch die Verdauung freigesetzten Nährstoffmoleküle direkt in die Leber. Sie werden für die Bildung

wichtiger Stoffwechselprodukte verwendet. Daneben wirkt die Leber wie ein Filter, der Giftstoffe aus dem Pfortaderblut beseitigt oder chemisch verändert (First-Pass-Effekt). Sie werden dann über die Galle bzw. über die Nieren ausgeschieden. Dieses sind wichtige Voraussetzungen für die vielfältigen Aufgaben der Leber im Gesamtstoffwechsel des Körpers:

- **Kohlenhydratstoffwechsel:** Überschüssige Glukose wird als Glykogen gespeichert und bei Bedarf abgegeben. Glukose wird aus Aminosäuren aufgebaut (Glukoneogenese)
- **Eiweißstoffwechsel:** Gerinnungsfaktoren (z. B. Prothrombin und Fibrinogen), Albumine, verschiedene Globuline und andere Eiweiße werden gebildet
- **Fettstoffwechsel:** Neutralfette werden als Triglyzeride gespeichert und bei Bedarf wieder abgegeben (Lipolyse)
- **Bildung** des Gallensaftes
- **Bildung** der Hormon(-vorstufen) Angiotensinogen, Vitamin D-Hormon und Somatomedine (Wachstumsfaktoren)
- **Abbau** des roten Blutfarbstoffes Hämoglobin zu Bilirubin, von körpereigenen Abfallprodukten wie Ammoniak zu Harnstoff, von dem Körper von außen zugeführten Substanzen (z. B. Alkohol, Medikamente); Hormone werden inaktiviert.

Aufgaben des Dickdarms

Mit dem Eintreffen des Speisebreis im Dickdarm ist die Verdauung und Resorption der Nährstoffe abgeschlossen. Aufgabe des Dickdarms ist es, dem Nahrungsbrei Wasser und Elektrolyte zu entziehen und damit den Stuhl einzudicken. Um die Gleitfähigkeit des sich verfestigenden Stuhls zu gewährleisten, wird aus den Becherzellen der Krypten dem Kot Schleim beigemengt. Außerdem sind im Dickdarm – im Gegensatz zum Dünndarm – eine Vielzahl Bakterien vorhanden, die unverdauliche Nahrungsbestandteile durch Gärungs- und Fäulnisvorgänge weiter abbauen.

Stuhlentleerung

In der **Ampulla recti,** dem oberen Anteil des Enddarms, wird der Kot gesammelt. Bei ausreichender Füllung der Ampulle folgt die reflexartig ablaufende

Stuhlentleerung (Defäkation). Der innere Schließmuskel erschlafft, während sich die äußere Längsmuskulatur des Enddarms anspannt. Dieser Vorgang wird unterstützt durch die willkürliche Anspannung von Zwerchfell und Bauchmuskulatur (Bauchpresse) sowie der willentlichen Erschlaffung des äußeren Schließmuskels, sodass es zur Kotaustreibung kommt.

Der Stuhl besteht zu 75 % aus Wasser. Außerdem enthält er Schleim, Epithelzellen der Darmschleimhaut, Bakterien, Gärungs- und Fäulnisprodukte, Zellulose (unverdauliche Pflanzenbestandteile), Entgiftungsprodukte und Sterkobilin.

6.2 Erkrankungen des Ösophagus

6.2.1 Gastroösophageale Refluxkrankheit (GERD)

Beim gastroösophagealen Reflux fließt Mageninhalt in den Ösophagus (Speiseröhre) zurück. In der Folge kann es zu entzündlichen Veränderungen der Ösophagusschleimhaut kommen, der Refluxösophagitis.

Ursachen und Entstehung

Die Kardia wird vom unteren Ösophagussphinkter (Speiseröhrenschließmuskel) verschlossen. Er öffnet sich beim Gesunden nur während des Schluckens, um Speisebrei vom Ösophagus in den Magen zu transportieren. Bei der gastroösophagealen Refluxkrankheit öffnet sich der untere Ösophagussphink-

ter auch, wenn nicht geschluckt wird. Der saure Mageninhalt gelangt in den Ösophagus und greift dort die Schleimhaut an, die darauf mit einer Entzündung reagiert (➤ Tab. 6.1). Auch eine Schwangerschaft ruft häufig einen Reflux hervor. Weitere Ursachen sind Magenausgangsstenose, Sklerodermie, Hiatushernie oder Achalasie.

Symptome

Hauptsymptom der Refluxkrankheit sind brennende Schmerzen hinter dem Sternum, das **Sodbrennen,** die besonders nach dem Essen und im Liegen auftreten. Häufig geben die Patienten (saures) Aufstoßen an. Insbesondere wenn, wie z. B. beim Bücken, Druck auf den Magen ausgeübt wird, können Nahrungsreste aus dem Magen zurück in den Mund fließen (Regurgitation). Weiterhin können Schluckbeschwerden, Magenschmerzen, Luftaufstoßen, Reizhusten und Heiserkeit auftreten.

Diagnostik

Die Ösophagusschleimhaut wird mittels einer Spiegelung des Ösophagus (Ösophagoskopie, Endoskopie) beurteilt. Dabei können Biopsien (Gewebeproben) entnommen werden, um die Diagnose zu sichern. Allerdings sind bei etwa 60 % der Betroffenen während der Spiegelung keine Veränderungen der Schleimhaut festzustellen. Weiterhin kann eine pH-Metrie über 24 Stunden durchgeführt werden. Dafür wird dem Patienten eine pH-Messsonde in den unteren Ösophagus eingeführt, die den pH-Wert registriert. Es werden verlängerte, vermehrte und nächtliche Refluxzeiten gemessen.

Therapie

Treten lediglich geringe Symptome einer Refluxerkrankung auf, so sind häufig gezielte Verhaltensänderungen des Patienten ausreichend, um die Beschwerden zu lindern:
- Regelmäßig vier bis fünf kleine, fettarme Mahlzeiten pro Tag einnehmen
- Drei Stunden vor dem Schlafen nicht mehr essen
- Mit erhöhtem Oberkörper und in Rechtsseitenlage schlafen
- Gewicht reduzieren

Tab. 6.1 Klassifikation der gastroösophagealen Refluxkrankheit (GERD).

0	Gastroösophagealer Reflux ohne Schleimhautveränderungen
I	Einzelne Erosionen in geröteter Schleimhaut
II	Zusammenfließende Läsionen, die jedoch nicht den gesamten Umfang einnehmen
III	Zirkuläre, d. h. über den gesamten Umfang ausgedehnte Läsionen
IV	Komplikationen wie Ulkus oder Striktur (Verengung)

- Keine einengenden Kleidungsstücke (z. B. Gürtel, Korsett) tragen
- Auf bestimmte Speisen und Getränke (Alkohol, Süßspeisen, säurehaltige Getränke) sowie Nikotin verzichten, da sie die Säureproduktion im Magen anregen
- Medikamente meiden, die als Nebenwirkung den Druck des unteren Ösophagus senken (z. B. Nitrate, Anticholinergika, Kalziumantagonisten, Theophyllin).

Medikamentöse Therapie

Bei stärkeren Beschwerden werden Protonenpumpenblocker wie Omeprazol, Esomeprazol (z. B. Nexium®) u. a. eingesetzt, die die Säureproduktion im Magen bei ausreichender Dosierung komplett hemmen.

Operative Therapie

Bessern sich im Stadium IV die Beschwerden unter der medikamentösen Therapie nicht, so kann die operative Verengung des Mageneingangs (Fundoplicatio nach Nissen) erwogen werden.

Komplikationen

- Aus den Schleimhauterosionen einer chronischen Refluxösophagitis können Ulzera entstehen, die in seltenen Fällen bluten
- Narbige Veränderungen der Ösophaguswand führen zu Stenosen des Ösophagus mit Schluckbeschwerden
- Nächtliche Aspiration von Mageninhalt
- **Barrett-Ösophagus:** Das Plattenepithel des unteren Ösophagus wird durch spezialisiertes Zylinderepithel ersetzt. Der Barrett-Ösophagus ist eine Präkanzerose, die sich zum Adenokarzinom entwickeln kann. Daher sind regelmäßige endoskopische Kontrollen mit Entnahme von Gewebe notwendig.

6.2.2 Hiatushernie

Die Hiatushernie ist ein Zwerchfellbruch. Der Ösophagus zieht aus dem Brustraum durch eine Öffnung (lat.: Hiatus) im Zwerchfell in den Bauchraum. Werden durch diese Öffnung Organe – meistens Magenanteile – aus dem Bauchraum in den Brustraum gedrängt, liegt eine Hiatushernie vor. Es werden unterschieden (➤ Abb. 6.2):
- **Axiale Gleithernie:** Häufigste Form (90 %), bei der der obere Teil des Magens, die Kardia, in den Brustraum verlagert ist
- **Paraösophageale Hernie:** Die Kardia liegt in regelrechter Position; Teile des Magens oder tiefer gelegener Bauchorgane sind neben den Ösophagus in den Brustraum verschoben.

Ursachen

Ursache einer Hiatushernie ist oft der gelockerte Bandapparat am Mageneingang. Gleithernien treten mit zunehmendem Alter häufiger auf. Daneben kann auch ein erhöhter Druck im Bauchraum, z. B. bei Schwangerschaft oder ausgeprägter Obstipation, für eine Hiatushernie verantwortlich sein.

Symptome

90 % aller Patienten mit einer Gleithernie haben keinerlei Beschwerden. Selten tritt ein Reflux von Mageninhalt in den Ösophagus mit nachfolgender gastroösophagealer Refluxkrankheit auf.

6

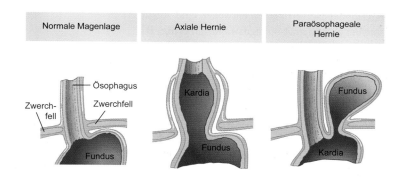

Abb. 6.2 Formen der Hiatushernie. [L190]

Auch die paraösophageale Hernie kann asymptomatisch verlaufen. Die Patienten klagen jedoch häufiger über ein Völlegefühl und Aufstoßen, ein Druckgefühl in der Herzgegend sowie über Atemnot.

Diagnostik

Eine Hiatushernie wird endoskopisch festgestellt. In Ausnahmefälle kann bei unklaren Beschwerden ein Ösophagusbreischluck durchgeführt werden.

Therapie

Eine Gleithernie wird lediglich therapiert, wenn Beschwerden aufgrund einer Refluxösophagitis vorliegen.

Eine paraösophageale Hernie hingegen ist eine komplikationsträchtige Erkrankung, die auch als Zufallsbefund bei beschwerdefreien Personen operiert werden muss. Bei der Operation werden der Magen und andere Bauchorgane ins Abdomen zurückverlagert und der Magen an der vorderen Bauchwand fixiert.

Komplikationen

Komplikationen treten insbesondere bei der paraösophagealen Hiatushernie auf: An der Durchtrittsstelle der Bauchorgane in den Brustraum kann es zu Einklemmungen dieser Organe und damit zur Unterbrechung ihrer Blutzufuhr kommen (Inkarzeration). Weiterhin können Schleimhauterosionen und -ulzera mit Blutungen auftreten.

6.2.3 Ösophagusdivertikel

Das Ösophagusdivertikel ist entweder eine Aussackung der gesamten Ösophaguswand, ein **echtes Divertikel**, oder eine Ausstülpung von Schleimhaut durch eine bestehende Muskellücke der Ösophaguswand, ein **Pseudodivertikel.**

Ursachen

Ösophagusdivertikel entstehen entweder durch erhöhten Druck im Ösophagusinneren bei gestörtem Muskelzusammenspiel, sog. **Pulsionsdivertikel,**

oder durch Zug von außen, sog. **Traktionsdivertikel.** Sie sind typischerweise an drei verschiedenen Stellen des Ösophagus lokalisiert (➤ Abb. 6.3):

- Zervikale Zenker-Divertikel (70 %) am Ösophaguseingang (ein Pulsionsdivertikel)
- Epibronchiale Divertikel (20 %) in Höhe der Trachealbifurkation (ein Traktionsdivertikel durch Narbenzug, meist infolge von Entzündungen der mediastinalen Lymphknoten)
- Epiphrenale Divertikel (10 %) dicht oberhalb des Zwerchfells (ein Pulsionsdivertikel).

Symptome und Diagnostik

Die Patienten klagen über Schluckbeschwerden. Oft fällt Mundgeruch auf, der durch Regurgitation verursacht wird: Speisereste sammeln sich im Divertikel und fließen vor allem beim Liegen in den Mund zurück. Beim zervikalen Zenker-Divertikel kommt es typischerweise zu Druckbeschwerden im Halsbereich und zunehmender Schluckbehinderung. Die Diagnose wird über den Ösophagusbreischluck und Endoskopie gestellt.

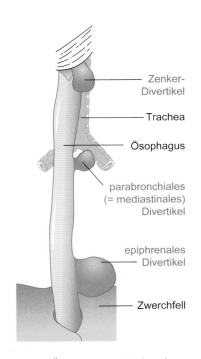

Abb. 6.3 Lage der Ösophagusdivertikel. [L190]

Therapie

Das zervikale Zenker-Divertikel wird endoskopisch entfernt. Wegen der geringen Beschwerden und Komplikationen ist bei den übrigen Divertikelformen eine Resektion nur selten erforderlich.

Komplikationen

Nachts besteht die Gefahr, dass bei Regurgitation Speisereste unbemerkt aspiriert werden und so eine Aspirationspneumonie verursachen. Ulzerationen im Divertikelsack können zu Blutungen oder Perforation des Ösophagus führen.

6.2.4 Achalasie

Bei der Achalasie ist der Ruhedruck des unteren Ösophagussphinkters erhöht. Ursache ist die Degeneration des Nervenplexus innerhalb der Sphinktermuskulatur (Plexus myentericus). Die Folge ist eine gestörte Peristaltik beim Schluckakt: Die Nahrung wird im Ösophagus nicht aktiv transportiert, der Sphinkter erschlafft nicht ausreichend, die Nahrung sammelt sich im Ösophagus an und wird nur verzögert in den Magen transportiert. Dadurch weitet sich der Ösophagus.

Symptome

!

Die Symptome einer Achalasie können auch durch ein Karzinom der Kardia oder des Ösophagus hervorgerufen werden.

Diagnostik

Mit Hilfe der Manometrie wird der Ruhedruck des unteren Ösophagussphinkters gemessen, der bei Achalasie meist erhöht ist. Ebenso lässt sich die fehlende Erschlaffung des Sphinkters während des Schluckens feststellen.

Im Ösophagusbreischluck zeigt sich ein typischer Befund: Die sog. Sektglasform des stark erweiterten Ösophagus oberhalb des Zwerchfells. Das Kontrastmittel wandert nur langsam in den Magen (➤ Abb. 6.4).

Um einen Tumor des Ösophagus oder der Kardia auszuschließen, wird eine Ösophago-Gastroskopie mit Biopsien durchgeführt.

Therapie

Ziel der Therapie ist es, den Druck des unteren Ösophagussphinkters zu senken, sodass die Nahrung wieder ungehindert in den Magen gelangen kann. Dies kann geschehen durch:
- Medikamente (z. B. Kalziumantagonisten wie Nifedipin): Bei leichten Achalasieformen, Langzeitresultate sind enttäuschend
- Ballondilatation: Ein Katheter wird in den Magen vorgeschoben. In Höhe des unteren Ösophagussphinkters wird ein am Katheter befestigter Ballon aufgeblasen, der den Ösophagussphinkter aufdehnt. Diese Therapie muss aufgrund von Rezidiven häufig wiederholt werden.
- Botulinumtoxin: Das Nervengift wird endoskopisch in den unteren Ösophagussphinkter gespritzt. Dies führt zu dessen Erschlaffung. Die Therapie muss regelmäßig wiederholt werden.
- Myotomie: Bei Erfolglosigkeit der beschriebenen Verfahren wird operativ laparoskopisch oder endoskopisch vorgegangen, indem die Muskulatur des unteren Ösophagussphinkters geschlitzt wird. Die Erfolgsquote liegt bei etwa 90 %.

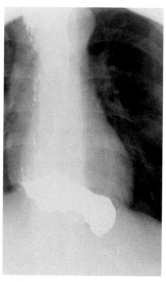

Abb. 6.4 Achalasie im Ösophagusbreischluck. [T824]

Sowohl bei der Ballondilatation als auch bei der Myotomie kann es nachfolgend zu einer Refluxösophagitis kommen.

Eine Achalasie muss regelmäßig endoskopisch kontrolliert werden, da eine erhöhte Gefahr für ein Ösophaguskarzinom besteht.

Komplikationen

Insbesondere bei nächtlichen Regurgitationen von Speiseresten aus dem erweiterten Ösophagus besteht die Gefahr einer Aspirationspneumonie. Langfristig kann sich im erweiterten Ösophagusabschnitt ein Karzinom entwickeln.

6.2.5 Ösophaguskarzinom

Das Ösophaguskarzinom ist ein bösartiger Tumor. In der Mehrzahl der Fälle handelt es sich um ein Adenokarzinom, seltener um ein Plattenepithelkarzinom. Männer sind häufiger betroffen als Frauen.

Ursachen

Rauchen, Alkoholkonsum und Adipositas begünstigen ein Ösophaguskarzinom. Auch Vorschädigungen des Ösophagus, z. B. ein Barrett-Ösophagus, eine Achalasie oder Refluxösophagitis, sind Risikofaktoren.

Symptome

Die Symptome eines Ösophaguskarzinoms treten oft spät auf:
- Leitsymptom ist die Dysphagie (Schluckstörung), die allerdings erst auftritt, wenn bereits ⅔ des Ösophaguslumens verlegt sind
- Gewichtsabnahme wegen der eingeschränkten Nahrungsaufnahme sowie der Tumorerkrankung
- Schmerzen hinter dem Sternum und im Rücken.

Diagnostik

- Ösophagoskopie mit Biopsie, um den Tumor histologisch einordnen zu können
- Endosonografie, um die Infiltrationstiefe des Tumors zu beurteilen, Suche nach Lymphknotenmetastasen

- CT bzw. MRT des Thorax zur Metastasensuche im Brustraum (Lunge, Lymphknoten), Ultraschall und CT bzw. MRT des Abdomens zur Metastasensuche im Bauchraum (Leber, Lymphknoten)
- Bronchoskopie bei einem Karzinom des oberen Ösophagus, um eine Infiltration der Trachea oder Bronchien festzustellen.

Therapie

Einzig die radikale operative Entfernung des Tumors bietet dem Patienten Heilungschancen. Da das Ösophaguskarzinom jedoch erst spät Symptome zeigt, kann nur noch ⅓ der Patienten mit dieser Zielsetzung operiert werden. Durch eine präoperative Radiochemotherapie wird der Tumor verkleinert, um dann operiert zu werden. Ist der Tumor noch auf die Schleimhaut beschränkt, kann er durch eine endoskopische Mukosaresektion therapiert werden.

Im fortgeschrittenen Stadium ist Ziel der Therapie, die Nahrungsaufnahme zu sichern und so die Lebensqualität des Patienten zu verbessern und zu erhalten. Endoskopisch kann ein Metallstent eingelegt werden, um so das Lumen des Ösophagus offen zu halten. Es kann eine palliative Bestrahlung durchgeführt werden. Ist dies nicht mehr möglich, wird eine perkutane endoskopische Gastrostomie (PEG, ➤ Abb. 6.5) angelegt.

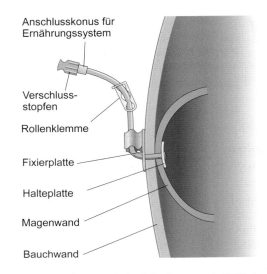

Anschlusskonus für Ernährungssystem

Verschlussstopfen

Rollenklemme

Fixierplatte

Halteplatte

Magenwand

Bauchwand

Abb. 6.5 Perkutane endoskopische Gastrostomie (PEG). [L190]

Komplikationen

- Rekurrensparese: Wenn der Tumor den N. recurrens (innerviert die Stimmbandmuskulatur) infiltriert, wird der Patient heiser
- Ösophagobronchiale Fistel, wenn der Tumor ins Bronchialsystem einwächst. Nahrung gelangt in die Lunge, es kommt zur Aspirationspneumonie
- Bereits früh Metastasen in Lymphknoten, später auch in Leber, Lunge und Knochen.

6.3 Erkrankungen von Magen und Duodenum

6.3.1 Gastritis

Die Gastritis ist eine Entzündung der Magenschleimhaut, die akut oder chronisch verlaufen kann.

Ursachen und Einteilung

Akute Gastritis

Eine akute Gastritis entwickelt sich schnell. Sie kann durch übermäßigen Alkoholkonsum oder aufgrund einer Lebensmittelvergiftung durch Bakterien hervorgerufen werden. Weiterhin kann sie als Nebenwirkung bestimmter Medikamente wie nichtsteroidale Antirheumatika (NSAR), Kortikosteroide und Zytostatika auftreten. Auch Stresssituationen wie schweres Trauma, Schock oder Operation, können eine Gastritis auslösen.

Chronische Gastritis

Die chronische Gastritis entwickelt sich über einen längeren Zeitraum. Sie wird in drei verschiedene Typen eingeteilt (➤ Tab. 6.2).

Symptome und Diagnostik

Die meisten Patienten haben nur geringe oder gar keine Beschwerden. Manche klagen über ein Druckgefühl im Oberbauch, Appetitlosigkeit und gelegentliche Übelkeit.

Tab. 6.2 Klassifikation der chronischen Gastritis.

Typ	
Typ A (ca. 5 %)	**A**utoimmungastritis: Es finden sich Autoantikörper gegen die Belegzellen der Magenschleimhaut. Da Belegzellen die Magensäure (HCl) produzieren, kommt es zur Anazidität (fehlende Magensäure). Liegen weiterhin Autoantikörper gegen den Intrinsic Factor vor, kann der Körper kein Vitamin B_{12} mehr aufnehmen und es kommt zu einer perniziösen Anämie
Typ B (ca. 85 %)	**B**akterielle Besiedelung: Infektion der Magenschleimhaut mit dem Bakterium Helicobacter pylori (H. pylori)
Typ C (5–10 %)	**C**hemische Reizung der Magenschleimhaut durch zurückfließenden Gallensaft oder nichtsteroidale Antirheumatika

Über eine Gastroskopie (Magenspiegelung), verbunden mit Biopsien der Magenschleimhaut, wird die Diagnose gesichert. Das entnommene Biopsiematerial wird gezielt auf Helicobacter pylori (H. pylori) untersucht. Das Bakterium kann auch mit Hilfe eines ^{13}C-Atemtestes oder einer Antigensuche im Stuhl nachgewiesen werden. Bei einer Typ A-Gastritis werden Autoantikörper gegen Parietalzellen und Intrinsic Factor nachgewiesen.

Therapie

Akute Gastritis

Die Ursache muss beseitigt werden, z. B. durch Absetzen entbehrlicher Medikamente. Auf Kaffee, Alkohol und Nikotin sollte verzichtet werden. Medikamente sind meist nicht erforderlich, evtl. können Protonenpumpenblocker verordnet werden. Bei Risikopatienten, z. B. Intensivpatienten, müssen prophylaktisch Medikamente zum Schutz der Magenschleimhaut gegeben werden.

Chronische Gastritis

Typ A: Bei perniziöser Anämie wird Vitamin B_{12} i. m. gespritzt, um einen Mangel vorzubeugen oder zu beheben. Regelmäßige Gastroskopien sind angezeigt, da ein erhöhtes Magenkarzinom-Risiko besteht.

Typ B: Ziel ist die Beseitigung von Helicobacter pylori mit der Eradikationstherapie. Dazu werden

Protonenpumpenblocker (Omeprazol, z. B. Antra®) und Antibiotika in verschiedenen Kombinationen über sieben bis zehn Tage gegeben (Tripel-Therapie, Quadrupel-Therapie). Der Protonenpumpenblocker wird vor dem Essen, Antibiotika werden nach dem Essen eingenommen.

Typ C: NSAR absetzen. Wenn dies nicht möglich ist, müssen zusätzlich Protonenpumpenblocker gegeben werden.

Komplikationen

Die Gefahr einer akuten Gastritis besteht in einer gastrointestinalen Blutung, wenn durch Schleimhautdefekte Blutgefäße geschädigt werden. Bei chronischen Gastritiden werden vermehrt Magenkarzinome und MALT-Lymphome (ausgehend vom Lymphgewebe des Gastrointestinaltrakts) beobachtet. Bei einer Typ B-Gastritis entwickeln sich häufiger gastroduodenale Ulzera.

6.3.2 Ulcus ventriculi und Ulcus duodeni

Schädigungen der Schleimhaut, die die Muscularis mucosae nicht durchdringen, heißen **Erosionen.** Ein **Ulkus** (Geschwür) ist ein Schleimhautdefekt, der die Muscularis mucosae durchbricht und so tiefere Wandschichten des Magens bzw. Duodenums schädigt (➤ Abb. 6.6). Das **Ulcus duodeni** (Zwölffingerdarmgeschwür) tritt etwa dreimal so häufig auf wie das **Ulcus ventriculi** (Magengeschwür).

Ursachen

Ein Ulkus entwickelt sich, wenn das Gleichgewicht zwischen Faktoren, die die Schleimhaut schädigen, und solchen, die die Schleimhaut schützen, gestört

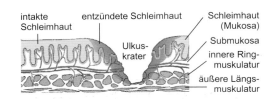

Abb. 6.6 Schematische Darstellung eines Ulkus. [L190]

ist. Schädigende Faktoren sind u. a. Helicobacter pylori, Salzsäure des Magensaftes, Stress, Rauchen und nichtsteroidale Antirheumatika. Bei 99 % der Patienten mit Ulcus duodeni, bei 75 % der Patienten mit Ulcus ventriculi sowie bei 50 % der gesunden Erwachsenen findet sich eine Besiedlung der Schleimhaut mit Helicobacter pylori.

Zu den schleimhautschützenden Faktoren zählen Schleim, Bikarbonat, Epithelerneuerung und eine gute Durchblutung der Magenschleimhaut.

Seltene Ursachen eines Ulkus sind das Zollinger-Ellison-Syndrom oder ein Hyperparathyreoidismus.

Symptome

Die Symptome können Hinweise auf die Lokalisation des Ulkus geben:
- Schmerzen nach dem Essen oder unabhängig davon → Ulcus ventriculi
- Nacht- und Nüchternschmerz, der sich meist nach dem Essen bessert → Ulcus duodeni
- Blutiges oder kaffeesatzartiges Erbrechen und Teerstühle sind Anzeichen für eine Ulkusblutung.

Diagnostik

Endoskopisch werden mehrere Biopsien entnommen. Das Gewebe wird histologisch und enzymatisch auf Helicobacter pylori untersucht. Daneben kann Helicobacter pylori auch durch einen ^{13}C-Atemtest oder durch eine Antigentestung im Stuhl nachgewiesen werden. Gleichzeitig muss ein Magenkarzinom durch endoskopische Kontrollen sicher ausgeschlossen werden: 5–10 % aller Ulzera sind exulzerierte (geschwürig aufgebrochene) Karzinome.

Therapie

Häufige, kleine Mahlzeiten sind sinnvoll, hochprozentiger Alkohol und Nikotin müssen vermieden werden. Ulkus begünstigende Medikamente sind nach Möglichkeit abzusetzen.

Medikamentöse Therapie

Helicobacter pylori wird mit Protonenpumpenblockern und Antibiotika (Tripel-Therapie, Quadrupel-Therapie) behandelt, woraufhin die Ulkuskrankheit in der Regel ausheilt. Rezidive sind selten. Der Eradikationserfolg muss 4–8 Wochen nach der Therapie durch eine Gastroskopie oder einen Helicobacter pylori-Antigentest im Stuhl überprüft werden.

Bei Helicobacter pylori-negativen Ulcera werden Protonenpumpenblocker eingesetzt, welche die Magensäureproduktion um nahezu 100 % vermindern. Nebenwirkungen sind u. a. Obstipation, Schwindel, Kopfschmerzen.

Operative Therapie

Operiert wird, wenn Komplikationen auftreten oder ein Magenkarzinom nicht sicher ausgeschlossen werden kann.

Komplikationen

Komplikationen treten oft plötzlich auf, ohne dass der Patient bis dahin von seiner Ulkuserkrankung wusste.

Perforation: Bei weniger als 5 % aller Ulkuspatienten. Das Ulkus durchbricht die Wand des Magens oder des Duodenums. Der Patient verspürt einen plötzlichen starken Schmerz, der in den Rücken oder die Schulter ausstrahlt. Es besteht eine Verbindung zur freien Bauchhöhle, sodass Magensaft, Luft und Bakterien in diese austreten können. Folge kann eine lebensbedrohliche Peritonitis (Bauchfellentzündung) sein. Eine Perforation muss so schnell wie möglich operativ verschlossen werden.

Penetration: Das Ulkus bricht in ein Nachbarorgan ein, am häufigsten in Pankreas oder Kolon. Auch hier ist eine Operation notwendig, um die pathologische Verbindung zwischen den Organen wieder zu verschließen. Der Krankheitsverlauf ist meist nicht so dramatisch wie bei der Perforation.

Obere gastrointestinale Blutung: Bei 20 % aller Ulkuspatienten. Ist die Blutung massiv, kommt es zum Bluterbrechen (Hämatemesis) und Volumenmangel mit Schockzeichen. Ist die Blutung schwach, kann Blut nur im Stuhl nachgewiesen werden bzw. die Patienten setzen Teerstuhl ab. Infolge einer meist unbemerkten Sickerblutung entwickelt sich eine Anämie.

Eine obere gastrointestinale Blutung wird in 50 % der Fälle durch ein Ulkus hervorgerufen. Weitere Ursachen sind: Gastroduodenale Refluxkrankheit (25 %), Ösophagusvarizen (15 %), Mallory-Weiss-Syndrom (Schleimhauteinrisse im Ösophagus-Kardia-Bereich nach heftigem Erbrechen, 5 %), Magen-

karzinom (3 %) u. a. Der Patient erbricht dunkelrotes oder kaffeesatzartiges Blut und setzt Teerstuhl ab, bei sehr starken Blutungen sogar hellrotes Blut. Es kommt zum Volumenmangelschock.

Zu den Spätkomplikationen eines Ulkus zählen eine **narbige Magenausgangsstenose** sowie die **karzinomatöse Entartung** eines chronischen Ulcus ventriculi.

6.3.3 Magenkarzinom

Das Magenkarzinom geht von den Drüsen- oder Epithelzellen des Magens aus (meist Adenokarzinom). Es tritt vorwiegend zwischen dem 50. und 70. Lebensjahr auf. In Westeuropa ist seine Häufigkeit rückläufig.

Ursachen

Risikofaktoren für ein Magenkarzinom sind:
- Chronische Gastritis Typ A (Autoimmungastritis) und chronische Gastritis Typ B (Besiedelung mit Helicobacter pylori)
- Gutartige adenomatöse Magenpolypen und Morbus Ménétrier (Riesenfaltenmagen)
- Hoher Nitratgehalt der Nahrung, z. B. in geräucherten und gesalzenen Speisen: Nitrate werden im Magen durch Bakterien in Nitrite umgewandelt, aus denen karzinogene Nitrosamine entstehen
- Genetische Faktoren, positive Familienanamnese.

Symptome

Die Patienten haben meist nur geringe, unspezifische Magenbeschwerden, zu denen eventuell folgende Symptome hinzutreten:
- Gewichtsabnahme, Leistungsknick
- Abneigung gegen Fleisch
- Brechreiz
- Druckgefühl im Oberbauch.

Diagnostik

- Gastroskopie mit Biopsie aller verdächtigen Veränderungen und deren histologische Untersuchung

6

- Endosonografie: Um das Ausmaß der Infiltration des Karzinoms in die Magenwand zu erkennen und benachbarte Lymphknoten zu beurteilen, wird endoskopisch ein Ultraschallkopf in den Magen eingeführt
- Sonografie der Leber und des Abdomens, CT-Abdomen, Röntgen-Thorax, Skelettszintigrafie, Schädel-CT, um vorhandene Metastasen zu erkennen
- Bestimmung des Tumormarkers CA 72–4 zur Verlaufskontrolle.

Therapie

Entscheidend für die Therapie ist eine frühzeitige Diagnose des Magenkarzinoms. Daher muss bei anhaltenden Magenbeschwerden trotz dreiwöchiger Therapie eine Gastroskopie zum Ausschluss eines Karzinoms erfolgen. Patienten mit bekannten Risikofaktoren sollten regelmäßig gastroskopisch untersucht werden.

Operation
Je nach Lokalisation und Ausdehnung des Tumors wird eine Gastrektomie (Entfernung des gesamten Magens) oder eine Magenteilresektion durchgeführt. Zusätzlich können unter Umständen großes und kleines Netz, Lymphknoten, Milz und Teile des Ösophagus entfernt werden. Lokal fortgeschrittene Tumore sollten durch eine präoperative Chemotherapie behandelt werden und dann operiert werden.

Palliative Therapie
Ist die Erkrankung bereits zu weit fortgeschritten, wird palliativ (die Beschwerden lindernd) behandelt: Die Nahrungspassage wird mittels Lasertherapie oder durch endoskopisches Einsetzen eines Kunststofftubus bzw. Stents gesichert, ggf. auch über eine perkutane, endoskopisch kontrollierte Jejunostomie (Ernährungsfistel). Blutungen müssen endoskopisch oder operativ gestillt werden. Hinzu kommt eine gezielte Schmerztherapie.

Komplikationen

- Metastasierung des Tumors
  - Per continuitatem, d. h. durch direktes Einwachsen in Nachbarorgane wie Ösophagus, Duodenum, Pankreas, Kolon oder als Bauchfellkarzinose mit Aszites
  - Lymphogen in regionale Lymphknoten
  - Hämatogen vor allem in die Leber
- Akute Magenblutung
- Tumorkachexie (Auszehrung).

Andere Magentumoren

- Non-Hodgkin-Lymphome des Magens, z. B. MALT-Lymphom
- Gastrointestinale Stromatumoren (GIST)
- Gutartige Magentumoren wie Polypen und Adenome, Lipome (Fettgewebstumoren, selten) sowie Neurofibrome (Tumoren der Nervenscheiden).

6.4 Erkrankungen des Dünndarms, Dickdarms und Enddarms

6.4.1 Malassimilationssyndrom

Das Malassimilationssyndrom ist ein Symptomkomplex, der bei verschiedenen Erkrankungen des Verdauungssystems auftreten kann. Hierbei verliert der Körper aufgenommene Nährstoffe über den Darm mit der Folge von Mangelerscheinungen.

Ursachen

Das Malassimilationssyndrom kann durch eine Maldigestion oder eine Malabsorption hervorgerufen werden.

Maldigestion
Die Nahrung wird nur mangelhaft verdaut. Dabei ist die Vorverdauung der Nahrung im Magen oder die Aufspaltung der Nahrungsbestandteile durch Pankreassaft und Galle aufgrund fehlender Enzyme gestört, z. B. nach Magenresektion, chronischer Pankreatitis oder Cholestase (Gallestau z. B. durch Tumor).

Malabsorption
Die Resorption der bereits gespaltenen Nahrungsbestandteile und/oder deren Abtransport über die Blut- und Lymphbahnen sind gestört. Dies tritt z. B. auf bei:

- **Laktasemangel** (häufig): Eine verminderte Aktivität des Milchzucker spaltenden Enzyms Laktase führt zu Beschwerden nach Milchgenuss, sog. Laktoseintoleranz
- Nach Dünndarmresektion
- Morbus Crohn
- **Zöliakie** (einheimische Sprue): Sie beruht auf einer Überempfindlichkeit gegen das Protein Gluten (Klebereiweiß) vieler Getreidesorten mit reaktiver Zottenatrophie der Dünndarmschleimhaut. Unter einer glutenfreien Diät (Verzicht auf Produkte aus Weizen, Roggen, Hafer, Gerste) normalisiert sich die Schleimhaut wieder
- Störungen der enteralen Durchblutung oder Lymphdrainage, z. B. Morbus Whipple
- Hormonal aktive Tumoren, z. B. Zollinger-Ellison-Syndrom.

Symptome

Leitsymptome sind chronische Diarrhoen oder Fettstühle (Steatorrhoe) und Gewichtsverlust. Der Mangel an den fettlöslichen Vitaminen A, D, E und K ruft entsprechende Mangelerscheinungen hervor. Werden zu wenig Vitamin B_{12}, Folsäure oder Eisen resorbiert, tritt eine Anämie auf. Eiweißmangel führt zu hypoproteinämischen Ödemen. Erniedrigte K^+- sowie Ca^{2+}-Spiegel im Blut rufen Schwäche und eventuell eine Tetanie hervor.

Diagnostik

Ein Malassimilationssyndrom wird anhand der klinischen Symptomatik diagnostiziert. Der Fettgehalt des Stuhls kann bestimmt werden. Ein Fettstuhl liegt vor, wenn mehr als 7 g Fett am Tag ausgeschieden werden. Alternativ kann ein ^{14}C-Triolein-Atemtest durchgeführt werden. Eine Malabsorption lässt sich von einer Maldigestion durch den Xylose-Toleranz-Test und den Vitamin B_{12}-Resorptionstest (Schilling-Test) unterscheiden.

Um die Ursache eines Malassimilationssyndroms festzustellen, erfolgen je nach Symptomatik verschiedene weitere Untersuchungen. Bei Verdacht auf Morbus Crohn, Zöliakie oder Morbus Whipple sind Magen-Darm-Spiegelungen mit Entnahme von Biopsien zur histologischen Untersuchung angezeigt.

Therapie

An erster Stelle sollte die Grunderkrankung behandelt werden. Fehlende Verdauungsenzyme bzw. mangelhaft resorbierte Substanzen, u. a. fettlösliche Vitamine, Vitamin B_{12} und Eisen, müssen ersetzt werden. Der Wasser- und Elektrolythaushalt muss überwacht und ausgeglichen werden. Unter Umständen ist eine vorübergehende parenterale Ernährung nötig.

6.4.2 Kolonpolypen

Als Polypen bezeichnet man alle umschriebenen Vorwölbungen der Schleimhaut ohne Rücksicht auf ihre gewebliche Abstammung, Größe oder Dignität (Gut- bzw. Bösartigkeit). Bei über 60-Jährigen finden sich in ca. 30 % der Fälle Polypen. Sie nehmen mit dem Alter zu.

Ursachen und Einteilung

Wahrscheinlich spielen Ernährungsfaktoren eine Rolle bei der Entstehung von Polypen: Wenig Ballaststoffe und viel Fleisch scheinen begünstigend zu wirken.

Es werden unterschieden:
- Adenome: Häufige, gutartige Tumoren, die vom Epithel der Schleimhaut ausgehen. Über die Hälfte der Adenome sind im Rektum und Sigma lokalisiert. Aus Kolonadenomen entwickeln sich Kolonkarzinome (Adenom-Karzinom-Sequenz). Sonderformen sind:
  - Familiäre adenomatöse Polyposis (FAP): Autosomal-dominant vererbt, mehr als 100 Adenome, hohes Entartungsrisiko, Vorsorgeuntersuchungen ab dem 12. Lebensjahr
  - Peutz-Jeghers-Syndrom: Autosomal-dominant vererbt, Polyposis des Dünndarmes
- Entzündliche und hyperplastische Polypen: Gutartige Veränderung der Schleimhaut.

Symptome und Diagnostik

Die meisten Patienten haben keinerlei Beschwerden. Häufig sind Polypen ein Zufallsbefund während einer Koloskopie (Darmspiegelung) (➤ Abb. 6.7).

6

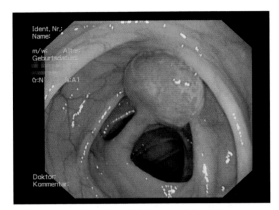

Abb. 6.7 Endoskopisches Bild eines gestielten Polypen. [T824]

Tief gelegene Polypen können rektal getastet werden. Polypen können jedoch auch bluten oder Schleim absondern, was dann als Stuhlbeimengung zu sehen ist. Wird ein Kolonadenom festgestellt, muss der gesamte Dickdarm auf weitere Adenome untersucht werden.

Therapie

Adenome können maligne entarten und sollten daher immer vollständig reseziert werden. Dies ist bei den meisten Adenomen schon während der Endoskopie möglich; sie werden mit einer Biopsiezange oder Schlinge abgetragen (➤ Abb. 6.8). Größere Polypen werden operativ über eine Kolonteilresektion entfernt. In jedem Fall schließt sich eine histologische Untersuchung an.

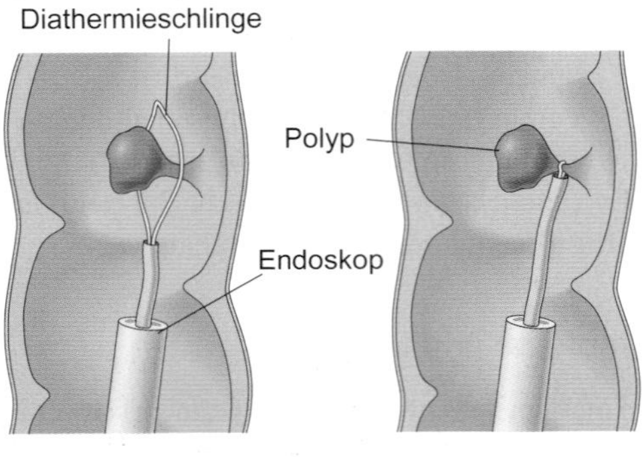

Diathermieschlinge

Polyp

Endoskop

Abb. 6.8 Polypektomie mit Diathermieschlinge. [L190]

Bei der familiären adenomatösen Polyposis wird aufgrund des hohen Entartungsrisikos nach der Pubertät eine prophylaktische Proktokolektomie (sphinktererhaltende Entfernung des Dickdarms) durchgeführt.

Nach der Entfernung von Adenomen sollte nach drei bis fünf Jahren eine Kontroll-Endoskopie durchgeführt werden.

Komplikationen

Es treten Blutungen, Ileus und maligne Entartung auf.

6.4.3 Kolorektales Karzinom

Das kolorektale Karzinom ist sowohl bei Männern als auch bei Frauen das zweithäufigste Karzinom. Es geht meist von den Drüsenzellen aus (Adenokarzinom). In 90 % der Fälle tritt es nach dem 50. Lebensjahr auf. Die Prognose ist bei frühzeitigem Erkennen relativ günstig.

Ursachen

Risikofaktoren für ein kolorektales Karzinom sind:
- Familiäre adenomatöse Polyposis, Kolonadenome
- Colitis ulcerosa
- Fett- und fleischreiche, ballaststoffarme Ernährung, Nikotin, Alkohol, Übergewicht
- Familiäre Belastung.

Symptome

Die Symptome sind uncharakteristisch und treten meist erst auf, wenn die Erkrankung schon weiter fortgeschritten ist:
- Blut im Stuhl
- Änderung der Stuhlgewohnheiten, z. B. Wechsel zwischen Obstipation und Diarrhoe
- Leistungsminderung, Müdigkeit.

Diagnostik

- Tastbefund: Distale kolorektale Karzinome können rektal getastet werden (➤ Abb. 6.9)

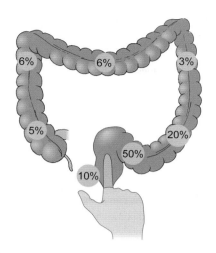

Abb. 6.9 Prozentuale Verteilung der kolorektalen Karzinome auf die einzelnen Darmabschnitte. [L190]

- Die Koloskopie stellt die diagnostische Methode der Wahl dar. Ist diese nicht möglich, kann ein Spiral-CT oder eine virtuelle Koloskopie (3D-CT) durchgeführt werden
- Blutuntersuchungen:
  - Aufgrund wiederholter Blutungen aus dem Tumor kann eine Anämie vorliegen
  - Ggf. sind die BSG und der Tumormarker CEA (karzinoembryonales Antigen) erhöht. CEA dient der Verlaufskontrolle
- Sonografie, CT-Abdomen, Zystoskopie, gynäkologische Untersuchung sowie CT-Thorax, um die Tumorausdehnung zu beurteilen und Metastasen zu erkennen.

Therapie

Operative Therapie

Heilungsaussichten bestehen nur, wenn der betroffene Kolonabschnitt mit Mesenterium und regionalen Lymphknoten entfernt werden kann (in ca. 70 % der Fälle). Hierbei ist häufig die vorübergehende oder dauerhafte Anlage eines Anus praeter naturalis (künstlicher Darmausgang) notwendig. Bei fortgeschrittenen Rektumkarzinomen wird unter Umständen eine präoperative Radio-/Chemotherapie durchgeführt, um den Tumor zu verkleinern. An die Operation wird oftmals eine Chemotherapie angeschlossen;

beim Rektumkarzinom auch eine Strahlentherapie. Einzelne Metastasen in Lunge oder Leber können operativ entfernt werden.

Nicht-operable Tumoren können durch Laser-, Radio- und Chemotherapie verkleinert werden, um so einem Ileus vorzubeugen. Liegen bereits Metastasen vor, können monoklonale Antikörper (z. B. Bevacizumab) gegeben werden. Wie bei allen Tumorpatienten ist der Erhalt der Lebensqualität, z. B. durch eine ausreichende Schmerztherapie, vorrangig.

Nachsorge

Tumorrezidive treten häufig in den ersten beiden Jahren nach der Operation auf. Daher muss der Patient regelmäßig zur Nachsorgeuntersuchung gehen, bei der eine Koloskopie und Sonografie der Leber, evtl. ein CT des Abdomens und Thorax sowie Blutuntersuchungen durchgeführt werden. Bei einem Rezidiv steigen die CEA-Werte im Blut wieder an.

Komplikationen

- Metastasen: Lymphogen; hämatogen in Leber und Lunge
- Ileus (Darmstenose)
- Einbrechen des Tumors in Nachbarorgane, wie z. B. die Harnblase.

Prophylaxe

Ab dem 50. Lebensjahr besteht für jeden die Möglichkeit einer kostenlosen Krebsvorsorgeuntersuchung, bei der nach okkultem Blut im Stuhl gesucht und der Patient rektal untersucht wird. Weiterhin sollte auch bei unauffälligem Befund und fehlenden Risikofaktoren ab dem 56. Lebensjahr alle zehn Jahre eine Koloskopie durchgeführt werden. Personen mit Risikofaktoren wird schon früher eine regelmäßige Koloskopie empfohlen.

6.4.4 Divertikulose und Divertikulitis

Bei den meisten Divertikeln des Dünn- und Dickdarms (➤ Abb. 6.10) handelt es sich um Ausstülpungen der Darmschleimhaut durch Gefäßmuskellücken, sog. **Pseudodivertikel** (falsche Divertikel);

6

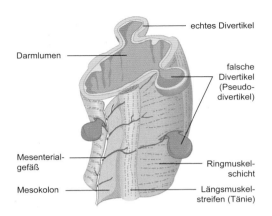

Abb. 6.10 Echte und falsche Divertikel des Kolons. [L190]

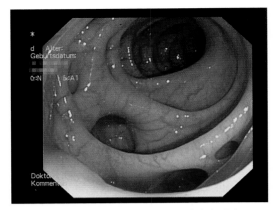

Abb. 6.11 Endoskopisches Bild von Divertikeln im Kolon. [T824]

sie treten am häufigsten im Kolon sigmoideum auf. Seltener sind Ausstülpungen der gesamten Darmwand, sog. **echte Divertikel,** die z. B. im Zoekum lokalisiert sind. Liegen mehrere Divertikel vor, handelt es sich um eine **Divertikulose;** entzünden sich die Divertikel, so besteht eine **Divertikulitis.** Divertikel nehmen mit dem Alter zu, jenseits des 70. Lebensjahres haben etwa 50 % der Menschen Kolondivertikel.

Ursachen

Divertikel entstehen aufgrund einer Darmwandschwäche bei gleichzeitig erhöhtem Innendruck im Darmlumen. Ballaststoffarme Ernährung und Obstipation begünstigen die Entstehung. Bei 20 % der Patienten mit Divertikeln kommt es durch Stuhlstau (Obstipation) und Entzündung der Divertikelwand zu einer Divertikulitis.

Symptome

Eine Divertikulose verursacht meist keine Beschwerden. Erst die Divertikulitis bereitet Schmerzen, Stuhlunregelmäßigkeiten und evtl. eine Temperaturerhöhung.

Diagnostik

Eine Divertikulose ist meist ein Nebenbefund bei einer Koloskopie (➤ Abb. 6.11).

Eine Divertikulitis wird aufgrund der Symptome diagnostiziert. Bei der Divertikulitis ist der entzün-

dete Darmabschnitt manchmal als druckschmerzhafte Walze zu tasten, da die Stuhlpassage behindert ist. Im Blut findet sich eine Leukozytose, die BSG ist erhöht. Entzündete Divertikel können mittels Sonografie und CT nachgewiesen werden. Eine Endoskopie sollte aufgrund des Perforationsrisikos nur nach strenger Indikationsstellung durchgeführt werden.

Therapie

Die Therapie richtet sich nach den Beschwerden und dem Grad der Entzündung:
- Divertikulose: Stuhlregulierung, ballaststoffreiche Ernährung, reichlich Flüssigkeit, Bewegung
- Leichte Divertikulitis: Breitbandantibiotikum, schlackenarme Kost. Sind die Symptome abgeklungen, wird wieder auf ballaststoffreiche Ernährung übergegangen
- Schwere Divertikulitis: Nahrungskarenz, parenterale Ernährung, Breitbandantibiotikum
- Komplikationen oder Therapieresistenz: Operative Entfernung des divertikeltragenden Darmabschnitts.

Komplikationen

- Perforation mit Abszessbildung oder Peritonitis
- Blutung
- Stenose
- Fisteln in angrenzende Organe.

6.4.5 Morbus Crohn

Der Morbus Crohn (Enterocolitis regionalis) ist eine schubweise auftretende Entzündung, die die gesamte Darmwand durchdringt (➤ Abb. 6.13). Sie kann alle Teile des Magen-Darm-Trakts befallen; meist sind einzelne Abschnitte entzündet, zwischen denen gesundes Gewebe liegt. Häufig betroffen sind das terminale Ileum (letzter Dünndarmabschnitt) und das angrenzende proximale Kolon. Der Krankheitsbeginn liegt in der Regel zwischen dem 15. und 35. Lebensjahr. Die Erkrankung verläuft in Schüben. Bei den meisten Patienten nehmen die Beschwerden mit zunehmendem Alter ab.

Ursachen

Die Ursachen sind unbekannt. Immunologische Faktoren (gesteigerte Abwehrreaktion der T-Lymphozyten, Zunahme der Entzündungsmediatoren) spielen eine Rolle. Bei 50 % der Patienten findet sich eine Mutation auf dem Chromosom 16. Rauchen ist ein Risikofaktor.

Symptome

- Kolikartige Schmerzen, deren Lokalisation abhängig vom betroffenen Darmabschnitt ist, häufig im rechten Unterbauch
- Durchfälle, meist ohne Blutbeimengungen
- Subfebrile Temperaturen
- Gewichtsverlust
- Bei 30 % der Patienten liegt gleichzeitig eine Laktoseintoleranz vor
- Typisch sind auch Symptome, die nicht den Magen-Darm-Trakt betreffen (➤ Abb. 6.12):
  - Haut: Erythema nodosum (rotblaue, druckschmerzhafte Flecken, meist an den Schienbeinen), Aphten
  - Augen: Uveitis, Iritis (Entzündung von Aderhaut bzw. Iris), Episkleritis (Entzündung des lockeren Gewebes zwischen Lederhaut und Bindehaut)
  - Gelenke: Arthritis
  - Leber: Primär sklerosierende Cholangitis.

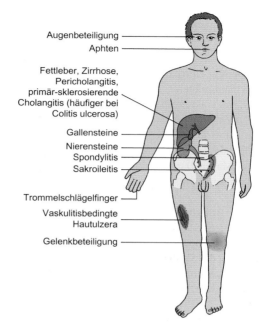

Abb. 6.12 Extraintestinale Manifestationen von Morbus Crohn und Colitis ulcerosa. [L157]

Diagnostik

- Ileokoloskopie mit Entnahme von Biopsien. Ist die Diagnose gestellt, muss der gesamte Verdauungstrakt vom Ösophagus bis zum Anus auf weitere Manifestationen untersucht werden (Gastroskopie, MRT)
- Bakteriologische Stuhluntersuchung, um eine infektiöse Darmerkrankung auszuschließen
- Bestimmung von Calprotectin und Lactoferrin im Stuhl als Entzündungsparameter
- Blutuntersuchung: CRP ↑, Leukozytose, evtl. Anämie durch den Blutverlust bei blutigen Durchfällen.

Therapie

Diätetische Therapie

Die Patienten sollen Speisen meiden, die sie nicht vertragen (z. B. Milchprodukte) und das Rauchen aufgeben. Im akuten schweren Krankheitsschub erhalten die Patienten ballaststofffreie Flüssignahrung, die im Dünndarm resorbiert wird, oder sie werden parenteral ernährt. Dies entlastet die ent-

6

zündeten Darmabschnitte. Bei Malabsorption werden fehlende Nährstoffe substituiert.

Medikamentöse Therapie

- Topische Kortikosteroide (Budenosid als Klysma, Schaumpräparat), wenn nur der distale Magen-Darm-Trakt befallen ist
- Systemische Kortikosteroide, wenn Budenosid nicht wirkt oder wenn es zu Symptomen außerhalb des Magen-Darm-Trakts oder im proximalen Magen-Darm-Trakt kommt
- Immunsuppressiva (Azathioprin, 6-Mercaptopurin)
- TNF-Antikörper (Infliximab als Remicade®) bei schweren Schüben, die auf Kortikosteroide und Immunsuppressiva nicht ansprechen
- Nach einem akuten Schub werden zur Remissionserhaltung, d. h. um einen erneuten Schub zu verhindern, dauerhaft Immunsuppressiva gegeben
- Metronidazol (z. B. Clont®) bei Fisteln.

Zudem Selbsthilfegruppen und psychosomatische Hilfe.

Operative Therapie

Operiert wird nur bei Komplikationen, z. B. Fistelbildung, Stenosen, Abszess, Perforation. Dabei wird so wenig Darm wie nötig reseziert, da die Operation die Erkrankung an sich nicht heilt.

Komplikationen

- Fisteln (40 %): Bei Fisteln zwischen Darm und Harnblase bemerken die Betroffenen Luftblasen (Darmgase) oder Stuhlbeimengungen beim Wasserlassen; es treten vermehrt Harnwegsinfekte auf, da Darmbakterien in die Harnwege gelangen. Fisteln zwischen Anus und Haut sind häufig das erste Symptom eines Morbus Crohn; sie führen zu unkontrolliertem Austritt von Darminhalt (Wäscheverschmutzung) und sind dadurch für die Patienten äußerst unangenehm. Fisteln zwischen verschiedenen Darmschlingen können ebenfalls auftreten
- Anorektale Abszesse (25 %)
- Darmstenose mit Ileus: Einengungen des Darms durch narbige Veränderungen oder durch entzündliches Anschwellen der Darmschleimhaut
- Malabsorptionssyndrom mit Gewichtsverlust, Vitamin B_{12}-Mangel mit megaloblastärer Anämie
- Wachstumsstörungen bei Kindern.

Als Spätkomplikationen können ein kolorektales Karzinom oder eine Amyloidose auftreten.

6.4.6 Colitis ulcerosa

Die Colitis ulcerosa ist wie der Morbus Crohn eine chronisch-entzündliche Darmerkrankung, die jedoch nur die Schleimhaut des Dickdarms betrifft (➤ Abb. 6.13). Sie breitet sich meist kontinuierlich vom Rektum nach proximal aus.

Ursachen

Die genauen Ursachen sind wie beim Morbus Crohn ungeklärt. Genetische, immunologische und psychosomatische Faktoren werden auch hier diskutiert.

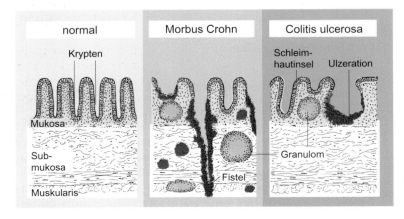

Abb. 6.13 Wandbefall bei Morbus Crohn und Colitis ulcerosa im Vergleich. [L190]

Symptome

Leitsymptom sind blutig-schleimige Durchfälle; hinzu kommen Abdominalschmerzen und Schmerzen bei der Stuhlentleerung (Tenesmen), mitunter subfebrile Temperaturen und Gewichtsabnahme. Symptome außerhalb des Magen-Darm-Trakts entsprechen denen beim Morbus Crohn, sind aber seltener.

Diagnostik

- Ileokoloskopie mit Entnahme von Biopsien, die histologisch beurteilt werden
- Sonografie, um Wandverdickungen des Kolons zu erkennen
- MRT nach Sellink (Hydro-MRT) zur Darstellung des terminalen Ileums, das als letzter Dünndarmabschnitt, der ans Kolon angrenzt, auch betroffen sein kann
- Bakteriologische Stuhluntersuchung zum Ausschluss einer infektiösen Darmerkrankung
- Bestimmung von Calprotectin und Lactoferrin im Stuhl als Entzündungsparameter
- Blut: CRP ↑, Anämie, Leukozytose, pANCA ↑.

Therapie

Die diätetische Therapie entspricht der des Morbus Crohn. Im akuten Schub werden 5-Aminosalicylsäure, bei mittelschweren bis schweren Verläufen zusätzlich Kortikosteroide und evtl. die Immunsuppressiva Ciclosporin A, Azathioprin oder TNF-(Tumornekrosefaktor-)Antikörper gegeben. Beschränkt sich der Befall auf das Rektum und Kolon sigmoideum, werden 5-Aminosalicylsäure und Kortikosteroide auch rektal als Klysma oder Schaumpräparat angewandt. Nach einem Schub wird die Therapie mit 5-Aminosalizylsäure über mehrere Jahre fortgesetzt.

Operative Therapie

Bei Komplikationen oder erfolgloser medikamentöser Therapie ist eine Proktokolektomie angezeigt: Dabei wird das gesamte Kolon inkl. Rektum entfernt und der Dünndarm mit dem Anus verbunden, sodass der Patient keinen Anus praeter naturalis benötigt. Mit dieser Operation sind die Betroffenen im Gegensatz zu Patienten mit Morbus Crohn geheilt.

Komplikationen

- **Toxisches Megakolon:** Bei massiver Entzündung der Darmwand kann es zur hochgradigen Erweiterung des Dickdarms kommen. Die Patienten sind schwer krank, haben hohes Fieber, einen aufgetriebenen Bauch und zeigen evtl. Schockzeichen. Wegen der Gefahr einer Perforation müssen sie operiert werden
- Kolorektales Karzinom: Je länger die Krankheit besteht und je mehr Kolonabschnitte befallen sind, desto höher ist das Risiko einer malignen Entartung. Daher sind regelmäßige koloskopische Kontrollen wichtig
- Perforation
- Peritonitis
- Massive Blutung
- Seltene Spätkomplikation: Amyloidose.

6.5 Erkrankungen der Leber

6.5.1 Hepatitis

Die Hepatitis ist eine Leberentzündung.

Ursachen und Einteilung

Am häufigsten wird eine Hepatitis durch leberspezifische Viren verursacht, die mit den Großbuchstaben A bis E gekennzeichnet werden. Daneben kann eine Hepatitis als Begleiterscheinung bei verschiedenen anderen Infektionserkrankungen auftreten. Davon abgegrenzt werden nicht-infektiöse Hepatitiden.

Hepatitiden werden nach ihrer Verlaufsform in akute und chronische Hepatitiden unterteilt. Eine akute Hepatitis liegt vor, wenn die Erkrankung innerhalb von sechs Monaten ausgeheilt ist, ansonsten wird sie als chronisch bezeichnet.

Es besteht namentliche Meldepflicht bei Verdacht, Erkrankung und Tod an einer akuten Virushepatitis sowie bei einer im Labor nachgewiesenen Hepatitis A bis E.

Infektiöse Hepatitiden

Die Hepatitis-Viren unterscheiden sich u. a. in ihrer Übertragung:

- **Hepatitis A:** Das Hepatitis-A-Virus wird fäkal-oral durch verunreinigtes Wasser oder Nahrungsmittel übertragen
- **Hepatitis B:** Das Hepatitis-B-Virus wird parenteral durch Blut und kontaminierte Instrumente z. B. bei Bluttransfusionen oder Verletzungen mit einer Kanüle, sexuell und während der Geburt von der Mutter auf das Kind übertragen (perinatal)
- **Hepatitis C:** Das Hepatitis-C-Virus wird parenteral, perinatal, seltener auch sexuell übertragen
- **Hepatitis D:** Das Hepatitis-D-Virus ist an das Vorhandensein des Hepatitis-B-Virus gebunden und wird wie dieses parenteral, sexuell oder während der Geburt übertragen
- **Hepatitis E:** Das Hepatitis-E-Virus wird fäkal-oral übertragen
- Eine **Begleithepatitis** kann im Rahmen verschiedener Infektionskrankheiten auftreten, wie einer Infektion mit Herpes-Viren, Coxsackie-Viren, Leptospiren, Brucellen oder Salmonella typhi.

Nicht-infektiöse Hepatitiden

- Alkoholische Fettleberhepatitis (Steatohepatitis)
- Nicht-alkoholische Fettleberhepatitis, z. B. bei Diabetes mellitus, Adipositas
- Medikamentös-toxische Hepatitis, z. B. durch Tetrazykline, Thyreostatika, Sulfonylharnstoffe
- Andere Lebererkrankungen wie primär biliäre Zirrhose, autoimmune Hepatitis, Tumoren.

Symptome

Etwa ⅔ aller Patienten mit einer Hepatitisinfektion sind symptomfrei.

Nach unterschiedlich langen Inkubationszeiten (2–25 Wochen) verläuft das akute Stadium der Virushepatitiden weitgehend gleich: Zu Beginn treten Allgemeinsymptome wie Müdigkeit, Appetitlosigkeit, Gelenkbeschwerden und Druckgefühl im rechten Oberbauch auf. Bei einem Teil der Patienten kommt es daran anschließend zum Ikterus (Gelbsucht), verbunden mit dunklem Urin, hellem Stuhl und – durch den Anstieg der Gallensäuren – zum Juckreiz. Leber und Milz können vergrößert sein (Hepatosplenomegalie).

Eine chronische Hepatitis äußert sich durch Müdigkeit, Leistungsminderung, Gelenkbeschwerden, Druckschmerz im rechten Oberbauch und Leberhautzeichen (Palmarerythem, Gefäßspinnen, Lackzunge u. a.). Bei Frauen können Menstruationsstörungen auftreten, bei Männern eine Hodenatrophie.

Diagnostik

Typischerweise steigen die Transaminasen GOT und GPT an; weiterhin sind Bilirubin, γ-GT und die alkalische Phosphatase (AP) erhöht. Bei schwerem Verlauf sinken die Syntheseparameter der Leber wie Albumin, Cholinesterase und Quick-Wert (als Maß für die Bildung von Gerinnungsfaktoren). Entscheidend für die Diagnose einer Hepatitis ist die Bestimmung der viralen Antigene und Antikörper. So beweisen IgM-Antikörper gegen die einzelnen Viren eine frische Infektion. Der alleinige Nachweis von IgG-Antikörpern zeigt eine bereits durchgemachte Infektion an.

Bei Vorliegen einer chronischen Hepatitis kann mit Hilfe einer Leberbiopsie die entzündliche Aktivität und die Entwicklung einer Leberfibrose beurteilt werden.

Therapie

Eine kausale Therapie der akuten viralen Hepatitis existiert nicht. Es muss auf Alkohol und alle nicht unbedingt erforderlichen Medikamente, die über die Leber verstoffwechselt werden, verzichtet werden, um das entzündete Organ zu entlasten. Im akuten Stadium erweist sich Bettruhe als günstig. Eine akute Hepatitis C wird zusätzlich über sechs Monate mit pegyliertem Interferon-α therapiert.

Die Hepatitiden A und E werden rein symptomatisch therapiert. Bei ihnen ist kein chronischer Verlauf bekannt.

Bei chronischen Hepatitiden (B oder C) erhalten die Patienten eine antivirale Therapie, um die Viruslast zu senken, denn das Risiko von Komplikationen und Spätfolgen wie Leberzirrhose und Leberzellkarzinom ist umso höher, je größer die Viruslast ist. Daher wird eine Hepatitis B neben der symptomatischen Therapie zusätzlich mit Interferon-α oder bei chronischem Verlauf mit antiviralen Substanzen wie Nukleosid- oder Nukleotidanaloga (Lamivudin, Tenofovir) behandelt. Bei einer chronischen Hepatitis C werden direkt antivirale Substanzen (DAA) gegeben.

Es werden mehrere Substanzen über acht bis zwölf Wochen miteinander kombiniert (z. B. Sofosbuvir, Daclatasvir). Unter dieser Therapie ist häufig eine Viruselimination möglich.

Prophylaxe

Hepatitis A und E: In Endemiegebieten kann einer Infektion durch konsequente Nahrungsmittelhygiene vorgebeugt werden: Wasser sollte abgekocht und auf Rohkostsalat und ungekochte Muscheltiere verzichtet werden. Gegen Hepatitis A kann geimpft werden; dies wird Reisenden in Hepatitis A-Endemiegebiete empfohlen sowie weiteren vor Ansteckung besonders gefährdeten Personengruppen (Beschäftigte im Gesundheitsdienst, Patienten mit chronischen Lebererkrankungen, Männer, die Sex mit Männern haben u. a.). Schutz vor einer Ansteckung besteht etwa zehn Jahre.

Hepatitis B, C und D: Mit Blut(-produkten) sollte – im klinischen Bereich generell – sorgfältig umgegangen werden: Einmalhandschuhe tragen und die benutzten Kanülen und Instrumente nach Gebrauch sofort sicher entsorgen.

Im Krankenhaus und Rettungsdienst Tätigen sowie Säuglingen und Kindern bis 18 Jahre, Patienten mit chronischen Lebererkrankungen, Immunschwäche oder Dialysepatienten wird eine aktive Impfung gegen Hepatitis B mit gentechnisch hergestellten Antigenen (Gen H-B-Vax®) empfohlen. Nach Kontakt mit virushaltigem Material, z. B. Nadelstichverletzungen, wird in den ersten 48 Stunden neben der passiven Immunisierung eine aktive mit Hepatitis-B-Hyperimmunglobulinen durchgeführt (Postexpositionsprophylaxe).

Komplikationen

- Übergang in eine chronische Hepatitis bei Infektion mit Hepatitis B-, C- oder D-Virus, wenn das Virus durch das Immunsystem nicht eliminiert werden kann (Viruspersistenz)
- Bei Viruspersistenz besteht ein erhöhtes Risiko für das Auftreten einer Leberzirrhose und eines Leberzellkarzinoms.

6.5.2 Fettleber

Eine Fettleber liegt vor, wenn in mehr als einem Drittel aller Leberzellen Fetttropfen aus Triglyzeriden abgelagert sind. Betroffen sind etwa 30 % der erwachsenen Bevölkerung in den Industrienationen. Man unterscheidet zwischen einer alkoholischen und nicht-alkoholischen Fettlebererkrankung.

Ursachen

Ist die Fettzufuhr bzw. -synthese in der Leber größer als der Fettabbau bzw. -abtransport, verfetten Leberzellen. Ursachen sind:

- **Metabolisches Syndrom** (Wohlstandssyndrom): Zusammentreffen einer stammbetonten Adipositas, Bluthochdruck, Glukosetoleranzstörung bzw. Diabetes mellitus Typ II und Hyperlipoproteinämie
- Alkohol
- Medikamente (z. B. Kortikosteroide, Amiodaron, Nifedipin).

Symptome und Diagnostik

Die Fettleber verursacht meist keinerlei Beschwerden. Sie kann jedoch in eine Fettleberhepatitis und weiter in eine Leberzirrhose übergehen, die dann Fettzirrhose genannt wird.

Die Leber ist vergrößert und unterhalb des Rippenbogens zu tasten. Häufig wird die Fettleber zufällig bei einer Sonografie des Abdomens diagnostiziert. γ-GT und Transaminasen können erhöht sein.

Therapie

Eine medikamentöse Therapie der Fettleber gibt es nicht. Entscheidend ist, auf Alkohol zu verzichten, Gewicht zu reduzieren, Sport zu treiben, einen Diabetes mellitus optimal einzustellen und auslösende Medikamente abzusetzen.

6.5.3 Leberzirrhose

Funktionstüchtige Leberzellen gehen zugrunde und es kommt zu einem knotig-narbigen Umbau der Leber. Folge ist die Leberzirrhose, bei der die typische

Läppchenarchitektur der Leber irreversibel zerstört und damit die Mikrozirkulation der Leber behindert ist. Das Organ kann seine Synthese- und Entgiftungsfunktion im Stoffwechsel nur noch eingeschränkt wahrnehmen.

Ursachen

- 50 % durch regelmäßig erhöhten Alkoholkonsum
- 45 % Folge einer Virushepatitis B, C oder D.

Hinzu kommen seltenere Erkrankungen bzw. Schädigungen durch:

- Autoimmunhepatitis
- Primär biliäre (von den kleinen Gallengängen ausgehende) Zirrhose, primär sklerosierende Cholangitis (vernarbende Gallenwegsentzündung, z. B. bei Colitis ulcerosa)
- Stoffwechselerkrankungen, z. B. Morbus Wilson (Kupferspeicherkrankheit), Hämochromatose (Eisenspeicherkrankheit), Mangel an α_1-Proteasen-Inhibitor, Mukoviszidose
- Kardiovaskuläre Erkrankungen, die zur Minderung der Leberdurchblutung führen, z. B. chronische Rechtsherzinsuffizienz, Verschluss der Lebervenen (Budd-Chiari-Syndrom)
- Lebertoxische Medikamente, z. B. Methotrexat, α-Methyldopa oder Arbeitsstoffe, z. B. chlorierte Kohlenwasserstoffe.

Symptome und Komplikationen

Die Symptome einer Leberzirrhose (➤ Abb. 6.14) erklären sich aus der Funktion der Leber als zentralem Stoffwechselorgan mit seinen unterschiedlichen Aufgaben. Nicht selten wird eine Leberzirrhose erst beim Auftreten von Komplikationen diagnostiziert.

Störung der Eiweißsynthese
- Körperliche und geistige Leistungsminderung, Müdigkeit, Koordinationsstörungen
- Übelkeit, Gewichtsabnahme, Druckgefühl im Oberbauch
- Aszites mit vermehrtem Bauchumfang.

Leberhautzeichen
- Gefäßspinnen (Spider naevi), Palmarerythem (Rötung der Handflächen), Lacklippen, Dupuytren-Kontraktur (Verkürzung von Sehnen an der

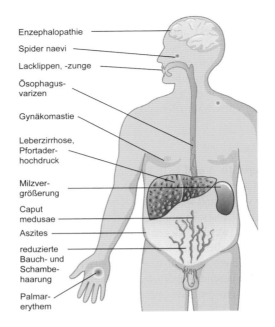

Abb. 6.14 Symptome und Komplikationen eines Patienten mit Leberzirrhose. [L190]

Hand, vor allem der Beugesehne des Ringfingers), Hautatrophie
- Ikterus
- Juckreiz (ggf. mit Kratzspuren) durch den erhöhten Gallensäurespiegel.

Hormonelle Störungen
Verzögerter Abbau von Hormonen (z. B. Östrogenen). Dies führt beim Mann zu Potenzstörungen, Ausfall von Achsel- und Schambehaarung, Gynäkomastie (Größenzunahme der Brust beim Mann), Verkleinerung der Hoden. Bei der Frau treten Menstruationsstörungen auf.

Hepatische Enzephalopathie
Eine hepatische Enzephalopathie (Hirnschädigung) tritt aufgrund der mangelnden Entgiftung ZNS-toxischer Substanzen wie Ammoniak, Mercaptanen u. a. auf. Sie wird in vier Stadien eingeteilt (➤ Tab. 6.3).

Pfortaderhochdruck
Durch den bindegewebigen Umbau der Leber ist die Leberstrombahn eingeengt. Das Blut staut sich vor der Leber und sucht sich Umgehungskreisläufe über Venen des Magen-Darm-Trakts. Diese Venen erwei-

Tab. 6.3 Vier Stadien der hepatischen Enzephalopathie.

Stadium	Symptome
Stadium I	Konzentrationsschwäche, Verwirrung, Tremor
Stadium II	Starke Schläfrigkeit
Stadium III	Patient schläft, ist jedoch erweckbar, Foetor hepaticus (typischer Lebergeruch: süßlich riechender Atem)
Stadium IV	Patient ist komatös, reagiert nicht auf Schmerzreize, Reflexe sind erloschen

tern sich aufgrund des hohen Blutdurchflusses. Es bilden sich:
- Ösophagus- und Magenfundusvarizen, die zu einer lebensgefährlichen Blutung führen können. Diese ist aufgrund der verminderten Synthese von Gerinnungsfaktoren durch die Leber nur schwer zu stillen
- Caput medusae durch erweiterte Venen der Bauchwand
- Hämorrhoiden durch erweiterte Venen des Mastdarmes.

Außerdem treten auf:
- Splenomegalie mit übermäßigem Abbau von Blutzellen in der Milz
- Aszites aufgrund des erhöhten Pfortaderdrucks in Verbindung mit einer verminderten Eiweißsynthese in der Leber und vermehrter Lymphproduktion. Der Bauchumfang und das Gewicht des Patienten nehmen zu. Ein Aszites kann sonografisch nachgewiesen werden. Komplikationen des Aszites sind:
  - Spontane bakterielle Peritonitis: Häufig durch E. coli verursacht. Evtl. treten Fieber und Abdominalschmerzen auf, häufig auch symptomlos
  - Hepatorenales Syndrom: Abnahme der glomerulären Filtrationsrate mit Oligurie bei dekompensierter Leberzirrhose ohne eigenständige Nierenerkrankung; häufig ausgelöst durch Volumenverluste wie Blutungen, massive Diuretikatherapie, Aszitesausschwemmung, spontane bakterielle Peritonitis
  - Hepatopulmonales Syndrom: Lungenfunktionsstörung bei Leberzirrhose.

Verminderte Syntheseleistung der Leber
Es werden nicht mehr genügend Gerinnungsfaktoren gebildet mit der Folge einer gesteigerten Blutungsneigung (Quick-Wert ↓). Eine verminderte Albuminsynthese begünstigt aufgrund des erniedrigten kolloidosmotischen Drucks die Aszites- und Ödembildung.

Spätfolgen
Auf dem Boden einer Leberzirrhose tritt gehäuft ein Leberzellkarzinom auf.

Diagnostik
Neben den o. g. Symptomen kann die Leber vergrößert, normal groß oder verkleinert sein. In der Sonografie zeigen sich die zirrhotischen Veränderungen der Leber sowie eine Splenomegalie. Ist die Zirrhose fortgeschritten, sind die Lebersyntheseparameter im Serum als Zeichen der eingeschränkten Organfunktion erniedrigt. Erhöht sind Bilirubin und alkalische Phosphatase. Im Blutbild sind Hämoglobin, Leukozyten und Thrombozyten erniedrigt.

Die endgültige Diagnose wird meist histologisch durch eine Leberpunktion gesichert.

Therapie
Die Therapie der Leberzirrhose richtet sich nach der Ursache. Oberstes Gebot ist, auf jeglichen Alkoholkonsum und soweit wie möglich auf hepatotoxische (leberschädigende) Medikamente zu verzichten.
- Im komplikationslosen Stadium sollen sich die Patienten eiweiß- und kalorienreich, aber fettarm ernähren. Ggf. müssen Vitamine (Vitamin A, D, E, K, Vitamin B_1 und Folsäure) substituiert werden
- Bei Aszites werden Flüssigkeits- und Na^+-Zufuhr reduziert. Mit Diuretika wird der Aszites vorsichtig ausgeschwemmt
- Eine spontane bakterielle Peritonitis wird mit Cephalosporinen (Cefotaxim, Ceftriaxon) oder Gyrasehemmern therapiert
- Zur Behandlung einer hepatischen Enzephalopathie muss die Eiweißzufuhr vermindert werden, da Eiweiß u. a. zum ZNS-toxischen Ammoniak umgebaut wird. Zusätzlich wird durch Gabe von

6

Laktulose und nicht resorbierbaren Antibiotika (Neomycin) die Zahl ammoniakproduzierender Bakterien im Darm reduziert

- Die Leber wird alle sechs Monate sonografisch untersucht, um ein Leberzellkarzinom frühzeitig zu entdecken
- In geeigneten Fällen (u. a. Alkoholabstinenz) erfolgt eine Lebertransplantation.

Ösophagusvarizenblutung

Eine Ösophagusvarizenblutung ist eine gefürchtete Komplikation der Leberzirrhose. Sie erfordert eine sofortige intensivmedizinische Behandlung mit Kreislaufstabilisierung. Die blutenden Varizen werden endoskopisch mit einem Multiband-Ligatur-System verschlossen. Eine Sklerosierung der Varizen, Behandlung mit Gewebeklebern oder Ballontamponade erfolgt nur noch selten. Medikamentös kann mit Terlipressin, Somatostatin oder Somatostatin-Analoga (Octreotid als Sandostatin®) während der akuten Blutung eine Vasokonstriktion hervorgerufen werden und somit der portale Druck gesenkt werden. Vorgebeugt wird einer Ösophagusvarizenblutung mit β-Blockern.

6.5.4 Tumoren der Leber

Es werden gutartige von bösartigen Lebertumoren und Lebermetastasen unterschieden.

Gutartige Lebertumoren

Gutartige Lebertumoren sind insgesamt selten. Sie sind meist symptomlos und stellen häufig einen Zufallsbefund in der Sonografie dar. Man unterscheidet das **Leberzelladenom,** die **fokale noduläre Hyperplasie** (lokal begrenzte, knotenförmige Leberzellhyperplasie), das **Leberhämangiom** (Blutgefäßtumor) und das **Gallengangsadenom.**

Bösartige Lebertumoren

Das **primäre Leberzellkarzinom** hat die größte Bedeutung unter den bösartigen Lebertumoren. Bei Erwachsenen können auch ein **Cholangiokarzinom** (Gallengangskarzinom) und bei Kindern ein **Hepatoblastom** auftreten.

Primäres Leberzellkarzinom

Das primäre Leberzellkarzinom (hepatozelluläres Karzinom) geht von den Leberzellen aus und tritt häufig bei einer bereits bestehenden Leberzirrhose auf. Besonders gefährdet sind Patienten mit einer Leberzirrhose bei chronischer Hepatitis B- oder C-Infektion sowie Hämochromatose oder Alkoholabusus. In Asien und Afrika spielt das Aflatoxin B_1 des Pilzes Aspergillus flavus, das hauptsächlich in verdorbener Nahrung vorkommt, als Kanzerogen eine wichtige Rolle. In Deutschland gehört das primäre Leberzellkarzinom zu den seltenen Malignomen, in Teilen Afrikas und Asiens zu den häufigsten malignen Tumoren. Seine Prognose ist schlecht.

Häufige **Symptome** sind Gewichtsverlust, Druckgefühl bzw. Schmerzen im rechten Oberbauch, Appetitlosigkeit, Müdigkeit und gelegentlich Fieber. Bei bestehender Leberzirrhose prägt diese das Beschwerdebild. Als Tumormarker im Serum dient α-Fetoprotein (AFP).

Therapie der Wahl ist die operative Entfernung des Tumors (Leberteilresektion), die jedoch nur in wenigen Fällen möglich ist. Bei kleinen Tumoren können lokale Therapieverfahren angewendet werden, wie z. B. Äthanolinjektion in den Tumor, Radiofrequenzablation, Chemoembolisation.

Lebermetastasen

Viel häufiger als primäre Lebertumoren treten Lebermetastasen auf. Sie gehen meist von gastrointestinalen Tumoren, Bronchialkarzinomen, Tumoren des weiblichen Genitales, Nierenzell- oder Prostatakarzinomen aus. Einzelne Lebermetastasen werden nach Möglichkeit operativ entfernt, bei mehreren Metastasen kommen Chemotherapie oder lokale Therapieverfahren zur Anwendung.

6.6 Erkrankungen der Gallenblase und der Gallenwege

6.6.1 Cholelithiasis

Bei der Cholelithiasis (Gallensteinerkrankung) bilden sich solide Konkremente in Gallenblase oder Gallenwegen. Nach ihrer Zusammensetzung werden Cholesterinsteine (etwa 80 %) von Bilirubinsteinen (Pigmentsteinen) und gemischten Steinen unterschieden.

Ursachen

Cholesterinsteine entstehen, wenn die Galle mit Cholesterin übersättigt ist, wodurch dessen Auskristallisation begünstigt wird. Gefördert wird die Steinbildung auch durch längeres Verweilen der Galle in der Gallenblase (bei geringer Gallenblasenbeweglichkeit). Auffällig ist das häufige Auftreten beim weiblichen Geschlecht, bei Übergewicht, nach mehreren Schwangerschaften und bei Einnahme der Antibabypille. Daraus leitet sich folgender Merksatz ab:

> **6-F-Regel**
> **f**emale (weibliches Geschlecht), **f**air (hellhäutig), **f**at (übergewichtig), **f**orty (vierzig), **f**ertile (fruchtbar), **f**amily (Familie bzw. Schwangerschaften).

Symptome

70–80 % aller Patienten mit Gallensteinen haben keinerlei Beschwerden, 20–30 % klagen über uncharakteristische Symptome wie Völlegefühl, Druckschmerz im rechten Oberbauch und Fettunverträglichkeit. Tritt zusätzlich Fieber über 38,5 °C auf, liegt wahrscheinlich eine **Cholezystitis** (Gallenblasenentzündung) oder **Cholangitis** (Gallenwegsentzündung) vor. Bei der Cholangitis findet sich häufig zusätzlich ein Ikterus.

Ein typisches Symptom bei Gallensteinen ist die **Gallenkolik.** Sie tritt auf, wenn ein Stein aus der Gallenblase in die Gallenwege (Ductus cysticus, Ductus choledochus) gelangt und ausgetrieben wird. Die dabei auftretenden Kontraktionen der Gallengangswände sind äußerst schmerzhaft. Die Patienten klagen über heftige, krampfartig dumpfe Schmerzen im rechten und mittleren Oberbauch, die evtl. in den Rücken und die rechte Schulter ausstrahlen. Häufig treten begleitend Schweißausbrüche, Übelkeit und andere vegetative Symptome auf.

Diagnostik

Gallenblasensteine werden sonografisch nachgewiesen (➤ Abb. 6.15). Kalkhaltige Steine stellen sich

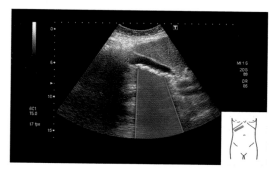

Abb. 6.15 Gallensteine in der Sonografie. [T824]

auch im Röntgenbild dar. Bei Verdacht auf Steine im Gallengang wird eine ERCP (endoskopisch-retrograde Cholangiopankreatikografie) durchgeführt. Die Steine können dann häufig direkt nach Schlitzung der Papilla Vateri entfernt werden.

Bei einer Entzündung der Gallenblase oder -wege sind CRP, Leukozyten, Bilirubin, alkalische Phosphatase und γ-GT erhöht. In der Sonografie zeigt sich eine verdickte Gallenblasenwand.

Therapie

Es werden nur Patienten mit Gallensteinen behandelt, die Beschwerden haben.

Medikamentös

Eine **Gallenkolik** wird medikamentös mit Spasmolytika (z. B. Buscopan®), Schmerzmitteln sowie Nahrungskarenz und anschließend fettarmer Kost therapiert.

Die akute Cholezystitis oder Cholangitis wird mit Breitbandantibiotika, meist auch mit Analgetika und Spasmolytika behandelt. Sind die akuten Symptome abgeklungen, wird die Gallenblase operativ entfernt.

Operativ

Die operative Entfernung der Gallenblase (**Cholezystektomie**) wird nach Möglichkeit im beschwerdefreien Intervall vorgenommen. Sie sollte laparoskopisch, d. h. über eine Bauchspiegelung, durchgeführt werden. Ist dies nicht möglich, wird ein Bauchschnitt vorgenommen. Sind Komplikationen zu erwarten, wird unter Antibiotikaschutz auch vor Erreichen des beschwerdefreien Intervalls operiert.

Endoskopisch (ERCP)

Endoskopisch werden Steine in den Gallenwegen durch eine ERCP (endoskopisch-retrograde Cholangiopankreatikografie) mit endoskopischer Papillotomie (EPT) entfernt. Hierbei handelt es sich um eine Kombination aus Endoskopie und Kontrastmittelröntgen zur Darstellung des Gallen- und Pankreasgangsystems. Befindet sich ein Gallenstein in den Gallenwegen wird die Papilla Vateri vom Duodenum aus angeschlitzt und der Stein mit einem Körbchen oder einer Zange aus dem Ductus choledochus herausgezogen.

Komplikationen

Die möglichen Komplikationen der Cholelithiasis zeigt ➤ Abb. 6.16 auf.

6.6.2 Cholezystitis und Cholangitis

Die Cholezystitis und Cholangitis (Gallenblasen- und Gallenwegsentzündung) sind meist bakterielle Entzündungen auf dem Boden einer Gallensteinerkrankung. Davon unterschieden wird die selten auftretende primär sklerosierende Cholangitis, bei der die Gallenwege verengt sind. Ihre genaue Ursache ist unbekannt.

Ursachen

Die Entzündung der Gallenblase tritt in 90 % der Fälle bei Patienten mit Gallensteinen auf. Häufige Erreger sind aus dem Darm aufsteigende E. coli und Streptococcus faecalis.

Symptome und Diagnostik

Die Patienten haben hohes Fieber, Übelkeit und Schmerzen im rechten Oberbauch. Bei der Cholangitis findet sich häufig zusätzlich ein Ikterus. Die Diagnose kann meist schon aufgrund des typischen klinischen Bildes und der Anamnese gestellt werden. Im Blut sind CRP, Leukozyten, Bilirubin, alkalische Phosphatase und γ-GT erhöht. In der Sonografie zeigt sich eine verdickte Gallenblasenwand.

Therapie

Die akute Cholezystitis wird mit Breitbandantibiotika, meist auch mit Analgetika und Spasmolytika behandelt. Sind die akute Symptome abgeklungen,

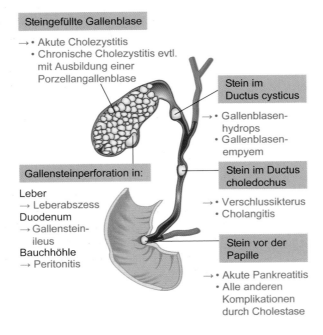

Abb. 6.16 Mögliche Komplikationen von Gallensteinen in Abhängigkeit von ihrer Lokalisation. [L190]

wird die Gallenblase operativ entfernt. Bei Komplikationen muss sofort operiert werden.

Komplikationen

Als Komplikationen sind Gallenblasenempyem (Vereiterung der Gallenblase), eine Perforation mit nachfolgender galliger Peritonitis, biliäre Pankreatitis (Pankreatitiss ausgehend von der Gallenblase) sowie eine Sepsis gefürchtet. Bei einer chronischen Cholezystitis kann eine Schrumpfgallenblase entstehen.

6.6.3 Gallenblasenkarzinom

Das Gallenblasenkarzinom ist relativ selten. Meist handelt es sich um ein Adenokarzinom.

Ursachen

Risikofaktoren sind Gallensteine und chronische Gallenblasenentzündung. Mehr als 80 % der Karzinompatienten haben Gallensteine (aber: weniger als 1 % der Patienten mit Gallensteinen entwickeln ein Karzinom).

Symptome und Diagnostik

Symptome treten spät auf: Ikterus, Gewichtsabnahme, Schmerzen im rechten Oberbauch, evtl. ein durch die Bauchdecke tastbarer Tumor.

Ein Gallenblasenkarzinom lässt sich mittels Sonografie, Computertomografie oder ERCP nachweisen. Um die Diagnose zu bestätigen, wird verdächtiges Gewebe mittels Feinnadelpunktion entnommen und histologisch untersucht.

Therapie

Zum Zeitpunkt der Diagnose ist das Karzinom meist so weit fortgeschritten, dass es nur noch bei weniger als 20 % der Patienten operativ entfernt werden kann. Die Prognose ist in diesen Fällen schlecht. Bei Inoperabilität können Stents in den Gallengang eingelegt werden, um den Galleabfluss zu sichern. Vorhandene Schmerzen müssen gezielt therapiert werden.

6.7 Erkrankungen des Pankreas

6.7.1 Akute Pankreatitis

Die akute Pankreatitis ist eine plötzlich auftretende Entzündung des Pankreas (Bauchspeicheldrüse). Es handelt sich um ein lebensbedrohliches Krankheitsbild, da es zur „Selbstverdauung" des Pankreas (Zerstörung des Pankreas durch seine eigenen Emzyme) kommen kann, wenn Enzymvorstufen des Pankreassekretes bereits innerhalb der Drüse und nicht erst im Dünndarm aktiviert werden. Es können kleinere oder größere Nekrosen bis hin zur Totalnekrose des Organs auftreten.

Ursachen

Die akute Pankreatitis wird in etwa 55 % der Fälle durch einen abgehenden Gallenstein verursacht. Dieser blockiert an der Papilla Vateri die Ausführung des Pankreasgangs, sodass es zu einem Druckanstieg im Pankreasgangsystem mit nachfolgender Zellschädigung und Enzymfreisetzung kommt. Eine weitere häufige Ursache der Pankreatitis ist übermäßiger Alkoholkonsum (ca. 35 %), der das Organ schädigen kann. Eine Pankreatitis kann auch autosomal-dominant vererbt werden. Seltene Ursachen sind Hyperkalzämie bei Hyperparathyreoidismus, erhöhte Blutfettwerte, Einnahme bestimmter Medikamente (z. B. Kortikosteroide, Östrogene, Antibiotika, Diuretika, ACE-Hemmer), eine Infektion (z. B. Mumps, Hepatitis) oder Verletzungen des Organs (auch nach ERCP). Nicht immer kann eine Ursache gefunden werden (idiopathische Pankreatitis).

Symptome

Typisch sind plötzlich einsetzende heftige Oberbauchschmerzen, die gürtelförmig in den Rücken ausstrahlen. Hinzu kommen Übelkeit, Erbrechen, Blähungen und Lähmung des Darmes (paralytischer Ileus). Aszites, Fieber und Ikterus können auftreten. Blutdruckabfall und Tachykardie weisen auf einen beginnenden Schock hin.

6

Diagnostik

Die Pankreasenzyme Lipase, Elastase 1 und Amylase sowie die Entzündungsparameter (Leukozyten, BSG, CRP u. a.) sind im Blut erhöht. Ist der Ductus choledochus blockiert, steigen das Bilirubin sowie die Cholestase anzeigenden Enzyme AP, LAP, γ-GT an. In Sonografie und CT zeigt sich ein ödematös geschwollenes Pankreas, manchmal mit Nekrosen. Häufig können Gallensteine nachgewiesen werden.

Therapie

- Engmaschige Beobachtung des Patienten, ggf. auf der Intensivstation
- Frühzeitig Ernährung über eine Duodenalsonde (damit die Darmbakterien im Intestinaltrakt verbleiben und nicht zu einer Superinfektion des Pankreas führen)
- Großzügige parenterale Flüssigkeits- und Elektrolytsubstitution, da viel Flüssigkeit in den Darm und in den Retroperitonealraum verloren geht (3–4 l/24 h)
- Schmerzmittelgabe, z. B. Tramadol, Pethidin
- Prophylaxe eines Stressulkus mit Protonenpumpenblockern
- Antibiotikaprophylaxe, um eine Sepsis zu verhindern
- Thromboembolieprophylaxe
- Bei Verdacht auf Gallensteineinklemmung: Papillenschlitzung und Steinentfernung
- Pankreasnekrosen werden operativ entfernt.

Komplikationen

In etwa 80 % der Fälle verläuft eine akute Pankreatitis ödematös. Bei 20 % treten Teilnekrosen des Organs auf oder es kommt zur Totalnekrose mit hoher Letalität. Bilden sich Nekrosen, treten meist auch die gefürchteten Komplikationen auf:
- Volumenmangelschock aufgrund des hohen Flüssigkeitsverlustes in den Retroperitonealraum und den Darm. Oft folgen ein akutes Nieren- und Lungenversagen
- Abszessbildung und Sepsis, wenn sekundär Bakterien in das Pankreas einwandern und die Nekrosen besiedeln

- Blutungen aus dem hämorrhagischen Pankreas in den Darm, Stressblutungen des Magens
- Pankreaspseudozysten: Als Spätfolge von Nekrosen bilden sich Höhlen innerhalb des Organs, die nicht von Epithel ausgekleidet sind und platzen oder sich infizieren können.

6.7.2 Chronische Pankreatitis

Die chronische Pankreatitis ist eine fortschreitende Entzündung der Bauchspeicheldrüse. Dabei stirbt das Funktionsgewebe des Organs im Verlauf von Jahren ab. Infolgedessen werden Verdauungsenzyme und Bikarbonat vermindert in den Dünndarm ausgeschüttet (exokriner Funktionsverlust); später sind auch die vom Pankreas produzierten Hormone, hauptsächlich Insulin, betroffen (endokriner Funktionsverlust).

Ursachen

Ursache der chronischen Pankreatitis ist in etwa 80 % der Fälle ein chronischer Alkoholabusus, während Gallensteinerkrankungen im Gegensatz zur akuten Pankreatitis keine Rolle spielen. Von geringer Bedeutung sind eine Hyperkalzämie, erhöhte Blutfettwerte sowie eine Autoimmunpankreatitis. Eine chronische Pankreatitis kann auch ohne erkennbare Ursachen (idiopathisch) auftreten.

Symptome

Typisch sind wiederkehrende Schmerzschübe im Oberbauch, die in den Rücken ausstrahlen können und Stunden, im fortgeschrittenen Stadium auch Tage, anhalten. Meistens ist den Patienten übel und sie erbrechen, evtl. besteht ein Ikterus. Ein Schub einer chronischen Pankreatitis kann durch fettreiche Mahlzeiten oder Alkoholkonsum ausgelöst werden.

Bei massivem exokrinen und endokrinen Funktionsverlust des Organs sind fettige Stuhlgänge (Steatorrhoe) und eine diabetogene Stoffwechsellage typisch. Die Patienten nehmen an Gewicht ab.

Diagnostik

Die Diagnose einer chronischen Pankreatitis kann anfangs schwierig sein. Bei bestehender exokriner

Pankreasinsuffizienz ist Pankreas-Elastase-1 im Stuhl erniedrigt. Während eines pankreatischen Schubes sind die Pankreasenzyme im Serum erhöht: Lipase, Elastase 1 und Amylase. Im Röntgenbild zeigen sich Pankreasverkalkungen. Weitere morphologische Veränderungen können durch Sonografie, Endosonografie, Computertomografie und ERCP nachgewiesen werden.

Therapie

An erster Stelle der Therapie steht der absolute Alkoholverzicht. Entzündliche Schübe einer chronischen Pankreatitis werden wie eine akute Pankreatitis behandelt. Die Mahlzeiten sollten kohlenhydratreich und fettarm sein und auf mehrere kleine Portionen täglich verteilt werden. Tritt ein exokriner Funktionsverlust ein, werden die fehlenden Enzyme oral ersetzt. Der endokrine Funktionsverlust in Form eines Diabetes mellitus wird mit Insulin therapiert. Komplikationen werden endoskopisch oder chirurgisch angegangen.

Komplikationen

Eine häufige Komplikation ist die Ausbildung von Pseudozysten im Pankreas. Weiterhin kann es durch narbige Bindegewebsvermehrung zur Einengung des Pankreasgangsystems sowie des Ductus choledochus mit Verschlussikterus oder Einengung des Duodenums mit Erbrechen kommen. Ebenso kann eine Milzvenen- oder Pfortaderthrombose auftreten. Häufiger als bei gesunden Personen tritt ein Pankreaskarzinom auf.

6.7.3 Pankreaskarzinom

Das Pankreaskarzinom ist der dritthäufigste Tumor des Verdauungstrakts. Es ist meist ein Adenokarzinom, das vom Epithel der Pankreasgänge ausgeht und in der Regel im Pankreaskopf lokalisiert ist.

Ursachen

Die Ursachen des Pankreaskarzinoms sind weitgehend unbekannt. Risikofaktoren sind Rauchen und Alkoholkonsum.

Symptome

Das Pankreaskarzinom zeigt meist erst im fortgeschrittenen Stadium Symptome:
* Gewichtsverlust, Appetitlosigkeit, Übelkeit
* Rückenschmerzen
* Begleitpankreatitis
* Oberbauchschmerzen
* Ikterus durch die Einengung des Ductus choledochus
* Selten Thrombosen oder Diabetes mellitus.

Das Pankreaskarzinom metastasiert vor allem in die regionalen Lymphknoten, die Leber und wächst in die umgebenden Strukturen wie Duodenum, Blutgefäße oder Gallengänge ein.

Diagnostik

Ein Pankreaskarzinom wird mit Sonografie bzw. Endosonografie oder MRT diagnostiziert. Bei der Endosonografie wird eine Ultraschallsonde in den Magen vorgeschoben. Von hier aus kann dann das Pankreas beurteilt werden. Mit Hilfe der ERCP kann das Gangsystem des Pankreas dargestellt werden; ein Abbruch in der Kontrastmitteldarstellung des Gangsystems weist auf ein Karzinom hin. Gesichert werden kann die Diagnose über eine Biopsie mit histologischer Untersuchung. Bei einer Feinnadelbiopsie besteht die Gefahr der Stichkanalmetastasierung; spricht die Befundkonstellation für ein resektables Karzinom, so verzichtet man daher auf sie. Zur Verlaufskontrolle dient der Tumormarker CA 19–9.

Therapie

Eine operative Entfernung des Tumors ist zum Zeitpunkt der Diagnose nur noch bei 10–20 % der Patienten möglich. Postoperativ wird eine Chemotherapie mit Gemcitabin oder 5-Fluorouracil durchgeführt. Auch palliativ kann Gemcitabin gegeben werden. Zum Offenhalten des Ductus choledochus kann ein Stent eingesetzt werden. Bei einer Magenausgangsstenose wird ein Duodenalstent gelegt.

6

6.7.4 Neuroendokrine Tumoren

Neuroendokrine Tumore (NET) treten im gesamten gastroentero-pankreatischen System auf. Zu ihnen zählen z. B. das Insulinom und das Gastrinom des Pankreas sowie die **m**ultiplen **e**ndokrinen **N**eoplasien (MEN). Abhängig von der jeweiligen Hormonproduktion zeigen sie eine sehr unterschiedliche Symptomatik.

Insulinom

Das Insulinom geht von den B-Zellen der Langerhans-Inseln des Pankreas aus. Es ist in der Regel gutartig und produziert in 50 % der Fälle ausschließlich Insulin, ansonsten auch andere gastrointestinale Hormone.

Die Symptome sind durch den Insulinüberschuss bestimmt: Hypoglykämie (Blutzuckerabfall) mit Heißhunger, Schwitzen, Tachykardie, Tremor, Bewusstseinsstörungen, Sehstörungen usw.

Nachgewiesen wird das Insulinom im Fastentest mit engmaschiger Kontrolle von Blutzucker, Insulin und C-Peptid. Trotz abfallenden Glukosespiegels im Blut bleibt der Insulinspiegel konstant oder steigt sogar an.

Ein Insulinom wird operativ entfernt. Falls dies nicht möglich ist, kann die Insulinsekretion durch Diazoxid oder Octreotid gehemmt werden. Die B-Zellen der Langerhans-Inseln können medikamentös mit Zytostatika (z. B. Streptozotocin, 5-Fluorouracil) zerstört werden. Der Tyrosininasehemmer Sunitinib kann die Überlebenszeit verlängern.

Gastrinom, Zollinger-Ellison-Syndrom

Das Gastrinom ist ein meist maligner Tumor, der häufig im Pankreas lokalisiert ist und im Überschuss Gastrin und z. T. auch andere gastrointestinale Hormone produziert. Bei über 50 % der Betroffenen bestehen mehrere Tumorherde, z. T. auch außerhalb des Pankreas.

In 25 % der Fälle tritt das Gastrinom im Rahmen eines MEN-I-Syndroms auf (Hyperparathyreoidismus, Hypophysentumor, Gastrinom, Insulinom).

Gastrin stimuliert die Magensäureproduktion. Daher ist ein Gastrinom gekennzeichnet durch wiederholte Magen- und Duodenalulzera mit entsprechenden Symptomen. Bei etwa der Hälfte der Patienten treten wässrige Diarrhoen oder Fettstühle auf. Der Gastrinspiegel im Blut ist erhöht. Die Magensaftanalyse zeigt eine gesteigerte Magensäureproduktion. Diese wird sofort nach Diagnosestellung medikamentös durch Protonenpumpenblocker gebremst (z. B. Omeprazol als Antra®).

Gastrinome sind aufgrund ihrer geringen Größe und ihres verstreuten Auftretens schwierig zu operieren. Bei inoperablen Befunden kommt eine Chemotherapie mit Streptozotocin und 5-Fluorouracil in Frage.

7 Endokrinologie und Stoffwechsel

7.1 Die Hormone des Menschen

Hormone sind chemische Signalstoffe, die für die Kommunikation der Zellen und Organe untereinander sowie die Regulation verschiedener Abläufe benötigt werden. Sie beeinflussen die Fortpflanzung, das Wachstum, den Energiestoffwechsel, den Wasser- und Elektrolythaushalt und andere biologische Abläufe im Körper. Ihre Wirkung entfalten sie (➤ Abb. 7.1) entweder weit entfernt von ihrer Freisetzungsstelle, also **endokrin,** oder in unmittelbarer Umgebung, d. h. sie wirken **parakrin.** Eine Vielzahl von Hormonen wird in den endokrinen Organen, den **Hormondrüsen,** gebildet. Zu den klassischen Hormondrüsen gehören: Hypophyse, Schilddrüse, Nebenschilddrüse, Nebenniere, Inselorgan der Bauchspeicheldrüse sowie Hoden und Eierstöcke.

Andere Hormone werden in spezialisierten Einzelzellen, z. B. des Gastrointestinaltrakts (Gastrin, Sekretin, Cholezystokinin), der Niere (Erythropoetin) oder der Leber (IGF-1 = Insulin-like growth factor 1, Angiotensinogen) gebildet.

Im Gegensatz zur nervalen Signalübertragung gelangen die endokrinen Hormone über den Blutweg zu ihren Zielzellen. Von diesen werden sie über einen in der Zellmembran, im Zellkern oder Zytoplasma vorhandenen Hormonrezeptor erkannt. Hormonrezeptor und Hormon passen wie Schlüssel und Schloss zusammen (Schlüssel-Schloss-Prinzip). Bindet das Hormon an den Rezeptor, entfaltet es über eine Reihe von Stoffwechselvorgängen seine Wirkung. So werden z. B. Enzyme und Transportproteine aktiviert oder inaktiviert. Nachdem das Hormon Stoffwechselvorgänge ausgelöst und in Gang gesetzt hat, wird es meistens abgebaut und damit inaktiviert.

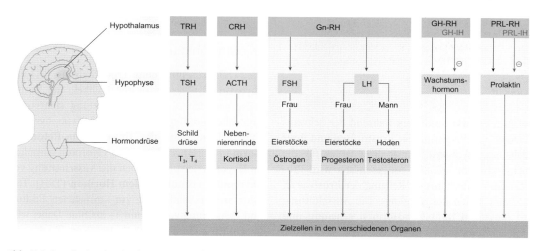

Abb. 7.1 Regelkreise der einzelnen Hormone. [L190]
TRH = Thyreotropin-Releasing-Hormon, TSH = Thyroidea-stimulierendes Hormon, T_3 = Trijodthyronin, T_4 = Tetrajodthyronin, CRH = Corticotropin-Releasing-Hormon, ACTH = Adrenocorticotropes Hormon, Gn-RH = Gonadotropin-Releasing-Hormon, FSH = Follikel-stimulierendes Hormon, LH = Luteinisierendes Hormon, GH-RH = Growth-Hormone-Releasing-Hormone, GH-IH = Growth-Hormone-Inhibiting-Hormone = Somatostatin, PRL-RH = Prolaktin-Releasing-Hormon, PRL-IH = Prolaktin-Inhibiting-Hormon.

7.1.1 Regelkreise der Hormonsekretion

Die Hormonsekretion wird durch Regelkreise exakt gesteuert und den verschiedenen Bedingungen angepasst. Dabei beeinflusst ein Hormon auf direktem oder indirektem Weg auch seine eigene Sekretion. Als oberster Regler fungiert der Hypothalamus im Zwischenhirn. Je nach Bedarf schüttet er ein förderndes/stimulierendes **Releasing-Hormon** (RH) oder ein hemmendes **Inhibiting-Hormon** (IH) aus. Dieses wirkt auf den an der Hirnbasis gelegenen Vorderlappen der Hypophyse, wo ein entsprechendes **glandotropes Hormon** (TSH, ACTH, FSH, LH) ausgeschüttet wird. Das glandotrope Hormon wirkt auf die entsprechende Hormondrüse, welche das **periphere Hormon** (Schilddrüsenhormone, Steroidhormone, Geschlechtshormone) freisetzt. Dieses bindet an einen spezifischen Hormonrezeptor und löst eine Reaktion an den Zielzellen aus. Außerdem hemmt das periphere Hormon über einen negativen Rückkopplungsmechanismus die weitere Ausschüttung der Hypothalamus- und Hypophysenhormone.

Aus dem Vorder- und Hinterlappen der Hypophyse werden auch direkt wirksame Hormone freigesetzt, die direkt auf ihre peripher gelegenen Zielzellen wirken. Zu diesen Hormonen gehören z. B. das Wachstumshormon Somatotropin (STH), das antidiuretische Hormon (ADH) und Prolaktin.

7.1.2 Hormone

Prolaktin

Prolaktin bewirkt besonders während der Schwangerschaft das Wachstum der Brustdrüsen und ihrer Milchgänge. Während der Stillzeit ist es für die Milchproduktion wichtig. Ausgeschüttet wird Prolaktin durch mechanische Reizung der Brustwarze, z. B. beim Stillen des Säuglings. Die Ausschüttung wird durch ein Inhibiting-Hormon gehemmt und durch ein Releasing-Hormon gefördert.

Somatotropin

Das Wachstumshormon Somatotropin (STH) reguliert Wachstum und Entwicklung vor allem bei Kindern und Jugendlichen. Gemeinsam mit den insulinähnlichen Wachstumsfaktoren der Leber führt es zu einer Steigerung der Proteinbiosynthese und beeinflusst das Wachstum von Knochen, Muskeln und inneren Organen. Seine Ausschüttung wird über den Hypothalamus kontrolliert: Ein Releasing-Hormon (GH-RH) fördert, ein Inhibiting-Hormon (GH-IH, Somatostatin) hemmt seine Ausschüttung.

Adiuretin

Adiuretin (**a**nti**d**iuretisches **H**ormon, ADH, Vasopressin) reguliert die Wasserausscheidung und damit auch das Flüssigkeitsvolumen des Körpers. Sein Wirkort sind die Sammelrohre der Niere sowie die arteriellen Gefäße. Nimmt das Plasmavolumen ab, wird Adiuretin ausgeschüttet. In der Niere wird daraufhin weniger Wasser ausgeschieden, wodurch das Flüssigkeitsvolumen des Körpers wieder ansteigt. Zusätzlich kommt es zu einer Kontraktion der Gefäße. Beides dient der Erhöhung des Blutdruckes.

Oxytocin

Oxytocin bewirkt während der Geburt die Wehen. Während der Stillzeit ruft es eine Kontraktion der Muskulatur der Milchgänge in der Brustdrüse hervor, sodass Milch austreten kann. Zudem beeinflusst Oxytocin die Mutter-Kind-Beziehung.

Trijodthyronin und Thyroxin

Die Schilddrüsenhormone Trijodthyronin (T_3) und Thyroxin (T_4) werden in den Follikeln der Schilddrüse gespeichert. Ihre Ausschüttung steht unter Kontrolle von Hypothalamus und Hypophyse. Im Hypothalamus wird das **Thyreotropin-Releasing-Hormon** (TRH) gebildet. Dieses Hormon stimuliert im Hypophysenvorderlappen die Ausschüttung von **Thyreoidea-stimulierendem Hormon** (TSH). TSH führt an der Schilddrüse zur vermehrten Bildung und Freisetzung von T_3 und T_4 ins Blut. Dabei wird wesentlich mehr T_4 ausgeschüttet. Vom T_4, das vier Jodatome enthält, wird in der Peripherie dann ein Jodatom abgespalten, sodass das wirksamere T_3 entsteht.

Mit dem Blut gelangen die Schilddrüsenhormone zu ihren Zielzellen, die nahezu im gesamten Organismus vorhanden sind. Dort bewirken sie:

- Reifung und Entwicklung des Nervensystems, Knochenwachstum und körperliche Entwicklung im wachsenden Organismus
- Steigerung des Energieumsatzes mit Erhöhung der Körpertemperatur, des O_2-Verbrauchs und der Herzfrequenz
- Stimulation des Kohlenhydratstoffwechsels und des Fettabbaus.

Neben der negativen Rückkopplung durch T_3 und T_4 auf ihre Ausschüttung wird die Bildung von Schilddrüsenhormonen durch die Jodzufuhr mit der Nahrung reguliert, da Jod für den Aufbau von T_3 und T_4 benötigt wird.

Parathormon

Parathormon wird von den vier Nebenschilddrüsen (Epithelkörperchen), die an der Rückseite der Schilddrüse liegen, ausgeschüttet. Es reguliert gemeinsam mit dem Kalzitonin der Schilddrüse und Vitamin D den Kalzium- und Phosphathaushalt. Parathormon wird bei einer erniedrigten Ca^{2+}-Konzentration im Blut sezerniert. Es hat die Aufgabe, den Ca^{2+}-Spiegel wieder zu erhöhen. Dies geschieht über folgende Mechanismen:

- Ca^{2+}- und HPO_4^{2-}-Freisetzung aus dem Knochen
- Verminderte Ca^{2+}-Ausscheidung und vermehrte HPO_4^{2-}-Ausscheidung über die Niere
- Stimulation der Synthese von Vitamin D, das die Ca^{2+}-Aufnahme aus dem Darm steigert.

Mineralokortikoide

Die Mineralokortikoide werden in der Zona glomerulosa der Nebennierenrinde gebildet. Das wichtigste Mineralokortikoid ist **Aldosteron.** Seine Ausschüttung wird durch eine erniedrigte Na^+- oder eine erhöhte K^+-Konzentration im Blut, durch ein vermindertes Blutvolumen, einen erniedrigten Blutdruck und durch das in der Niere gebildete Enzym Renin stimuliert.

Die Mineralokortikoide entfalten ihre wichtigste Wirkung an den Nierenkanälchen. Dort fördern sie die Na^+- und Wasserrückresorption sowie die K^+-Sekretion, wodurch Störungen im Elektrolyt- und Wasserhaushalt ausgeglichen werden. Somit spielen sie eine wichtige Rolle bei der Blutdruckregulation.

Glukokortikoide

Die Glukokortikoide werden in der Zona fasciculata der Nebennierenrinde produziert. Das wichtigste Glukokortikoid ist **Kortisol.** Seine Ausschüttung wird von Hypothalamus und Hypophyse kontrolliert. Im Hypothalamus wird das **Corticotropin-Releasing-Hormon** (CRH) gebildet, das in der Hypophyse die Sekretion des **Adrenocorticotropen Hormons** (ACTH) stimuliert. ACTH seinerseits stimuliert die Ausschüttung von Kortisol und weiterer Glukokortikoide wie Kortison und Kortikosteron. Diese wirken auf Hypothalamus und Hypophyse über eine negative Rückkopplung.

CRH und damit auch die Glukokortikoide werden vermehrt in Stresssituationen (emotionale Belastung, Hitze, Kälte, Verletzungen) ausgeschüttet. Ihre Aufgabe ist die Bereitstellung von Energieträgern. Dazu laufen folgende Mechanismen ab:

- **Glukoneogenese:** Vermehrte Bildung von Glukose aus Aminosäuren in der Leber
- **Eiweißabbau** in Haut, Muskel- und Knochengewebe und damit Bereitstellung von Aminosäuren
- **Lipolyse** zur Bereitstellung von Fettsäuren.

Neben diesen Stoffwechselwirkungen führen die Glukokortikoide außerdem zu:

- Hemmung von Entzündungsprozessen
- Senkung der Lymphozytenzahl im Blut und damit Hemmung der Immunabwehr (immunsuppressive Wirkung)
- Stimulation der Magensaftsekretion
- Blutdruckanstieg über eine Wirksamkeitssteigerung der Katecholamine.

Insulin

Insulin wird in den B-Zellen der Langerhans-Inseln der Bauchspeicheldrüse produziert. Es wird bei einem erhöhten Blutzuckerspiegel, z. B. nach Nahrungsaufnahme, ausgeschüttet. Bei einem Überschuss an Glukose senkt es den Glukosespiegel, indem Energiereserven angelegt werden. Dies geschieht über folgende Mechanismen:

- Verbesserung der Aufnahme von Glukose und Aminosäuren v. a. in Muskel- und Fettzellen

7

- Steigerung der Synthese von Glukosespeichersubstanzen wie Glykogen, Proteinen und Fetten
- Hemmung des Abbaus von Glykogen, Proteinen und Fetten.

7.2 Der Stoffwechsel des Menschen

Der Mensch ist auf die regelmäßige Zufuhr von Energie in Form von Nahrung angewiesen. Diese chemische Energie wird für die vielfältigen Aufgaben des Organismus benötigt. Der Energiegehalt der Nahrung wird in der Einheit Kilokalorie (kcal) bzw. Kilojoule (kJ) angegeben, dabei gilt 1 kcal = 4,18 kJ. Der Energiebedarf eines Menschen hängt stark von seiner körperlichen Aktivität ab. So verbraucht ein Mensch mit überwiegend sitzender Tätigkeit ca. 2.000 kcal am Tag, bei starker körperlicher Arbeit hingegen über 4.000 kcal.

Nahrungsbestandteile sind Kohlenhydrate, Proteine, Fett, Vitamine, Spurenelemente, Elektrolyte und Ballaststoffe.

Kohlenhydrate

Kohlenhydrate haben einen Energiegehalt von 4,1 kcal pro Gramm. Die Nahrung sollte idealerweise zu 55 % aus Kohlenhydraten bestehen. Kohlenhydrate liegen zum größten Teil in Form von Polysacchariden (Vielfachzucker, z. B. Stärke) sowie Disacchariden (Zweifachzucker, z. B. Saccharose, Laktose) vor und müssen zur Resorption in Monosaccharide (Einfachzucker) aufgespalten werden: Glukose (Traubenzucker) zu 80 %, Fruktose (Fruchtzucker) zu 15 % und Galaktose zu 5 % vor. Diese werden über die Dünndarmschleimhaut aufgenommen und gelangen mit dem Pfortaderblut in die Leber, wo sie weiter verstoffwechselt werden.

Glukose

Der Hauptenergielieferant des menschlichen Körpers ist die Glukose. Sie wird von den Zellen entweder direkt verbrannt (bei diesem Vorgang, der Glykolyse, wird Energie für den Körper gewonnen) oder in Form von Glykogen in Leber und Muskel gespeichert. Da diese Speicherform jedoch begrenzt ist, wird ein größerer Glukose- bzw. Kohlenhydratüberschuss in Fett umgewandelt und in Triglyzeridform gespeichert.

Bei Glukose- bzw. Kohlenhydratmangel, z. B. bei Hunger, sind die Glykogenvorräte je nach Reserven des Organismus innerhalb von 24 bis 48 Stunden verbraucht. In diesem Fall baut der Körper Fette und Proteine ab und gewinnt daraus Glukose und somit Energie. Dieser Vorgang, die Glukoneogenese, läuft hauptsächlich in der Leber ab.

Proteine

Proteine (Eiweiß) haben einen Energiegehalt von 4,1 kcal pro Gramm. 15 % der aufgenommenen Nahrung sollte aus Proteinen bestehen. Nahrungsproteine werden durch die Pepsine des Magensaftes in mittellange Polypeptide (Vielfacheiweiße) zerlegt. Im Dünndarm werden diese Polypeptide durch weitere Enzyme zu freien Aminosäuren, Di- und Tripeptiden (die aus zwei bzw. drei miteinander verknüpften Aminosäuren bestehen) aufgespalten. Diese werden über die Dünndarmschleimhaut aufgenommen und gelangen mit dem Pfortaderblut in die Leber.

Fett

Fett hat einen Energiegehalt von 9,3 kcal pro Gramm. Es sollte 30 % der aufgenommenen Nahrung ausmachen. Das Nahrungsfett besteht zu 90 % aus Triglyzeriden. Der Rest setzt sich aus Phospholipiden, Cholesterin und fettlöslichen Vitaminen zusammen. Triglyzeride werden im Magen (15 %) und im Dünndarm (85 %) durch Enzyme zu freien Fettsäuren und Monoglyzeriden gespalten. Mit dem Gallensaft erreichen Gallensäuren das Duodenum. Unter ihrem Einfluss lagern sich die Fettspaltprodukte zu Mizellen zusammen. Mizellen ähneln winzigen Fetttröpfchen und ermöglichen die Aufnahme der Fettspaltprodukte über die Dünndarmschleimhaut. Dort werden die Fettspaltprodukte erneut zu Triglyzeriden aufgebaut und an Proteine gebunden ins Blut abgegeben. Die an Proteine gebundenen Triglyzeride und anderen Fettbestandteile der Nahrung gelangen als Chylomikronen zum peripheren Gewebe, wo sie verschiedene Aufgaben erfüllen:

- Energiereserve: Triglyzeride werden im Fettgewebe und in der Leber gespeichert und bei Bedarf wieder mobilisiert (Lipolyse)
- Unterhautfettgewebe schützt vor Auskühlung und mechanischen Schäden
- Fettgewebe fixiert Organe in ihrer Position, z. B. die Niere
- Bestandteil der Zellmembran
- Bestandteil der Myelinscheiden des Nervensystems
- Cholesterin wird für die Synthese einiger Hormone als Vorstufe benötigt, z. B. von Glukokortikoiden und Mineralokortikoiden, Östrogenen
- Bestandteil fettlöslicher Vitamine.

Vitamine

Vitamine sind lebensnotwendige (essenzielle) Stoffe, die vom menschlichen Organismus nicht oder nur ungenügend selbst hergestellt werden können. Aus diesem Grund müssen sie mit der Nahrung aufgenommen werden. Nach ihren chemischen Eigenschaften werden Vitamine in eine fett- und eine wasserlösliche Gruppe eingeteilt.

Spurenelemente und Elektrolyte

Spurenelemente kommen im Organismus und in der Nahrung in sehr geringen Konzentrationen vor. Zu ihnen gehören:
- Eisen als Bestandteil des roten Blutfarbstoffes Hämoglobin
- Kobalt als Bestandteil von Vitamin B_{12}
- Jod für den Aufbau der Schilddrüsenhormone
- Kupfer, Mangan, Selen, Zink als Bestandteile verschiedener Enzyme
- Fluor für die Knochen- und Zahnbildung.

Elektrolyte (Mineralstoffe, Salze) werden vom Organismus benötigt, um den Wasser- und Elektrolythaushalt aufrechtzuerhalten. Nur so ist eine ungestörte Zelltätigkeit möglich.

Ballaststoffe

Ballaststoffe sind die unverdaulichen Bestandteile der Nahrung. Sie bestehen hauptsächlich aus pflanzlichen Faser- und Füllstoffen wie Zellulose, Pektin und Lignin. Sie können durch die menschlichen

Verdauungsenzyme nicht gespalten werden, sondern nur durch die Bakterien des Dickdarms. Aufgrund ihres Volumens regen Ballaststoffe die Darmperistaltik an und fördern so den Transport des Nahrungsbreis. Täglich sollen ca. 30 g Ballaststoffe in Form von Obst, Gemüse und Vollkornprodukten mit der Nahrung aufgenommen werden.

7.3 Erkrankungen der Hypophyse

7.3.1 Hypophysentumore

Tumoren der Hypophyse machen etwa 15 % aller Hirntumoren aus. Sie können endokrin aktiv (60 %) oder inaktiv (40 %) sein. Die **endokrin aktiven Tumoren** werden nach ihrer Hormonproduktion eingeteilt:
- Prolaktinom (prolaktinproduzierender Hypophysentumor, 40 %)
- Wachstumshormonproduzierender Tumor mit Akromegalie (15 %)
- ACTH-produzierender Tumor (5 %).

Endokrin inaktive Tumoren rufen durch Schädigung des gesunden Gewebes eine Insuffizienz des Hypophysenvorderlappens mit entsprechendem Ausfall der glandotropen Hormone hervor. Weitere Symptome sind ein zentraler Diabetes insipidus sowie Sehstörungen durch Druck des Tumors auf die Nn. optici (Gesichtsfeldausfälle, Skotome) und Kopfschmerzen.

Prolaktinom

Das Prolaktinom ist ein prolaktinsezernierendes Adenom des Hypophysenvorderlappens und ist der häufigste Tumor der Hypophyse.

Symptome

Folge des erhöhten Prolaktinspiegels bei Frauen sind Zyklusstörungen bis zur Amenorrhoe (fehlende Monatsblutung) und ein Libidoverlust, ggf. auch eine Galaktorrhoe (Milchaustritt aus der Brust). Bei Männern kommt es zu Libido- und Potenzverlust.

Aufgrund der Raumforderung im Schädel treten bei beiden Geschlechtern Symptome wie Kopfschmerzen und Sehstörungen auf. Wird das übrige hormonproduzierende Gewebe der Hypophyse durch den Tumor geschädigt, kommt es zur Insuffizienz des Hypophysenvorderlappens.

Diagnostik

Der Prolaktinspiegel im Blut ist erhöht. Bei der Blutuntersuchung werden weiterhin die Spiegel der anderen hypophysären Hormone überprüft. Der Tumor wird mithilfe von CT und MRT genau lokalisiert. Weiterhin erfolgt eine Augenuntersuchung mit Bestimmung des Gesichtsfeldes.

Therapie

Die Therapie erfolgt primär medikamentös mit Dopaminagonisten (z. B. Cabergolin als Dostinex®, Bromocriptin als Pravidel®), die die Hormonproduktion hemmen. Erst wenn sich unter dieser Therapie weder der Tumor verkleinert noch der Prolaktinspiegel sinkt, wird operiert.

Akromegalie

Die Akromegalie wird hervorgerufen durch einen Tumor des Hypophysenvorderlappens, der das Wachstumshormon Somatotropin (STH) produziert.

Symptome und Diagnostik

Bei Kindern und Jugendlichen verstärkt sich das Längenwachstum. Betroffene erreichen eine Körpergröße von über zwei Metern. Bei Erwachsenen wachsen die Akren (Hände, Füße, Schädel): Schuhe, Handschuhe und Hüte passen nicht mehr, die Gesichtszüge vergröbern sich. Weiterhin nehmen die inneren Organe an Größe zu. Aufgrund der diabetogenen Wirkung des STH kann es zu einem Diabetes mellitus kommen. Wie beim Prolaktinom können zudem Symptome aufgrund der Raumforderung des Tumors auftreten.

Der STH- und IGF (Insulin-like growth factor)-Spiegel im Blut sind erhöht. Beweisend sind ein pathologischer Glukosetoleranztest sowie der Nachweis des Tumors im MRT.

Therapie

Die Therapie besteht in der Entfernung des Tumors oder in seltenen Fällen in Strahlentherapie. Präoperativ sowie bei inoperablen Patienten kann der Tumor mit dem Dopaminagonisten Bromocriptin (Pravidel®) und Cabergolin (Dostinex®) oder dem Somatostatinanalogon Octreotid (Sandostatin®) verkleinert werden. Bei nicht vollständiger Tumorentfernung sollte ebenfalls medikamentös therapiert werden.

7.3.2 Hypophysenvorderlappeninsuffizienz

Unter einer Hypophysenvorderlappeninsuffizienz versteht man eine unzureichende oder fehlende Hormonproduktion des Hypophysenvorderlappens (HVL).

Ursachen

Eine Insuffizienz des Hypophysenvorderlappens kann hervorgerufen werden durch:
- Tumor, der das Gewebe der Hypophyse zerstört
- Bestrahlungsfolgen
- Neurochirurgische Operationen
- Unfälle
- Autoantikörper
- Sheehan-Syndrom als seltene Ursache: Ein Schock während der Geburt führt bei der Mutter zu einer Mangeldurchblutung des Hypophysengewebes mit anschließender Nekrose.

Symptome

Symptome treten erst auf, wenn bereits 80 % des HVL zerstört sind. Sie werden durch die fehlenden hypophysären Hormone hervorgerufen:
1. LH ↓, FSH ↓: Amenorrhoe, schwindende Achsel- und Schambehaarung, Libido- und Potenzverlust, Osteoporose
2. TSH ↓: Müdigkeit, Bradykardie, Kälteintoleranz
3. ACTH ↓, MSH ↓ (Melanozyten-stimulierendes Hormon): Adynamie, arterielle Hypotonie, Hypo-

glykämie, Gewichtsabnahme, alabasterfarbene Blässe durch fehlende Hautpigmentierung
4. Prolaktin ↓ bei stillenden Frauen: Agalaktie (fehlender Milchfluss in der Stillzeit).

Diagnostik

Die endokrinologische Funktionsdiagnostik ist umfangreich: Die hypophysären Hormone im Blut werden bestimmt. Um die Stimulierbarkeit der hypophysären Hormone zu testen, werden Releasing-Hormone des Hypothalamus appliziert (siehe Diagnostik zu den einzelnen endokrinologischen Erkrankungen). Ein Tumor kann über CT und MRT lokalisiert werden.

Therapie

Wenn möglich, wird die Ursache der Hypophysenvorderlappeninsuffizienz behoben, z. B. durch die Operation eines Tumors. Postoperativ sowie bei anderen Ursachen einer Hypophysenvorderlappeninsuffizienz müssen die peripheren Hormone lebenslang ersetzt werden, da ihr Ausschüttungsreiz durch die hypophysären Hormone fehlt: Schilddrüsenhormon L-Thyroxin, Kortikosteroide der Nebennierenrinde, STH, bei Männern Testosteron, bei Frauen eine Östrogen-Gestagen-Kombination. Die Patienten sollten immer einen **Notfallausweis** bei sich tragen.

Komplikationen

In Belastungssituationen (z. B. bei Infekten, Operationen, Erbrechen, Diarrhoe) kommt es physiologisch zu einer erhöhten Hormonausschüttung. Aufgrund des ACTH- und TSH-Mangels kann der Körper eines Erkrankten jedoch nicht adäquat reagieren und die Gefahr eines **hypophysären Komas** besteht: Die Patienten werden schläfrig bis stuporös. Hypotonie, Bradykardie, Hypothermie, Hypoglykämie und Hypoventilation sind weitere Symptome. Therapiert wird mit der intravenösen Gabe von Kortikosteroiden (Hydrokortison) sowie Flüssigkeitssubstitution. Je nach Bedarf werden zusätzlich Glukose und Schilddrüsenhormone gegeben, allerdings mit zeitlichem Verzug (> 24 Stunden), da vor allem letztere den Bedarf an Kortikosteroiden erhöhen.

7.3.3 Diabetes insipidus

Beim Diabetes insipidus ist die Wasserrückresorption in den Nieren gestört, sodass die Nieren den Harn nicht ausreichend konzentrieren können. Die Urinmenge kann bis zu 25 l täglich betragen.

Ursachen und Einteilung

Zu unterscheiden sind:

Zentraler Diabetes insipidus: Es besteht ein Mangel an ADH (antidiuretisches Hormon, Adiuretin, Vasopressin). Ursache können ein Tumor, eine Operation oder Verletzung bzw. eine Entzündung im Bereich von Hypothalamus oder Hypophyse sein. In einigen Fällen liegen auch eine dominante Vererbung oder Autoantikörper gegen ADH-produzierende Zellen als Ursache zugrunde.

Nephrogener Diabetes insipidus: Die Nieren sprechen auf das ausreichend produzierte ADH nicht an. Ursachen sind verschiedene Nierenerkrankungen oder eine rezessiv vererbte Störung.

Symptome

- Polyurie (5–25 l/Tag)
- Verstärkter Durst mit Polydipsie (vermehrte Flüssigkeitsaufnahme) aufgrund des massiven Flüssigkeitsverlustes
- Asthenurie (fehlende Harnkonzentrierung)
- Exsikkose bei unzureichender Flüssigkeitszufuhr.

Diagnostik

Die fehlende Harnkonzentrierung wird über das spezifische Gewicht des Urins gemessen.

Im **Durstversuch** wird ein Diabetes insipidus festgestellt: Die Patienten dürfen für einen bestimmten Zeitraum keine Flüssigkeit aufnehmen. Beim Gesunden kommt es zu einer starken Urinkonzentrierung, bei einem Diabetes insipidus bleibt sie aus. Wird dann eine Testdosis ADH verabreicht, nimmt die Urinkonzentration beim zentralen Diabetes insipidus zu. Bei der nephrogenen Form kommt es zu keiner Veränderung, da die Nieren auf diese Testdosis nicht ansprechen. Weiterhin kann die ADH-Konzentration im Blut bestimmt werden. Ein Tumor der

Hypophyse oder des Hypothalamus wird mit Hilfe von CT und MRT lokalisiert.

Therapie

Beim zentralen und beim nephrogenen Diabetes insipidus wird versucht, die auslösende Ursache zu beheben. Ist dies nicht möglich, kann beim zentralen Diabetes insipidus ein ADH-Analogon (Desmopressin als Minirin®) über die Nasenschleimhaut gegeben werden. Bei der nephrogenen Form kann ein Therapieversuch mit Thiaziddiuretika und nichtsteroidalen Antiphlogistika unternommen werden.

Die Funktion des Hypophysenvorderlappens sollte engmaschig kontrolliert werden.

Ein Diabetes insipidus kann ein Frühsymptom eines Tumors im Bereich des Zwischenhirns sein, weshalb zusätzlich alle zwei Jahre eine MRT-Kontrolluntersuchung durchgeführt werden sollte.

7.4 Erkrankungen der Schilddrüse

Die Schilddrüse produziert die Hormone Trijodthyronin (T$_3$) und Thyroxin (T$_4$). Bei Erkrankungen der Schilddrüse werden abhängig von der Hormonproduktion folgende Stoffwechsellagen unterschieden:
- **Euthyreose:** Hormonspiegel im Blut ist normal
- **Hypothyreose:** Hormonspiegel im Blut ist erniedrigt
- **Hyperthyreose:** Hormonspiegel im Blut ist erhöht.

Unabhängig von der Hormonproduktion kann die Schilddrüse normal groß, vergrößert oder verkleinert sein. Eine vergrößerte Schilddrüse wird als **Struma** (Kropf) bezeichnet.

7.4.1 Euthyreote Struma

Bei der euthyreoten Struma ist die Schilddrüse vergrößert (Struma, Kropf), während die Hormonspiegel normal sind.

Ursachen

Bis zu 30 % der deutschen Bevölkerung erkranken an einer mehr oder weniger stark ausgeprägten euthyreoten Struma. Die Ursache liegt in einer zu geringen Aufnahme von Jod mit der Nahrung und dem Trinkwasser. Wird zu wenig Jod aufgenommen, kommt es zu einer Aktivierung von Wachstumsfaktoren in der Schilddrüse, die eine Hyperplasie der Schilddrüsenzellen hervorrufen. Daneben ist die Hormonproduktion gestört. Die Schilddrüse wird verstärkt durch Hypothalamus und Hypophyse aktiviert, so dass weiterhin eine euthyreote Stoffwechsellage vorliegt. Dadurch kommt es allerdings zusätzlich zur Hypertrophie der Schilddrüsenzellen.

Je nach Größe der Struma werden drei Grade unterschieden:
- Grad 0: Struma nur sonografisch nachweisbar
- Grad I: Struma tastbar, nicht sichtbar
- Grad II: Struma tast- und sichtbar.

Symptome

Symptome werden durch die vergrößerte Schilddrüse hervorgerufen (➤ Abb. 7.2): Dem Patienten fällt ein verdickter Hals auf, der Hemdkragen lässt sich unter Umständen nicht mehr schließen. Die Schilddrüse wächst jedoch nicht nur nach außen hin sichtbar, sondern auch nach innen. Hier engt sie u. U. Luft- und Speiseröhre ein, sodass Dyspnoe und Schluckbeschwerden auftreten. Auch Blutgefäße des Halses können komprimiert werden. Bei lang bestehender Jodmangel-Struma kann es zur Autonomie von Schilddrüsenzellen kommen, d. h., dass unabhängig vom TSH-Einfluss Schilddrüsenhormone

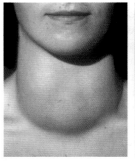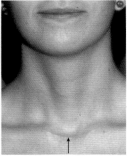

Abb. 7.2 Struma nodosa vor und nach der Operation. [T127]

produziert werden. Das Risiko, ein Karzinom der Schilddrüse zu entwickeln, ist erhöht.

Diagnostik

Eine Struma kann getastet werden. In der Sonografie sind ihre genaue Größe und Form, die Beziehung zu den Nachbarorganen sowie gewebliche Veränderungen (z. B. Zysten, Knoten) erkennbar. Der Schilddrüsenhormonspiegel und der TSH-Basalwert sind normal.

!
Jede karzinomverdächtige Veränderung in der Schilddrüse, z. B. ein einzelner Knoten, muss punktiert und das entnommene Gewebe zytologisch oder histologisch untersucht werden.

Therapie

Zur Strumatherapie wird Jodid allein oder in Kombination mit Thyroxin eingesetzt. Die Schilddrüse wird so entlastet und verkleinert sich meist wieder. Große Strumen sowie Strumen mit autonomen Gewebeanteilen werden operiert, wobei ein kleiner Rest Schilddrüsengewebe belassen wird (Strumektomie). Besteht ein erhöhtes Operationsrisiko oder liegt eine Rezidivstruma vor, kann alternativ eine Radiojodtherapie durchgeführt werden: Die Patienten schlucken hierzu radioaktives Jod (^{131}J), welches ausschließlich in der Schilddrüse gespeichert wird. Die radioaktive Strahlung des Jods zerstört das Schilddrüsengewebe. Die Belastung für die Umgebung ist gering, da die Strahlung mit zunehmender Entfernung rasch abnimmt.

!
Einer euthyreoten Struma kann durch Jodidsubstitution vorgebeugt werden, wobei der Gebrauch von jodiertem Speisesalz nur im Privathaushalt meist nicht ausreichend ist.

7.4.2 Hyperthyreose

Bei einer Hyperthyreose (Schilddrüsenüberfunktion) werden übermäßig Schilddrüsenhormone produziert. Dies führt zu einer starken Aktivierung zahlreicher Stoffwechselprozesse, die den gesamten Organismus betreffen.

Ursache

Die häufigste Ursache der Hyperthyreose ist eine **Schilddrüsenautonomie.** Die Schilddrüse produziert dabei unabhängig von der Steuerung durch Hypothalamus und Hypophyse Hormone. Dies kann innerhalb der Schilddrüse in gut abgrenzbaren Knoten, den **Adenomen,** geschehen oder auch diffus das gesamte Schilddrüsengewebe betreffen. Der Schilddrüsenautonomie liegt meist eine Struma bei Jodmangel zugrunde.

Weiterhin kann eine Hyperthyreose durch Autoantikörper gegen TSH-Rezeptoren (TRAK) hervorgerufen werden, die die Synthese von Schilddrüsenhormonen anregen. Diese Autoimmunerkrankung heißt **Morbus Basedow.**

Seltenere Ursachen sind eine Schilddrüsenentzündung (Thyreoiditis), ein Schilddrüsenkarzinom oder eine ungewollte Überdosierung von Schilddrüsenhormonen im Rahmen einer Therapie. Auch genetische Ursachen (TSH- oder T_3-Rezeptormutation) können zu einer Hyperthyreose führen.

Symptome

Die Symptome einer Hyperthyreose (➤ Abb. 7.3) leiten sich u. a. von den Wirkungen der Schilddrüsenhormone ab:
- Struma bei 70–90 % der Patienten
- Psychische Veränderungen wie Nervosität, Unruhe, Schlaflosigkeit, feinschlägiger (Finger-)Tremor
- Tachykardie, Herzrhythmusstörungen, erhöhtes Herzzeitvolumen mit großer Blutdruckamplitude (Spanne zwischen systolischem und diastolischem RR-Wert)
- Myopathie, Schwäche der Oberschenkelmuskulatur
- Gewichtsverlust, obwohl die Patienten oft Heißhunger aufgrund des erhöhten Energiebedarfs haben
- Gesteigerte Stuhlfrequenz, Neigung zu Durchfall
- Wärmeintoleranz mit warmer, feuchter Haut
- Weiches, dünnes Haar
- Fettleber
- Beim Morbus Basedow kommt es häufig zusätzlich zu einer endokrinen Orbitopathie mit Exophthalmus (Hervortreten des Augapfels aus der Augenhöhle), seltenem Lidschlag und Verschlechterung des Sehvermögens. Seltener tritt ein prätibi-

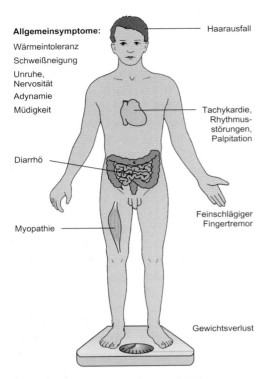

Allgemeinsymptome:
Wärmeintoleranz
Schweißneigung
Unruhe,
Nervosität
Adynamie
Müdigkeit

Haarausfall

Tachykardie,
Rhythmus-
störungen,
Palpitation

Diarrhö

Feinschlägiger
Fingertremor

Myopathie

Gewichtsverlust

Abb. 7.3 Symptome bei Hyperthyreose. [L157]

ales Myxödem auf (Gewebeschwellung vor dem Schienbein).
Bei Patienten über 60 Jahren verläuft eine Hyperthyreose häufig weniger deutlich mit einzelnen z. T. unspezifischen Symptomen wie Gewichtsverlust, Herzrhythmusstörungen, Herzinsuffizienz bzw. depressiven Verstimmungen. Sie wird deshalb meist erst spät diagnostiziert.

Diagnostik

Die Konzentration der Schilddrüsenhormone im Blut ist erhöht, das TSH erniedrigt. Beim Morbus Basedow sind Autoantikörper gegen TSH-Rezeptoren (TRAK) nachweisbar. Die Sonografie zeigt Größe und Veränderungen der Schilddrüse.

Die **Szintigrafie** der Schilddrüse stellt die Aufnahme und Verteilung einer radioaktiven Substanz in der Drüse bildlich dar. Mit diesem Funktionstest lässt sich bei niedrigem TSH-Spiegel die Autonomie des Gewebes nachweisen.

Therapie

Um eine euthyreote Stoffwechsellage herzustellen, wird die Synthese von Schilddrüsenhormonen durch Thyreostatika (z. B. Carbimazol oder seine aktive Form Thiamazol als Favistan®, Wirkeintritt nach einer Woche) blockiert oder die Jodaufnahme in die Schilddrüse mit sofortiger Wirkung gehemmt (Perchlorat als Irenat®). Zusätzlich können β-Blocker (z. B. Propanolol) gegeben werden, da sie nicht nur die kardialen Symptome lindern, sondern auch die Umwandlung von T_4 in T_3 hemmen.

Daran sollte sich nach Möglichkeit eine operative Entfernung der Schilddrüse anschließen, bei der ein Rest Gewebe belassen wird. Einzelne Adenome als Ursache einer Hyperthyreose werden aus der Schilddrüse operativ ausgeschält. Bei kleineren Strumen, beim Morbus Basedow oder bei Kontraindikationen gegen eine Operation kann auch eine Radiojodtherapie mit ^{131}J durchgeführt werden.

Komplikationen

Betroffene Patienten sind bei versehentlicher Gabe jodhaltiger Medikamente oder Röntgenkontrastmittel durch eine **thyreotoxische Krise** gefährdet. Die Mortalitätsrate beträgt ohne Therapie fast 90 %, und auch unter Therapie noch 20 %. Ihre Symptome sind erheblich stärker ausgeprägt als die der Hyperthyreose: Hohes Fieber, schwere Tachykardie und ein Erregungszustand mit möglichem Übergang in ein Koma werden durch die erhöhte Stoffwechselaktivität verursacht. Die Patienten sind vital gefährdet und müssen auf der Intensivstation behandelt werden. Neben einer symptomatischen Therapie (Flüssigkeits-, Elektrolyt- und Kalorienersatz, β-Blocker, Kortikosteroide, Temperatursenkung, Thromboembolieprophylaxe) wird Thiamazol und Kaliumperchlorat gegeben, um die weitere Hormonsynthese zu hemmen. In schweren Fällen kann eine Plasmapherese und eine nahezu komplette operative Schilddrüsenentfernung durchgeführt werden.

7.4.3 Hypothyreose

Eine Hypothyreose (Schilddrüsenunterfunktion) ist durch die unzureichende Produktion von Schilddrüsenhormonen gekennzeichnet. Es wird zwischen einer primäre, einer sekundären und einer tertiären Form unterschieden: Bei der **primären Hypothyreose** liegt die Störung in der Schilddrüse selbst. Die seltene **sekundäre Hypothyreose** tritt im Rahmen einer Hypophysenvorderlappeninsuffizienz auf, bei der zu wenig TSH ausgeschüttet wird. Der **tertiären Hypothyreose** liegt eine verminderte Ausschüttung oder Transportstörungen von Releasing-Hormonen aus dem Hypothalamus zu Grunde.

Ursachen

Ursache einer Hypothyreose ist häufig eine vorausgegangene autoimmune Schilddrüsenentzündung, eine **Hashimoto-Thyreoiditis,** bei der Autoantikörper gegen Thyreoglobulin (Speicherform der Schilddrüsenhormone) und thyreoidale Peroxidase gebildet werden. Durch die andauernde Entzündung wird Schilddrüsengewebe durch Bindegewebe ersetzt. Weitere Ursachen sind radikale Strumektomie, Radiojodtherapie, Überdosierung von Thyreostatika oder eine angeborene Hypothyreose.

Symptome

Entgegengesetzt zur Hyperthyreose treten bei der Hypothyreose auf:

- Müdigkeit, Antriebsschwäche, Verlangsamung, allgemeines Desinteresse
- Bradykardie, Herzvergrößerung mit Herzinsuffizienz
- Arteriosklerose infolge einer Hypercholesterinämie
- Obstipation
- Kälteempfindlichkeit
- Kühle, blasse, trockene und schuppende Haut sowie trockene und brüchige Haare
- Generalisiertes Myxödem, ggf. verbunden mit Gewichtszunahme durch vermehrte Einlagerung von Schleimsubstanzen und Wasser ins Unterhautgewebe
- Raue und heisere Stimme
- Zyklusstörungen, gestörte Spermatogenese, Infertilität.

Diagnostik

Die Konzentration der Schilddrüsenhormone im Blut ist erniedrigt. Bei einer primären Hypothyreose ist das TSH erhöht. Im Szintigramm ist die Radionuklidspeicherung vermindert oder fehlt ganz. Bei der Hashimoto-Thyreoiditis lassen sich außerdem Autoantikörper gegen Thyreoglobulin (Tg-Ak) und thyreoidale Peroxidase (TPO-Antikörper) nachweisen. In unklaren Fällen kann ein Szintigramm durchgeführt werden, in dem sich eine verminderte oder fehlende Radionuklidspeicherung zeigt.

Therapie

In der Regel müssen lebenslang Schilddrüsenhormone (z. B. Euthyrox®) eingenommen werden.

Komplikationen

In sehr seltenen Fällen tritt ein lebensbedrohliches **Myxödemkoma** mit verstärkten Hypothyreosezeichen auf: Hypothermie, Hypoventilation, Bradykardie, Hypotonie, Hypoglykämie und Bewusstseinsstörungen. Die Patienten werden auf der Intensivstation vorsichtig erwärmt und bei Bedarf beatmet. Sie erhalten T_4, Kortikosteroide und Glukose.

7.4.4 Malignome der Schilddrüse

Malignome der Schilddrüse machen insgesamt 0,5 % aller bösartigen Tumoren aus. Sie werden wie folgt eingeteilt:

- Differenziertes Karzinom: Papillär (50–60 %) oder follikulär (20–30 %)
- Undifferenziertes (anaplastisches) Karzinom (5–10 %)
- Medulläres Karzinom, ausgehend von den Kalzitonin produzierenden C-Zellen (≤ 5 %).

Die Karzinomentstehung wird durch genetische Faktoren und ionisierende Strahlen begünstigt.

Symptome

Ein Teil der Patienten hat eine Struma, innerhalb derer sich ein harter Knoten tasten lässt. Im fortgeschrittenen Stadium kann der Tumor so weit ausge-

7

dehnt sein, dass die Patienten durch Infiltration des zum Kehlkopf ziehenden N. recurrens heiser sind. Ist der Sympathikus infiltriert, tritt ein Horner-Symptomkomplex mit Miosis, Ptosis und scheinbarem Enophthalmus auf. Die Patienten können Schluck- und Atembeschwerden sowie Schmerzen im Hals-, Ohr- oder Hinterhauptsbereich haben. Mitunter sind Lymphknotenmetastasen (v. a. papilläres Karzinom) am Hals und oberhalb der Klavikula tastbar. Hämatogene Metastasen (v. a. follikuläres Karzinom) finden sich in der Lunge und im Skelett.

Diagnostik

Sonografie und Szintigrafie stützen die Diagnose. Szintigrafisch imponiert ein Karzinom meist als **kalter Knoten,** in dem radioaktives Jod nicht gespeichert wird. Jeder Verdacht muss definitiv durch eine Feinnadelpunktion und – falls das nicht ausreicht – durch eine Operation abgeklärt werden. Weiterhin werden CT und/oder MRT der Halsregion angefertigt. Zur Metastasensuche wird ein Röntgen-Thorax und CT des Thorax sowie eine Knochenszintigrafie durchgeführt.

Therapie

Schilddrüse und regionale Lymphknoten werden radikal chirurgisch entfernt. Daran schließt sich eine hochdosierte Radiojodtherapie mit ^{131}J an, um möglichst alle noch bestehenden jodspeichernden Schilddrüsenreste sowie Metastasen zu zerstören. Bei undifferenzierten Tumoren, die meist kein Jod speichern, wird statt einer Radiojodtherapie eine perkutane Strahlenbehandlung durchgeführt.

Postoperativ erfolgt eine hochdosierte Behandlung mit Schilddrüsenhormonen, um die TSH-Sekretion der Hypophyse zu unterdrücken, da TSH ein Wachstumsreiz für die Tumorzellen darstellt. Weiterhin wird so die infolge der Operation bestehende Hypothyreose ausgeglichen. Kontrolluntersuchungen, wie eine klinische Untersuchung, Hormonuntersuchungen und eine Sonografie des Halses finden alle sechs Monate statt. Thyreoglobulin dient als Tumormarker. Sein Anstieg deutet auf ein Rezidiv oder Metastasen hin und bedarf weiterer Abklärung und gegebenenfalls eine erneute Operation, Strahlen- oder Chemotherapie.

7.5 Erkrankungen der Nebenschilddrüsen

7.5.1 Hyperparathyreoidismus

Wird von den Nebenschilddrüsen zu viel Parathormon (PTH) gebildet, liegt ein Hyperparathyreoidismus vor.

Ursachen

Zu unterscheiden ist ein primärer, ein sekundärer und ein tertiärer Hyperparathyreoidismus: Der **primäre Hyperparathyreoidismus** wird meist durch ein Adenom (85 %), eine allgemeine Vergrößerung (Hyperplasie) der Nebenschilddrüsen (15 %) oder sehr selten durch ein Karzinom (≤ 1 %) verursacht.

Der **sekundäre Hyperparathyreoidismus** wird durch einen erniedrigten Ca^{2+}-Spiegel hervorgerufen. Dieser kann z. B. bedingt sein durch ein Malassimilationssyndrom, eine Niereninsuffizienz, verminderte Sonnenlichtexposition (Vitamin D-Mangel). Daraufhin wird reaktiv vermehrt PTH ausgeschüttet, um den Ca^{2+}-Spiegel wieder anzuheben.

Als **tertiären Hyperparathyreoidismus** bezeichnet man die Folge eines lange bestehenden sekundären Hyperparathyreoidismus. Dabei kommt es solange zu einer vermehrten reaktiven Parathormon-Ausschüttung, dass diese unverhältnismäßig ansteigt und eine Hyperkalzämie bedingt.

Symptome

Ungefähr die Hälfte der Patienten hat keinerlei Beschwerden. Häufig wird ein Hyperparathyreoidismus zufällig aufgrund der Hyperkalzämie diagnostiziert. Die klassischen Symptome sind „Stein-, Bein- und Magenpein" und sind das Vollbild bei symptomatischen Patienten:

- „Steinpein": Harnsteine aufgrund des erhöhten Ca^{2+}-Spiegels und der damit verbundenen höheren Ca^{2+}-Ausscheidung
- „Beinpein": Wirbelsäulen- und Gliederschmerzen durch den gesteigerten Knochenumbau
- „Magenpein": Obstipation, Übelkeit, Gewichtsabnahme, Ulcus ventriculi oder duodeni, selten Pankreatitis

- Depressive Verstimmungen
- Muskelschwäche, rasche Ermüdbarkeit, Appetitlosigkeit.

Beim sekundären Hyperparathyreoidismus treten zusätzlich Symptome der Grunderkrankung auf.

Infolge des primären Hyperparathyreoidismus, kommt es unbehandelt zur Osteoporose, die spontane Frakturen, vor allem im Bereich der Wirbelsäule bedingen kann. Auch die Nieren werden durch die Krankheit bis zum chronischen Nierenversagen geschädigt.

Diagnostik

PTH und Ca^{2+} im Blut sind beim primären und tertiären Hyperparathyreoidismus erhöht, während der Phosphatspiegel erniedrigt ist. Eine erhöhte alkalische Phosphatase weist auf einen erhöhten Knochenstoffwechsel hin. Ein Adenom wird mittels Sonografie lokalisiert. Im Zweifelsfall wird zusätzlich ein CT oder MRT durchgeführt.

Eine Knochendichtemessung ist zwar diagnostisch nicht relevant, spielt aber für den Krankheitsverlauf eine wichtige Rolle.

Therapie

Adenomatös vergrößerte Nebenschilddrüsen werden operativ entfernt. Sind alle vier Nebenschilddrüsen hyperplastisch, werden drei entfernt und die vierte auf den Unterarm verpflanzt. Hier ist sie dann bei einer eventuell notwendigen zweiten Operation aufgrund einer erneuten Hyperplasie leicht und komplikationslos aufzufinden.

Komplikationen

Ein Hyperparathyreoidismus kann jederzeit und ohne besondere Vorboten eine lebensgefährliche hyperkalzämische Krise (➤ 8.4.4) verursachen.

7.5.2 Hypoparathyreoidismus

Wird vom Organismus zu wenig PTH gebildet, liegt ein Hypoparathyreoidismus vor. Am häufigsten ist ein Hypoparathyreoidismus Folge einer Schilddrüsenoperation (sekundäre Form), bei der die Neben-

schilddrüsen geschädigt oder versehentlich entfernt wurden. Primäre Formen der Erkrankung haben genetische Mutationen als Ursache.

Symptome

Aufgrund des niedrigen Ca^{2+}-Spiegels ist die Erregbarkeit von Muskeln und Nerven erhöht. Es kommt zur **Tetanie** mit Muskelkrämpfen (typisch: Pfötchenstellung der Hände) und Parästhesien (Missempfindungen der Haut ohne äußeren Reiz). Langfristig treten Haar- und Nagelwuchsstörungen, Katarakt (grauer Star), Stammganglienverkalkung, Osteosklerose (Verdichtung des Knochengewebes mit verminderter Elastizität), erhöhte Reizbarkeit und depressive Verstimmungen auf.

Diagnostik

Im Blut sind typischerweise PTH, Ca^{2+} und Magnesium (Mg^{2+}) erniedrigt, während der Phosphatspiegel erhöht ist.

Therapie

Langfristig wird ein Hypoparathyreoidismus mit Vitamin D und Ca^{2+} oral therapiert. Der Ca^{2+}-Spiegel muss regelmäßig kontrolliert werden. Tritt eine Tetanie auf, wird langsam Kalziumglukonat i. v. gespritzt.

7.6 Erkrankungen der Nebennieren

7.6.1 Cushing-Syndrom

Beim Cushing-Syndrom (Hyperkortisolismus) werden vermehrt Kortikosteroide, überwiegend Kortisol, gebildet oder von außen zugeführt.

Ursachen

Ursache ist eine vermehrte Produktion oder Zufuhr von Kortisol oder ACTH:

7

- Exogenes bzw. iatrogenes Cushing-Syndrom durch Langzeitbehandlung mit Kortikosteroiden (am häufigsten)
- Zentrales (ACTH-abhängiges) Cushing-Syndrom (= Morbus Cushing): Mikroadenom im Hypophysenvorderlappen produziert überschießend ACTH → Stimulation der Nebennierenrinde → Nebennierenrindenhyperplasie mit vermehrter Kortisolproduktion
- Paraneoplastische ACTH-Sekretion durch einen Tumor, z. B. Bronchialkarzinom, Karzinoid
- Kortisol produzierender Tumor der Nebennierenrinde (ACTH-unabhängig).

Symptome

Das klinische Bild eines Cushing-Syndroms (➤ Abb. 7.4) wird durch die Wirkung der Kortikosteroide auf die verschiedenen Gewebe und Zellen hervorgerufen:
- Fettstoffwechsel: Umverteilung des Fettgewebes mit Vollmondgesicht, Stiernacken und Stammfettsucht; Hypercholesterinämie
- Osteoporose, Muskelschwund, Adynamie, da Kortikosteroide dem Eiweißaufbau (Anabolismus) entgegenwirken

- Erhöhter Blutzucker (diabetogene Stoffwechsellage), da Kortisol zu den Gegenspielern des Insulins gehört
- Haut: Akne, Furunkel, Ulzera, Striae rubrae (dunkelrote Streifen aufgrund der Bindegewebsschwäche der Haut)
- Hypertonie
- Blutbildveränderungen
- Bei Frauen: Männlicher Behaarungstyp (Hirsutismus), Zyklusstörungen (durch androgene Begleitwirkung)
- Bei Männern: Unterfunktion der Hoden und Potenzstörungen
- Wachstumsstörungen bei Kindern
- Psychische Veränderungen, z. B. Depressionen.

Diagnostik

Die Diagnose wird gestellt anhand der Symptome. Außerdem werden folgende Untersuchungen durchgeführt:
- Blutwerte: Leukozyten ↑, Thrombozyten ↑, Erythrozyten ↑, Lymphozyten ↓, eosinophile Granulozyten ↓, Kortisol in Blut und Urin ↑
- Dexamethason-Hemmtest ist pathologisch: Der Patient nimmt um 24:00 Uhr 2 mg Dexamethason ein. Das um 8:00 Uhr bestimmte Kortisol ist im Gegensatz zum Gesunden nicht vermindert
- Kortisol im 24-Stunden-Urin ↑
- Der CRH-Stimulationstest dient dazu, ein zentrales Cushing-Syndrom von einem Nebennierentumor oder einer paraneoplastischen ACTH-Sekretion zu unterscheiden. CRH wird intravenös gespritzt. Beim zentralen Cushing-Syndrom steigt ACTH an. Dies wird bei einem Tumor der Nebennierenrinde sowie beim paraneoplastischen Cushing-Syndrom nicht beobachtet, da hierbei die Hypophysenfunktion intakt ist und ihre Reaktion deshalb durch die bereits stark erhöhten Steroid- bzw. ACTH-Spiegel unterdrückt wird
- Mit CT und MRT von Schädel bzw. Nebennieren können ein Adenom oder Tumor lokalisiert werden.

Therapie

Bei Tumoren der Nebennierenrinde wird die betroffene Nebenniere operativ entfernt. Postoperativ er-

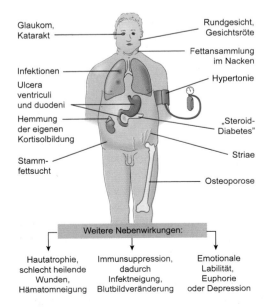

Glaukom, Katarakt

Infektionen

Ulcera ventriculi und duodeni

Hemmung der eigenen Kortisolbildung

Stammfettsucht

Rundgesicht, Gesichtsröte

Fettansammlung im Nacken

Hypertonie

„Steroid-Diabetes"

Striae

Osteoporose

Weitere Nebenwirkungen:

Hautatrophie, schlecht heilende Wunden, Hämatomneigung

Immunsuppression, dadurch Infektneigung, Blutbildveränderung

Emotionale Labilität, Euphorie oder Depression

Abb. 7.4 Symptome beim Cushing-Syndrom. [L190]

hält der Patient Kortikosteroide, bis die noch vorhandene, zunächst jedoch atrophische Nebenniere ihre Funktion aufgenommen hat. Ein Tumor der Hypophyse wird ebenfalls operiert. Bei paraneoplastischer ACTH-Produktion muss der Primärtumor behandelt werden. Daneben kann die Kortisolproduktion medikamentös blockiert werden, z.B. mit Aminoglutethimid (Orimeten®).

7.6.2 Hyperaldosteronismus

Produziert die Nebennierenrinde vermehrt Mineralokortikoide, vor allem Aldosteron, kommt es zum Hyperaldosteronismus.

Ursachen

Es werden der primäre und der sekundäre Hyperaldosteronismus unterschieden. Die **primäre Form,** das Conn-Syndrom, wird in etwa 30 % der Fälle durch ein Aldosteron-produzierendes Adenom der Nebennierenrinde hervorgerufen, häufiger durch eine bilaterale Hyperplasie der Nebennierenrinde oder sehr selten durch einen familiären (genetischbedingten) Hyperaldosteronismus.

Die **sekundäre Form** wird durch eine übermäßige Stimulation des Renin-Angiotensin-Aldosteron-Systems (RAAS) verursacht (die Aldosteronsekretion wird durch Angiotensin II stimuliert), z.B. bei Mangeldurchblutung der Nieren infolge einer Nierenarterienstenose oder einer ausgeprägten Herzinsuffizienz.

Symptome

Leitsymptom ist eine Hypertonie mit ihren Folgeschäden. Daneben treten eine metabolische Alkalose und eine Hypokaliämie mit ihren typischen Symptomen wie Muskelschwäche, Obstipation, Herzrhythmusstörungen und EKG-Veränderungen auf.

Diagnostik

Der Kalium (K^+)-Spiegel ist erniedrigt, das Plasmaaldosteron erhöht. In der Blutgasanalyse zeigt sich eine metabolische Alkalose. Beim Conn-Syndrom ist der Reninspiegel erniedrigt, beim sekun-

dären Hyperaldosteronismus hingegen erhöht. Ein Adenom der Nebennierenrinde wird mit Hilfe von Sonografie, CT, MRT und Szintigrafie der Nebennieren lokalisiert. Im Zweifel kann zur Unterscheidung einer bilateralen Hyperplasie von einem Adenom eine seitengetrennte Blutabnahme aus den Nebennierenvenen zur Aldosteronbestimmung durchgeführt werden.

Therapie

Beim Adenom der Nebennierenrinde wird die Nebenniere operativ entfernt. Eine Nebennierenrindenhyperplasie wird konservativ mit Aldosteronantagonisten (z.B. Spironolacton als Aldactone®) und Antihypertensiva behandelt. Beim sekundären Hyperaldosteronismus erfolgt nach Möglichkeit eine Behandlung der Grundkrankheit.

7.6.3 Nebennierenrindeninsuffizienz

Bei der Nebennierenrindeninsuffizienz (Unterfunktion der Nebennierenrinde, Hypokortisolismus) ist die Produktion der Steroidhormone (v.a. Aldosteron, Kortisol) stark eingeschränkt.

Ursachen

Bei der **primären Form** ist das Nebennierenrindengewebe geschädigt. Gluko- und Mineralokortikoide sind vermindert, der ACTH-Spiegel ist erhöht. Als Ursachen kommen in Frage:
- Morbus Addison (Autoimmunadrenalitis): Autoimmunerkrankung, bei der Autoantikörper die Nebennierenrinde zerstören
- Infektionskrankheiten wie Tuberkulose, Zytomegalie bei AIDS-Patienten
- Metastasen in der Nebennierenrinde ausgehend von z.B. Bronchialkarzinom, Melanom
- Akute Blutungen in die Nebennierenrinde.

Bei der **sekundären Form** liegt die Störung im Hypophysenvorderlappen. ACTH und damit auch die Kortikosteroide sind erniedrigt. Ursachen können Tumore, Entzündungen oder ein Trauma sein. Auch unter der Geburt kann sie beim Neugeborenen (Geburtstrauma) und Mutter (Sheehan-Syndrom) auftreten. Letzteres ist bedingt durch eine Durchblu-

7

tungsstörung der Hypophyse unter der Geburt und nicht immer reversibel. Eine weitere Ursache kann eine Langzeitbehandlung mit Kortikosteroiden sein. Die Mineralokortikoide sind bei der sekundären Nebennierenrindeninsuffizienz nur wenig betroffen. Dafür findet man oft auch Störungen anderer Hypophysenfunktionen.

Der **tertiären Form** liegt als Ursache eine Störung im Bereich des Hypothalamus zu Grunde.

Symptome

Beschwerden treten meist erst auf, wenn bereits 90 % der Nebennierenrinde zerstört sind. Die Patienten sind schwach und ermüden rasch. Sie leiden unter Übelkeit, verlieren an Gewicht und haben einen niedrigen Blutdruck. Haut und Schleimhäute sind bei der primären Form auffällig braun pigmentiert, da ACTH auch eine Melanozyten-stimulierende Wirkung hat. Nicht selten wird die Krankheit im Rahmen einer Addison-Krise (s. u.) diagnostiziert.

Diagnostik

Im Blut ist der Kortisolspiegel erniedrigt. Je nach Ursache der Nebenniereninsuffizienz ist der ACTH-Spiegel erhöht (primäre Form) oder erniedrigt (sekundäre Form). Bei einem Mangel an Mineralokortikoiden ist der K^+-Spiegel im Serum erhöht.

Mit Hilfe des ACTH-Testes kann eine primäre von einer sekundären Nebenniereninsuffizienz unterschieden werden: ACTH wird intravenös verabreicht. Bei der primären Form bleibt der Kortisolspiegel im Blut unverändert, da die Nebennierenrinde keine Kortikosteroide produzieren kann. Bei der sekundären und tertiären Form steigt er an, da die Nebennierenrinde vermehrt stimuliert wird. Differenzialdiagnostisch erfolgt auch ein CRH-Test.

Um die Ursache der Nebenniereninsuffizienz festzustellen, wird nach Autoantikörpern gesucht. An bildgebenden Verfahren werden je nach Verdacht eine Sonografie, Abdomen-Leeraufnahme, ein CT und evtl. eine Angiografie durchgeführt.

Therapie

Die fehlenden Kortikosteroide werden entsprechend dem tageszeitlichen Rhythmus der Kortisolaus-

schüttung ersetzt (höchste Dosis am Morgen). Bei Operationen, Infekten u. a. Belastungssituationen erhalten die Patienten eine höhere Dosierung. Bei der primären Form werden zusätzlich die fehlenden Mineralokortikoide ersetzt (z. B. durch Gabe von Fludrocortison als Astonin® H).

!

Sollen Kortikosteroide bei einer Langzeitbehandlung abgesetzt werden, darf dies nie abrupt geschehen. Die Gabe von Kortikosteroiden hemmt die körpereigene CRH- und ACTH-Produktion. Bei plötzlichem Absetzen besteht die Gefahr einer akuten Nebennierenrindeninsuffizienz, da der Körper die eigene Hormonproduktion nicht so rasch wieder aufnehmen kann. Deshalb muss die Dosierung von Kortikosteroiden langsam vermindert werden.

Komplikationen

Eine unerkannte Nebennierenrindeninsuffizienz ist gefährlich, da es bei besonderen Belastungen (z. B. Infekt, Unfall) zur akuten Dekompensation, der **Addison-Krise,** kommt: Die Patienten sind stark exsikkiert und hypoglykämisch, sie erbrechen und haben Durchfälle. Die Folge ist ein Schock mit Oligurie und Bewusstseinsstörungen bis hin zum Koma. Die intensivmedizinische Therapie besteht v. a. in der Gabe von Glukose, Flüssigkeit und Kortikosteroiden.

7.7 Diabetes mellitus

Der Diabetes mellitus (Zuckerkrankheit) ist eine erbliche chronische Erkrankung, die durch einen Insulinmangel bzw. eine verminderte Insulinwirkung hervorgerufen wird. Sind mehr als 50 % der insulinproduzierenden Zellen zerstört, kommt es zur Erhöhung des Glukosespiegels im Blut. Man unterscheidet Typ I-, Typ II-, Gestationsdiabetes und sekundären Diabetes.

Ursachen

Typ I-Diabetes (< 10 %): Die insulinproduzierenden B-Zellen der Langerhans-Inseln im Pankreas gehen zugrunde, sodass es zu einem absoluten Insulinmangel kommt. Ursache ist eine Autoimmuninsulitis mit verschiedenen Autoantikörpern. Die Erkrankung tritt meist schon im Jugend- bzw. frühen Erwachsenenalter auf.

Typ II-Diabetes (> 90 %): Die Insulinsekretion ist gestört: Dies äußert sich anfangs als verspäteter und verzögerter Anstieg der Insulinkonzentration im Blut nach Kohlenhydrataufnahme, später auch als Verminderung der Insulinausschüttung. Zusätzlich ist die Insulinempfindlichkeit der Zielzellen vermindert, es liegt eine Insulinresistenz vor. 80 % aller Typ II-Diabetiker sind übergewichtig, was die Entstehung der Stoffwechselstörung entscheidend begünstigt. Der Typ II-Diabetes mellitus gehört zum metabolischen Syndrom (Wohlstandssyndrom).

Gestationsdiabetes: Etwa 3 % aller Schwangeren entwickeln eine Störung des Kohlenhydratstoffwechsels während der Schwangerschaft. Diese verschwindet in der Mehrzahl der Fälle mit der Geburt des Kindes. Allerdings haben die betroffenen Frauen ein erhöhtes Risiko, später an einem Diabetes mellitus zu erkranken.

Sekundärer Diabetes: Er wird durch andere Grunderkrankungen oder durch Medikamente hervorgerufen, z.B. durch Pankreaserkrankungen, endokrine Erkrankungen mit vermehrter Produktion von Hormonen, die dem Insulin entgegenwirken (z.B. Cushing-Syndrom, Akromegalie) oder Einnahme bestimmter Medikamente, z.B. Kortikosteroide, Diuretika vom Typ der Benzothiadiazine.

Symptome

Die Symptome eines Typ I-Diabetes entwickeln sich meist schnell innerhalb von Tagen bis Wochen, während sich ein Typ II-Diabetes schleichend bemerkbar macht:

- Allgemeinsymptome wie Leistungsminderung, Müdigkeit
- Vorübergehende Hypoglykämien (Unterzuckerung) mit Heißhunger, Schwitzen, Kopfschmerzen
- Hyperglykämien mit Glukosurie und Polyurie: Der Betroffene hat Durst und trinkt viel, trotzdem kommt es häufig zur Exsikkose und Gewichtsabnahme
- Störungen des Wasser- und Elektrolythaushalts mit nächtlichen Wadenkrämpfen und Sehstörungen

- Hauterscheinungen wie Juckreiz, Pilzinfektionen, Furunkel, Erysipel
- Potenzstörungen, Amenorrhoe.

Diagnostik

Der Nüchtern-Blutzuckerspiegel im Blut ist auf ≥ 126 mg/dl (> 7,0 mmol/l) erhöht. Steigt er über 150–180 mg/dl, wird die sog. Nierenschwelle überschritten und Glukose mit dem Urin ausgeschieden (Glukosurie), die dort nachweisbar ist. In Zweifelsfällen (Nüchtern-Blutzucker zwischen 110 und 126 mg/dl) kann ein oraler Glukosetoleranztest durchgeführt werden. Dafür wird eine Testlösung mit 75 g Glukose getrunken, nachdem der Patient zehn Stunden nüchtern war. Zwei Stunden später wird der Blutzucker (BZ) gemessen. Beträgt er ≥ 200 mg/dl (> 11,1 mmol/l), liegt ein Diabetes mellitus vor.

Glykohämoglobin (HbA$_{1c}$)

In Abhängigkeit von der Blutzucker (BZ)-Konzentration liegt ein Teil des Hämoglobins in einer chemischen Bindung mit Glukose vor. Der Anteil dieser Glykohämoglobine am Gesamthämoglobin ist proportional zum durchschnittlichen BZ-Spiegel der vorausgegangenen 1–3 Monate (sog. Blutzuckergedächtnis). Deshalb stellt der HbA$_{1c}$-Wert einen ausgezeichneten Parameter zur Kontrolle der Stoffwechseleinstellung beim Diabetes dar. Normwert beim Gesunden: ≤ 6,5 %. Ein Anstieg des HbA$_{1c}$-Wertes von 6 % auf 7 % erhöht das Risiko eines Herzinfarktes um 40 %!

Therapie

Therapieziele

Ziele der Therapie sind eine Normalisierung der BZ-Werte, der Blutfettwerte, des HbA$_{1c}$-Wertes und des Körpergewichts. Hypoglykämien müssen vermieden werden. Diese Ziele werden erreicht durch Diät, Gabe von oralen Antidiabetika und Insulin (➤ Abb. 7.5). Je nach Schweregrad und Form des Diabetes reicht eine der Maßnahmen aus oder es können alle drei miteinander kombiniert werden.

Die BZ-Werte sollten im Tagesprofil zwischen 80 und 160 mg/dl gehalten werden. Bei Schwangeren ist eine besonders sorgfältige Überwachung erforderlich, um Schäden des Ungeborenen zu vermeiden. Der BZ soll in dieser Zeit auf Werte zwischen 60 und

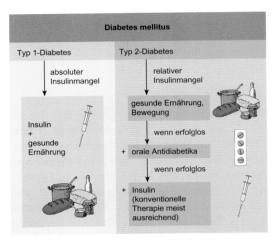

Abb. 7.5 Therapie des Diabetes mellitus. [L190]

120 mg/dl eingestellt werden, wie sie normalerweise während einer Schwangerschaft zu finden sind.

Wichtig ist auch, die Patienten über die Folgen ihrer Erkrankung aufzuklären, damit sie Einsicht für Diät und Therapie erhalten und deren Umsetzung gewährleistet ist.

Diätetische Therapie

Die meist übergewichtigen Typ-II-Diabetiker müssen gezielt ihr Gewicht reduzieren und ihre Ernährungsgewohnheiten umstellen (Zielwert: BMI < 25 kg/m²). Gelingt dies, ist eine weitere medikamentöse Therapie häufig überflüssig.

Patienten mit Typ-I-Diabetes müssen Nahrungsaufnahme und Insulindosis optimal aufeinander abstimmen.

Grundlage einer Diabetes-Diät ist die Beachtung der Kohlenhydrat- und Fettaufnahme. Dabei müssen Energie- und Nährstoffbedarf des Patienten gedeckt werden. Im Grunde sollte die Ernährung einer vollwertigen Kost entsprechen, mit geringem Anteil an Monosacchariden (Zucker, Weißmehl) und Fett zugunsten von Vollkornprodukten sowie frischem Obst und Gemüse. Grobe Richtlinien sind:

- Der tägliche Energiebedarf in Kalorien (kcal) beträgt bei leichter körperlicher Arbeit: Normalgewicht in kg × 32
- Die Nahrungsaufnahme soll sich auf mehrere kleine Mahlzeiten pro Tag verteilen
- Die Nahrung sollte etwa folgendermaßen zusammengesetzt sein:

- 45–60 % der Gesamtkalorien aus Kohlenhydraten; ihre Berechnung erfolgt in Broteinheiten (BE): 1 BE = 12 g Kohlenhydratäquivalent
- 35 % der Gesamtkalorien aus Fett
- 10–20 % der Gesamtkalorien aus Eiweiß (fettarmes Fleisch, Fisch, pflanzliche Eiweiße)
- Als Getränke eignen sich Mineralwasser und ungesüßte Tees. Keine Limonaden mit normalem Zuckergehalt! Vorsicht bei Alkohol: Es besteht die Gefahr einer Hypoglykämie, da Alkohol die Glukoneogenese (Neubildung von Glukose, z. B. aus Milchsäure, Laktat) in der Leber hemmt
- Regelmäßige körperliche Aktivitäten senken den Blutzuckerspiegel. Starke körperliche Belastungen müssen bei der Insulindosis berücksichtigt werden.

Orale, medikamentöse Therapie

Da Typ-II-Diabetiker einen relativen Insulinmangel haben, kann der Insulinspiegel durch Medikamente angehoben werden. Bei Typ-I-Diabetikern ist dies aufgrund des absoluten Insulinmangels nicht möglich. Die Wahl des Medikaments erfolgt individuell unter Berücksichtigung bestehender Erkrankungen oder bereits aufgetretener Komplikationen. Ziel ist ein HbA$_{1c}$-Wert zwischen 6,5 und 7,5 und das Risiko für lebensbedrohliche Hypoglykämien gering zu halten.

- **Biguanide** (Metformin als Glucophage®) verzögern die Kohlenhydratresorption aus dem Darm, fördern die Glukoseaufnahme in die Muskulatur, hemmen die Glukoneogenese in der Leber und erleichtern die Gewichtsabnahme, da sie den Appetit senken. Biguanide sind Mittel der ersten Wahl bei übergewichtigen Typ-II-Diabetikern, da ihre Wirkung gut belegt und Nebenwirkungen gering sind. Vor allem das Risiko für makrovaskuläre Ereignisse wird reduziert. Bei nicht ausreichendem Therapieeffekt ist eine Kombination mit Insulin sinnvoll. Nebenwirkungen: Lebensgefährliches laktatazidotisches Koma, wenn Gegenanzeigen nicht beachtet werden, Magen-Darm-Beschwerden.
- **α-Glukosidasehemmer** (Acarbose als Glucobay®, Miglitol als Diastabol®) hemmen zuckerspaltende Enzyme in der Dünndarmschleimhaut. So werden Blutzuckerspitzen nach den Mahlzeiten verhindert. Nebenwirkungen sind anfangs Blähungen und Durchfall.

- **Sulfonylharnstoffe** (Glibornurid als Glutril®, Glibenclamid als Euglucon®) stimulieren die Insulinausschüttung des Pankreas und wirken so blutzuckersenkend. Im fortgeschrittenen Stadium des Diabetes können sie mit Insulin kombiniert werden. Nebenwirkungen: Hypoglykämien bei falscher Einnahme, Magen-Darm-Beschwerden, Allergien, Anämie, Thrombozytopenie, Leukopenie.
- **Glinide** (Sulfonylharnstoffanaloga, z. B. Repaglinide als NovoNorm®) erhöhen kurzfristig die Insulinausschüttung aus den B-Zellen. Da sie bezüglich Wirkung und Nebenwirkungsprofil den Sulfonylharnstoffen nicht überlegen sind, sollten Glinide nur bei Unverträglichkeit von Sulfonylharnstoffen angewandt werden. Nebenwirkungen: Hypoglykämien, gastrointestinale Beschwerden, Sehstörungen, Allergien.
- **DPP4-Inhibitoren** (Gliptine, z. B. Sitagliptin als Januvia®) führen zu einer verlängerten Inkretinwirkung. Inkretine (z. B. GLP-1) sind Hormone, die im Darm mahlzeitenabhängig ausgeschüttet werden und die Insulinsekretion fördern. Durch die Wirkungsabhängigkeit von der Nahrungsaufnahme sind Hypoglykämien selten. Nebenwirkungen: Gliptine stehen unter dem Verdacht, Pankreatitiden sowie Pankreastumore zu begünstigen, Langzeitdaten fehlen.
- **Inkretinmimetika** (Exenatide als Byetta®, Liraglutide als Victoza®): Ihr Wirkmechanismus ähnelt dem der DPP4-Inhibitoren. Durch Bindung an GLP-1-Rezeptoren wird die Insulinausschüttung gesteigert. Auch hier ist die Gefahr von Hypoglykämien sehr gering, bedingt durch den mahlzeitenabhängigen Wirkmechanismus. Nebenwirkungen: gastrointestinale Beschwerden, Allergien, Langzeitdaten fehlen.
- **SGLT2-Inhibitoren** (Dapagliflozin als Forxiga®) hemmen die Wiederaufnahme von Glukose in der Niere, führen zur Glukosurie und dadurch zur Regulation des Blutzuckerspiegels, Langzeitdaten fehlen.

Insulintherapie

Typ-I-Diabetiker sowie Typ-II-Diabetiker, bei denen eine orale medikamentöse Therapie nicht mehr ausreicht und dadurch Komplikationen auftreten, benötigen Insulin (grundsätzlich Humaninsulin), welches subkutan gespritzt wird. Man unterscheidet:

- **Kurz wirkende Insuline**
  - Normalinsulin (z. B. Actrapid® HM, Humaninsulin® Normal): Spritz-Ess-Abstand 15–20 Min., Wirkungsgipfel nach 1–2 Std., Wirkdauer 4–6 Std.
  - Insulinanaloga (z. B. Insulin-Lispro als Humalog®): Wirkeintritt nach 10 Min., Wirkdauer 3–4 Std., kein Spritz-Ess-Abstand
- **Verzögerungsinsuline** mit längerer Wirkdauer
  - Intermediärinsuline (Insuman Basal®): Wirkeintritt nach 30–90 Min., Wirkungsgipfel nach 4–12 Std., Wirkdauer 9–18 Std.
  - Langzeitinsuline (z. B. Ultratard® HM, Glargin als Lantus®): Wirkeintritt nach 3–4 Std., Wirkdauer über 24 Std.
- **Mischinsuline:** Mischungen aus Normalinsulin und Intermediärinsulin, in verschiedenen Verhältnissen erhältlich, Spritz-Ess-Abstand 30 Min.

In der Behandlung mit Insulin gibt es drei Therapieansätze:

- **Konventionelle Insulintherapie** (➤ Abb. 7.6): ⅔ der Tagesdosis an Mischinsulin wird morgens und ⅓ der Tagesdosis abends vor dem Essen gespritzt. Dieses Therapieschema ist starr und fordert vom Patienten, dass er sich genau an seine Essenszeiten hält. Verschiebt oder lässt er Mahlzeiten aus, besteht die Gefahr der Hypoglykämie
- **Intensivierte Insulintherapie:**
  - Intensivierte konventionelle Insulintherapie (ICT, ➤ Abb. 7.7): 40–50 % des Gesamttagesbedarfes an Insulin werden abends als Verzögerungsinsulin gespritzt. Die restlichen 50–60 % werden als Normalinsulin, als sog. Bolus, jeweils vor den Mahlzeiten gegeben. Die Höhe der einzelnen Dosis richtet sich nach der Grö-

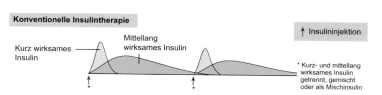

Abb. 7.6 Blutzuckerverlauf bei konventioneller Insulintherapie. [A400]

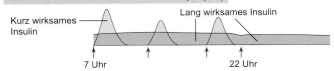

Abb. 7.7 Blutzuckerverlauf bei intensivierter konventioneller Insulintherapie. [A400]

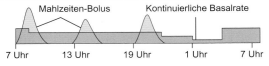

Abb. 7.8 Blutzuckerverlauf bei Insulinpumpentherapie. [A400]

ße der geplanten Mahlzeit, dem vor dem Essen gemessenen BZ-Wert, der Tageszeit und der körperlichen Belastung. Bei dieser Therapieform muss der Patient mehr Eigenleistung erbringen, kann dafür jedoch seinen Tagesablauf flexibler gestalten

– **Insulinpumpentherapie** (➤ Abb. 7.8): Über eine außerhalb des Körpers gelegene Pumpe wird kontinuierlich über den gesamten Tag subkutan Normalinsulin infundiert (kontinuierliche subkutane Insulininfusion, CSII). Vor den Mahlzeiten wird ähnlich wie bei der intensivierten konventionellen Insulintherapie zusätzlich ein Bolus infundiert.

Komplikationen

Der Diabetes mellitus gefährdet die Patienten einerseits durch akute Stoffwechselentgleisungen, andererseits durch Langzeitschäden aufgrund des trotz Therapie häufig erhöhten Glukosespiegels. Die Patienten müssen ausführlich und in regelmäßigen Abständen über ihre Erkrankung und deren Folgen (➤ Abb. 7.9) aufgeklärt werden.

• Zu den wichtigsten Spätfolgen gehört eine Arteriosklerose der großen arteriellen Blutgefäße, die **Makroangiopathie,** die verschiedene Organsysteme betreffen kann:
– Koronare Herzkrankheit mit Myokardinfarkt
– Periphere arterielle Verschlusskrankheit
– Ischämischer Hirninfarkt

• Daneben finden sich diabetesspezifische Veränderungen an den kleinen arteriellen Blutgefäßen, die als **Mikroangiopathie** bezeichnet werden:
– Diabetische Nephropathie: Nierenfunktionsstörung, die über Jahre bis zur Dialysepflicht führt. 30 % aller Dialysepatienten sind Diabetiker
– Diabetische Retinopathie: Schäden an der Netzhaut durch Gefäßneubildungen, Einblutungen, Netzhautablösungen. 30 % aller Erblindungen in Europa werden durch Diabetes verursacht

• Die **diabetische Neuropathie** wird wahrscheinlich durch eine Schädigung der Blutgefäße verursacht, die die Nerven versorgen:
– Periphere Polyneuropathie: Sensibilitätsstörungen, verminderte Schmerzempfindung, Lähmungen besonders an Füßen und Unterschenkeln
– Autonome Neuropathie: Betroffen ist das vegetative (autonome) Nervensystem. Mögliche Symptome sind Herzrhythmusstörungen, Blutdruckregulationsstörungen, fehlende Schmerzempfindung z. B. beim Myokardinfarkt, Magenentleerungsstörungen mit Völlegefühl, Verdauungsstörungen, Blasenentleerungsstörungen, fehlende Erektionen, mangelhafte Gegenregulation bei Hypoglykämien

• **Diabetischer Fuß:** Das Zusammenspiel von Makro- und Mikroangiopathie, Neuropathie und erhöhter Infektneigung kann bereits bei kleinsten Fußverletzungen zu Geschwüren mit Knochenbe-

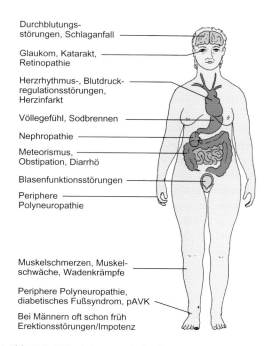

Durchblutungs-
störungen, Schlaganfall

Glaukom, Katarakt,
Retinopathie

Herzrhythmus-, Blutdruck-
regulationsstörungen,
Herzinfarkt

Völlegefühl, Sodbrennen

Nephropathie

Meteorismus,
Obstipation, Diarrhö

Blasenfunktionsstörungen

Periphere
Polyneuropathie

Muskelschmerzen, Muskel-
schwäche, Wadenkrämpfe

Periphere Polyneuropathie,
diabetisches Fußsyndrom, pAVK

Bei Männern oft schon früh
Erektionsstörungen/Impotenz

Abb. 7.9 Diabetische Spätschäden. [L190]

teilung und Gangrän führen. Operationen oder sogar Amputationen sind oft die letzte Therapiemöglichkeit
- Verminderte Immunabwehr mit häufigen Infekten (vor allem bakterielle Hautinfekte und Harnwegsinfekte)
- Hypertriglyzeridämie mit Fettleber.

Um Komplikationen frühzeitig zu erfassen, sollten der Urin regelmäßig auf Albumin, Harnstoff und Kreatinin untersucht werden, die Füße sollten durch einen Arzt untersucht, der Pulsstatus kontrolliert und augenärztliche Untersuchungen durchgeführt werden.

7.7.1 Hypoglykämischer Schock

Ein hypoglykämischer Schock (➤ Tab. 7.1) ist gekennzeichnet durch die klinischen Symptome eines erniedrigten BZ-Spiegels (≤ 40 mg/dl, ≤ 2,2 mmol/l).

Ursachen

Ein hypoglykämischer Schock tritt meist dann auf, wenn Insulin oder Sulfonylharnstoffe bei einem Dia-

betiker im Vergleich zur Kohlenhydrataufnahme überdosiert worden sind. Aber auch starke körperliche Belastungen und Alkoholgenuss können Auslöser sein. Bei Nicht-Diabetikern ist eine schwere Hypoglykämie z. B. Folge eines Insulinoms (➤ 6.7.4) oder einer schweren Lebererkrankung (Glukoneogenese ↓).

Symptome

Ein hypoglykämischer Schock (➤ Abb. 7.10) kann plötzlich innerhalb von Minuten auftreten. Die Patienten verspüren Heißhunger, werden unruhig, schwitzen und zittern. Es entwickelt sich eine Tachykardie. Da Glukose die einzige Energiequelle der Gehirnzellen ist, reagieren diese besonders empfindlich auf Hypoglykämien: Es kommt zu Kopfschmerzen, Bewusstseinsstörungen bis hin zur Bewusstlosigkeit. Außerdem können Krämpfe, fokale neurologische Ausfälle, primitive Automatismen (Grimassieren, Greifen, Schmatzen) sowie zentrale Atem- und Kreislaufregulationsstörungen auftreten.

Diagnostik und Therapie

Glukosegabe
Besteht der Verdacht eines hypoglykämischen Schocks, z. B. bei bekanntem Diabetes, muss dem Patienten sofort Glukose zugeführt werden.
- Ist der Patient noch bei Bewusstsein, werden 5–10 g Glukose (2–3 Zuckerwürfel) oral verabreicht in Form von Würfel- oder Traubenzucker, Schokolade oder zuckerhaltigen Getränken, z. B. Cola, Apfelsaft, jedoch keine Light-Produkte
- Bei schweren Hypoglykämien werden 25–100 ml 40-prozentige Glukose und anschließend 5-prozentige Glukose infundiert bis der BZ-Spiegel auf 200 mg/dl angestiegen ist.

Immer sollte nach der Ursache der Hypoglykämie gesucht und die Diabetes-Medikation überprüft werden.

Blutzuckerbestimmung
Mit Hilfe eines BZ-Stix wird der Verdacht auf einen hypoglykämischen Schock bestätigt. Wenn möglich, sollte zusätzlich Blut abgenommen werden, um später die Ursache der Hypoglykämie feststellen zu können.

7

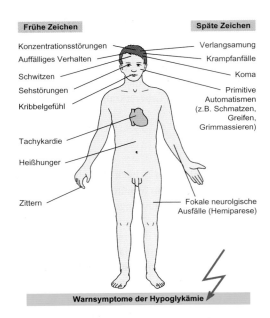

Abb. 7.10 Symptome bei Hypoglykämie. [L157]

7.7.2 Diabetisches Koma

Das diabetische Koma (Coma diabeticum, hyperglykämischer Schock) (➤ Tab. 7.1), tritt bei extrem hohen Blutzuckerwerten auf.

Ursachen und Symptome

Ein diabetisches Koma tritt auf, wenn zu wenig Insulin von außen zugeführt wird (z. B. vergessene Injektion, zu niedrige Dosierung) oder mehr Insulin als normalerweise benötigt wird (z. B. bei Infektionen, Diätfehlern, Myokardinfarkt). Man unterscheidet das ketoazidotische vom hyperosmolaren Koma. Beide Komaformen kündigen sich durch Appetitlosigkeit, Erbrechen, Durst, Polydipsie, Polyurie, Schwäche und Tachypnoe an. Die Patienten werden zunehmend bewusstseinsgetrübt und zeigen Schocksymptome (Puls ↑, Blutdruck ↓).

Ketoazidotisches Koma

Es ist typisch für den Typ-I-Diabetiker und entwickelt sich innerhalb von Stunden bis Tagen. Der Insulinmangel führt zu einer Hyperglykämie (BZ 300–700 mg/dl) und einer Lipolyse (Fettabbau) mit Produktion von sauren Ketonkörpern. Diese rufen eine metabolische Azidose hervor mit vertiefter, sog. Kussmaul-Atmung und obstartigem Azetongeruch in der Atemluft. Es können auch Peritonitis-ähnliche Symptome auftreten.

Hyperosmolares Koma

Es entsteht meist schleichend beim Typ-II-Diabetiker mit BZ-Werten ≥ 600 mg/dl. Diese führen zu einer massiven Glukosurie mit hohen Wasser- und Elektrolytverlusten über die Nieren. Folge ist eine Exsikkose. Im Gegensatz zum ketoazidotischen Koma entwickelt sich keine Azidose, da das vom Körper noch in geringer Menge produzierte Insulin ausreicht, um die Lipolyse zu hemmen.

Therapie

Die Therapie beider Komaformen erfolgt auf der Intensivstation:

- Allgemeinmaßnahmen:
  - Atmung, Kreislauf, Wasser- und Elektrolythaushalt, Laborwerte (BZ, BGA) engmaschig kontrollieren
  - Blasenkatheter zur genauen Bilanzierung
  - Zentralvenöser Katheter zur Messung des zentralen Venendrucks
  - Magensonde wegen Aspirationsgefahr
- Volumensubstitution, um das Flüssigkeitsdefizit auszugleichen
- Gabe von Insulin über Perfusor. BZ dabei um höchstens 100 mg/dl pro Stunde senken, da sonst die Gefahr eines Hirnödems besteht
- Gabe von K⁺, da durch Insulin vermehrt K⁺ in die Zellen einströmt und sich so eine Hypokaliämie entwickeln kann
- Bei einem pH-Wert ≤ 7,1 Bikarbonat infundieren, um den Säure-Basen-Haushalt zu korrigieren.

!
Bei unklarem Koma eines Diabetikers kein Insulin, sondern Glukose geben und Wirkung abwarten. Insulin wäre bei einem hypoglykämischen Schock u. U. tödlich. Zusätzliche Glukose bei einem hyperglykämischen Koma verursacht jedoch keine weitere gravierende Verschlechterung der Lage.

Tab. 7.1 Unterscheidung von hyperglykämischem Koma und hypoglykämischem Schock.

	Hyperglykämisches Koma	Hypoglykämischer Schock
Beginn	Langsam über Tage	Rasch (Minuten)
Bedürfnis	Starker Durst	Heißhunger
Muskulatur	Hypoton	Hyperton, Tremor
Haut	Trocken	Feucht
Atmung	Vertieft bei Ketoazidose	Normal
Augäpfel	Weich, eingefallen	Normal
Symptome	Fieber, Bauchschmerz	Zerebrale Krampfanfälle

7.8 Stoffwechselerkrankungen

7.8.1 Adipositas

Adipositas (Fettleibigkeit) liegt vor, wenn die Fettmasse bei Frauen mehr als 30 % des Körpergewichts und bei Männern mehr als 20 % ausmacht. Zur genauen Klassifikation wird der BMI (Body-Mass-Index) verwendet.

Adipositas an sich ist keine Erkrankung, allerdings steigt mit zunehmendem Gewicht das Risiko einer Vielzahl gesundheitlicher Probleme.

Ursachen

Übersteigt die Energiezufuhr (z. B. durch fettreiche, hochkalorische Ernährung) den Energieverbrauch (z. B. bei mangelnder Bewegung), lagert der Körper die überschüssige Energie zur Reserve in Form von Fett ab. Bei der Entstehung der Adipositas spielen genetische und psychische Faktoren sowie die Ernährungs- und Lebensweise eine Rolle. Selten ist eine Adipositas durch endokrine Erkrankungen wie Cushing-Syndrom, Hypothyreose, Insulinom oder durch einen Tumor des Hypothalamus oder der Hypophyse bedingt.

Symptome und Risiken

Adipositas ist u. a. ein Risikofaktor für folgende Erkrankungen:

- Koronare Herzerkrankung und zerebrale Ischämie
- Hypertonie
- Beinvenenthrombose und ihre Komplikationen
- Cholezystolithiasis
- Fettleber
- Maligne Tumorerkrankungen, v. a. von Uterus, Gallenwegen, Rektum, Brust, Prostata
- Arthrose
- Schlafapnoe-Syndrom.

Eine Adipositas beeinträchtigt häufig auch das psychische Wohlbefinden, insbesondere das Selbstwertgefühl des Patienten.

Metabolisches Syndrom

Adipositas begünstigt das Auftreten eines metabolischen Syndroms (Wohlstandssyndrom). Hierbei handelt es sich um die Kombination von:

- Stammbetonter Adipositas
- Dyslipoproteinämie (Triglyzeride ↑, HDL-Cholesterin ↓)
- Essenzielle Hypertonie
- Glukosetoleranzstörung, Diabetes mellitus Typ II.

Diagnostik

Zur Beurteilung des Körpergewichtes wird der Body-Mass-Index (BMI, Körpermassenindex) herangezogen (➤ Tab. 7.2):

$$BMI = \frac{\text{Körpergewicht}\,[kg]}{\text{Quadrat der Körpergröße}\,[m^2]}$$

Ein BMI von mehr als 30 kg/m² ist als gesundheitlich bedenklich zu betrachten und sollte therapiert werden.

Neben dem BMI sollte auch der Taillenumfang des Patienten gemessen werden, mit dessen Hilfe die Fettverteilung ermittelt wird. Beim Mann ist ein Taillenumfang von 94 cm bzw. 102 cm, bei der Frau

Tab. 7.2 Gewichtsklassifikation.

Gewichtsklassifikation	BMI [kg/m²]
Normalgewicht	18,5–24,9
Übergewicht (Präadipositas)	25,0–29,9
Adipositas Grad I	30,0–34,9
Adipositas Grad II	35,0–39,9
Adipositas Grad III	40 und mehr

7

von 80 cm bzw. 88 cm mit einem mäßig erhöhten bzw. stark erhöhten Risiko für metabolische und kardiovaskuläre Begleiterkrankungen verbunden.

Therapie

Eine Therapie hat nur Erfolg, wenn der Patient motiviert ist, sein Gewicht zu reduzieren. Angestrebt wird eine langsame Gewichtsabnahme von 0,5 kg pro Woche über drei bis sechs Monate. Deshalb sollte die Kalorienzufuhr auf etwa 1.200 kcal/Tag beschränkt werden. Diäten mit geringerer Kalorienzufuhr, sog. Niedrigst-Kalorien-Diäten oder Fasten, dürfen nur zeitlich begrenzt und unter ärztlicher Kontrolle durchgeführt werden. Neben der Kalorienreduktion sollte immer auch körperliches Training erfolgen.

Meist ist jedoch nicht die eigentliche Gewichtsreduktion das Problem, sondern das Halten des Zielgewichtes. Dies setzt eine dauerhafte Umstellung der Ernährungs- und Lebensgewohnheiten voraus. Unterstützung dabei bieten Selbsthilfegruppen oder auch Verhaltenstherapie (Frustrationsbewältigung ohne Essen, Wiedererlernen eines natürlichen Hunger- und Sättigungsgefühls).

7.8.2 Hyperlipoproteinämien

Lipoproteine bestehen aus Lipiden (Triglyzeride, Cholesterin, Phospholipide) und Apolipoproteinen, die die Lipide binden und im Plasma transportieren. Die wichtigsten Lipide im Blutplasma sind die Triglyzeride als Energieträger und das Cholesterin als Strukturmolekül der Zellmembran sowie als Ausgangssubstanz von Steroidhormonen und Gallensäuren. Nach ihrer Dichte, d. h. nach dem spezifischen Gewicht, werden vier Klassen von Lipoproteinen unterschieden, die verschiedene Transportfunktionen im Fettstoffwechsel erfüllen: Chylomikronen, VLDL (very low densitiy lipoprotein), LDL (low density lipoprotein) und HDL (high density lipoprotein). HDL gilt als Schutzfaktor der Arteriosklerose.

Einteilung

Die Hyperlipoproteinämien (Lipidstoffwechselstörungen) werden in drei Gruppen unterteilt:

- **Hypertriglyzeridämie:** Konzentration der Triglyzeride im Serum ≥ 150 mg/dl
- **Hypercholesterinämie:** Konzentration des Cholesterins im Serum ≥ 200 mg/dl
- **Kombinierte Hyperlipoproteinämie:** Erhöhte Konzentration der Triglyzeride und des Cholesterins im Serum.

Ursachen

- Reaktiv-physiologische Hyperlipoproteinämie tritt z. B. bei kalorien- und zuckerreicher Ernährung (Triglyzeride ↑) oder fett- und cholesterinreicher Ernährung (Cholesterin ↑) auf
- Primäre Hyperlipoproteinämien sind genetisch bedingt. Darunter gibt es einige seltene Formen mit Cholesterin- und Triglyzeridwerten bis 1.000 mg/dl
- Sekundäre Hyperlipoproteinämien entstehen infolge anderer Grunderkrankungen wie Adipositas, schlecht eingestelltem Diabetes mellitus, nephrotischem Syndrom, Cholestase, Hypothyreose, bei fettreicher Kost, bei erhöhtem Alkoholkonsum oder nach Einnahme bestimmter Medikamente. Auch die Einnahme von Kontrazeptiva oder eine Schwangerschaft kann ursächlich sein. Bei 85 % aller Patienten mit einer Hyperlipoproteinämie treffen genetische und ernährungsbedingte Faktoren wie Übergewicht oder Alkoholkonsum zusammen.

Hyperlipoproteinämien gehören zum metabolischen Syndrom.

Symptome

Eine Hyperlipoproteinämie, v. a. die Erhöhung des Cholesterinspiegels, ist ein hoher Risikofaktor der Arteriosklerose mit ihren Folgeerkrankungen: Koronare Herzkrankheit und Myokardinfarkt, periphere arterielle Verschlusskrankheit, ischämischer Insult des Gehirns. Bei ausgeprägter Hypertriglyzeridämie besteht die Gefahr einer Pankreatitis. Sind die Lipide sehr stark erhöht, bilden sich Xanthome. Dies sind rötlich-gelbe Knoten, die durch Lipideinlagerungen u. a. an Sehnen, Augenlidern (hier spricht man von Xanthelasmen), Unterarmen und am Gesäß entstehen.

Cholesterinspiegel

Ist das Gesamtcholesterin auf 250 mg/dl erhöht, so steigt die Wahrscheinlichkeit, einen Herzinfarkt zu erleiden, auf das Doppelte. Bei Werten über 300 mg/dl steigt sie sogar um das Vierfache. Auch bei normalem Gesamtcholesterin, aber erniedrigtem HDL-Cholesterin (≤ 35 mg/dl) oder erhöhtem LDL-Cholesterin (≥ 150 mg/dl) steigt das Risiko der Arteriosklerose. Um dieses genau einschätzen zu können, wird das Verhältnis von Gesamtcholesterin zu HDL-Cholesterin betrachtet: Werte ≤ 4,0 sind günstig, Werte darüber ungünstig.

Diagnostik

- Bestimmung von Triglyzeriden, Gesamtcholesterin, HDL- und LDL-Cholesterin, LDL/HDL-Quotient
- Suche nach genetischer Hyperlipoproteinämie durch spezielle Blutuntersuchungen
- Bei sekundärer Fettstoffwechselstörung weitere Untersuchungen zum Nachweis bzw. Ausschluss der vermuteten Grunderkrankung.

Therapie

Ziel der Therapie ist es, folgende Blutwerte zu erreichen:
- Gesamtcholesterin ≤ 200 mg/dl
- HDL-Cholesterin ≥ 35 mg/dl, optimal ≥ 50 mg/dl
- LDL/HDL-Quotient ≤ 4,0, bei weiteren Risikofaktoren einer Arteriosklerose ≤ 3,0 bzw. ≤ 2,0
- LDL-Cholesterin ≤ 160 mg/dl, bei weiteren Risikofaktoren einer Arteriosklerose ≤ 130 mg/dl bzw. ≤ 100 mg/dl
- Triglyzeride ≤ 200 mg/dl.

Dafür muss nach Möglichkeit die Ursache sekundärer Hyperlipoproteinämien beseitigt werden.

Diät

Wichtig ist eine cholesterin- und triglyzeridarme Diät, die, konsequent eingehalten, den Cholesterinspiegel um etwa 10 % senkt. Besonders cholesterinreiche und damit zu meidende Lebensmittel sind Hühnerei (besonders Eigelb), tierische Fette und Öle, Fleisch (v. a. Innereien und Hirn). Dagegen sind Obst-, Gemüse- und Getreideprodukte nahezu cholesterinfrei.

Regelmäßiges Ausdauertraining wirkt sich ebenso positiv auf die Senkung der Blutfette aus.

Medikamente

Wenn Diät und Lebensstiländerungen zu keiner Verbesserung der Lipidkonzentration führen, stehen folgende Medikamente zur Verfügung:
- Statine (Cholesterin-Synthese-Enzymhemmer, CSE-Hemmer, HMG-CoA-Reduktasehemmer, z. B. Atorvastatin) sind am stärksten wirksam, sie senken den LDL-Cholesterinspiegel um 20–60 %
- Gallensäure-bindende Ionenaustauscher (Anionenaustauscherharze, z. B. Colestyramin, Colestipol) entziehen dem Organismus Gallensäuren und senken nachfolgend das LDL-Cholesterin um bis zu 30 %
- Cholesterinabsorptionshemmer (z. B. Ezetimib) senken das LDL-Cholesterin um bis zu 20 %, können mit Statinen kombiniert werden
- Fibrate (Bezafibrat) senken das LDL-Cholesterin um 20 %, sollten aber aufgrund verschiedener Wechselwirkungen mit anderen Medikamenten zurückhaltend eingesetzt werden
- Nikotinsäure (z. B. Niconacid®).

In schweren Fällen ist 2–4-mal pro Monat eine LDL-Apherese indiziert. Dabei wird durch ein extrakorporales Verfahren LDL aus dem Plasma entfernt. Diese Methode senkt den Gesamt- und LDL-Cholesterinspiegel um über 60–80 %.

7.8.3 Hyperurikämie und Gicht

Bei der Hyperurikämie ist der Harnsäurespiegel im Blut auf ≥ 6,4 mg/dl erhöht. **Harnsäure** fällt beim Abbau von Purinen, die Bestandteil der DNS sind, an. Sie kann vom Körper nicht weiter verwertet werden und wird über die Nieren und den Darm ausgeschieden. Bei einer Hyperurikämie fallen Harnsäurekristalle aus und lagern sich im Gewebe, den Gelenken und in den Harnwegen ab. Hyperurikämie ist prädisponierend für eine Gicht: Es kann ein akuter Gichtanfall oder, bei fehlender Therapie, eine chronische Gicht auftreten. Männer sind weitaus häufiger betroffen als Frauen.

Ursachen

Man unterscheidet eine primäre von einer sekundären Gicht bzw. Hyperurikämie.

Die **primäre Form** ist erblich bedingt und manifestiert sich bei purinreicher Ernährung (v. a.

Fleisch, Alkohol) und Übergewicht. Sie ist mit mehr als 95 % die weitaus häufigere Form. Meist ist dabei die Ausscheidung von Harnsäure über die Nieren gestört.

Die **sekundäre Form** tritt auf, wenn vermehrt Zellen untergehen und so mehr Harnsäure anfällt, z. B. bei einer Zytostatika-Therapie oder Leukämien. Zur sekundären Form kommt es außerdem bei mangelnder Ausscheidung von Harnsäure über die Nieren, z. B. aufgrund einer erworbenen Nierenerkrankung oder einer Laktat- oder Ketoazidose.

Symptome

Vier Stadien werden anhand der Symptome unterschieden (➤ Tab. 7.3).

Eine Hyperurikämie bzw. ein Gichtanfall kann in jedem Stadium aufgrund der gesteigerten Harnsäureausscheidung Beschwerden an den Nieren hervorrufen:
- Harnsteine
- Nierenentzündung (Uratnephropathie)
- Akutes Nierenversagen, wenn plötzlich große Mengen Harnsäure anfallen und die Nierentubuli verstopfen.

Diagnostik

Der Harnsäurespiegel im Blut ist erhöht. Ein akuter Gichtanfall wird anhand der Symptome diagnostiziert, es liegt eine Leukozytose und eine erhöhte BSG vor.

Therapie

Der akute Gichtanfall wird medikamentös mit nichtsteroidalen Antiphlogistika (Naproxen oder Diclofenac) und einem Kortikosteroid (Prednisolon über fünf Tage) behandelt. Zusätzlich kann Kälteanwendung, eine Alkalisierung des Harns und Zufuhr von Flüssigkeit die Beschwerden lindern. In seltenen Fällen kann auch Colchicin (Colchicum dispert®) gegeben werden. Da Colchicin rasch und spezifisch beim akuten Gichtanfall wirkt, kann es in unklaren Fällen auch zur Diagnosefindung eingesetzt werden.

Langfristig müssen die Patienten Gewicht reduzieren, viel trinken und eine purinarme Diät einhalten: Wenig Fleisch, keine Innereien, kein Alkohol. Wenn die Harnsäure trotz Diät auf Werte $\geq 9\,\text{mg/dl}$

Tab. 7.3 Vier Stadien der Hyperurikämie.

Stadium	Symptome
I	Harnsäurespiegel ist erhöht ohne Symptome
II	Akuter Gichtanfall: Aus voller Gesundheit kommt es plötzlich zu heftigen Schmerzen in einem Gelenk (Monarthritis). Meist ist das Großzehengrundgelenk betroffen (Podagra). Das Gelenk zeigt die typischen Entzündungszeichen, es ist überwärmt, geschwollen, die Haut gerötet. Die Patienten haben Fieber. Meist klingt der akute Gichtanfall nach einigen Tagen bis spätestens drei Wochen ab
III	Symptomlose Zeit zwischen zwei Gichtanfällen
IV	Chronische Gicht: Harnsäurekristalle lagern sich als sog. Gichttophi (kleine, harte, manchmal gelbliche Knötchen auf geröteter Haut) in den Weichteilen (v. a. Ohrmuschel, Ferse) und Knochen (ossäre Gichtknochen) ab. Sie sind von außen z. T. sichtbar. Aufgrund der Therapiemöglichkeiten sind sie sehr selten geworden. Außerdem treten bleibende Gelenkveränderungen auf.

ansteigt oder eine chronische Gicht vorliegt, wird entweder die Harnsäureproduktion medikamentös durch Urikostatika (Allopurinol als Zyloric®) reduziert oder die Harnsäureausscheidung durch Urikosurika (z. B. Probenecid als Probenecid®) gesteigert.

7.8.4 Vitaminmangelkrankheiten

Bei einer ausgewogenen Ernährung kommt es bei Gesunden zu keinem Vitaminmangel. In den Industrieländern sind deshalb Vitaminmangelkrankheiten selten geworden.

Ursachen

Vitaminmangelkrankheiten (➤ Tab. 7.4) können unter folgenden Umständen auftreten:
- Fehlernährung, z. B. bei Alkoholismus, Drogenabhängigkeit
- In Schwangerschaft und Stillzeit, ist der Vitaminbedarf erhöht
- Resorptionsstörungen
  - Bei chronischer Gastritis (Mangel an Vitamin B_{12} → perniziöse Anämie)

Tab. 7.4 Funktion, Vorkommen, Mangelerscheinungen und Tagesbedarf wichtiger Vitamine.

Vitamin	Funktion	Vorkommen	Mangelerscheinungen
Vit. A (Retinol)	Bestandteil des Sehpurpurs, Erhalt von Epithel- und Knorpelgewebe, Infektabwehr	Karotten, Kohl, Spinat, Milch und Milchprodukte, Eier, Butter	Nachtblindheit, Atrophie und Verhornung an Haut/Schleimhäuten, Immunschwäche, Wachstumsstörung
Vit. B_1 (Thiamin)	Coenzym im Kohlenhydratstoffwechsel, Einfluss auf Erregungsübertragung	Hefe, Vollkornprodukte, Fleisch, Leber, Kartoffeln	Leistungsminderung, Appetitlosigkeit, Gewichtsverlust, Muskelschwund
Vit. B_6 (Pyridoxin)	Enzymbestandteil v. a. im Eiweißstoffwechsel, außerdem Einfluss auf Nerven- und Immunsystem und Blutbildung	Hefe, Vollkornprodukte, Hühner- und Schweinefleisch, Fisch, grünes Gemüse, Kartoffeln, Bananen	Anämie, neurologische Störungen, Dermatitis
Vit. B_{12} (Cobalamin)	Enzymbestandteil, v. a. Einfluss auf Blutzellbildung, Nervensystem und Eiweißstoffwechsel	Alle tierischen Lebensmittel (zur Resorption wird Intrinsic Factor benötigt)	Perniziöse Anämie
Folsäure	Aufbau von Nukleinsäuren, Schlüsselposition bei Synthese aller kleinen organischen Moleküle	Vollkornprodukte, Fleisch, Leber, Milch(-produkte), Eier, Kohl, Spinat u. a. Gemüse	Megaloblastäre Anämie, Abwehrschwäche, Veränderungen der Darmschleimhaut
Vit. C (Ascorbinsäure)	Aufbau von Bindegewebe (Knochen, Wundheilung) und Hormonen, Oxidationsschutz	Frisches Obst und Gemüse, Tomaten, Kartoffeln	Infektanfälligkeit, Skorbut
Vit. D (Calciferol)	Regulation des Kalzium- und Phosphatstoffwechsels, fördert Kalziumaufnahme aus dem Darm	(fette) Fische, Lebertran, Bier, Leber, bei ausreichender UV-Strahlung (Sonnenlicht) Synthese in der Haut aus Vorstufen möglich	Osteomalazie, Rachitis
Vit. E (Tokopherol)	Oxidationsschutz bei Stoffwechselvorgängen, Membranschutz	Getreidekeime, Vollkornprodukte, Pflanzenöle, Blattgemüse	Nicht genau bekannt
Vit. K	Bildung der Gerinnungsfaktoren	Grüne Gemüse, Fleisch, Milch(-produkte), Eier, Getreide, außerdem Bildung durch Darmbakterien	Blutgerinnungsstörungen

- Nach Magen-Darm-Operationen
- Bei schweren Darmentzündungen, z. B. Morbus Crohn
- Bei langfristiger parenteraler Ernährung.

Symptome

Die Symptome bei Vitaminmangelkrankheiten sind vielfältig, da häufig nicht nur ein einzelnes Vitamin fehlt, sondern aufgrund einer Fehlernährung oder Darmerkrankung mehrere. Folgende Mangelerscheinungen können im klinischen Alltag beobachtet werden:

- Vitamin-D-Mangel:
  - Osteomalazie (mangelnde Mineralisierung des Knochens),
  - Rachitis (gestörte Mineralisierung der Wachstumsfuge des Knochens beim Kind)
- Vitamin-K-Mangel: Blutgerinnungsstörungen
- Vitamin-B_6-Mangel: Anämie
- Vitamin-B_{12}-Mangel: Perniziöse Anämie, neurologische und gastroenterologische Störungen
- Folsäuremangel: Megaloblastäre Anämie.

Diagnostik und Therapie

Viele Vitamine oder ihre Metaboliten (Abbauprodukte) können direkt im Blut nachgewiesen werden. Ein bestehender Vitaminmangel lässt sich durch orale oder intravenöse Gabe des Vitamins beheben. Wenn möglich, sollte die Ursache des Vitaminmangels beseitigt werden.

7

8

Erkrankungen der Niere und der Harnwege, Störungen des Säure-Basen-Haushalts

8.1 Anatomie und Physiologie von Nieren, Harnwegen, Wasser-, Elektrolyt- und Säure-Basen-Haushalt

8.1.1 Niere und Harnwege

Das Harnsystem (> Abb. 8.1) besteht aus linker und rechter Niere, den beiden Harnleitern, der Harnblase und der Harnröhre.

Niere

Die beiden Nieren (Ren) liegen links und rechts der Wirbelsäule dicht unter dem Zwerchfell im Retroperitonealraum. Sie sind von einer derben Bindegewebshülle und einer Fettkapsel umgeben. Wird die Niere der Länge nach aufgeschnitten, erkennt man drei verschiedene Zonen. Die Nierenrinde, das Nierenmark und das Nierenbecken.

Aufgaben der Niere

- Ausscheidung von Stoffwechselprodukten, z. B. Harnstoff, Kreatinin, Harnsäure, Ausscheidung von Fremdsubstanzen wie Medikamenten
- Regulation des Wasser- und Elektrolythaushalts
- Regulation des Säure-Basen-Haushalts
- Blutdruckregulation
- Produktionsort der Hormone Erythropoetin (Steigerung der Erythrozytenbildung im Knochenmark) und Vitamin-D-Hormon (Regulation des Kalzium- und Phosphathaushalts)
- Regulation der Renin-Ausschüttung aus dem juxtaglomerulären Apparat. Renin ist ein proteinspaltendes Enzym, das an der Blutdruckregulation beteiligt ist (Renin-Angiotensin-Aldosteron-System).

Niere als Ausscheidungsorgan

Eine wichtige Aufgabe der Niere ist es, das Blut von harnpflichtigen Substanzen zu reinigen. Dafür enthalten beide Nieren zusammen etwa 2–2,5 Millionen Nephrone. Ein Nephron besteht aus dem Nierenkörperchen und den sich daran anschließenden Harnkanälchen, auch Tubulusapparat genannt.

Im Nierenkörperchen wird das Kapillarblut filtriert. Der hier abfiltrierte Primärharn besteht aus einer zellfreien wässrigen Lösung, in der Ionen und kleine Moleküle in der gleichen Konzentration wie im Blutplasma vorhanden sind. Pro Tag entstehen etwa 180 l Primärharn – demzufolge in der Minute etwa 120 ml. Dies entspricht der **glomerulären Filtrationsrate (GFR).**

In den Nierenkanälchen wird der Primärharn in seiner Zusammensetzung verändert und stark konzentriert, sodass von den 180 l Primärharn schließlich nur etwa 2 l Urin pro Tag ausgeschieden werden. Diese Konzentration geschieht durch passive und aktive, energieverbrauchende Transportvorgänge. Der größte Teil der im Primärharn gelösten Substanzen wird wieder in die Blutkapillaren aufgenommen (rückresorbiert). Es werden allerdings auch hier noch Substanzen von den Blutkapillaren in das System der Nierenkanälchen abgegeben (sezerniert).

Aus den Nierenkanälchen gelangt der Harn weiter in die Sammelrohre und die ableitenden Harnwege.

Ableitende Harnwege

Die ableitenden Harnwege (> Abb. 8.1) beginnen mit dem Nierenbecken. Vom Nierenbecken gelangt der Urin in die **Harnleiter.** Die paarig angelegten Harnleiter (Ureter) sind 25–30 cm lang und haben einen Durchmesser von 4–7 mm. Sie ziehen in das kleine Becken und münden dort in die Harnblase ein. Die Einmündungsstelle wirkt als Ventil, durch das bei der Harnblasenentleerung kein Urin in die Harnleiter zurücklaufen kann.

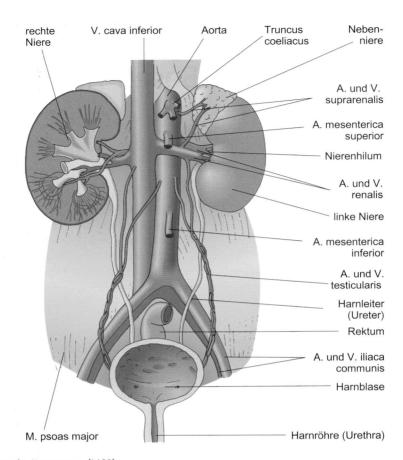

Abb. 8.1 Aufbau des Harnsystems. [L190]

Die **Harnblase** (Vesica urinaria) liegt im kleinen Becken direkt hinter der Symphyse. Bei der Frau grenzt sie nach dorsal an die Gebärmutter, beim Mann an den Enddarm. Sie sammelt den von der Niere kontinuierlich produzierten Urin und scheidet ihn periodisch aus. Bei einer Aufnahme von 250–500 ml tritt Harndrang ein, allerdings kann die Blase bis zu 1.500 ml aufnehmen und sich dann bis Nabelhöhe ausdehnen. Stündlich füllt sie sich mit etwa 50 ml.

Der Blase schließt sich nach kaudal die **Harnröhre** (Urethra) an. Hier wird der Blasenausgang durch zwei Schließmuskeln (Mm. sphincter internus und externus) verschlossen. Der M. sphincter externus besteht aus der quergestreiften Muskulatur des Beckenbodens. Durch die Harnröhre fließt der Urin aus der Harnblase. Sie nimmt bei Mann und Frau einen unterschiedlichen Verlauf. Die Harnröhre der Frau ist 2,5–4 cm lang und mündet 2–3 cm hinter der Klitoris in den Scheidenvorhof. Die Harnröhre des Mannes ist dagegen 20–25 cm lang. Nach etwa 3 cm mündet der Samenleiter in die Harnröhre. In ihrem Anfangsteil ist die Harnröhre von der Vorsteherdrüse (Prostata), im weiteren Verlauf von den Schwellkörpern des Penis umgeben.

Urin

Täglich werden etwa 2 l Urin ausgeschieden. Er besteht zu 95 % aus Wasser und enthält 25–30 g gelöste Bestandteile. Dazu gehören neben den Elektrolyten u. a. Harnstoff, Harnsäure und Kreatinin. Diese Substanzen können den Organismus nur über die Niere mit dem Urin verlassen. Sie heißen daher **harnpflichtige Substanzen.**

8.1.2 Wasser- und Elektrolythaushalt

Der Mensch besteht abhängig vom Alter zu etwa ⅔ aus Wasser. Dieses ist auf die verschiedenen Flüssigkeitsräume des Organismus verteilt. Innerhalb der Zellen, im **Intrazellulärraum,** sind ⅔ des Gesamtkörperwassers vorhanden. Der Rest befindet sich außerhalb der Zellen, im **Extrazellulärraum,** verteilt auf drei Räume:

- Plasmaraum (Intravasalraum): In den Blutgefäßen sind ca. 4 l Blutplasma enthalten
- Interstitium (interstitieller Raum, Zwischenzellraum): Es enthält etwa 11 l interstitielle Flüssigkeit, die die Körperzellen umgibt. Auch die Lymphe gehört dazu
- Transzellulärer Raum: Er enthält etwa 1 l Flüssigkeit in Hohlräumen und an Oberflächen des menschlichen Organismus. Dazu gehören u. a. der Liquor, Speichel, Magensaft, Pankreassaft, Schweiß und Endharn.

Wasserbilanz

Der Organismus benötigt eine ausgeglichene Wasserbilanz. Das bedeutet, dass sich Wasseraufnahme und -ausscheidung die Waage halten müssen.

Die tägliche Urinausscheidung beträgt etwa 2.000 ml. Zusätzlich werden etwa 200 ml mit dem Stuhl und 300 ml Flüssigkeit durch Schwitzen über die Haut ausgeschieden. 500 ml Wasser gibt der Körper mit der Atemluft an seine Umwelt ab. Demgegenüber werden durchschnittlich – je nach Ernährungsweise – direkt durch das Trinken 2.000 ml und indirekt über wasserhaltige feste Nahrung etwa 600 ml Flüssigkeit aufgenommen. Durch den Abbau der Nahrungsstoffe stehen dem Körper zusätzlich 400 ml Wasser zur Verfügung. Dieses Wasser, das bei der biologischen Oxidation der Nahrungsstoffe entsteht, wird als Oxidationswasser bezeichnet.

Eng an die Regulation des Wasserhaushalts ist die des Elektrolythaushalts gekoppelt. ➤ Tab. 8.1 erläutert die im menschlichen Organismus vorhandenen Elektrolyte.

Die mit Nahrung und Getränken zugeführten Flüssigkeiten und Elektrolyte werden weitgehend unabhängig vom jeweiligen Bedarf im Darm resorbiert. Erst in der Niere wird ein eventueller Überschuss oder Mangel an Wasser und Elektrolyten durch vermehrte oder verminderte Ausscheidung reguliert. Hierbei spielt das antidiuretische Hormon (Adiuretin, ADH, Vasopressin) sowie der Renin-Angiotensin-Aldosteron-Mechanismus eine wichtige Rolle.

8.1.3 Säure-Basen-Haushalt

Die Lebensprozesse im menschlichen Organismus können nur bei einer weitgehend konstanten Konzentration von Wasserstoffionen (H^+-Ionen) in den Körperflüssigkeiten aufrechterhalten werden. Die Konzentration an H^+-Ionen lässt sich messen, Maßeinheit ist der **pH-Wert.** Innerhalb des menschlichen Organismus muss der pH-Wert in einem sehr

8

Tab. 8.1 Bedeutung der wichtigsten Elektrolyte des menschlichen Organismus.

Elektrolyt	Bedeutung	Normalbereich im Blut
Natrium (Na⁺)	Wichtig für den osmotischen Druck im Extrazellulärraum	135–145 mmol/l
Kalium (K⁺)	Wichtige Rolle bei der Entstehung von Aktionspotenzialen und der Erregungsübertragung	3,6–4,8 mmol/l
Kalzium (Ca²⁺)	Am Aufbau von Knochen und Zähnen beteiligt. Wichtige Rolle bei der neuromuskulären Erregungsübertragung und bei der Muskelkontraktion	2,2–2,7 mmol/l
Magnesium (Mg²⁺)	Mitbeteiligung bei der Erregungsübertragung an den Muskeln	0,7–1,1 mmol/l
Chlorid (Cl⁻)	Wichtig für den osmotischen Druck im Extrazellulärraum	97–108 mmol/l
Anorganisches Phosphat (HPO₄²⁻)	Baustein von ATP, Zellmembran und Knochenmineral. Hilft als wichtiges Puffersystem des Blutes, den pH-Wert im Blut konstant zu halten	0,8–1,5 mmol/l

engen Bereich zwischen 7,35 und 7,45 konstant gehalten werden. Dies geschieht über:

- CO_2-Abatmung über die Lunge
- H^+- bzw. HCO_3^--(Bikarbonat)-Ausscheidung über die Nieren
- Puffer, die entweder H^+-Ionen aufnehmen oder abgeben, z. B. CO_2, HCO_3^-, Phosphatpuffer sowie Hämoglobin.

!

Kohlendioxid (CO_2) entspricht einer schwachen Säure, da es im Blut mit Wasser zu Kohlensäure (H_2CO_3) reagiert, die ihrerseits in HCO_3^- und H^+ dissoziiert (zerfällt):

$$CO_2 + H_2O \rightleftharpoons H_2CO_3 \rightleftharpoons HCO_3^- + H^+$$

Störungen können in diesem Gleichgewicht durch Verschiebungen der beteiligten Größen verursacht sein. Deshalb wird für die genaue Diagnostik im Rahmen der Blutgasanalyse neben dem pH-Wert der CO_2-Partialdruck (pCO_2), die Bikarbonat-Konzentration und der sog. Base Excess (BE) ermittelt (Differenz zwischen der tatsächlich nachweisbaren und der physiologisch vorkommenden Pufferbasenkonzentration).

8.2 Erkrankungen der Nieren und Harnwege

8.2.1 Glomerulonephritis

Die Glomerulonephritis (GN) ist eine immunvermittelte Entzündung der Glomeruli (Nierenkörperchen), die nicht durch Bakterien hervorgerufen wird. Dadurch werden die Kapillarwände der Glomeruli geschädigt und die Filtration des Primärharns gestört. Im klinischen Alltag wird nach dem Verlauf unterschieden:

Die **akute postinfektiöse Glomerulonephritis** tritt ein bis zwei Wochen nach einem Streptokokkeninfekt, z. B. des Rachens, der Mandeln oder der Haut auf. Antigen-Antikörper-Komplexe, die sich während dieser Infektion gebildet haben, lagern sich an den glomerulären Kapillarwänden ab und verursachen hier eine akute Entzündung. Meist heilt sie nach einigen Wochen aus.

Die **rapid progressive Glomerulonephritis** findet sich bei Systemerkrankungen wie z. B. dem Lupus erythematodes, tritt jedoch auch nach einer Infektion oder ohne erkennbare Ursache auf. Im Gegensatz zur akuten postinfektiösen Glomerulonephritis verläuft sie rasch progredient und kann innerhalb von Wochen bis Monaten zum Nierenversagen führen.

Die **chronischen Glomerulonephritiden** verlaufen schleichend. Ihre Ursache ist meist nicht bekannt, in der Anamnese findet sich nur selten eine akute Glomerulonephritis. Die Prognose ist je nach der Entzündungsform sehr unterschiedlich.

Symptome

- Bei der akuten Glomerulonephritis Krankheitsbeginn mit Kopfschmerzen, Fieber, Schmerzen in der Lendenregion
- Proteinurie, Hämaturie durch die erhöhte Durchlässigkeit der glomerulären Kapillarwände, evtl. Zylinder im Urin
- Hypertonie
- Ödeme, typischerweise im Gesicht, v. a. der Lider (aufgrund der Proteinverluste)
- Bei der chronischen Glomerulonephritis oft Symptome einer fortschreitenden Niereninsuffizienz.

Nephrotisches Syndrom

Das nephrotische Syndrom ist ein charakteristischer Symptomkomplex aus starker Proteinurie, Hypoproteinämie, Ödemen und Hyperlipoproteinämie (Blutfettwerte ↑). Ursache können verschiedene Erkrankungen sein, bei denen jeweils die glomeruläre Kapillarwand geschädigt ist, z. B. eine Glomerulonephritis, Folgen eines Diabetes mellitus, Kollagenosen oder andere Systemerkrankungen. Im Kindesalter führt die sog. **Minimal-change-Nephropathie** (Minimalläsion), deren Schädigungen der Kapillarwände nur elektronenmikroskopisch erkennbar sind, häufig zum nephrotischen Syndrom. Sie hat eine recht gute Prognose.

Diagnostik

Im Urin finden sich vermehrt Erythrozyten, insbesondere Erythrozytenzylinder, und Proteine. Die Antistreptolysin-(ASL) und Anti-DNAse-B-Titer (ADB-Titer) im Blut sind erhöht, wenn ein Streptokokkeninfekt Ursache ist. Steigen Kreatinin und Harnstoff im Blut rasch an, besteht der Verdacht auf eine rapid progressive Glomerulonephritis. In diesen Fällen muss eine Nierenbiopsie durchgeführt werden. In der Sonografie sind die Nieren bei einer akuten Glomerulonephritis meist vergrößert, bei der chronischen Form dagegen verkleinert.

Therapie

Die **akute Glomerulonephritis** wird wie folgt behandelt:
- Bettruhe
- Salzarme, eiweißarme Diät
- Therapie eines Streptokokkeninfektes mit Penicillin, anschließend evtl. Operation der Mandeln
- Ausschwemmung von Ödemen mit Schleifendiuretika (z. B. Lasix®), regelmäßige Gewichtskontrolle
- Nachuntersuchung der Patienten über mehrere Jahre, um eine chronische Form zu erkennen.

Die **rapid progressive Glomerulonephritis** wird hochdosiert mit Kortikosteroiden und Immunsuppressiva wie Cyclophosphamid (z. B. Endoxan®) therapiert. Bei frühzeitiger Behandlung kommt es bei etwa 60 % der Patienten zur Besserung.

Die **chronischen Glomerulonephritiden** werden je nach Erkrankungsform unterschiedlich behandelt, oft nur symptomatisch mit Diuretika und Blutdruckeinstellung.

Beim **nephrotischen Syndrom** werden die Ödeme vorsichtig mit Diuretika ausgeschwemmt. Weiterhin ist eine eiweißarme Kost angezeigt. Hypertonie und Hyperlipidämie müssen entsprechend eingestellt werden. Immunsuppressiva werden nur gegeben, solange die Nierenfunktion noch weitgehend erhalten ist und die Ursache des nephrotischen Syndroms nicht klar ist. Die Minimal-change-Nephropathie spricht gut auf Kortikosteroide an.

Komplikationen

Komplikationen einer Glomerulonephritis beruhen vor allem auf Flüssigkeitseinlagerungen, die zur akuten Herzinsuffizienz mit Lungenödem und Pleuraergüssen führen können. Ebenso sind Hirnödeme mit Kopfschmerzen und epileptischen Anfällen möglich. Es besteht eine erhöhte Thrombosegefahr aufgrund eines Antithrombin-III-Mangels.

Der Verlauf der Glomerulonephritiden ist sehr unterschiedlich. Im ungünstigsten Fall entwickelt sich eine Niereninsuffizienz mit Dialysepflicht. Wird bei einer rapid-progressiven Glomerulonephritis nicht schnell gehandelt, droht ein akutes Nierenversagen mit schlechter Prognose.

8.2.2 Akutes Nierenversagen

Beim akuten Nierenversagen (akute Niereninsuffizienz) fällt die glomeruläre Filtrationsrate (GFR) der Nieren plötzlich massiv ab. Dadurch bricht die Ausscheidungsfunktion zusammen, sodass sich toxische Stoffwechselprodukte sowie Elektrolyte und Wasser im Körper sammeln. Der Säure-Basen-Haushalt gerät aus dem Gleichgewicht. In der Regel ist das akute Nierenversagen reversibel (rückbildungsfähig).

Ursachen

Die Ursachen eines akuten Nierenversagens sind sehr unterschiedlich; nach ihrer Lokalisation in Bezug auf die Nierenfunktion werden sie folgendermaßen eingeteilt:
- **Prärenales akutes Nierenversagen** (etwa 60 %): Die Ursache liegt vor den Nieren und besteht in einer verminderten Durchblutung der Nieren, z. B. Schock, Hypovolämie (z. B. durch Blutverlust bei Verletzung), Sepsis, hepatorenales Syndrom, Diuretika, Exsikkose
- **Renales akutes Nierenversagen:** Die Ursache liegt in den Nieren, z. B.
  - Glomerulonephritis
  - Medikamente (z. B. ACE-Hemmer, nichtsteroidale Antirheumatika, Aminoglykosid-Antibiotika, Zytostatika) und Röntgenkontrastmittel
  - Hämolyse, Myolyse
  - Verstopfung der Nierentubuli, z. B. beim Plasmozytom
  - Vaskulär bedingt, z. B. Verschluss einer Nierenarterie oder -vene
- **Postrenales akutes Nierenversagen:** Die Ursache liegt hinter den Nieren und besteht in einer Abflussbehinderung innerhalb der ableitenden Harnwege, z. B. durch Harnsteine, Tumoren oder Prostatavergrößerung.

8

Symptome, Einteilung und Komplikationen

Leitsymptome des akuten Nierenversagens sind Oligurie oder Anurie sowie ein Anstieg von Kreatinin und Harnstoff im Blut. Das akute Nierenversagen verläuft in vier Phasen:

1. Phase der Schädigung: Die Niere wird geschädigt, z. B. durch einen Schock, nierentoxische Medikamente (siehe Ursachen).

2. Phase des manifesten Nierenversagens:
- Patienten scheiden wenig bzw. keinen Harn mehr aus (fehlt bei etwa 15 % der Patienten). Es besteht die Gefahr der Überwässerung mit Herzinsuffizienz, Lungenödem („fluid lung"), Hirnödem, peripheren Ödemen, Hypertonie
- K^+-Ausscheidung ist eingeschränkt → Hyperkaliämie mit Gefahr bedrohlicher Herzrhythmusstörungen
- Metabolische Azidose, Anstieg von Kreatinin und Harnstoff im Blut
- Anämie, Thrombozytopenie, Abwehrschwäche mit Gefahr von Infektionen
- Stressulkus bzw. urämische Gastroenteritis mit nachfolgender Blutung.

3. Phase der Polyurie, in der die Nieren sich allmählich erholen:
- Patienten scheiden täglich mehrere Liter Urin aus → Gefahr der Dehydratation, Hypokaliämie und Hyponatriämie
- Kreatinin und Harnstoff im Blut fallen wieder ab.

4. Phase der Regeneration: Die Nierenfunktion normalisiert sich.

Diagnostik

Die Diagnose eines akuten Nierenversagens wird anhand der klinischen Symptome gestellt. Leitsymptom ist die Oligurie bzw. Anurie. Weiterhin sind im Blut Kreatinin, Harnstoff und Elektrolyte erhöht, in der Blutgasanalyse zeigt sich eine metabolische Azidose. Sonografisch sind die Nieren vergrößert. Wichtig ist, die Ursache des akuten Nierenversagens festzustellen. Daher werden bei entsprechendem Verdacht folgende Zusatzuntersuchungen durchgeführt:
- Sonografie zum Ausschluss Harnstau, bzw. Beurteilung von Nierenmorphologie, ableitenden Harnwegen sowie Blase (postrenales Nierenversagen?)
- Duplex-Sonografie, Angiografie (Nierenarterienverschluss?)
- Nierenbiopsie (rapid progressive Glomerulonephritis?)
- Röntgenaufnahmen bzw. CT des Abdomens (Hindernis in den ableitenden Harnwegen?)
- EKG, um Herzrhythmusstörungen zu erkennen
- Röntgen-Thorax, um ein Lungenödem rechtzeitig zu erkennen.

Therapie

Grundpfeiler der Therapie ist die Behandlung der zum akuten Nierenversagen führenden Grunderkrankung (z. B. Absetzen toxischer Medikamente, Beseitigung postrenaler Verschlüsse, optimale Schocktherapie). Weiterhin müssen durchgeführt werden:
- Flüssigkeits- und Elektrolytbilanzierung
- An den Flüssigkeitsverlust angepasste Flüssigkeitszufuhr
- Katabole Ernährungszustände vermeiden, die tägliche Kalorienzufuhr sollte zwischen 35 und 40 kcal/kg Körpergewicht betragen
- Medikamente, die über die Nieren ausgeschieden werden, absetzen oder in der Dosis reduzieren
- Im Stadium der Oligurie können Schleifendiuretika (Lasix®) die Diurese erhöhen, zur Erhöhung der Glomerulumfiltration tragen sie allerdings nicht bei
- Nierenersatztherapie als Hämodialyse oder Hämofiltration.

> Indikationen zur Dialysebehandlung sind frühzeitig zu stellen: Massiver Harnstoff- bzw. Kreatininanstieg (120–140 mg/dl bzw. 4–6 mg/dl), gefährliche Hyperkaliämie (≥ 6 mmol/l), metabolische Azidose (pH-Wert < 7,2), urämische Perikarditis, Lungenödem und Krämpfe oder Koma (als Zeichen eines Hirnödems), bedingt durch die Überwässerung des Körpers.

8.2.3 Chronische Niereninsuffizienz

Bei der chronischen Niereninsuffizienz stirbt das Nierengewebe, insbesondere die Nierenkörperchen, langsam fortschreitend ab. Die GFR und damit auch die Ausscheidungsfunktion der Niere verschlechtern sich zunehmend. Es treten Störungen des Wasser- und Elektrolyt- sowie des Säure-Basen-Haushalts auf. Die Nieren bilden weniger Erythropoetin, Renin und Vitamin D. Aufgrund der nicht ausgeschiedenen toxischen Substanzen treten Organschäden auf. Die chronische Niereninsuffizienz ist irreversibel (nicht rückbildungsfähig), sie kann lediglich in ihrem Verlauf gebremst werden.

Ursachen

Eine chronische Niereninsuffizienz kann durch viele verschiedene Erkrankungen hervorgerufen werden:
- Diabetes mellitus (ca. 40 %)
- Hypertonie (20 %)
- Chronische Glomerulonephritis (ca. 15 %)
- Chronische Pyelonephritis
- Systemerkrankungen wie Lupus erythematodes, Vaskulitiden
- Polyzystische Nierenerkrankungen

- Chronischer Schmerzmittelmissbrauch, z. B. Diclofenac, Ibuprofen, Aspirin
- Bei ca. 15 % der Patienten bleibt die Ursache unklar.

Symptome

- Frühsymptome: Hypertonie, Ödeme
- Spätsymptome: renale Anämie, Kopfschmerzen, urämische Gastroenteropathie mit Übelkeit, Appetitverlust, Juckreiz, Muskelzuckungen

Symptome des Endstadiums: Gewichtsverlust, Dyspnoe, erhöhte Blutungsneigung aufgrund Thrombopenie und -pathie, urämische Polyneuropathie, urämische Perikarditis, renale Osteopathie, urämische Enzephalopathie mit Konzentrationsschwäche, Krämpfen, Verwirrtheit bis zum Koma (➤ Abb. 8.2).

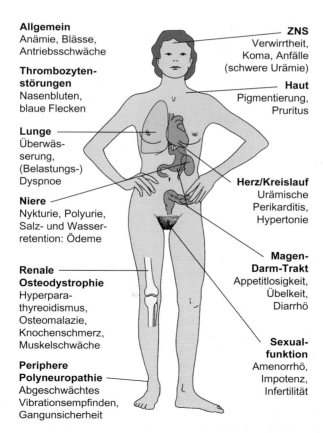

Allgemein
Anämie, Blässe, Antriebsschwäche

Thrombozyten-störungen
Nasenbluten, blaue Flecken

Lunge
Überwässerung, (Belastungs-) Dyspnoe

Niere
Nykturie, Polyurie, Salz- und Wasserretention: Ödeme

Renale Osteodystrophie
Hyperparathyreoidismus, Osteomalazie, Knochenschmerz, Muskelschwäche

Periphere Polyneuropathie
Abgeschwächtes Vibrationsempfinden, Gangunsicherheit

ZNS
Verwirrtheit, Koma, Anfälle (schwere Urämie)

Haut
Pigmentierung, Pruritus

Herz/Kreislauf
Urämische Perikarditis, Hypertonie

Magen-Darm-Trakt
Appetitlosigkeit, Übelkeit, Diarrhö

Sexual-funktion
Amenorrhö, Impotenz, Infertilität

Abb. 8.2 Symptome bei chronischer Niereninsuffizienz. [L157]

8

Diagnostik

Die Diagnose wird anhand der klinischen Symptomatik, der Blutwerte (Kreatinin ↑, Harnstoff ↑, Elektrolytverschiebungen) und der Urinwerte (Kreatinin-Clearance ↓, Proteinurie) gestellt. In der Sonografie zeigen sich meist verkleinerte Nieren.

Therapie

Wichtig ist die Therapie der Grunderkrankung, um das Fortschreiten der Niereninsuffizienz zu verlangsamen. Weiterhin:
- Einstellung der Hypertonie mit ACE-Hemmern oder Angiotensin-II-Rezeptorantagonisten
- Eiweißaufnahme beschränken durch proteinarme Diät (0,8 g/kg Körpergewicht), aber ausreichend Kalorienzufuhr
- Nierenschädigende Medikamente (z. B. Aminoglykoside, NSAR) absetzen, Röntgenkontrastmittel vermeiden
- Bei ausgeglichenem Wasserhaushalt reichlich Flüssigkeit (2,0–2,5 l/d), damit der Harnstoff ausgeschieden werden kann; Therapie mit Diuretika
- Ausgleich eines gestörten Wasser-, Elektrolyt- und Säure-Basen-Haushalts
- Kalzium und Phosphat im Blut müssen im Normbereich gehalten werden, um einen sekundären Hyperparathyreoidismus zu verhindern: Phosphatarme Ernährung, Gabe von kalziumhaltigen Phosphatbindern
- Ausgleich einer Azidose mit Bikarbonat
- Gabe von Erythropoetin, um die renale Anämie zu verbessern.

Um die weitere Therapie (Dialyse, Transplantation) vorzubereiten, sollte frühzeitig Kontakt zu einem nephrologischen Zentrum aufgenommen werden.

Nierenersatztherapie

Die Nierenersatztherapie wird angewandt, sobald die eingeschränkte oder ausgefallene Nierenfunktion trotz medikamentöser Therapie nicht mehr zu kompensieren ist. Eine Dialyse ist bei Patienten im terminalen Stadium der chronischen Niereninsuffizienz und im Stadium der Oligurie und Anurie eines akuten Nierenversagens notwendig. Weitere Indikationen sind Vergiftungen, Hyperkaliämie und Hyperhydratation.

Zu den Nierenersatzverfahren zählen die **Hämodialyse, Hämofiltration, Hämodiafiltration** und die **Peritonealdialyse.** Bei den ersten drei Verfahren wird das Blut außerhalb des Körpers (extrakorporal) gereinigt, während bei der Peritonealdialyse intrakorporal das Bauchfell als semipermeable (teildurchlässige) Membran genutzt wird.

Bei den Nierenersatzverfahren werden die nicht ausgeschiedenen harnpflichtigen Substanzen, z. B. Harnstoff, Kreatinin und überschüssige Flüssigkeit aus dem Blut entfernt. Störungen im Wasser-, Elektrolyt- und Säure-Basen-Haushalt werden korrigiert.

Die gebräuchlichste Methode der Nierenersatztherapie ist derzeit die **Hämodialyse** (➤ Abb. 8.3). Sie beruht auf dem Prinzip der Diffusion: Aufgrund eines Konzentrationsgefälles wandern gelöste Teilchen (hier Stoffwechselprodukte aus dem Blut) und Wasser über eine semipermeable Membran im Dialysator zum Ort mit einer niedrigeren Konzentration (Dialysatflüssigkeit). Dazu wird das heparinisierte Blut des Patienten (heparinisiert zum Schutz vor Gerinnselbildung) kontinuierlich über das Dialysegerät durch eine Kapillare mit einer semipermeablen Membran geleitet. In umgekehrter Richtung (Gegenstromprinzip) strömt auf der anderen Seite der Membran das Dialysat, eine dem Patienten ange-

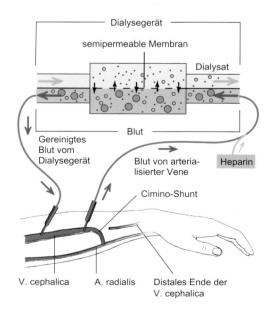

Abb. 8.3 Prinzip der Hämodialyse. [L190]

passte Elektrolytlösung, vorbei und nimmt die diffundierten Stoffwechselprodukte auf. Diese „Blutentgiftung" wird als Clearance bezeichnet. Das so gereinigte Blut wird dem Körper anschließend wieder zugeführt.

Unter bestimmten Voraussetzungen (Allgemeinzustand, Grunderkrankung, Alter, immunologisch passende Spenderniere) ist eine **Nierentransplantation** möglich. Sie ist eine Alternative zur lebenslangen Nierenersatztherapie und bietet den Patienten eine bessere Lebensqualität. Die Patienten unterliegen einer langjährigen, engmaschigen ärztlichen Kontrolle. Zudem muss die Immunabwehr dauerhaft medikamentös unterdrückt werden. Dazu werden Immunsuppressiva (z.B. Cyclosporin A, Interleukin-II-Rezeptorantagonist und Kortikosteroide) gegeben.

8.2.4 Nierenzellkarzinom

Der häufigste Nierentumor ist das Nierenzellkarzinom (Grawitz-Tumor), das sich vom Epithel aus entwickelt. Insgesamt kommt es jedoch selten vor.

Ursachen

Die Ursachen von Nierenzellkarzinomen sind nicht bekannt. Als Risikofaktoren gelten eine vorbestehende Nierenerkrankung, Nikotinabusus und die Belastung durch andere krebserregende Substanzen wie Trichlorethen oder Cadmium.

Symptome

Mehr als 60 % aller Nierenzellkarzinome werden zufällig entdeckt, da der Tumor erst relativ spät Symptome verursacht:
- Hämaturie, meist schmerzlos
- Flankenschmerz
- Unklares Fieber, BSG ↑, Anämie
- Gelegentlich paraneoplastische Syndrome, wenn der Tumor Hormone produziert, z.B. Renin → Hypertonie, Erythropoetin → Polyglobulie.

Diagnostik

Die Ausbreitung des Tumors wird über Farb-Doppler-Sonografie und Angio-CT beurteilt, da sich die Durchblutung eines Tumors von der des normalen Nierengewebes unterscheidet. Die BSG ist erhöht, evtl. besteht eine Tumoranämie. Zur Metastasensuche werden Skelettszintigrafie sowie Sonografie und CT vom Abdomen, CT vom Thorax und MRT vom Gehirn eingesetzt.

Therapie

Bei kleinen Tumoren wird eine Nierenteilresektion durchgeführt, ansonsten müssen Tumor, Niere und Nebenniere operativ entfernt werden; dabei werden auch der Harnleiter mit den umgebenden Blutgefäßen sowie die Lymphknoten um Aorta und V. cava ausgeräumt. Liegen bereits mehrere Metastasen vor, wird eine palliative Therapie durchgeführt, z.B. mit Angiogenese-Inhibitor (Bevacizumab), Tyrosinkinasehemmer (Sorafenib). Möglich ist auch eine lokale Bestrahlung von Knochenmetastasen.

Komplikationen

- Varikozele (krampfaderartige Venenerweiterung) im linken Hodensack: Der Tumor infiltriert die linke Nierenvene, die das Blut aus den Hodenvenen aufnimmt, und behindert den Blutabfluss
- Frühzeitige hämatogene Metastasierung in Lunge, Knochen, Leber und Gehirn.

8.2.5 Harnsteine

Harnsteine (Urolithiasis) sind Konkremente, die sich im Hohlsystem der Nieren, in den ableitenden Harnwegen, in der Harnblase oder selten in der Harnröhre bilden. Etwa 5 % der deutschen Bevölkerung sind davon betroffen.

Ursachen

Harnsteine entstehen, wenn der Harn zu viele steinbildende Substanzen enthält. Zu diesen Substanzen gehören Kalzium, Oxalat, Phosphat, Harnsäure und Zystin. Es bilden sich kleine Kristalle im Hohlsystem der Nieren oder in den ableitenden Harnwegen, die sich langsam vergrößern. Negativ wirken sich auch ein Urin-pH ≤ 5,5 oder ≥ 7,0, Harnwegsinfekte, Harnstau und verminderte Flüssigkeitszufuhr aus.

Gehemmt wird die Steinbildung z.B. durch Zitrat und Magnesium. Nach der Zusammensetzung der Harnsteine unterscheidet man:

- Kalziumoxalat- bzw. Kalziumphosphatsteine: ca. 80 %
- Infektsteine (Magnesium-Ammonium-Phosphat): ca. 10 %
- Harnsäuresteine bei Hyperurikämie: ca. 5 %
- Zystinsteine: 1–2 %.

Symptome

Kleine Harnsteine sind häufig asymptomatisch und gehen unbemerkt mit dem Harn ab.

Größere Harnsteine verursachen eine **Harnleiterkolik,** wenn sich ein Stein im Harnleiter einklemmt. Die Patienten haben massive Schmerzen, die je nach Lokalisation des Steines in den Rücken, Unterbauch oder bis in die Hoden bzw. Schamlippen ausstrahlen. Begleitend treten Brechreiz sowie Stuhl- und Windverhalt auf. Häufig findet sich eine Hämaturie. Harnsteine begünstigen das Auftreten von Harnwegsinfekten. Diese können zu Pyelonephritis und Urosepsis (von Blase oder Nierenbecken ausgehende Sepsis) führen.

Diagnostik

- Urindiagnostik:
  - Urin-Schnelltest: Erythrozyten, pH-Wert, Leukozyten, Bakterien, Protein, spezifisches Gewicht
  - Sammelurin: Kalzium, Oxalat, Phosphat, Harnsäure und Zystin
- In der Sonografie sind Steine ab einem Durchmesser von etwa 0,5 cm als Schatten und evtl. ein Harnstau mit Erweiterung von Harnleiter und Nierenbecken sichtbar
- Kalziumhaltige Harnsteine sind im Röntgenbild nachweisbar
- Kalziumfreie Harnsteine stellen sich im CT dar oder sind im i. v.-Urogramm als Kontrastmittelaussparungen zu sehen (➤ Abb. 8.4)
- Ist ein Stein gefunden, muss seine Zusammensetzung analysiert werden, um eine gezielte Prophylaxe zur Verringerung von Rezidiven einleiten zu können.

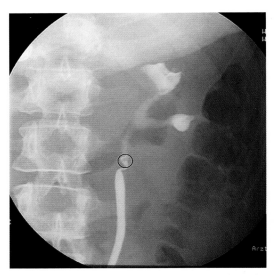

Abb. 8.4 Harnleiterstein in retrograder Darstellung. [M532]

Therapie

Konservative Therapie

Eine Harnleiterkolik wird mit Analgetika (z. B. Pethidin, Metamizol) und evtl. Spasmolytika (z. B. Buscopan®) behandelt. Bei 80 % aller Patienten geht der Stein (Durchmesser < 5 mm) ab, wenn sie reichlich trinken und sich viel bewegen (Treppen steigen). Günstig wirkt sich auch die Anwendung lokaler Wärme aus. Der Patient erhält einen Papierfilter, durch den er uriniert und einen abgehenden Stein auffangen kann, damit dessen Zusammensetzung analysiert werden kann.

Harnsäuresteine können medikamentös durch Harnalkalisierung (z. B. mit Uralyt-U®) und Allopurinol gelöst werden.

Bei Verdacht auf einen Harnwegsinfekt müssen – nach Abnahme von Blutkulturen – wegen der Gefahr einer Urosepsis sofort Antibiotika gegeben werden.

Invasive Therapie

Bei Versagen der konservativen Methoden, bei Vorliegen eines Harnwegsinfektes, Harnstau mit der Gefahr einer Nierenschädigung oder unbeherrschbaren Schmerzen, können Steine über folgende Verfahren entfernt werden:

- **Extrakorporale Stoßwellenlithotripsie (ESWL):** Nierenbeckensteine und hochgelegene Steine werden mittels Sonografie genau lokalisiert,

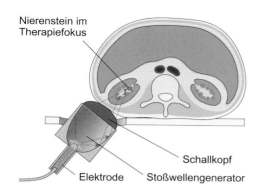

Abb. 8.5 Extrakorporale Stoßwellenlithotripsie. [L190]

durch Stoßwellen zerstört und dann ausgeschieden. Die Erfolgsrate dieses Verfahrens ist > 90 % (➤ Abb. 8.5)

- **Perkutane Nephrolithotomie:** Das Nierenbecken wird durch die äußere Haut endoskopiert und ein Nierenbeckenstein mittels spezieller Instrumente entfernt
- **Ureterorenoskopie:** Steine im unteren Teil des Ureters werden über ein Zystoskop mit speziellen Zangen oder Schlingen (Zeiss-Schlinge, Dormia-Körbchen) entfernt.

Steinprophylaxe

Werden Faktoren der Steinbildung nicht vermieden, treten bei etwa 50 % der Patienten erneut Harnsteine auf. Maßnahmen zur Harnsteinprophylaxe sind:

- Mindestens 2 l täglich trinken
- Gewichtsnormalisierung
- Harnwegsinfekte konsequent therapieren
- Ernährung: Wenig Fleisch und Wurst essen, kochsalzarm, natriumreich
- Abhängig von der Zusammensetzung des Steines Diät einhalten:
  - Oxalatsteine: Oxalatarme Kost mit Verzicht auf z. B. Spinat, Rhabarber, Nüsse, Kakao
  - Harnsäuresteine: Purinarme Diät, reichlich Flüssigkeit, Urin-pH sollte 6,5–7 betragen, ggf. Allopurinol
  - Kalziumhaltige Steine: Patienten sollten wegen der Gefahr einer Osteoporose keine kalziumarme Diät einhalten.

8.2.6 Harnwegsinfektionen

Harnwegsinfektionen (HWI) entstehen, wenn Krankheitserreger in die ableitenden Harnwege eindringen und sich dort vermehren. Abhängig von der Lokalisation und den Symptomen sind folgende Formen von Harnwegsinfekten zu unterscheiden:

- **Asymptomatische Bakteriurie**
- **Zystitis** (Entzündung der Harnblase)
- **Akute Pyelonephritis** (akute Nieren- und Nierenbeckenentzündung)
- **Chronische Pyelonephritis** (chronische Nieren- und Nierenbeckenentzündung).

Harnwegsinfekte sind eine häufige Infektionskrankheit.

Ursachen

Häufigste Erreger von Harnwegsinfekten sind Darmbakterien (z. B. E. coli, Proteus mirabilis), die über die Harnröhre in die Harnblase aufsteigen; es liegt dann ein sog. aszendierender Harnwegsinfekt vor. Frauen sind aufgrund ihrer kurzen Harnröhre und der anatomischen Nähe von Harnröhre und Anus wesentlich häufiger betroffen als Männer. Bei Männern treten sie meist erst im höheren Alter als Folge einer Prostatavergrößerung und somit einer Urinabflussstörung auf. Dann haben sie jedoch meist einen komplizierteren Verlauf. Selten kommt es auf dem Blutweg – dann meist bei vorgeschädigten Nieren – zu einem Harnwegsinfekt. Begünstigende Faktoren für einen Harnwegsinfekt sind:

- Gestörter Abfluss des Harns, z. B. bei Harnsteinen, Tumoren, Prostatavergrößerung, Querschnittslähmung
- Missbrauch nierenschädlicher Schmerzmittel, z. B. Aspirin
- Instrumenteller Eingriff an den Harnwegen, z. B. Blasenkatheter
- Schwangerschaft
- Abwehrschwäche
- Diabetes mellitus
- Kälte, Nässe
- Häufiger Geschlechtsverkehr („Honeymoon-Zystitis").

8

Symptome

Asymptomatische Bakteriurie

Wie der Name schon sagt, hat der Patient keine Beschwerden. Die Bakterien werden zufällig im Urin nachgewiesen. Etwa 5 % aller Frauen haben eine asymptomatische Bakteriurie.

Zystitis

Die Patienten klagen über erschwertes und schmerzhaftes Wasserlassen (Dysurie) bei häufigem Harndrang mit kleinen Urinmengen (Pollakisurie). Es können Schmerzen über der Symphyse auftreten, nicht jedoch im Nierenlager. Meist besteht kein Fieber.

Akute Pyelonephritis

Bei der akuten Pyelonephritis tritt Fieber über 38 °C auf, meist mit Schüttelfrost und stark beeinträchtigtem Allgemeinbefinden. Hinzu kommen Dysurie und seltener Erbrechen, Bauch- und Kopfschmerzen. Die Nierenlager sind klopfschmerzhaft.

Chronische Pyelonephritis

Eine chronische Pyelonephritis entwickelt sich nur bei chronischen Störungen des Harnabflusses. Die Symptome sind meist nicht so ausgeprägt wie die einer akuten Pyelonephritis. Die Patienten fühlen sich abgeschlagen, klagen über dumpfe Rückenschmerzen, Klopfschmerzen im Nierenlager, Brechreiz und verlieren an Gewicht.

Diagnostik

- Urinbefund: Bei einer Harnwegsinfektion sind im Urin Bakterien (≥ 100.000 Keime/ml Urin) und Leukozyten nachweisbar. Über eine Urinkultur werden die Erreger gezielt nachgewiesen. Diese werden auf ihre Empfindlichkeit gegen verschiedene Antibiotika getestet (Antibiogramm). So kann ein wirksames Antibiotikum gewählt werden, da oft bereits Resistenzen vorliegen
- Blutuntersuchung: CRP ist erhöht. Erhöhungen von Kreatinin und Harnstoff zeigen eine eingeschränkte Nierenfunktion an. Bei einer chronischen Pyelonephritis findet sich evtl. eine Anämie, bei eitrigen Nierenkomplikationen eine Leukozytose

- Sonografie, CT: Diese zeigen Abflussstörungen mit Harnstau, erweitertem Nierenbecken und -kelchsystem und ggf. als Spätfolge verkleinerte Nieren.

Therapie

Alle begünstigenden Faktoren, vor allem Abflusshindernisse, müssen nach Möglichkeit beseitigt werden. Die Patienten sollen viel trinken, um die Harnwege zu „spülen", und bei Harndrang sofort zur Toilette gehen.

Die **asymptomatische Bakteriurie** wird nur bei eingeengten Harnwegen (Obstruktion), bei Kindern, Immunsupprimierten oder Schwangeren behandelt.

Die **unkomplizierte Zystitis** wird nach Bestimmung des Erregers über 1–3 Tage gezielt mit einem Antibiotikum behandelt, z. B. mit Fosfomycin oder Gyrasehemmern (Tarivid®).

Die **akute Pyelonephritis** wird nach Abnahme einer Urinkultur und möglichst auch einer Blutkultur „blind" mit einem Breitbandantibiotikum anbehandelt, z. B. einem Gyrasehemmer. Alternativ können Aminopenicilline oder Cephalosporine gegeben werden. Sind die Erreger bekannt, wird die Therapie ggf. umgestellt. Die Patienten sollen Bettruhe einhalten und sich schonen.

Bei der **chronischen Pyelonephritis** wird die Urinkultur möglichst abgewartet und dann über eine Woche gezielt – evtl. stationär i. v. – mit einem Antibiotikum therapiert.

!

Grundsätzlich sollte nach jedem Harnwegsinfekt der Urin fünf Tage nach Abschluss der Therapie noch einmal bakteriologisch untersucht werden, um den Erfolg der Therapie zu kontrollieren.

Komplikationen

Eine Zystitis kann sich durch Aufsteigen der Keime von der Harnblase entlang der Harnleiter zu einer akuten Pyelonephritis entwickeln. Der weitere Übergang in eine chronische Pyelonephritis ist selten, insbesondere, wenn keine begünstigenden Faktoren vorliegen.

Eine chronische Pyelonephritis heilt selten vollständig aus. Es besteht die Gefahr der chronischen Niereninsuffizienz. Bei 30–50 % der Patienten entwickelt sich eine renale Hypertonie. Es können sich Abszesse innerhalb und neben den Nieren bilden.

Lebensbedrohliche Komplikation der akuten und der chronischen Pyelonephritis ist eine Urosepsis bei Eindringen von Erregern in die Blutbahn.

8.3 Harninkontinenz

Eine Harninkontinenz ist der unwillkürliche Urinabgang. Eine **relative Harninkontinenz** liegt vor, wenn es nur unter bestimmten Umständen, z. B. beim Husten zum ungewollten Urinabgang kommt. Von einer **absoluten Harninkontinenz** spricht man bei ständigem Urinverlust. Die Harninkontinenz kann zu sehr starker psychischer Belastung bis hin zur sozialen Isolation führen. Als Ursache kommen sowohl anatomische als auch funktionelle Störungen in Betracht.

Ursachen und Einteilung

Je nach Ursache unterscheidet man verschiedene Formen der Inkontinenz.

Stressinkontinenz

Die Stressinkontinenz ist mit ca. 60–80 % die häufigste Inkontinenzform. Der Blasenverschlussmechanismus ist durch eine Senkung des Beckenbodens mit einem veränderten Winkel zwischen Blase und Harnröhre gestört. Ursachen hierfür sind:
- Verletzungen bei Geburten oder operativen Eingriffen
- Druckerhöhung im Bauchraum durch Tumoren oder Schwangerschaft
- Beckenbodenschwäche
- Descensus uteri (Gebärmuttersenkung).

Tab. 8.2 Stadien der Harninkontinenz.

Grad	Symptome
I	Urinabgang beim Husten, Niesen, Lachen
II	Urinabgang bei leichter körperlicher Arbeit, Laufen, Treppensteigen
III	Urinabgang im Stehen oder Liegen

Erhöht sich der intraabdominale Druck, z. B. durch Husten oder Lachen, kommt es zum unwillkürlichen Harnabgang. Drei Stadien werden unterschieden (➤ Tab. 8.2).

Dranginkontinenz

Bei der Dranginkontinenz (Urge-Inkontinenz) kommt es schon bei geringer Blasenfüllung durch ein willkürlich nicht zu beeinflussendes Zusammenziehen der Blasenmuskulatur zum Harndrang. Nykturie und nächtliches Einnässen kommen häufig vor. Die Dranginkontinenz kommt oft bei älteren Menschen vor.

Es werden unterschieden:
- **Motorische Dranginkontinenz:** Folge einer Übererregbarkeit des M. detrusor vesicae mit unwillkürlichen Blasenkontraktionen aufgrund psychovegetativer Belastungen, z. B. Angst, oder bei Systemerkrankungen wie z. B. Multiple Sklerose, Schlaganfall, Morbus Parkinson, Morbus Alzheimer, Diabetes mellitus
- **Sensorische Dranginkontinenz:** Veränderungen der Blase bei Blasenentzündungen, Blasensteinen oder Strahlenschäden der Blase. Die Wahrnehmung der Blasenfüllung ist im Sinne eines vorzeitigen Füllungsgefühls gestört.

Häufig wird keine Ursache der Dranginkontinenz gefunden (idiopathisch).

Überlaufinkontinenz

Der Harnabgang erfolgt unwillkürlich, wenn der Blasendruck den Harnröhrenverschlussdruck übersteigt. Ursache ist meist eine übervolle Blase bei einer Verengung des Blasenausgangs, z. B. bei:
- Tumoren im kleinen Becken
- Benignen Raumforderungen, z. B. Prostatahyperplasie
- Medikamenten mit anticholinerger Wirkung (z. B. Psychopharmaka), Spinalanästhesie
- Diabetes mellitus.

Diagnostik

- Gynäkologische Untersuchung zur Feststellung einer Senkung der Gebärmutter
- Rektale Untersuchung
- Der Winkel zwischen Blase und Harnröhre wird sonografisch oder radiologisch mit einem seitlichen Zystogramm beurteilt

8

- Urologische Diagnostik mit Blasendruckmessung (Urodynamik) zur Darstellung der unwillkürlichen Blasenkontraktionen
- Restharnbestimmung (Restharn $\leq$ 50 ml gilt als normal)
- Urinuntersuchung zum Ausschluss eines Harnwegsinfektes
- Blasenspiegelung (Zystoskopie) zum Ausschluss von Blasensteinen.

Therapie

Harnwegsinfekte und andere ursächliche Erkrankungen müssen gezielt behandelt werden.

Bei einer Stressinkontinenz sollte das Gewicht normalisiert werden und die Patientin sollte regelmäßig Beckenbodengymnastik betreiben. Bei Östrogenmangel können Östrogene lokal als Vaginaltabletten oder systemisch verabreicht werden. Im fortgeschrittenen Stadium kann eine Operation durchgeführt werden. Bei den meisten OP-Verfahren wird versucht, die normalen anatomischen Verhältnisse wiederherzustellen. Hierzu können Haltebänder (TVT®-Band) oder Fäden gelegt werden, welche die Scheide Richtung Symphyse ziehen, und damit den Beckenboden wieder anheben.

Bei einer idiopathischen Dranginkontinenz wird ein gezieltes Blasentraining durchgeführt (Kegel-Übungen, Entspannungstechniken, Biofeedback). Medikamentös stehen Mittel zur Muskelentspannung (Muskelrelaxantien oder Spasmolytika, lokale Injektionen mit Botulinustoxin) zur Verfügung. Auch am ZNS angreifende Medikamente, wie z. B. trizyklische Antidepressiva, sind wirksam.

Bei der Überlaufinkontinenz wird, wenn möglich, das Abflusshindernis beseitigt. Ansonsten kann intermittierend selbst katheterisiert werden. Ist dies nicht möglich, sollte ein suprapubischer oder transurethraler Dauerkatheter gelegt werden.

8.4 Störungen des Wasser- und Elektrolythaushalts

8.4.1 Dehydratation

Bei der Dehydratation (Exsikkose) liegt ein Wassermangel mit Volumendefizit des Körpers vor. Erkennbar ist dies anhand der Osmolalität des Serums, d. h. anhand des Gehalts an osmotisch wirksamen Substanzen. Die Osmolalität wird in erster Linie vom Natriumgehalt (Na^+) des Serums bestimmt:
- Normaler Na^+-Spiegel im Serum: 135–145 mmol/l
- Hyponatriämie: Na^+-Spiegel $\leq$ 134 mmol/l
- Hypernatriämie: Na^+-Spiegel $\geq$ 146 mmol/l.

Es werden drei verschiedene Formen der Dehydratation unterschieden:
- **Hypotone Dehydratation:** Na^+-Verlust größer als Wasserverlust → Hyponatriämie
- **Isotone Dehydratation:** Na^+- und Wasserverlust gleich groß → Na^+-Spiegel im Normbereich
- **Hypertone Dehydratation:** Wasserverlust größer als Na^+-Verlust → Hypernatriämie.

Ursachen

Eine Dehydratation tritt auf bei:
- Flüssigkeitsverlusten: Erbrechen, Durchfall, Schwitzen (z. B. Fieber), Blutungen, Polyurie (z. B. Nierenerkrankungen, Diabetes mellitus, Nebenniereninsuffizienz, unkontrollierte Diuretikatherapie), Verbrennungen, Flüssigkeitsansammlungen in körpereigenen Hohlräumen (z. B. Aszites)
- Verminderter Flüssigkeitsaufnahme: Dursten, falsch eingestellte Infusionstherapie.

Symptome

- Patienten haben starken Durst, der aber bei älteren oder bewusstseinsgestörten Menschen fehlen kann oder nicht geäußert wird
- Haut und Schleimhäute sind trocken; gezogene Hautfalten bleiben aufgrund des verminderten Spannungszustands der Haut (Turgor) stehen
- Wenig, stark konzentrierter Urin
- Bei großen Flüssigkeitsdefiziten treten Kreislaufsymptome auf: Puls ↑, Blutdruck ↓, ZVD ↓; die

Patienten sind geschwächt, benommen und später verwirrt
- Bei hypertoner Störung Temperaturerhöhung (Durstfieber).

Diagnostik und Therapie

Im Blut sind Hämatokrit, Hämoglobin und Eiweißgehalt aufgrund des Flüssigkeitsverlustes erhöht (relative Zunahme durch „Bluteindickung"). Der Na^+-Spiegel ist je nach Art der Dehydratation verändert.

Die Ursache der Dehydratation ist nach Möglichkeit zu beseitigen. Die Wasserverluste selbst müssen langsam über Tage korrigiert werden, um Nebenwirkungen wie z. B. ein Hirnödem aufgrund eines zu raschen Ausgleichs zu vermeiden. Infusionslösungen werden auf die jeweilige Elektrolytstörung abgestimmt.

8.4.2 Hyperhydratation

Bei der Hyperhydratation liegt ein Wasserüberschuss mit Volumenüberlastung des Körpers vor. Analog zur Dehydratation werden auch bei der Hyperhydratation drei Formen unterschieden:
- **Hypotone Hyperhydratation:** Wasserüberschuss größer als Na^+-Überschuss → Hyponatriämie
- **Isotone Hyperhydratation:** Na^+- und Wasserüberschuss gleich → Na^+-Spiegel im Serum normal
- **Hypertone Hyperhydratation:** Na^+-Überschuss größer als Wasserüberschuss → Hypernatriämie

Einer Hyperhydratation können verschiedene Erkrankungen und Störungen zugrunde liegen: Herzinsuffizienz, Niereninsuffizienz, Hypoproteinämie, Leberzirrhose mit sekundärem Hyperaldosteronismus, Nebennierenüberfunktion. Auch eine übermäßige Infusionsbehandlung oder Therapie mit Kortikosteroiden kann zur Überwässerung führen.

Symptome

- Gewichtszunahme und Auftreten von Ödemen aufgrund der Volumenüberlastung
- Dyspnoe bei beginnendem Lungenödem
- Ggf. Blutdruckerhöhung (nicht bei Herzinsuffizienz)
- Pleuraergüsse und Aszites

- Ist die Osmolalität des Serums verändert, treten zusätzlich zentralnervöse Störungen wie Kopfschmerzen, Krämpfe und im Extremfall Koma auf.

Diagnostik und Therapie

Hämatokrit, Hämoglobin und Serumeiweiß sind erniedrigt. Na^+ ist entsprechend der Art der Hyperhydratation verändert.

Zum einen muss die Grunderkrankung behandelt werden. Zum anderen müssen die Flüssigkeits- und Kochsalzaufnahme eingeschränkt werden. Je nach Schweregrad werden verschiedene Diuretika verordnet. Bei Niereninsuffizienz ist die Dialyse indiziert.

8.4.3 Störungen des Kaliumhaushalts

Kalium (K^+) ist wesentlich am Ruhemembranpotential und der Erregbarkeit von Zellen beteiligt. Dazu liegt das positiv geladene Ion intrazellulär in hoher Konzentration, extrazellulär in niedriger Konzentration vor. Der normale K^+-Spiegel im Blut beträgt 3,6–4,8 mmol/l.

Die Hauptgefahr bei allen Störungen des K^+-Haushalts besteht im Auftreten bedrohlicher Herzrhythmusstörungen bis hin zum Kammerflimmern bzw. Herzstillstand.

Hypokaliämie

Beträgt die K^+-Konzentration im Blut $\leq$ 3,6 mmol/l, liegt eine Hypokaliämie vor.

Ursachen

Ursache ist meist ein erhöhter Verlust von K^+ über den Darm, z. B. bei Laxantien-Abusus (Abführmittel-Missbrauch), Diarrhoe, Erbrechen, oder über die Nieren, z. B. bei Nierenerkrankungen, schlecht angepasster Behandlung mit Diuretika, Hyperaldosteronismus. Ebenso kommt es bei einer Alkalose zu einer Verlagerung von K^+ aus dem Extrazellulärraum in die Zellen und somit zu einer relativen Hypokaliämie.

8

Symptome

Eine Hypokaliämie vermindert die Erregbarkeit von Muskeln und Nerven. Dies äußert sich in Muskelschwäche, Obstipation und Herzrhythmusstörungen (Extrasystolen). Es können Nierenschäden mit Polyurie und eine metabolische Alkalose auftreten.

Diagnostik

Um eine Hypokaliämie zu diagnostizieren, muss neben dem K^+-Spiegel im Blut immer auch der Säure-Basen-Haushalt untersucht werden. Häufig geht eine Alkalose mit einer Hypokaliämie einher.

Die mit einer Hypokaliämie veränderte Erregbarkeit der Zellen äußert sich in typischen Veränderungen im EKG (u. a. Extrasystolen). Die K^+-Konzentration im Urin wird bestimmt, um einen renalen K^+-Verlust von einem enteralen zu unterscheiden.

Therapie

Bei leichtem Mangel wird K^+ oral substituiert (Kalinor® Brause), verbunden mit K^+-haltigen Lebensmitteln wie Obstsäften und Bananen. Kaliumchlorid gleicht neben einem K^+-Mangel auch die meist gleichzeitig bestehende metabolische Alkalose aus. Bei größeren Verlusten kann K^+ i. v. substituiert werden. Dies geschieht aufgrund möglicher Herzrhythmusstörungen unter EKG-Kontrolle.

Hyperkaliämie

Beträgt die K^+-Konzentration $\geq 4{,}8$ mmol/l im Blut, liegt eine Hyperkaliämie vor.

Ursachen

Eine Hyperkaliämie kann hervorgerufen werden durch:
- Unzureichende Ausscheidung von K^+, z. B. bei Nierenversagen oder der Einnahme von kaliumsparenden Diuretika (Aldosteron-Antagonisten wie Spironolacton), ACE-Hemmern, nichtsteroidalen Antirheumatika u. a.

- Verschiebung von K^+ aus dem Intrazellulärraum in den Extrazellulärraum, z. B. bei Azidose, diabetisches Koma (Insulinmangel) oder bei ausgedehnten Zellschäden, z. B. großen Weichteilverletzungen, Hämolyse.

!

Häufig beruht eine Hyperkaliämie auf einer fehlerhaften Blutabnahme, wenn bei schlechten Venenverhältnissen der Stauschlauch zu lang angelegt war.

Symptome und Diagnostik

Es gibt kein zuverlässiges Symptom, das eine Hyperkaliämie anzeigt, deshalb muss bei gefährdeten Patienten (mit Niereninsuffizienz, unter K^+-Substitution) regelmäßig der K^+-Spiegel überprüft werden. Neuromuskuläre Störungen wie Muskelzuckungen, Parästhesien oder Paresen sind möglich. Ab Werten $\geq 6{,}5$ mmol/l treten schwere Herzrhythmusstörungen wie AV-Blockierungen oder Kammerflattern/-flimmern auf. Die Diagnose wird anhand des K^+-Spiegels im Blut und des EKG gestellt.

Therapie

Therapeutisch reicht es in leichten Fällen aus, auf stark K^+-haltige Lebensmittel zu verzichten und ursächliche Medikamente abzusetzen. Ansonsten werden Kationenaustauscher (z. B. Resonium A®) gegeben, die im Darm K^+ gegen Na^+ austauschen. Durch gleichzeitige Infusion von Insulin und Glukose oder Natriumbikarbonat wird der K^+-Einstrom in die Zellen gefördert. In schweren Fällen (schwere Herzrhythmusstörungen) ist eine sofortige Dialyse notwendig.

8.4.4 Störungen des Kalziumhaushalts

Die Gesamtkonzentration von Kalzium (Ca^{2+}) im Serum beträgt $2{,}2$–$2{,}7$ mmol/l. Davon sind etwa 50 % als freie Ionen vorhanden, die die biologisch aktive Form darstellen. 50 % sind an Eiweiße, Bikarbonat u. a. Serumbestandteile gebunden.

Hypokalzämie

Sinkt der Ca^{2+}-Spiegel im Blut unter 2,2 mmol/l bzw. das freie Ca^{2+} unter 1,1 mmol/l, liegt eine Hypokalzämie vor.

Ursachen sind Hypoparathyreoidismus, Malabsorptionssyndrom mit zu geringer Resorption von Ca^{2+} und Vitamin D aus dem Darm sowie Niereninsuffizienz oder Pankreatitis.

Klinisch zeigen die Patienten eine **hypokalzämische Tetanie.** Diese äußert sich durch Muskelzuckungen ohne Verlust des Bewusstseins. Typisch ist eine Pfötchenstellung der Hände. Weiterhin treten Parästhesien (Kribbeln, Ameisenlaufen) auf. Es kann zu EKG-Veränderungen kommen. Die Ursache muss gezielt behandelt und Ca^{2+} muss ersetzt werden. Bei einer Tetanie wird Ca^{2+} langsam i. v. gespritzt (Gefahr von Herzrhythmusstörungen), um die Konzentration an freiem Ca^{2+} im Blut zu erhöhen. Bei einer Langzeittherapie wird Ca^{2+} oral gegeben, evtl. in Kombination mit Vitamin D.

Hyperkalzämie

Bei der Hyperkalzämie steigt die Ca^{2+}-Konzentration im Blut über 2,7 mmol/l bzw. das freie Ca^{2+} über 1,3 mmol/l.

Hyperkalzämien treten oft im Zusammenhang mit einem malignen Tumor auf, z. B. einem Bronchial-, Mamma- oder Prostatakarzinom sowie einem Plasmozytom. Der Ca^{2+}-Anstieg ist entweder durch eine Ca^{2+}-Freisetzung bei Knochenmetastasen oder durch paraneoplastische Bildung von Parathormon (bzw. ähnlichen Substanzen) des Tumors bedingt. Auch ein primärer Hyperparathyreoidismus und eine Nebenniereninsuffizienz sind mögliche Ursachen einer Hyperkalzämie. Seltene Ursachen sind Nebenwirkungen von Medikamenten (z. B. Thiaziddiuretika), Sarkoidose oder Immobilisation mit Knochenabbau.

Bei 50 % aller Patienten wird die Hyperkalzämie zufällig entdeckt. Mögliche Symptome sind Herzrhythmusstörungen, Polyurie, Polydipsie (vermehrtes Trinken), Übelkeit, Erbrechen, Bewusstseinsstörungen.

Hyperkalzämische Krise

Bei einem Ca^{2+}-Spiegel $\geq$ 3,5 mmol/l droht eine hyperkalzämische Krise mit massiver Polyurie, Polydipsie, Exsikkose, Fieber und Koma. Wichtigste Therapiemaßnahme ist die Steigerung der Diurese, indem Kochsalzlösung und Furosemid (Lasix®) infundiert werden. Mindestens fünf Liter müssen am Tag ausgeschieden werden. Die Gabe von Bisphosphonaten (z. B. Ostac®) bremst die Tätigkeit der Osteoklasten (knochenabbauende Zellen). Außerdem reduzieren Kortikosteroide die Ca^{2+}-Freisetzung aus den Knochen. Bei Niereninsuffizienz ist eine Hämodialyse mit kalziumfreiem Dialysat angezeigt.

8.5 Störungen des Säure-Basen-Haushalts

8.5.1 Alkalose

Steigt der pH-Wert im Blut auf $\geq$ 7,45, d. h. die H^+-Konzentration fällt ab, liegt eine Alkalose vor. Eine Alkalose kann Folge einer **metabolischen** (stoffwechselbedingten) oder einer **respiratorischen** (atmungsbedingten) Störung sein.

Metabolische Alkalose

Ursachen

- Verlust von Säuren, also H^+-Ionen, durch Erbrechen oder wiederholtes Absaugen von Magensaft
- Gesteigerte H^+- und K^+-Ausscheidung sowie Na^+- und Wasserrückresorption in den Nieren, z. B. beim primären Hyperaldosteronismus oder Morbus Cushing
- Vermehrte Bikarbonatzufuhr
- Diuretikatherapie mit K^+-Mangel.

Symptome und Diagnostik

Durch eine verminderte, flache Atmung (Hypoventilation) versucht der Körper, weniger CO_2 abzuatmen und damit den Anteil von H^+-Ionen und so den

8

Säureverlust auszugleichen. Aufgrund des resultierenden O_2-Mangels ist dies jedoch nur begrenzt möglich. Weitere Symptome können durch eine gleichzeitig auftretende Hypokaliämie (z. B. Extrasystolen) und Hypokalzämie (z. B. Tetanie) hervorgerufen werden.

Die Diagnose wird aufgrund der klinischen Symptome und über die Blutgasanalyse (➤ Tab. 8.3) gestellt: pH-Wert ↑, HCO_3^- ↑, pCO_2 ↑ (kompensatorisch), BE positiv.

Therapie

Therapeutisch muss die Ursache der Alkalose beseitigt werden. Ein Volumenmangel wird mit NaCl-Lösung 0,9 % ausgeglichen. Eine Hypokaliämie wird in der Regel mit Kalium oral therapiert. Bei schweren Formen (pH-Wert ≥ 7,55) wird zusätzlich über einen zentralen Venenkatheter Argininhydrochlorid infundiert.

Respiratorische Alkalose

Ursachen

Eine respiratorische Alkalose wird durch verstärkte Atmung (Hyperventilation) hervorgerufen. Diese ist meist psychisch bedingt, z. B. bei Angst, Aufregung, seltener wird sie durch eine kompensatorische Hyperventilation bei O_2-Mangel oder zerebralen Störungen wie bei einer Enzephalitis (Hirnentzündung) verursacht.

Symptome und Diagnostik

Eine Folge der Alkalose ist die vermehrte Bindung von Kalzium im Blut. Da sich somit die Konzentration des freien Kalziums vermindert, steigt die neuromuskuläre Erregbarkeit. Es kommt zur Hyperventilationstetanie mit Parästhesien und Muskelzuckungen.

Ergebnis der BGA (➤ Tab. 8.3) ist: pH-Wert ↑, HCO_3^- ↓ (kompensatorisch), pCO_2 ↓, BE negativ.

Therapie

Ist die Hyperventilationstetanie psychisch bedingt, muss der Patient zum langsamen Atmen angeleitet und beruhigt werden. Um die Atemluft mit CO_2 anzureichern, sollte der Patient in eine Plastiktüte ausatmen und diese CO_2-haltige Luft erneut einatmen.

8.5.2 Azidose

Fällt der pH-Wert im Blut auf ≤ 7,37, d. h. die H^+-Konzentration steigt an, liegt eine Azidose vor. Wie bei der Alkalose werden auch bei der Azidose eine metabolische und eine respiratorische Form unterschieden.

Metabolische Azidose

Ursachen

Die metabolische Azidose kann folgende Ursachen haben:
- Vermehrte Produktion von Säuren, z. B. durch Ketonkörperproduktion beim diabetischen Koma oder durch Laktatproduktion bei O_2-Mangel
- Verlust von Bikarbonat, z. B. bei Durchfall
- Mangelnde Ausscheidung von Säuren, z. B. bei Niereninsuffizienz.

Symptome und Diagnostik

Der Organismus versucht über eine vertiefte, aber regelmäßige Atmung (Kussmaul-Atmung), möglichst viel CO_2 abzuatmen, um so die bestehende Azidose auszugleichen. Bei einer schweren Azidose treten Blutdruckabfall und Bewusstseinsstörungen auf.

Die BGA (➤ Tab. 8.3) ist wie folgt verändert: pH-Wert ↓, HCO_3^- ↓, pCO_2 ↓ (kompensatorisch), BE negativ.

Therapie

Therapeutisch muss die Ursache der Azidose beseitigt werden. Bei einer schweren Azidose (pH-Wert ≤ 7,15) wird zusätzlich langsam Bikarbonat infundiert.

Respiratorische Azidose

Ursachen

Wird CO_2 vermindert abgeatmet, kommt es zu einer respiratorischen Azidose. Diese tritt bei einer Ateminsuffizienz im Rahmen unterschiedlicher Lungenerkrankungen auf, z. B. bei Asthma bronchiale oder schweren Pneumonien. Davon abzugrenzen sind Atemstörungen durch Wirkung auf das Atemzentrum, z. B. durch Medikamente wie Benzodiazepine (z. B. Valium®) oder durch einen Hirninfarkt.

Symptome und Diagnostik

Die Patienten sind geschwächt, desorientiert und in schweren Fällen komatös. Sie leiden unter Atemnot und sind durch den O_2-Mangel zyanotisch.

Die BGA (➤ Tab. 8.3) ist wie folgt verändert: pH-Wert ↓, HCO_3^- ↑ (kompensatorisch), pCO_2 ↑, BE positiv.

Therapie

Kann die Atemstörung nicht durch die Therapie der Grunderkrankung behoben werden, muss der Patient intubiert und beatmet werden.

!

Faustregel: Bei **m**etabolischen Störungen verändern sich pH-Wert, Bikarbonat und pCO_2 stets gleichsinnig **m**iteinander!

Tab. 8.3 Blutgasanalyse bei den verschiedenen Störungen des Säure-Basen-Haushalts.

Störung	pH-Wert	pCO_2 [mmHg]	Bikarbonat, HCO_3^- [mmol/l]	Base Excess, BE [mmol/l]
Normwerte	7,36–7,44	36–44	22–26	−2 bis +2
Metabolische Azidose	↓ oder ↔	↔ oder ↓	↓	Negativ
Metabolische Alkalose	↑ oder ↔	↔ oder ↑	↑	Positiv
Respiratorische Azidose	↓ oder ↔	↑	↔ oder ↑	Positiv
Respiratorische Alkalose	↑ oder ↔	↓	↔ oder ↓	Negativ

Bei kompensierten Veränderungen ist der pH-Wert durch erhöhte oder erniedrigte Bikarbonatausscheidung bzw. CO_2-Abatmung noch im Normbereich; pCO_2, BE sind jedoch pathologisch.

8

Erkrankungen der Geschlechtsorgane

9.1 Anatomie und Physiologie der weiblichen Geschlechtsorgane

9.1.1 Äußere Geschlechtsorgane

Die äußeren Geschlechtsorgane der Frau werden als Vulva bezeichnet. Sie werden vom **Venushügel** (Mons pubis) und den **großen Schamlippen** (Labia majora) begrenzt. Diese bedecken die **kleinen Schamlippen** (Labia minora), zwischen denen der Scheidenvorhof liegt. Dort münden Harnröhre und Scheide (Vagina). Nach hinten schließen sich Damm und After an. Die **Klitoris** (Kitzler) ist von Schleimhautfalten (Praeputium) bedeckt, die viele sensible Nervenendigungen aufweisen.

9.1.2 Innere Geschlechtsorgane

Die inneren Geschlechtsorgane der Frau (➤ Abb. 9.1) liegen geschützt im kleinen Becken: Ovarien (Eierstöcke), Tuben (Eileiter), Uterus (Gebärmutter) und Vagina (Scheide).

Ovarien

Die paarig angelegten Ovarien (Eierstöcke) liegen intraperitoneal an der Wand des kleinen Beckens. In den Eierstöcken erfolgt die Reifung der Eizellen (Oogenese). Sie beginnt beim weiblichen Feten bereits in der Embryonalphase. Bis zum Beginn der Pubertät geht die Mehrzahl dieser Primärfollikel zugrunde. Ab der Menarche, also der ersten Menstruation, wird etwa alle vier Wochen eine Eizelle durch den Eisprung (Ovulation) aus dem Eierstock ausgestoßen. Kommt es zur Befruchtung dieser Eizelle durch eine männliche Samenzelle, kann sie sich in der Gebärmutter einnisten. Ansonsten stirbt die Eizelle ungefähr 24 Stunden nach dem Eisprung ab.

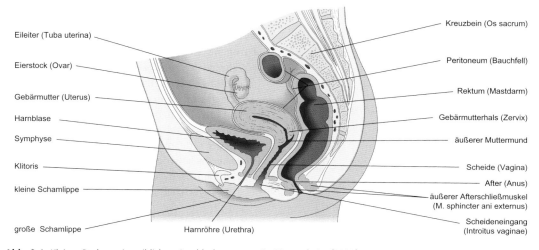

Abb. 9.1 Kleines Becken mit weiblichen Geschlechtsorganen im Längsschnitt. [L190]

Tuben

Die Tuben (Eileiter, Tubae uterinae) sind 10–18 cm lang und 0,5–1 cm dick. Sie nehmen mit ihrem trichterförmigen Ende die Eizelle nach dem Eisprung auf und transportieren sie mit Hilfe ihres Flimmerepithels zur Gebärmutter. In ihnen findet normalerweise die Befruchtung statt.

Uterus

Der Uterus (Gebärmutter) ist ein 7–8 cm großes, birnenförmiges Organ, in das beidseits oben, seitlich, jeweils ein Eileiter mündet. Die Gebärmutter besteht aus dem Corpus uteri (Gebärmutterkörper), in dem während einer Schwangerschaft der Embryo heranwächst und der Cervix uteri, dem Gebärmutterhals (kurz Zervix). Die Cervix uteri verschließt während der Schwangerschaft die Gebärmutter nach kaudal. Sie endet an der Portio vaginalis uteri (kurz Portio) (➤ Abb. 9.2) mit dem äußeren Muttermund. Die Portio ragt in die Vagina hinein.

Die Wand der Gebärmutter besteht aus drei Schichten, die die Gebärmutterhöhle umgeben:
- Perimetrium: Äußere Umkleidung der Gebärmutter mit Peritoneum
- Myometrium: Dicke Schicht aus glatten Muskelzellen
- Endometrium: Innen liegende Gebärmutterschleimhaut, in die sich die Eizelle bei einer

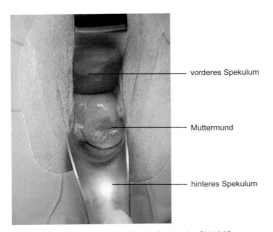

Abb. 9.2 Spekulumuntersuchung der Portio. [M438]

vorderes Spekulum

Muttermund

hinteres Spekulum

Schwangerschaft einnistet. Sie verändert ihre Struktur im Verlauf eines Menstruationszyklus.

Vagina

Die Vagina (Scheide) ist ein etwa 8 cm langer muskulärer Schlauch. Sie ist 2–3 cm breit und dehnt sich beim Geschlechtsverkehr und der Geburt um ein Vielfaches. Ausgekleidet ist die Scheide mit Schleimhaut. Sie enthält ein saures Sekret (pH-Wert 4,0), das die inneren Geschlechtsorgane vor aufsteigenden Krankheitserregern schützt.

9.1.3 Weibliche Geschlechtshormone

Mit Beginn der Pubertät um das 11.–14. Lebensjahr kommt es bei Mädchen zu einer gesteigerten Ausschüttung des **follikelstimulierenden Hormons (FSH)** und des **luteinisierenden Hormons (LH)** aus der Hypophyse. Die Ausschüttung dieser beiden Hormone wird durch die Releasinghormone des Hypothalamus, die **Gn-RH,** kontrolliert. Im Ovar bewirken FSH und LH die Freisetzung der weiblichen Geschlechtshormone Progesteron und Östrogen, die durch negative Rückkopplung die Ausschüttung der Hormone aus der Hypophyse und dem Hypothalamus regulieren.

Wirkung von Östrogenen und Progesteron

Die weiblichen Geschlechtshormone Östrogen und Progesteron haben neben ihrem Einfluss während des Menstruationszyklus folgende Wirkung.
Östrogene bewirken:
- Während der Pubertät: Brustwachstum, Scham- und Achselbehaarung, spezifisch weibliche Fettverteilung und spezifisch weiblichen Knochenbau
- Beim Erwachsenen: Stimulation des Geschlechtstriebes, Unterstützung des Knochenaufbaus, Anstieg der Fette im Blut.

Progesteron bewirkt Wassereinlagerungen im Gewebe, Brustdrüsenwachstum, Aufrechterhaltung einer Schwangerschaft in den ersten Wochen.

9.2 Anatomie und Physiologie der männlichen Geschlechtsorgane

9.2.1 Äußere Geschlechtsorgane

Zu den äußeren Geschlechtsorganen des Mannes (➤ Abb. 9.3) gehören der **Penis** und der **Hodensack.** Der Hodensack (Skrotum) bildet die Hülle für die außerhalb des Bauchraums liegenden Hoden.

Penis

Der Penis (Glied) enthält die Harnsamenröhre. Er ist aufgebaut aus:

- Peniswurzel (Radix penis), die den Penis am Schambein und an der Symphyse des Beckens befestigt
- Peniskörper (Corpus penis), der frei beweglich ist und von einer dehnbaren Haut umhüllt ist, die sich den wechselnden Größen des Penis anpasst. Der Peniskörper besteht aus Schwellkörpern (zwei Corpora cavernosa, ein Corpus spongiosum), die sich bei der Erektion mit Blut füllen und so den prallelastischen Zustand des Penis erzeugen
- Eichel (Glans penis), die das Ende des Penis bildet und von der Vorhaut (Praeputium) bedeckt ist.

9.2.2 Innere Geschlechtsorgane

Zu den inneren Geschlechtsorganen des Mannes (➤ Abb. 9.3) zählen Hoden (Testis), Nebenhoden (Epididymis), Samenleiter und die Geschlechtsdrüsen (Prostata, Bläschendrüsen, Bulbourethraldrüsen).

Hoden

Die paarig angelegten Hoden (Testis) sind pflaumengroß und liegen im Hodensack (Skrotum). Ihre Aufgabe ist die Produktion der Samenflüssigkeit (Sperma) mit den Samenzellen, den Spermien. Dafür ist der Hoden durch bindegewebige Trennwände in kleine Läppchen unterteilt. In den Läppchen liegen jeweils mehrere aufgeknäulte Kanälchen (Tubuli seminiferi), die zum Nebenhoden führen. Die Zellen der Wandauskleidung (Sertoli-Zellen) produzieren eine für den Transport und die Ernährung der Samenzellen notwendige Flüssigkeit. Dazwischen liegen in verschiedenen Stadien die Keimzellen, aus denen die reifen Samenzellen hervorgehen. Weiterhin wird im Hoden Testosteron gebildet.

Nebenhoden

Der Nebenhoden (Epididymis) liegt kappenförmig am Hoden. In ihm setzt sich das Gangsystem des Hodens fort, bis sich sämtliche Kanälchen zum Ne-

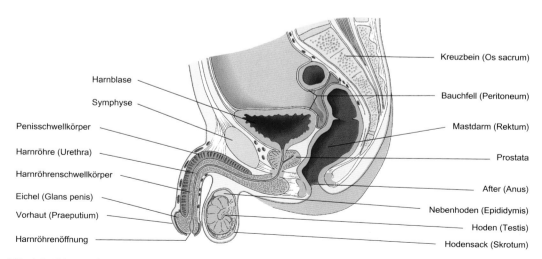

Abb. 9.3 Kleines Becken mit männlichen Geschlechtsorganen im Längsschnitt. [L190]

benhodengang (Ductus epididymidis) vereinigen. Der Nebenhodengang ist mit einer Länge von 4–6 m stark geknäuelt. Die Passage der Samenzellen durch den Nebenhoden dauert etwa zwölf Tage. Unter dem Einfluss des männlichen Geschlechtshormons Testosteron reifen dort die Samenzellen bis zu ihrer Befruchtungsfähigkeit heran.

Samenleiter

Nach Passage des Nebenhodens werden die Samenzellen bis zum Samenerguss (Ejakulation) im Samenleiter (Ductus deferens) gespeichert. Dieser geht ohne scharfe Begrenzung aus dem Nebenhodengang hervor. Gemeinsam mit Gefäßen und Nerven zieht der Samenleiter im Samenstrang (Funiculus spermaticus) durch den Leistenkanal schräg durch die Bauchwand zur Harnblase. Der Leistenkanal ist eine 4–5 cm lange, röhrenförmige Verbindung zwischen Bauchhöhle und äußerer Schamgegend, der von lateral kranial innen nach medial kaudal außen verläuft.

Innerhalb der Prostata (Vorsteherdrüse) mündet der insgesamt 50–60 cm lange Samenleiter in die Harnröhre. Seine Wand enthält glatte Muskelzellen, die während des Samenergusses (Ejakulation) die Samenflüssigkeit (Sperma) durch Kontraktion in die Harnröhre befördern.

Sperma und Geschlechtsdrüsen

Die Samenflüssigkeit, das Sperma, setzt sich aus etwa 300 Millionen Spermien und den Sekreten der männlichen Geschlechtsdrüsen zusammen. Diese Sekrete gelangen erst zum Zeitpunkt des Samenergusses in die Harnröhre und enthalten Wasser, Elektrolyte, Fruktose und Enzyme. Im weiblichen Genitaltrakt neutralisiert das alkalische Sperma das saure Scheidenmilieu.

Prostata

Die Prostata (Vorsteherdrüse) liegt kaudal der Harnblase und umhüllt die Harnröhre. Ihre 12–20 Ausführungsgänge geben ein trübes, dünnflüssiges Sekret in die Harnröhre ab, das den Hauptteil der Samenflüssigkeit ausmacht.

Bläschendrüse

Die zwei Bläschendrüsen (Vesiculae seminales) bestehen jeweils aus einem 15–20 cm langen, gewun-

denen Kanal. Sie liegen an der Hinterwand der Harnblase und geben ihr Sekret durch den Ductus excretorius ab, der sich innerhalb der Prostata mit dem Ductus deferens zum Ductus ejaculatorius vereint. Der Ductus ejaculatorius mündet in die Harnröhre.

Auch die zwei Bulbourethraldrüsen sezernieren während des Samenergusses ein Sekret in die Harnröhre.

9.2.3 Männliche Geschlechtshormone

Mit Beginn der Pubertät setzen beim Jungen hormonelle Veränderungen ein, die Voraussetzung für die Entwicklung der sekundären Geschlechtsmerkmale und der Geschlechtsreife sind.

Die Hypophysenhormone **FSH** und **LH** stehen – wie bei der Frau – unter Kontrolle des Releasing Hormons **Gn-RH** des Hypothalamus. FSH regt beim Mann die Spermienbildung (Spermatogenese) in den Sertoli-Zellen an. LH bewirkt die Ausschüttung von **Testosteron** aus den Leydig-Zellen im Hoden. Testosteron wiederum reguliert durch negative Rückkopplung die Freisetzung der Hypophysen- und Hypothalamushormone.

Testosteron hat folgende Wirkungen:
- Während der Pubertät: Wachstum von Penis und Hoden, männlicher Behaarungstyp mit Bartwuchs und Geheimratsecken, tiefe Stimme, Knochen- und Muskelwachstum
- Beim Erwachsenen: Stimulation des Geschlechtstriebes (Libido), Spermienreifung, anabole Wirkung.

9.3 Erkrankungen der Vulva und Vagina

9.3.1 Vulvitis

Eine Vulvitis ist eine Entzündung der Vulva. Sie entsteht meistens auf vorgeschädigter Haut. Durch ihre Nachbarschaft zum Darmausgang ist die Vulva stark mit Keimen besiedelt und daher besonders anfällig für Infektionen.

Ursachen

- Schädigung der Haut durch
  - Chemische Reizung durch zu scharfe Waschmittel, Seifen, Deodorantien oder ständige Einwirkung von Urin z. B. bei Blasenfistel oder Inkontinenz
  - Mechanische Reizung durch enge Hosen, zu harte Vorlagen, intensiven und sehr häufigen Geschlechtsverkehr
- Infektionen mit
  - Bakterien, z. B. Staphylokokken, Streptokokken, E. coli
  - Pilzen, z. B. Candida albicans
  - Viren, z. B. Herpes- oder Papillomaviren
  - Würmern, Trichomonaden, Filzläusen
- Endogene Ursachen, die auch zur Änderung der Hauteigenschaften führen, z. B. Diabetes mellitus, Östrogenmangel, Vitaminmangel.

Symptome

Die typischen Entzündungszeichen treten auf: Rötung, Schwellung, Überwärmung und Schmerzen. Zusätzlich besteht ein starker Juckreiz und Brennen.

Therapie

Die Ursachen einer Vulvitis müssen beseitigt werden. Kann ein Erreger nachgewiesen werden, kommen antibiotika- bzw. antimykotikahaltige Salben zum Einsatz. Bei Östrogenmangel kann eine Östrogensalbe angewendet werden. Daneben können Sitzbäder mit Kamille oder Eichenrinde Linderung verschaffen.

9.3.2 Bartholinitis

Die Bartholinitis ist die Entzündung der Bartholin-Drüsen (Glandulae vestibulares majores), die sich im Scheidenvorhof befinden.

Ursachen

Durch Verklebung des Ausführungsgangs einer Bartholin-Drüse kann das dort gebildete Sekret nicht mehr abfließen. Es bildet sich eine bis zu 5 cm große Zyste.

Symptome

Es kommt zur einseitigen Schwellung der Labien mit Rötung, Überwärmung und starken Schmerzen.

Therapie

Nicht infizierte Zysten werden operativ komplett entfernt. Bei einer Infektion wird die Zyste eröffnet und die Zystenwand mit der Haut an der großen Schamlippe vernäht: Marsupialisation. Dadurch besteht eine Verbindung zur Körperoberfläche und das entzündliche Sekret kann abfließen.

9.3.3 Kolpitis

Die Kolpitis (Vaginitis) ist eine Entzündung der Vagina.

Ursachen

Durch ihren sauren pH-Wert ist die Vagina gegen Entzündungen geschützt. Ist das Scheidenmilieu jedoch gestört, können Erreger eine Kolpitis hervorrufen. Das Scheidenmilieu wird z. B. durch Diabetes mellitus, Schwangerschaft, Einnahme oraler Kontrazeptiva und antibiotische Therapie negativ beeinflusst. Häufige Erreger sind Candida albicans, E. coli aus dem Analbereich, Trichomonaden und Chlamydien.

Bei der **Kolpitis senilis** kommt es durch Östrogenmangel zu einer erhöhten Anfälligkeit für Scheideninfektionen.

Symptome

Es kommt zu meist übel riechendem Fluor (Scheidenausfluss, ➤ Tab. 9.1), dessen Aussehen je nach Erreger unterschiedlich sein kann. Der Scheideneingang und die Scheide sind stark gerötet und geschwollen. Zusätzlich können Beschwerden beim Wasserlassen auftreten. Typisch für eine Trichomonaden-Kolpitis ist der gelb-grünlich, schaumige Fluor. Starker Juckreiz tritt meist nur bei der Soor-Kolpitis durch Candida albicans auf.

9

Tab. 9.1 Differenzialdiagnose Fluor.

Befund	Häufige Ursachen
Klar, ohne Geruch	Östrogenstimulation (z. B. Zyklusmitte), Ektopie, Zervixpolypen, psychischer Stress
Weiß-gelblich, cremig	Candida-Infektion
Gelb-grünlich, schaumig	Trichomoniasis
Grau, wässrig	Kolpitis durch Kokken oder Haemophilus vaginalis (syn. Gardnerella vaginalis)
Braun, blutig, wässrig	Malignom
Gelblich, serös gelblich	Parasiten, Urogenitaltuberkulose
Bräunlich, übel riechend	Fremdkörper, z. B. vergessener Tampon
Eitrig	Gonorrhoe

Diagnostik

Der auslösende Erreger wird im Nativpräparat nachgewiesen. Eventuell muss eine Kultur angelegt werden. Bei älteren Patientinnen müssen ein Karzinom der Vulva und Vagina ausgeschlossen werden.

Therapie

Die Infektion wird mit Antibiotika oder Antimykotika therapiert (z. B. Clotrimazol als Canesten®, Metronidazol als Clont®). Häufig ist eine Lokalbehandlung mit Cremes oder Scheidenovula ausreichend. Bei Juckreiz können äußerliche Spülungen, z. B. mit Kamillosan®, durchgeführt werden. Nach der Therapie sollte die normale Scheidenflora mit Vaginalzäpfchen, die Milchsäurebakterien enthalten (z. B. Gynoflor®), wieder aufgebaut werden. Zusätzlich sollte die Ursache eines gestörten Scheidenmilieus beseitigt werden. Um Neuinfektionen vorzubeugen, wird der Geschlechtspartner mitbehandelt. Regelmäßige Intimpflege ohne Verwendung von Seife, kochfeste Baumwollwäsche und das Meiden von Vorlagen mit Plastikfolie tragen ebenfalls dazu bei, erneute Infektionen zu verhindern.

Die Therapie der Kolpitis senilis besteht in der zusätzlichen Gabe von Östrogensalben oder -vaginalzäpfchen.

9.3.4 Vulvakarzinom

Das Vulvakarzinom ist selten. Der Altersgipfel liegt im 65. Lebensjahr. Meist handelt es sich um Plattenepithelkarzinome (90 %), selten sind maligne Melanome (5 %).

Ursachen

Die Entstehung des Vulvakarzinoms ist unklar. Es wird durch eine Infektion mit dem Humanen Papillomavirus (HPV, menschliches Warzenvirus) begünstigt.

An der Vulva können Zelldysplasien beobachtet werden, die in **VIN-Stadien** eingeteilt werden (VIN = **V**ulväre **I**ntraepitheliale **N**eoplasien):
- VIN I: Leichte Dysplasie (atypische Zellen im unteren Drittel des Epithels)
- VIN II: Mäßige Dysplasie (atypische Zellen im basalen und mittleren Drittel des Epithels)
- VIN III: Schwere Dysplasie, Präkanzerose (zur Bösartigkeit neigende Gewebsveränderung) mit atypischen Zellen im gesamten Epithel
- Carcinoma in situ: Dabei ist die Epithelschicht tumordurchsetzt, die Basalmembran (Trennschicht zwischen oberster Hautschicht und Bindegewebe) jedoch intakt.

Als weiterer Risikofaktor für ein Vulvakarzinom gilt **Lichen sclerosus et atrophicus,** bei der die Haut der Vulva stark verdünnt und unelastisch ist. Sie tritt häufig zusammen mit einer VIN oder einem Vulvakarzinom auf. Es kommt zu Hautschrumpfungen, die den Scheideneingang verengen können und häufig begleitet sind von Hautrissen und Juckreiz. Vor allem ältere Frauen sind betroffen.

Die Therapie besteht in der Anwendung von fett- und kortisonhaltigen Salben; Östrogene werden systemisch und lokal angewendet.

Außerdem wurden Therapieerfolge mit immunsuppressiv wirkenden Calcineurin-Inhibitoren (z. B. Tacrolimus) erzielt.

Symptome

- Hautveränderungen im Vulvabereich, z. B. Rötung, Warzenbildung, Hautverdickung, Farbveränderungen
- Chronischer Juckreiz

- Bei fortgeschrittenen Fällen kommt es zu blumenkohlartigen Knoten, blutig-eitrigem Ausfluss und bei Harnröhrenbeteiligung zu schmerzhaftem Wasserlassen. Der Tumor kann Geschwüre (Ulcera) bilden sowie absterben und zerfallen (nekrotisieren)
- Evtl. vergrößerte Leistenlymphknoten, da das Karzinom bevorzugt lymphogen metastasiert.

Diagnostik

Es wird eine genaue Inspektion der Vulva mit Hilfe einer Vulvo- und Kolposkopie durchgeführt. Dabei werden Abstriche für die zelluläre (zytologische) Analyse und Gewebeproben für die feingewebliche (histologische) Untersuchung entnommen. Es folgen Zystoskopie, Rektoskopie, i. v.-Urogramm und CT zur Metastasensuche.

Therapie

- Die Standardtherapie ist die Operation. Bei sehr kleinen Tumoren reicht eventuell die Tumorentfernung mit einem Sicherheitsabstand aus. Bei größeren Tumoren ist eine radikale Vulvektomie indiziert. Dabei werden das gesamte äußere Genitale und die Leistenlymphknoten entfernt. Harnröhren- und Darmöffnung müssen bei Befall mit entfernt werden. Eine kontinenzerhaltende Operation ist häufig nicht möglich
- Sind die Lymphknoten von Metastasen befallen, wird postoperativ die Leistengegend bestrahlt
- In manchen Fällen wird versucht, den Tumor durch eine Radiochemotherapie zu verkleinern und anschließend durch eine weniger radikale Operation zu entfernen, bei der die Kontinenz möglicherweise erhalten werden kann
- Bestrahlung und Chemotherapie werden bei inoperablen Patientinnen oder im fortgeschrittenen Stadium bei Fernmetastasen angewandt (palliativ).

9.3.5 Vaginalkarzinom

Das Vaginalkarzinom ist selten und tritt bevorzugt im 60.–70. Lebensjahr auf. Meist handelt es sich um ein Plattenepithelkarzinom, das frühzeitig in Lymph-

knoten sowie Darm und Blase metastasiert. Die Ursachen des Vaginalkarzinoms sind unklar. Sie werden wie das Vulvakarzinom mit einer Infektion mit Humanen Papillomaviren in Verbindung gebracht.

Symptome

- Fleischwasserfarbener Ausfluss
- Blutungen, z. B. nach Geschlechtsverkehr
- Schmerzhaftes Wasserlassen
- Blut im Urin bei Blasenbefall, Blut im Stuhl bei Darmbefall.

Diagnostik

Es erfolgt eine genaue Inspektion der Vagina. Dabei werden Abstriche für die zytologische Untersuchung und Gewebeproben für die histologische Untersuchung entnommen.

Zum Ausschluss eines Zervix- oder Endometriumkarzinoms, das sekundär die Vagina befällt, wird die Gebärmutter ausgeschabt (fraktionierte Abrasio). Das dabei gewonnene Material wird getrennt untersucht.

Therapie

In frühen Stadien können Vaginalkarzinome unter Entfernung des betroffenen Scheidenanteils operiert werden. Fortgeschrittene Tumoren werden bestrahlt. Die Vagina eignet sich für eine Kontaktbestrahlung. Dazu wird ein Metallzylinder, der mit radioaktiven Substanzen gefüllt ist, in die Scheide eingelegt. Zusätzlich erfolgt eine perkutane Bestrahlung der Lymphknoten.

9.4 Erkrankungen des Uterus

9.4.1 Zervizitis

Die Zervizitis (Gebärmutterhalsentzündung) ist eine Entzündung der Zervix, die am häufigsten durch Chlamydien verursacht wird. Aber auch Gonokokken, Mykoplasmen, E. coli, und Herpes simplex-Viren können für eine Zervizitis verantwortlich sein.

9

Symptome

Es treten Zwischenblutungen, Brennen beim Wasserlassen (häufig ist die Harnröhre mitbefallen) und mitunter eitriger Ausfluss, begleitet von Unterbauchschmerzen, auf. Sehr häufig verläuft eine Chlamydieninfektion jedoch asymptomatisch.

Chlamydieninfektionen in der Schwangerschaft können während der Geburt auf das Kind übertragen werden und zu einer Konjunktivitis und Pneumonie führen. Eine unbehandelte Chlamydieninfektion kann für eine Unfruchtbarkeit verantwortlich sein.

Diagnose

Wichtig für die Diagnosestellung ist ein Abstrich der Zervix für die Mikrobiologie, die Blutentnahme für die serologische Untersuchung auf Chlamydien und die gynäkologische Untersuchung, bei der typischerweise eine gerötete Portio auffällt. Bei jungen Frauen kann jährlich ein Chlamydientest durchgeführt werden. Differenzialdiagnostisch muss vor allem an eine Gonokokkeninfektion gedacht werden.

Therapie

Es werden Antibiotika (Tetracyclin oder Erythromycin) oder Virustatika gegeben, wobei der Partner unbedingt mitbehandelt werden muss.

9.4.2 Endometritis

Die Endometritis ist eine Entzündung der Gebärmutterschleimhaut. Sie greift schnell auf die Muskulatur der Gebärmutter über und heißt dann **Endomyometritis.**

Ursachen

Eine Endometritis tritt vor allem während des Wochenbettes auf, da in diesem Zeitraum die zyklusabhängige regelmäßige Abstoßung der Gebärmutterschleimhaut nur verzögert in Gang kommt und Keime somit gute Lebensbedingungen vorfinden. Die Keimbesiedlung erfolgt aufsteigend aus der Scheide, oder selten hämatogen, d. h. über das Blut.

Außerhalb des Wochenbettes kommt es nur selten zu einer Endometritis, meist im Rahmen diagnostischer oder therapeutischer Maßnahmen, die zu einem Keimaufstieg aus Vagina oder Zervix führen können, z. B. Abrasio (Ausschabung) oder Einlage eines Intrauterinpessars (Spirale).

Symptome und Diagnostik

Es kommt zu Blutungsstörungen. Die Gebärmutter ist druckschmerzhaft.

Therapie

Es werden Antibiotika i. v. und bei Bedarf Spasmolytika (z. B. Buscopan®) gegeben. Um ein Endometriumkarzinom sicher auszuschließen, wird eine Abrasio durchgeführt.

9.4.3 Polypen des Uterus

Polypen des Uterus sind gutartige, häufig gestielte Geschwulste der Schleimhaut, die mehrere Zentimeter lang werden können und meist bei Mehrgebärenden auftreten. Sie sind häufiger an der Zervix als in der Gebärmutterhöhle zu finden.

Symptome

Zervixpolypen ragen fast immer aus dem äußeren Muttermund hervor. Meist bestehen keine Beschwerden. Selten treten Blutungen nach dem Geschlechtsverkehr (Kontaktblutung), Zwischenblutungen oder schleimiger Ausfluss (zervikaler Fluor) auf. Korpuspolypen rufen Schmierblutungen außerhalb der Menstruation hervor.

Diagnostik

Zervixpolypen können bei der Spekulumeinstellung als dunkelrote, weiche, leicht verletzliche Wucherungen gesehen werden. Sie müssen von einem aus dem Gebärmutterhals herauswachsenden bösartigen Tumor, dem Zervixkarzinom, abgegrenzt werden. Diese Abgrenzung ist möglich durch:

- Zytologischer Abstrich zur Beurteilung der Zellen

- Operative Entfernung und feingewebliche Untersuchung des Polypen.

Therapie

Die Polypen müssen entfernt werden, da sie – wenn auch selten – bösartig entarten können. Der Polyp wird an seiner Basis abgetrennt, wobei gestielte Polypen abgedreht, breitbasig aufsitzende Polypen meist elektrisch entfernt werden. Es folgt eine fraktionierte Abrasio (Ausschabung von Corpus und Zervix uteri getrennt in zwei Portionen).

9.4.4 Endometriose

Bei der Endometriose kommt die normale Gebärmutterschleimhaut (Endometrium) außerhalb der Gebärmutterhöhle vor. Diese versprengte Schleimhaut unterliegt wie die normale Schleimhaut in der Gebärmutter den hormonellen Veränderungen des Menstruationszyklus.

Ursachen und Einteilung

Die genaue Ursache ist nicht bekannt. Es gibt mehrere Theorien zur Entstehung der Endometriose:
- Verschleppung von Gebärmutterschleimhaut während der Menstruation sowohl zurück in den Bauchraum als auch in Richtung Scheidenausgang
- Bei der Entwicklung der Geschlechtsorgane nisten sich Inseln von Gebärmutterschleimhaut am falschen Ort ein
- Streuung von Gebärmutterschleimhautzellen durch operative Eingriffe, z. B. Eröffnung der Gebärmutter bei einem Kaiserschnitt.

Symptome

- Schmerzen: Die verlagerte Gebärmutterschleimhaut unterliegt dem normalen Menstruationszyklus. Es kommt somit zu zyklusabhängigen Schmerzen, die besonders ein bis zwei Tage vor der Menstruation auftreten. Je nach Lokalisation der Endometrioseherde kommt es zu Rückenschmerzen, Schmerzen beim Geschlechtsverkehr (Dyspareu-

nie), beim Wasserlassen oder Stuhlgang, zu schmerzhaften Regelblutungen (Dysmenorrhoe) oder unspezifischen Unterbauchschmerzen
- Verlängerte Regelblutung (Menorrhagie) bei Endometrioseherden in der Muskelschicht der Gebärmutter
- Blutiger Urin, blutiger Stuhl: Findet ein Endometrioseherd Anschluss an ein Hohlorgan (z. B. Blase, Darm, Lunge), so kommt es bei Herden in der Blase zu blutigem Urin, bei Herden im Darm zu blutigem Stuhl
- Sterilität: Verschließt ein Endometrioseherd den Eileiter oder nimmt er große Teile der Eierstöcke für sich ein, kommt es zur Unfruchtbarkeit.

Diagnostik

- Bei der gynäkologischen Tastuntersuchung können Endometrioseherde, z. B. an den Eierstöcken oder im Douglas-Raum, getastet werden
- Zystoskopie (Blasenspiegelung) bei Endometriose der Blase
- Koloskopie (Darmspiegelung) bei Endometriose des Darms
- Laparoskopie (Bauchspiegelung): Sie wird direkt vor der Regelblutung durchgeführt, weil die Herde dann am größten sind. Sie sind als bläulich schimmernde Knötchen sichtbar. Große Zysten der Eierstöcke mit eingedicktem Blut erscheinen häufig braun-schwarz und werden Teer- oder Schokoladenzysten genannt.

Therapie

Bei leichten Beschwerden kann durch die Gabe von Gestagenen der Wachstumsreiz auf das Endometrium und somit die zyklische Anschwellung der versprengten Gebärmutterschleimhaut vermindert werden. Dadurch lassen die Schmerzen nach und manchmal kommt es zum Absterben der Zellen. Bei Patientinnen mit Kinderwunsch oder starken Beschwerden werden die Endometrioseherde operativ entfernt, evtl. schon bei der Laparoskopie. Kleine Herde werden entweder mit dem Laser oder elektrisch zerstört (koaguliert). Größere Herde oder Zysten werden ausgeschält. Wichtig ist, dass kein Gewebe aus den Zysten im Bauchraum verstreut wird, da

9

dadurch neue Herde gesetzt werden könnten. Postoperativ können Gestagene, Gonadotropinhemmer oder Gn-RH-Analoga gegeben werden, um die Hormonproduktion in den Ovarien zu unterdrücken. Mit der Menopause verschwinden die Beschwerden meist, da der hormonelle Wachstumsreiz wegfällt. Auch eine Schwangerschaft beseitigt eine Endometriose häufig.

9.4.5 Uterusmyome

Uterusmyome sind gutartige, hormonabhängige Tumoren der glatten Muskulatur des Uterus. Sie sind meist rund, können aber durch Druck aus der Umgebung andere Formen annehmen. Treten zahlreiche Myome gleichzeitig auf, spricht man von einem **Uterus myomatosus.**

Ursachen und Einteilung

Die Entstehung von Myomen wird begünstigt durch ein hormonelles Ungleichgewicht (Überschuss an Östrogenen, die das Wachstum der Myome fördern) oder sie sind genetisch bedingt. 20–30 % aller über 30-jährigen Frauen haben Uterusmyome. Sie werden nach ihrer Lokalisation unterschieden (➤ Abb. 9.4):

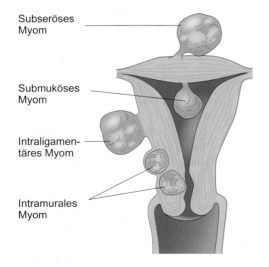

Abb. 9.4 Uterus myomatosus mit Lage der verschiedenen Myome. [L190]

- Subseröses Myom
- Intramurales Myom (häufigste Form)
- Submuköses Myom.

Symptome und Komplikationen

- Verlängerte, verstärkte und schmerzhafte Regelblutungen sowie Schmierblutungen, da der Uterus nicht mehr in der Lage ist, sich über dem Myom zusammenzuziehen und für eine ausreichende Blutstillung zu sorgen
- Druckgefühl im Unterbauch mit eventuellen Lageveränderungen der Organe
- Harndrang bei Druck auf die Blase; Harnstau bei einem sehr großen Myom, das auf den Harnleiter drückt
- Anämie aufgrund der starken Blutungen
- Stieldrehung: Ein gestieltes Myom dreht sich um die Stielachse. Dadurch werden die Gefäße abgeschnürt, das Myom wird mangelversorgt. Es können Symptome eines akuten Abdomens mit bretthartem Bauch und akuten Schmerzen auftreten
- Sehr selten ist eine maligne Entartung zum Leiomyosarkom
- In der Schwangerschaft besteht die erhöhte Gefahr der Fehl- oder Frühgeburt, kindlicher Fehlbildungen durch Platzmangel und der vorzeitigen Ablösung der Plazenta
- Bei der Geburt können Myome ein Geburtshindernis sein oder eine Uterusatonie verursachen.

Diagnostik

Große Myome sind bei der gynäkologischen Untersuchung tastbar. Mittels (transvaginaler) Sonografie können Größe, Lage und Wachstum bestimmt werden.

Therapie

Eine Operation ist indiziert bei großen Myomen oder Myomwachstum, starken Beschwerden, unklarer Sterilität, Anämie, gehäuften Fehlgeburten und einer Stieldrehung des Myoms. Bei Frauen mit Kinderwunsch wird lediglich das Myom entfernt, bei älteren Frauen oder unstillbaren Blutungen wird der gesamte Uterus entfernt (Hysterektomie). Sehr große Myome können vor der Operation durch eine Hormontherapie mit Gn-RH-Analoga verkleinert werden.

9.4.6 Zervixkarzinom

Das Zervixkarzinom (Gebärmutterhalskrebs) ist nach dem Mammakarzinom mit etwa 30 % der zweithäufigste bösartige gynäkologische Tumor. Sein Altersgipfel liegt zwischen dem 45. und 55. Lebensjahr.

Das Zervixkarzinom entsteht meist im Übergangsbereich zwischen dem Plattenepithel der Portio und dem Zylinderepithel der Zervix. Zu 90 % handelt es sich um ein Plattenepithelkarzinom, zu 5 % um ein Adenokarzinom und zu 5 % um Mischtumore oder andere Tumore.

Wie bei der Vulva können auch an der Zervix Präkanzerosen auftreten. Die Veränderungen des Plattenepithels werden als CIN (Cervikale intraepitheliale Neoplasien) zusammengefasst und abhängig vom Schweregrad in eines von drei Stadien eingeteilt. Meist wird eine CIN über die beim PAP-Abstrich erworbene Zellprobe festgestellt.

Ursachen

Ein Zervixkarzinom entsteht nach heutigem Wissen nur bei Vorliegen einer Infektion mit dem Humanen Papillomavirus (HPV). Als weitere begünstigende Faktoren gelten:

- Frühzeitiger Geschlechtsverkehr und häufiger Partnerwechsel
- Mangelnde Genitalhygiene (beider Partner)
- Rauchen.

Symptome

Das Zervixkarzinom bereitet erst sehr spät Symptome wie Zwischenblutungen oder Kontaktblutungen beim Geschlechtsverkehr. Es kann zu vaginalem Ausfluss kommen. Bei massiver Tumorausbreitung kommt es zu Störungen der Blasen- und Darmfunktion sowie Einengungen von Gefäßen und Nerven.

Diagnostik

- Gynäkologische Tastuntersuchung und Spekulumeinstellung

- Entnahme eines zytologischen PAP-Abstriches von Portio und Zervikalkanal. Es lassen sich Vorstufen eines Zervixkarzinoms erkennen
- Gewebeentnahme (Biopsie)
- Kolposkopie (mikroskopische Betrachtung des Epithels während einer Spekulumuntersuchung der Vagina)
- Zystoskopie (Blasenspiegelung) und Rektoskopie (Spiegelung des Rektums) zur Beurteilung der Tumorausdehnung
- Bestimmung der Tumormarker SCC und CEA im Blut
- Zur Metastasensuche: Sonografie der Leber und des Unterbauches, Röntgen-Thorax, evtl. Skelettszintigrafie, CT oder MRT.

PAP-Abstrich

Der PAP-Abstrich der Portio und Zervix wird routinemäßig bei der gynäkologischen Krebsvorsorgeuntersuchung einmal im Jahr durchgeführt sowie zur Sekundärprävention des Zervixkarzinoms.

Therapie

Die Therapie des Zervixkarzinoms ist abhängig von seiner Ausbreitung.

Operation

Bei kleinen, nicht ausgedehnten Befunden ist die Operation Therapie der Wahl:

- **Konisation:** Bei Tumoren, die die Basalmembran noch nicht durchbrochen haben (Carcinoma in situ), wird ein kegelartiges Gewebestück der Zervix entfernt
- **Hysterektomie:** Konnte der Tumor durch die Konisation nicht sicher im Gesunden entfernt werden oder bei abgeschlossener Familienplanung wird die Gebärmutter entfernt. Bei ausgedehnten Befunden werden die Gebärmutter, die Parametrien (Beckenbindegewebe), das obere Scheidendrittel und die Beckenlymphknoten entfernt (radikale Hysterektomie nach Wertheim-Meigs). Unter Umständen müssen auch Darm- oder Blasenanteile mitentfernt werden. Eine operationsbedingte Komplikation dieses Verfahrens ist der Lymphstau in den Beinen aufgrund der entfernten Lymphbahnen.

9

Bestrahlung

- Primäre Strahlentherapie: Bei sehr ausgedehnten Tumoren oder Patientinnen, die nicht operiert werden können, wird eine Strahlentherapie durchgeführt. Es gibt zwei Methoden, die kombiniert eingesetzt werden:
  - Lokale Strahlentherapie (Kontaktbestrahlung) durch Einführen von Strahlenkörpern in die Scheide für einige Minuten bis Stunden, z.B. Afterloading (Nachladeverfahren): Eine leere Hülse wird in die Scheide eingelegt und über eine Fernsteuerung mit radioaktivem Material gefüllt, wenn das Personal den Raum verlassen hat
  - Perkutane (durch die Haut) Strahlentherapie: Äußere Bestrahlung von bestimmten Arealen je nach Tumorausbreitung
- Sekundäre Strahlentherapie befallener Lymphknoten nach erfolgter Operation. Sowohl die lokale als auch die perkutane Bestrahlung werden angewandt.

Komplikationen der Bestrahlung sind Hautreizungen in der Genitalregion, die sich oft entzünden, Neigung zu Blasenentzündungen und Durchfall. Auf ausreichende Flüssigkeits- und Elektrolytzufuhr muss geachtet werden.

Prophylaxe

Frauen ab dem 20. Lebensjahr können jährlich eine Krebsvorsorgeuntersuchung mit zytologischem PAP-Abstrich in Anspruch nehmen. Mädchen zwischen dem 12. und 17. Lebensjahr (vor Aufnahme von Geschlechtsverkehr) wird eine Impfung gegen HPV zur Prophylaxe des Zervixkarzinoms empfohlen.

9.4.7 Endometriumkarzinom

Das Endometriumkarzinom, auch Korpuskarzinom genannt, ist meist ein Adenokarzinom. Es hat einen Anteil von 25–30 % der Genitaltumoren. Der Altersgipfel liegt zwischen dem 70. und 80. Lebensjahr. Man unterscheidet zwischen dem östrogenabhängigen Typ-I-Endometriumkarzinom und dem nicht östrogenbedingten Typ-II-Endometriumkarzinom, das mit einer sehr schlechten Prognose verbunden ist.

Ursachen

Folgende Faktoren begünstigen das Auftreten eines Typ-I-Endometriumkarzinoms:
- Erhöhter Östrogenspiegel, z.B. bei östrogenbetonter Hormontherapie in der Menopause oder bei sehr später Menopause
- Diabetes mellitus
- Hypertonie
- Adipositas.

Symptome

Leitsymptom sind Blutungsstörungen: Bei Frauen nach der Menopause als postmenopausale Blutungen, ansonsten als Zwischenblutungen (Metorrhagien) sowie Schmierblutungen (Spotting) vor und nach der Menstruation. Weiter können fleischwasserfarbener Ausfluss (übel riechend bei Tumorzerfall) sowie Allgemeinsymptome bei Tumorausdehnung auftreten. Beim Endometriumkarzinom treten die oben beschriebenen Blutungen oft schon im frühen Stadium auf. Daher kann durch eine sorgfältige Abklärung der Tumor früh erkannt und therapiert werden. Insbesondere postmenopausale Blutungen gelten immer als verdächtig und müssen abgeklärt werden.

Diagnostik

Die gynäkologische Tast- und Spekulumuntersuchung ist oft unauffällig. Im Ultraschall fällt das Endometrium als zu hoch und bläschenartig auf.

Die diagnostische fraktionierte Ausschabung (fraktionierte Abrasio) ist die einzige Untersuchung zur sicheren Diagnosestellung. Dabei wird die Schleimhaut aus dem Gebärmutterhals und aus der Gebärmutterhöhle in zwei Portionen entfernt und getrennt zur feingeweblichen Untersuchung gegeben. Bei verdächtigem Befund folgen weitere Untersuchungen zur Beurteilung der Tumorausdehnung (z.B. Sonografie der Leber und Niere, Röntgen, CT). Zudem werden die Tumormarker CEA und CA-125 bestimmt.

Therapie

- Operation: Je nach Tumorausdehnung werden Gebärmutter, Eierstöcke, Eileiter, obere Scheidenanteile und Beckenlymphknoten entfernt.

Gleichzeitig wird die Flüssigkeit im Bauch zytologisch untersucht

- Strahlentherapie: Zur Vermeidung eines Rezidivs wird postoperativ häufig im Afterloading-Verfahren bestrahlt. Bei Lymphknotenmetastasen erfolgt zusätzlich eine perkutane Bestrahlung. Kommt es bei inoperablen Patientinnen zu massiven Blutungen, wird eine Hochvoltbestrahlung zur Blutstillung durchgeführt
- Hormontherapie: Sie wird bei Adenokarzinomen mit positivem Rezeptorstatus (d. h. das östrogenabhängige Typ I-Endometriumkarzinom) und Fernmetastasen durchgeführt.

9.4.8 Descensus uteri und Prolaps uteri

Beim **Descensus uteri** (Gebärmuttersenkung) tritt der Uterus in der Scheide tiefer und die Portio kann u. U. im Scheideneingang sichtbar werden (➤ Abb. 9.5).

Der **Prolaps uteri** (Gebärmuttervorfall) ist die schwerste Form des Descensus uteri. Entweder liegt ein Teil des Uterus außerhalb der Vulva (Partialprolaps) oder der gesamte Uterus liegt vor der Vulva (Totalprolaps). Dabei kommt es zur „Umstülpung" der Vagina.

Da Uterus und Vagina mit der Blase und dem Rektum bindegewebig verwachsen sind, können diese mit nach kaudal gezogen werden. Der Descensus der vorderen Vaginalwand führt häufig zur Zystozele (Blasenvorfall), der der hinteren Vaginalwand zur Rektozele (Vorfall des Enddarms).

Ursachen

Verursacht wird das Tiefertreten der Gebärmutter durch eine bindegewebige Schwäche des Halteapparates der Gebärmutter. Diese Schwäche kann hervorgerufen werden durch:

- Mehrere Geburten, Verletzungen des Beckenbodens, Einrisse des Geburtskanals bei der Geburt
- Überdehnung des Beckenbodens durch Übergewicht oder durch körperliche Anstrengung, z. B. Tragen von schweren Lasten
- Alters- oder anlagebedingte Bindegewebsschwäche.

Symptome

- Druckgefühl nach unten
- Rückenschmerzen im Lendenwirbelbereich
- Bei Lageveränderung der Blase: Harninkontinenz, Neigung zu Harnwegsinfekten
- Bei Lageveränderung des Enddarmes: Neigung zur Obstipation
- Oftmals Ausfluss als Folge genitaler Entzündungen.

Therapie

- Beckenbodengymnastik: Bei ganz leichten Fällen kann eine spezielle Gymnastik den Halteapparat ausreichend stärken

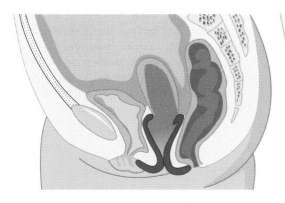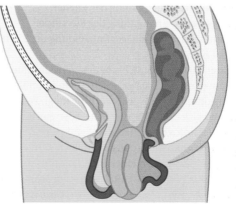

Abb. 9.5 Descensus uteri und Prolaps uteri. [L190]

- Pessar: Einlegen eines an die Scheidengröße angepassten Scheidenrings aus Hartgummi oder Silikon, der die Gebärmutter oben halten soll. Diese Methode sollte nur bei nicht operablen Patientinnen angewandt werden
- Operation, um eine normale anatomische Lage wiederherzustellen:
  – Vaginale Hysterektomie
  – Vordere Scheidenplastik bei einer Zystozele: Die vordere Scheidenwand wird angehoben
  – Hintere Scheidenplastik bei einer Rektozele: Die hintere Scheidenwand wird angehoben.

9.5 Erkrankungen der Tuben und Ovarien

9.5.1 Adnexitis

In der Gynäkologie werden Ovarien (Eierstöcke) und Tuben (Eileiter) zusammen als **Adnexe** (Anhangsgebilde) bezeichnet, die „Anhänge" des Uterus. Bei einer Adnexitis sind Tuben, Ovarien und das umliegende Gewebe entzündet. Sie tritt bei etwa 10–15 % der Frauen im gebärfähigen Alter einmal im Laufe des Lebens auf. Der Altersgipfel liegt zwischen 20 und 25 Jahren, betroffen sind vor allem sexuell aktive Frauen.

Ursachen und Einteilung

Nach den entzündeten Organen unterscheidet man:
- **Salpingitis:** Entzündung der Eileiter
- **Oophoritis:** Entzündung der Eierstöcke
- **Adnexitis:** Kombinierte Entzündung der Eileiter und Eierstöcke.

Meistens handelt es sich um eine aufsteigende Entzündung aus der Vagina. Auch ist ein Keimübertritt bei Infektionen der Nachbarorgane möglich, z. B. bei Appendizitis. In 40 % der Fälle liegt eine Chlamydieninfektion vor, weitere häufige Erreger sind Gonokokken und Anaerobier. Über den Blutweg (hämatogen) kann es zu einer Infektion mit Mykobakterium tuberculosis (Genitaltuberkulose) kommen.

Begünstigende Faktoren für das Auftreten einer Adnexitis sind Wochenbett, Menstruation, Intrauterinpessare und operative Eingriffe am Genitale.

Symptome

- Meist seitenbetonter starker Schmerz im Unterbauch
- Fieber
- Übel riechender Fluor
- Übelkeit und Erbrechen bei gleichzeitig bestehender Bauchfellentzündung (Peritonitis).

Diagnostik

- Gynäkologische Untersuchung: Eileiter bzw. Eierstöcke sind tastbar verdickt. Das Bewegen des Gebärmutterhalses verursacht Schmerzen (Portioverschiebeschmerz)
- Mikrobiologische Abstriche und Chlamydienabstrich
- Labor: Leukozytose, BSG ↑ und CRP ↑
- Bestimmung des β-HCG im Blut, um eine Eileiterschwangerschaft auszuschließen
- Urinuntersuchung zum Ausschluss einer Harnwegsinfektion, Harnsteinen (Hämaturie)
- Transvaginale Sonografie.

Die wichtigsten Differenzialdiagnosen sind eine Appendizitis bei Schmerzen auf der rechten Seite sowie eine Eileiterschwangerschaft, bei denen eine operative Therapie nicht unnötig verzögert werden darf.

Therapie

Um eine Verklebung der Eileiter zu verhindern, muss frühzeitig eine antibiotische Therapie begonnen werden, beispielsweise mit Tetracyclinen und Cephalosporinen. Nach Vorliegen des Antibiogramms wird die Therapie unter Umständen umgestellt. Zusätzlich werden antientzündliche und schmerzlindernde Medikamente gegeben, beispielsweise Diclofenac als Voltaren®. Mögliche Auslöser wie ein Intrauterinpessar sollten entfernt werden. Die Patientin sollte Bettruhe einhalten.

Komplikationen

- Verklebungen und Verwachsungen der Eileiter mit der Folge der Sterilität (bis zu 30 %) und vermehrter Eileiterschwangerschaften
- Bauchfellentzündung im kleinen Becken (Pelviperitonitis)

9

- Abszessbildung in den Tuben und Ovarien (Tuboovarialabszess)
- Flüssigkeitsansammlung im Eileiter (Hydrosalpinx)
- Eiteransammlung im Eileiter (Pyosalpinx).

Wird die Erkrankung nicht konsequent behandelt, kann sie in eine chronische Form mit ständig wiederkehrenden Unterbauchschmerzen übergehen.

9.5.2 Ovarialzysten

Ovarialzysten sind gutartige flüssigkeitsgefüllte Tumore, die von ihrer Umgebung abgegrenzt werden können.

Ursachen und Einteilung

Ovarialzysten werden nach ihrer Entstehung eingeteilt:
- Retentionszysten (Follikelzysten): Im Ovar reift ein Eifollikel heran. Aufgrund eines hormonellen Ungleichgewichts kommt es jedoch nicht zum Eisprung, sodass der Follikel über Jahre im Ovar verbleiben kann. Durch seine Östrogenproduktion führt er meist zu Blutungsstörungen
- Corpus-luteum-Zysten: Bilden sich aus einem Corpus luteum (Gelbkörper), besonders häufig am Beginn einer Schwangerschaft
- Thekaluteinzysten: Sie können bei Überstimulation des Ovargewebes durch Hormone entstehen, z. B. bei Zwillingsschwangerschaft als Umwandlung eines nicht rupturierten Follikels
- **Polyzystisches Ovarialsyndrom (PCO):** Vorhandensein mehrerer Zysten an beiden Ovarien. Es besteht eine Hyperandrogenämie (Erhöhung der männlichen Geschlechtshormone) bei gleichzeitig erhöhten Östrogenkonzentrationen im Blut und fehlenden Eisprüngen. Das PCO ist häufig mit Adipositas und Insulinresistenz vergesellschaftet.

Symptome

Meist sind Ovarialzysten symptomlos, sie können allerdings zu Zyklusstörungen und leichten Unterbauchbeschwerden führen. Wenn eine Zyste rupturiert, kann es zu Blutungen in den Bauchraum mit plötzlichen abdominalen Schmerzen kommen. Eine gefürchtete Komplikation ist die Stieldrehung der gesamten Adnexe. Dabei wird die Blutzufuhr abgeschnitten und es treten akute heftige Unterbauchschmerzen auf. Eine sofortige Operation ist notwendig.

Patientinnen mit polyzystischem Ovarialsyndrom sind meist zwischen 20 und 30 Jahren alt, sind adipös, haben einen männlichen Behaarungstyp (Hirsutismus), leiden unter Virilisierung (u. a. tiefe Stimme, Hypotrophie der Brüste), einer Amenorrhoe (fehlende Monatsblutung) und sind unfruchtbar.

Diagnostik

Bei der gynäkologischen Untersuchung ist ein prallelastischer Tumor im Unterbauch zu tasten. In der Sonografie kann die Zyste erkannt werden (➤ Abb. 9.6). Beim polyzystischen Ovarialsyndrom ist der Androgen-Spiegel im Blut erhöht.

Therapie

Eine Zyste wird regelmäßig sonografisch kontrolliert, um eine Größenzunahme erkennen zu können. Nach einer Hormontherapie mit Gestagenen in der zweiten Zyklushälfte über 2–3 Zyklen verschwinden ca. 80 % der Zysten. Bildet sich die Zyste nicht zurück, bei Größenzunahme, starken Beschwerden oder Tumorverdacht muss sie laparoskopisch entfernt werden.

Patientinnen mit polyzystischem Ovarialsyndrom sollten ihr Gewicht reduzieren. Daneben erhalten sie Kortikosteroide, um die Androgenproduktion zu unterdrücken. Besteht Kinderwunsch, kann die Ovarialfunktion medikamentös angeregt werden.

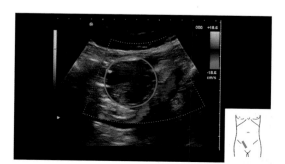

Abb. 9.6 Ovarialzyste in der Sonografie. [T824]

9.5.3 Gutartige Ovarialtumoren

90 % der Ovarialtumoren sind primär gutartig. Es besteht aber ein relativ hohes Entartungsrisiko.

Einteilung

Es gibt eine Vielzahl von Ovarialtumoren, die aus unterschiedlichen Geweben des Ovars hervorgehen:
- Epitheliale Tumoren, z. B. seröses Kystadenom, muzinöse oder endometroide Tumoren
- Stromatumoren des Keimstrangs wachsen aus den hormonproduzierenden Zellen des Ovars. Sie produzieren
  - Granulosazelltumoren: Östrogene
  - Androblastome: Androgene
  - Gynandroblastome: Östrogene und Androgene
- Keimzelltumore
- Mesenchymale Tumoren, z. B. Fibrome, gehen vom Bindegewebe aus und produzieren keine Hormone.

Symptome und Komplikationen

Der Tumor breitet sich erst im kleinen Becken und dann in Richtung Oberbauch aus. Beschwerden treten oft erst auf, wenn er sehr groß ist. Es kommt zu einer Zunahme des Bauchumfangs, Störung der Blasen- und Darmentleerung und bei hormonproduzierenden Tumoren zu Hormonwirkungen, z. B. Vermännlichung (Virilisierung) mit Bartwuchs und tiefer Stimme bei vermehrter Androgenproduktion.

Als mögliche Komplikation kommt die Stieldrehung vor.

Diagnostik

Zur Diagnosestellung werden eine gynäkologische Tastuntersuchung, eine Sonografie und eine Hormonbestimmung durchgeführt.

Um einen bösartigen Tumor sicher auszuschließen, wird eine Laparoskopie mit Gewebeentnahme vorgenommen.

Therapie

Da die Entartungsgefahr eines gutartigen Ovarialtumors groß ist, wird er operativ entfernt. Nur durch eine histologische Untersuchung kann ein Karzinom sicher ausgeschlossen werden.

9.5.4 Bösartige Ovarialtumoren

Der häufigste bösartige Ovarialtumor ist das Ovarialkarzinom, das vom Oberflächenepithel des Ovars ausgeht. Sein Altersgipfel liegt zwischen dem 60. und 70. Lebensjahr.

Daneben können bösartige Keimzelltumoren auftreten. Sie entwickeln sich aus
- Unreifen Keimzellen, z. B. Dysgerminom
- Embryonalen Zellen, z. B. Teratom, Dermoid
- Extraembryonalen Zellen, z. B. Chorionkarzinom.

Bei 15 % der Ovarialtumoren handelt es sich um Metastasen anderer Karzinome. Eine Sonderform ist der Krukenberg-Tumor als Abtropfmetastase eines Magenkarzinoms.

Einige der anfänglich gutartigen Ovarialtumoren können zu bösartigen Tumoren entarten, z. B. Keimstrangtumoren, seröses Zystadenokarzinom (aus einem Zystadenom).

Ursachen

Die genauen Ursachen des Ovarialkarzinoms sind nicht bekannt. Zu den Risikofaktoren zählen familiäre Disposition und Kinderlosigkeit. Eine familiäre Häufung von Mamma- und Ovarialkarzinomen ist zu beobachten. Das Karzinomrisiko ist vermindert, wenn im Laufe des Lebens wenige Ovulationen stattgefunden haben. Also bei mehreren Schwangerschaften, Stillzeiten, Einnahme von Ovulationshemmern, später Menarche und früher Menopause.

Symptome

Es gibt keine Frühsymptome, da der Tumor im Bauch viel Platz zur Ausdehnung hat. Bei zunehmendem Wachstum kommt es zu Problemen beim Wasserlassen und beim Stuhlgang, zu Druckschmerzen im Bauch, zu einer Zunahme des Bauchumfangs, zu einem Fremdkörpergefühl und zu Allgemeinsymptomen wie Leistungsminderung und Gewichtsverlust.

Bei hormonaktiven Tumoren kann der erhöhte Hormonspiegel zur Vermännlichung (Virilisierung) führen.

Diagnostik

- Gynäkologische Tastuntersuchung
- Sonografie (vaginal und abdominal)
- Metastasensuche und Staging mit CT, MRT, Röntgen-Thorax, Sonografie des Abdomens, Mammografie, Blasen- und Darmspiegelung, Darstellung der ableitenden Harnwege (i. v.-Urogramm)
- Tumormarker CA 125, CEA, CA 72–4 zur Verlaufskontrolle.

Therapie

- Operation: Während einer Laparotomie wird das auffällige Ovar entfernt und im Schnellverfahren feingeweblich untersucht (Schnellschnitt). Ist der Tumor gutartig, so genügt es, nur den auffälligen Befund zu entfernen. Bei Bösartigkeit werden zusätzlich die Gebärmutter mit beiden Eileitern und Eierstöcken, das große Netz, die Beckenlymphknoten und die Lymphknoten neben der Aorta entfernt. Bei Blasenbefall werden Blasenteile entfernt, bei Darmbefall die betroffenen Darmanteile und ggf. ein Anus praeter naturalis angelegt.
- Postoperative Polychemotherapie
- In ⅔ der Fälle kommt es zu Rezidiven, typischerweise als Lymphknotenmetastasen oder generalisierte Peritonealkarzinose. Es erfolgt eine weitere Chemotherapie. Eine erneute Operation wird nur in seltenen Fälle durchgeführt.

9.6 Erkrankungen der Mamma

9.6.1 Mastitis

Die Mastitis ist eine Entzündung des Brustdrüsenkörpers.

Ursachen und Einteilung

Es werden unterschieden:
- **Mastitis puerperalis** ist eine Brustentzündung während des Wochenbettes (Puerperium). Über Einrisse der Mamille gelangen meist Staphylokokken in das Drüsengewebe und verursachen dort eine Entzündung
- **Mastitis non puerperalis** ist eine Entzündung der Brust außerhalb der Stillzeit und wird durch einen erhöhten Prolaktinspiegel begünstigt. Häufig sind Mischinfektionen.

Von der Mastitis ist die **Thelitis** zu unterscheiden. Hierbei handelt es sich um eine Entzündung lediglich der Mamille. Beim Stillen können an der Mamille kleine Risse entstehen, die sich dann bei unzureichender Hygiene entzünden.

Symptome

Die Brust ist gerötet, überwärmt, geschwollen und schmerzhaft, ebenso sind die Lymphknoten in der Achselhöhle vergrößert. Fieber bis 40 °C und Schüttelfrost treten auf. Evtl. ist ein Abszess tastbar. Bei einer Mastitis non puerperalis beginnen die Beschwerden langsamer und sind nicht so heftig wie bei der Mastitis puerperalis.

Bei einer Thelitis ist die Mamille stark gerötet und das Stillen sehr schmerzhaft.

Diagnostik

Die klinischen Zeichen sind typisch. Zusätzlich finden sich erhöhte Laborparameter: Leukozyten, BSG, CRP. Mittels Sonografie kann ein Abszess dargestellt werden.

Therapie

Bei der Mastitis puerperalis wird die Brust gekühlt, z. B. mit kalten Kompressen, Eisbeutel, Coolpacks. Unterstützend wird sie mit einem engen BH oder Brustwickel ruhiggestellt. Ein Abstillen ist bei leichten Entzündungen nicht notwendig, sollte jedoch bei massiver Entzündung erfolgen. Die Milchproduktion kann dabei mit Prolaktinhemmern wie z. B. Bromocriptin (Pravidel®) reduziert werden. Zusätzlich muss die Mastitis mit Antibiotika (Staphylex®) behandelt werden. Bei Abszessbildung erfolgt eine operative Abszessspaltung und Drainage, um die Flüssigkeit abzuleiten.

Eine Mastitis non puerperalis wird entsprechend dem Erreger antibiotisch behandelt. Es müssen unbedingt ein inflammatorisches Mammakarzinom

9

und ein Morbus Paget ausgeschlossen werden. Ein erhöhter Prolaktinspiegel sollte nach Möglichkeit therapiert werden.

Prophylaxe

- Händedesinfektion vor jedem Stillen
- Korrekte Stilltechnik zur Vermeidung von Verletzungen, ggf. Stillhütchen
- Brust immer gut leertrinken lassen (Milchstau wird vermieden), ggf. Milch zusätzlich abpumpen
- Brustwarzen an der Luft trocknen lassen.

9.6.2 Mastopathie

Bei der Mastopathie kommt es in der Brust zu hormonabhängigen Veränderungen von Milchgängen, Vermehrung des Bindegewebes und Zystenbildung meist im Klimakterium. Die Möglichkeit einer Entartung zum Mammakarzinom ist gegeben.

Ursachen und Einteilung

Eine Mastopathie entwickelt sich als Folge eines Progesteronmangels und relativen Östrogenüberschusses. Außerdem wirken eine Hyperandrogenämie, ein Mangel an Schilddrüsenhormonen sowie ein Überschuss an Prolaktin begünstigend. Eine Mastopathie kommt bei 40–50 % aller Frauen vor. Es werden nach dem histologischen Befund drei Grade unterschieden:

- Grad I: Karzinomrisiko nicht erhöht
- Grad II: Karzinomrisiko leicht erhöht
- Grad III: Karzinomrisiko 2,5–4-fach erhöht (Präkanzerose).

Symptome

Die Brust ist geschwollen und evtl. schmerzhaft (Mastodynie). Der Drüsenkörper tastet sich höckerig und knotig.

Diagnostik

- Palpation beider Brüste
- Sonografie und Farbdopplersonografie der Brust

- Mammografie: Ein spezielles Röntgenverfahren, bei dem beide Brüste jeweils in zwei Ebenen geröntgt werden. Die Früherkennung bösartiger Veränderungen wird dadurch erleichtert. Am besten kann das Brustdrüsengewebe kurz nach der Menstruation beurteilt werden
- Bei allen verdächtigen Befunden Probeexzision der Brust zur genauen Abklärung.

Therapie

Bei einer Mastopathie Grad I und II werden eine Mammografie und Sonografie alle 1,5 Jahre durchgeführt. Bei Beschwerden können Gestagene (z. B. Progestogel® Gel) gegeben werden. Bei einer Mastopathie Grad III, die als Präkanzerose gilt, sollte der Drüsenkörper entfernt werden (subkutane Mastektomie), da die Früherkennung eines Mammakarzinoms erschwert ist. Entscheidet sich die Patientin gegen diesen Eingriff, sind engmaschige Kontrollen erforderlich: Halbjährlich Sonografie, jährlich Mammografie.

9.6.3 Gutartige Mammatumoren

Folgende gutartige Mammatumore werden unterschieden:

- **Fibroadenom:** Häufigster gutartiger Tumor der Brust. Es entsteht aus dem Bindegewebe der Brust, ist von einer Kapsel umgeben, fühlt sich hart an und ist verschiebbar
- **Mammazyste:** Entsteht durch Ansammlung von Sekret in einem mit Epithel ausgekleideten Hohlraum. Da die meisten Zysten gutartig sind, genügt die Punktion der Zyste zur zytologischen Untersuchung. Bei Verdacht auf Bösartigkeit muss die Zyste operativ entfernt werden
- **Lipom:** Weicher, nicht druckschmerzhafter, beweglicher, gutartiger Tumor des Brustfettgewebes
- **Milchgangspapillom:** Wucherungen der Epithelzellen, die die Milchgänge auskleiden. Sie können einzeln oder gehäuft (Papillomatose) vorkommen. Auffällig werden sie, wenn sie Sekret aus der Mamille abgeben. Dieses Sekret muss zytologisch untersucht werden. Bei der Galaktografie (Kontrastmitteldarstellung der Milchgänge) fal-

len Aussparungen im Milchgangslumen oder Milchgangsabbrüche auf.

Diagnostik und Therapie

Da die sichere Abgrenzung eines gutartigen Mammatumors von einem bösartigen Mammakarzinom mittels Sonografie, Mammografie, CT, MRT und Galaktografie häufig nicht möglich ist, müssen alle Mammatumore operativ entfernt und feingeweblich untersucht werden.

9.6.4 Mammakarzinom

Das Mammakarzinom (Brustkrebs) ist der häufigste bösartige Tumor der Frau. In Deutschland erkranken jährlich über 58.000 Frauen neu an einem Mammakarzinom. Bei Frauen zwischen dem 40. und 50. Lebensjahr ist es die häufigste Todesursache (➤ Abb. 9.7).

Ursachen

Die genauen Ursachen des Mammakarzinoms sind nicht bekannt, jedoch gibt es Risikofaktoren, die das Auftreten eines Mammakarzinoms begünstigen. Deutlich erhöht ist das Risiko bei Frauen mit Verwandten 1. Grades (Schwester, Mutter), die an einem Mammakarzinom erkrankt sind, sowie bei

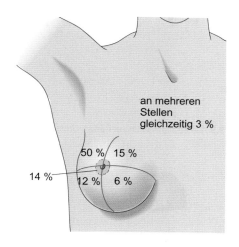

Abb. 9.7 Verteilung des Mammakarzinoms auf die Quadranten und die Areola. [L190]

Frauen mit Mastopathie Grad III oder mit Ovarialkarzinom, Endometriumkarzinom oder einem kolorektalen Karzinom.

Negativen Einfluss haben auch, wohl aufgrund der veränderten Hormonlage, Kinderlosigkeit, Verzicht auf Stillen, Menopause nach dem 55. Lebensjahr und Menarche vor dem 12. Lebensjahr. Übergewichtige Frauen und Frauen mit Diabetes mellitus haben ebenfalls ein erhöhtes Risiko.

Ein weiterer Risikofaktor ist eine Mutation des BRCA1- oder BRCA2-Gens (BRCA = breast cancer = Brustkrebs). Veränderungen dieser Gene führen neben einem erhöhten Erkrankungsrisiko für Brustkrebs auch zu einem erhöhten Risiko, an Ovarialkrebs zu erkranken.

Einteilung

Folgende Formen des Mammakarzinoms werden unterschieden:
- Duktales Karzinom (90 %) ausgehend von den Milchgängen (Ductus = Gang)
- Lobuläres Karzinom (10 %) ausgehend von den Drüsenläppchen (Lobulus = Läppchen)
- Sonderformen:
  - Morbus Paget: Entzündung der Brustwarze, die durch ein in den Milchgängen wachsendes Karzinom bedingt ist
  - Inflammatorisches Karzinom: Entzündung der Brust durch Ausdehnung eines Karzinoms in den Lymphspalten der Haut.

Symptome

Ein Mammakarzinom kann zu unterschiedlichen Erscheinungen an der Brust führen:
- Derber, nicht druckschmerzhafter und nicht verschieblicher Knoten, am häufigsten im oberen, äußeren Quadranten der Brust gelegen
- Hauteinziehungen, Unverschieblichkeit der Haut über dem Knoten
- Neu aufgetretene Asymmetrie der Brüste (eine geringe Differenz ist bei fast jeder Frau vorhanden)
- Orangenhautphänomen (Peau d'orange): Die Haut wirkt durch ein Lymphödem grobporig
- Sekretion aus der Brustwarze
- Rötung der Haut bei Ausbreitung des Karzinoms in den Lymphspalten der Haut und geschwollene

Lymphknoten in der Achselhöhle (lymphogene Metastasierung)
- Bei hämatogener Metastasierung Beschwerden von Seiten anderer Organe (Knochen, Lunge, Leber, Gehirn und Ovarien).

Diagnostik

- Gynäkologische Untersuchung der Brust mit Abtasten der Lymphknoten
- Mamma-Sonografie: Es können solide von zystischen Veränderungen unterschieden werden. Da es zu keiner Strahlenbelastung kommt, kann die Sonografie beliebig oft wiederholt werden
- Mammografie (➤ Abb. 9.8)
- Mamma-MRT
- Evtl. Galaktografie
- Evtl. Farb-Doppler-Sonografie: Die Gefäßversorgung eines Herdbefundes kann dargestellt werden. Hierdurch erhält man Zusatzinformationen, die ggf. auf die Bösartigkeit eines Knotens hinweisen
- Tumormarker (CEA, CA 15–3) präoperativ und postoperativ zur Verlaufskontrolle
- Feinnadelbiopsie: Mit einer feinen Nadel wird Gewebe gewonnen, das dann feingeweblich un-

tersucht wird. Diese Methode wird angewandt, um eine histologische Sicherung des Tumors vor einer präoperativen Chemotherapie zu erhalten. Sinnvoll ist diese Methode auch bei Patientinnen mit erhöhtem Operationsrisiko, da die Zeit der Schnellschnittuntersuchung gespart wird (Verkürzung der Narkosedauer)
- Metastasensuche durch Skelettszintigrafie, Röntgen-Thorax, evtl. MRT des Schädels, Sonografie der inneren Organe (besonders der Leber) und der Genitalorgane.

Selbstuntersuchung der Brust
Entscheidend für die Früherkennung eines Mammakarzinoms ist die regelmäßige Selbstuntersuchung der Brust (➤ Abb. 9.9, ➤ Abb. 9.10). Die Selbstuntersuchung der Brust sollte einmal im Monat nach der Menstruation erfolgen, da dann die Brust am weichsten ist: Die Frau betrachtet von vor-

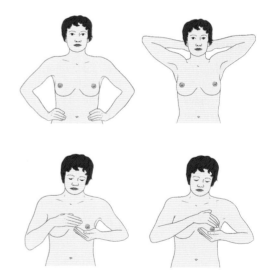

Abb. 9.9 Selbstuntersuchung der Brust. Untersuchung im Stehen. [L190]

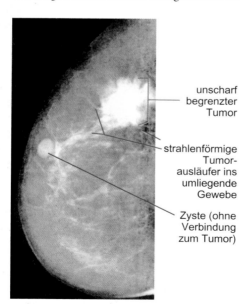

unscharf begrenzter Tumor

strahlenförmige Tumorausläufer ins umliegende Gewebe

Zyste (ohne Verbindung zum Tumor)

Abb. 9.8 Mammografischer Befund eines unscharf begrenzten, invasiv wachsenden Mammakarzinoms, Nebenbefund: gutartige Zyste. [A400]

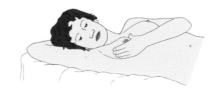

Abb. 9.10 Untersuchung im Liegen. [L190]

9

ne und von beiden Seiten vor einem Spiegel Form, Größe, Oberflächenkontur (Einziehungen? Dellen?) und Verfärbungen beider Brüste. Bei den Mamillen achtet sie auf Einziehungen, Sekretbildung auf Druck, Ekzeme und Anomalien.

Durch Heben und Senken der Arme wird zusätzlich die Beweglichkeit der Brüste geprüft. Anschließend wird jede Brust einzeln und dann beide im Vergleich im Stehen bzw. im Liegen untersucht. Mit der flachen Hand tastet man im Uhrzeigersinn von außen nach innen jeden einzelnen Quadranten sowie die Achselhöhlen ab. Besonders zu beachten sind Verhärtungen, die auf Größe, Konsistenz, Form und Verschiebbarkeit gegen das umgebende Gewebe sowie gegen die Haut untersucht werden.

Therapie

Meist erfolgt eine Kombination aus Operation, Strahlen-, Chemo- und Hormontherapie. Die Auswahl der Therapie erfolgt nach der TNM-Klassifikation, abhängig von der Größe des Tumors (T), befallenen Lymphknoten (N) und eventuellen Metastasen (M).

Operation

Bei kleinen Befunden (≤ 2 cm) wird nur der Tumor mit dem umgebenden Gewebe (Tumorektomie) entfernt, sofort zur Pathologie gebracht und dort feingeweblich untersucht (Schnellschnitt). Liegt bereits ein histologischer Befund aufgrund einer Stanzbiopsie vor, ist dieses Vorgehen nicht notwendig. Vom histologischen Befund hängt die weitere Operation ab: Ist der Tumor gutartig, wird die Wunde verschlossen. Ist der Tumor bösartig, werden zusätzlich die Lymphknoten der Achselhöhle entfernt und ebenfalls zur feingeweblichen Untersuchung gebracht. Durch eine Quadrantenresektion oder Segmentresektion wird versucht, die Brust zu erhalten (brusterhaltende OP). Bei größeren (≥ 2 cm) oder mehreren Befunden in der Brust wird die gesamte Brust einschließlich Mamille und axillärer Lymphknoten entfernt (eingeschränkt radikale Mastektomie und axilläre Lymphknotendissektion). Bei Muskelbeteiligung wird zusätzlich der Brustmuskel entfernt (radikale Mastektomie).

Wünscht die Patientin einen Brustaufbau, so kann dieser in einer späteren Operation mit Gewebe vom Bauch- oder Rückenmuskel oder mit einer Silikonprothese erfolgen. Alternativ können individuell angefertigte Brusthalterprothesen (Epithese) verwendet werden.

Strahlentherapie

Eine Strahlentherapie ist indiziert bei:
- Nicht operablen Karzinomen
- Brusterhaltender Operation
- Zur Schmerzlinderung bei Metastasen (palliativ).

Chemotherapie

Eine Chemotherapie mit Zytostatika wie z. B. Cyclophosphamid, 5-Fluorouracil, Epirubicin, Paclitaxel kann notwendig sein:
- Vor einer Operation mit dem Ziel, den Tumor zu verkleinern (neoadjuvant)
- Nach einer Operation mit dem Ziel, evtl. verstreute Tumorzellen abzutöten (adjuvant)
- Bei Metastasen, um die Beschwerden zu lindern (palliativ).

Da durch eine Chemotherapie nicht nur Tumorzellen, sondern auch gesunde Zellen im Körper zerstört werden, ergeben sich Nebenwirkungen wie Haarausfall, Übelkeit, Erbrechen, Abfall der Blutzellen und allgemeine Schwäche.

Im Rahmen einer zielgerichteten Therapie werden monoklonale Antikörper eingesetzt, z. B. Trastuzumab, Becavizumab.

Hormontherapie

Der entnommene Tumor wird nicht nur histologisch, sondern auch auf vorhandene Hormonrezeptoren hin untersucht. Manche Tumoren besitzen Hormonrezeptoren (hormonrezeptorpositiv), die auf Östrogen oder Progesteron reagieren. Um ein weiteres Tumorwachstum zu verhindern, wird versucht, die Hormonwirkung zu verringern durch:
- Medikamente, die die Östrogenrezeptoren blocken (Antiöstrogen, z. B. Tamoxifen®) oder welche, die die Umwandlung von Androgenen in Östrogene in der Nebenniere hemmen (Aromatasehemmer, z. B. Arimidex®),
- Medikamente, die die Hormonproduktion in den Ovarien unterbinden (Gn-RH-Analogon Goserelin) oder in Ausnahmefällen die operative Entfernung der Ovarien.

9

Nachsorge

Der Verlust einer Brust bedeutet einen großen Einschnitt im Leben einer Frau. Deshalb ist es wichtig, die Patientin noch während des Klinikaufenthaltes über Folgendes zu informieren:

- Optimale kosmetische Versorgung der Brust mit speziellen Büstenhaltern und Prothesen
- Selbsthilfegruppen sowie spezielle Sportgruppen
- Perücke bei Chemotherapie
- Anspruch auf Rehabilitationsmaßnahmen, Schwerbehindertenausweis und sonstige Vergünstigungen
- Psychoonkologische Betreuung.

Die medizinische Nachsorge beim Mammakarzinom findet in den ersten zwei Jahren alle drei Monate, im 2. bis 5. Jahr alle sechs Monate und ab dem 5. Jahr alle zwölf Monate statt. Sie umfasst eine genaue Anamnese, sorgfältige Untersuchung beider Brüste, gynäkologische Untersuchung mit zytologischen Abstrichen von Zervix und Portio sowie die Untersuchung anderer Organe, um Metastasen auszuschließen: Auskultation der Lunge, Palpation der Leber, Schmerzempfindlichkeit der Wirbelsäule. Zusätzlich wird jährlich eine Mammografie der Gegenseite durchgeführt, um dort ein Karzinom rechtzeitig zu erkennen.

Prophylaxe

Ab dem 30. Lebensjahr sollte jede Frau im Rahmen der Krebsvorsorgeuntersuchung ihre Brust jährlich durch einen Arzt abtasten lassen. Vom 50. bis 69. Lebensjahr sollte alle zwei Jahre eine Mammografie durchgeführt werden, bei Risikopatientinnen auch häufiger.

Komplikationen

Der Lymphabfluss des Armes wird sowohl durch die Operation mit axillärer Lymphknotenentfernung als auch durch die Bestrahlung geschädigt. In ca. 20 % der Fälle kommt es daher zum Lymphödem mit Verdickung der Haut und des Unterhautgewebes durch einen Lymphstau. Der Arm schwillt schmerzhaft an, die Haut ist stark gespannt.

Vorbeugende Maßnahmen sind:
- Anfangs keine Überanstrengung des Armes
- Arm häufig hochlagern
- Hitze und enge Kleidung meiden, Kleidung aus natürlichen Materialien wählen, um unnötiges Schwitzen zu vermeiden
- Frühzeitige, gezielte Bewegungstherapie von Arm und Schulter, schwimmen.

Auch nach 20 Jahren kann es noch zu einem Rezidiv des Mammakarzinoms kommen.

9.7 Erkrankungen der Prostata

9.7.1 Prostatitis

Die Prostatitis ist eine Entzündung der Vorsteherdrüse.

Ursachen

Durch die Nachbarschaft zur Harnröhre und die gute Durchblutung der Prostata gelangen Keime urogen oder hämatogen in die Drüse und führen zu Infektionen. Klingt die akute Entzündung nicht vollständig ab, geht sie in eine chronische Entzündung über.

Symptome

Erste Symptome der akuten Prostatitis sind Algurie, Nykturie, Pollakisurie und ein abgeschwächter Harnstrahl. Später treten Druck- und Spannungsschmerzen im After, Schmerzen beim Stuhlgang, Fieber und Schüttelfrost auf.

Bei der chronischen Entzündung sind die Schmerzen im After nicht so stark wie bei der akuten Entzündung. Sie können jedoch ins Kreuzbein, in die Leisten und die Hoden ausstrahlen. Die Blasenentleerung ist schmerzhaft, der Harndrang vermehrt.

Diagnostik

Bei der digital-rektalen Untersuchung ist die Prostata druckschmerzhaft und vergrößert. Im Urin sind Leukozyten und Bakterien zu finden. Mittels eines Harnröhrenabstrichs oder einer Ejakulatanalyse kann der Erreger bestimmt werden. Die akute eitrige Prostatitis kann einschmelzen und in einen Prostataabszess übergehen.

Therapie

Die Prostatitis wird mit hochdosierten Antibiotika (möglichst gezielt nach Antibiogramm) behandelt. Zusätzlich werden krampflösende und schmerzstillende Medikamente gegeben.

9.7.2 Prostataadenom

Das Prostataadenom (benigne Prostatahyperplasie, BPH) ist eine gutartige Geschwulst, die sich bevorzugt bei Männern im Alter über 60 Jahre bildet. Im Gegensatz zur Hypertrophie (Gewebevergrößerung durch Zunahme der Zellgröße bei gleicher Zellzahl), werden beim Prostataadenom Zellen neu gebildet (Hyperplasie).

Ursachen

Die harnröhrennahen Drüsen der Prostata vermehren sich unter Hormoneinfluss (Östrogene ↑, Testosteron ↓) und wachsen um die Harnröhre herum. Sie verdrängen das eigentliche Prostatagewebe, das sich langsam abflacht und später als schmaler Rand wie eine Kapsel um das Adenom herum liegt. Das Adenom kann seitlich der Harnröhre, in Richtung Blase oder Rektum wachsen.

Symptome und Einteilung

Entsprechend der Symptome werden drei Stadien eingeteilt:

- **Stadium 1:** Häufiges Wasserlassen (Pollakisurie) und verstärkter Harndrang, auch nachts (Nykturie). Der Patient kann jeweils nur geringe Mengen Urin lassen. Der Miktionsbeginn ist verzögert und der Strahl schwach. Da die Blasenmuskulatur gegen einen erhöhten Widerstand arbeiten muss, vergrößern sich die Muskelzellen. Es bildet sich eine Balkenblase
- **Stadium 2:** Die Blase entleert sich nicht mehr vollständig (beginnende Dekompensation). Es bleibt Restharn (> 50 ml) in der Blase zurück. Die Patienten verspüren immer häufiger Harndrang und entleeren immer geringere Mengen Urin
- **Stadium 3:** Die Restharnmenge nimmt zu, bis eine Überlaufblase vorliegt: Der Druck der Blase ist so

groß, dass ständig Harn in die Harnröhre übertritt. Gleichzeitig staut sich der Harn bis in die Nieren zurück, wodurch sich das Nierenbecken und Kelchsystem der Nieren erweitert (**Hydronephrose**). Der permanente Rückstau schädigt das Nierengewebe, dessen Funktion langsam abnimmt. Es kommt zur chronischen Niereninsuffizienz.

Diagnostik

Anhand der typischen Beschwerden kann das erste Stadium der Prostatahyperplasie festgelegt werden. Bei der digital-rektalen Untersuchung wird die Vergrößerung des Organs getastet. Sie fühlt sich prallelastisch bis derb an. Im Gegensatz dazu ist beim Prostatakarzinom eine deutlich harte und höckerige Prostata zu tasten. Unmittelbar nach dem Wasserlassen wird die Blase sonografiert und die Restharnmenge bestimmt. Außerdem wird mittels Uroflowmetrie die Stärke des Harnstrahls gemessen. Die **PSA-**(**P**rostata**s**pezifisches **A**ntigen) Bestimmung ist zur Abgrenzung des Prostatakarzinoms nicht ausreichend, da der PSA-Spiegel auch bei der BPH sowie nach einer digital-rektalen Untersuchung erhöht sein kann. Ein sicherer Karzinom-Ausschluss ist nur über eine Biopsie möglich.

Therapie

Die Therapie richtet sich nach dem Stadium des Adenoms. Kleine Adenome, die noch nicht zur Restharnbildung geführt haben (Stadium 1), können mit pflanzlichen Präparaten (Kürbis, Sägepalmextrakte) behandelt werden, die die Miktion erleichtern. Fortgeschrittene Adenome mit beginnender Restharnbildung (Stadium 2) werden mit α-adrenergen Blockern, die die glatte Muskulatur am Blasenhals entspannen, behandelt. Bei vollständig dekompensierter Blasenmuskulatur (Stadium 3) wird operativ vorgegangen. Das Verfahren der Wahl ist die transurethrale Prostataresektion (TUR-P). Durch die Harnröhre wird ein Zystoskop mit einer elektrischen Schlinge eingeführt. Mit der Schlinge wird das Adenom langsam abgetragen („abgehobelt"), bis die Harnröhre wieder genügend Platz hat und sich weiten kann. Nur bei sehr großen Adenomen ist eine offene Operation zur Ausschälung des Adenoms erforderlich (Prostataadenom-Enukleation).

9

9.7.3 Prostatakarzinom

Das Prostatakarzinom ist der häufigste bösartige Tumor des Mannes. Mehr als 75 % der Prostatakarzinome werden bei Männern über 65 Jahren diagnostiziert. Eine Früherkennung erfolgt durch regelmäßige rektale Vorsorgeuntersuchungen. Da der Tumor nur in den Stadien 0–2 geheilt werden kann, ist das Screening (digitale rektale Untersuchung, PSA-Bestimmung ab 45 Jahren) umso wichtiger.

Ursachen

Wahrscheinlich spielen hormonelle Einflüsse bei der Entstehung eines Prostatakarzinoms eine Rolle. Daneben kommt es mit zunehmendem Alter und bei familiärer Disposition häufiger vor.

Einteilung und Symptome

Die meisten Karzinome entstehen im hinteren Bereich der Prostata. Daher treten Beschwerden erst spät auf, wenn die Harnröhre eingeengt wird. Dann kommt es zu häufigem Harndrang und evtl. zu Blutungen. Die Tumorzellen können früh in die untere Wirbelsäule und das Becken metastasieren. Dann treten Kreuz- bzw. Hüftschmerzen auf, die vom Patienten oft als „Ischias" oder „Rheuma" beschrieben werden. Im späteren Verlauf kommen die typischen Symptome der Blasenentleerungsstörung hinzu.
Klinisch werden fünf Stadien unterschieden:
- Stadium 0 (Zufallsbefund): Der Tumor ist nur mikroskopisch (feingeweblich) zu sehen
- Stadium I: Erste klinische Symptome können auftreten, der Tumor ist makroskopisch zu sehen
- Stadium II: Der größte Durchmesser des Tumors beträgt nicht mehr als 1,5 cm
- Stadium III: Der Tumor hat die Prostatakapsel überschritten und greift bereits auf die Samenblasen oder den Blasenhals über
- Stadium IV: Der Tumor ist nicht mehr verschiebbar und hat benachbarte Organe und Lymphknoten infiltriert. Metastasen können vorhanden sein.

Diagnostik

- Rektal-digitale Untersuchung: Mit dem in das Rektum eingeführten Finger wird die Prostata getastet und auf Form, Lage, Konsistenz und unterschiedliche Gewebefestigkeiten (Knoten, Verhärtungen) untersucht
- Histologie: Mit einer feinen Nadel wird vom Rektum aus mehrfach Prostatagewebe entnommen und feingeweblich untersucht (transrektale Stanzbiopsie)
- Transrektale Sonografie: Das Prostatakarzinom hat ein verändertes Echomuster und kann die Organkapsel überschritten haben. Die Tumorgröße und seine Tiefenausdehnung können gemessen, die Restharnmenge bestimmt werden
- Labor: Das prostataspezifische Antigen (PSA) ist meist erhöht. Bei Knochenmetastasen ist auch die alkalische Phosphatase erhöht
- CT zum Ausschluss von Lymphknotenmetastasen im Becken
- Skelettszintigrafie zum Ausschluss von Knochenmetastasen
- MRT zum Staging.

Therapie

Die Behandlung richtet sich nach der Ausbreitung des Tumors, nach dem Ergebnis der histologischen Untersuchung sowie nach Alter und Gesundheitszustand des Patienten. Es stehen verschiedene Möglichkeiten zur Verfügung:
- Radikale Prostatektomie: Solange der Tumor auf die Prostata beschränkt ist und noch keine Metastasen nachweisbar sind, stellt die radikale Entfernung (Prostata mit Kapsel, Samenblasen und regionalen Lymphknoten) ein kuratives Verfahren dar. Der Eingriff führt stets zu einer Zeugungsunfähigkeit des Patienten und häufig zur Erektionsschwäche mit Impotenz. In wenigen Fällen kann es auch zur Inkontinenz kommen
- Strahlentherapie: Bei sehr kleinen Tumoren stellt die Strahlentherapie eine Alternative zur Operation dar. Ebenfalls wird eine Strahlentherapie durchgeführt, wenn der Tumor nicht vollständig entfernt werden konnte oder andere Gründe gegen eine Operation sprechen. Prostatakarzinome sind unterschiedlich strahlensensibel. Undifferenzierte Karzinome sprechen gut auf die Strahlentherapie an. Blase und Hoden liegen nicht im Bestrahlungsfeld. Eine Inkontinenz nach der Bestrahlung tritt in der Regel nicht auf. Die Impo-

tenzrate ist niedriger als nach der radikalen Resektion. Komplikationen der Bestrahlung sind entzündliche Veränderungen des Enddarms

- Hormontherapie: Darunter werden verschiedene Therapieprinzipien zusammengefasst, die alle zur Reduktion der Androgene (männliche Geschlechtshormone) führen. Sie wird durchgeführt, wenn der Tumor nicht vollständig entfernt werden konnte oder wenn ein Rezidiv auftritt:
  - LH-RH-Analoga sind heute die anerkannteste Methode zur Androgensenkung. Sie hemmen die Freisetzung der Geschlechtshormone aus dem Hypophysenvorderlappen (Gonadotropine). Dadurch sinkt die Testosteronproduktion in den Hoden. Die Substanz wird in monatlichen bis dreimonatlichen Abständen subkutan gespritzt. Nebenwirkungen sind Hitzewallungen, Verlust der Libido und Osteoporose
  - Bilaterale Orchiektomie: Vorgehen im Spätstadium eines Prostatakarzinoms. Beide Hoden werden entfernt. Dadurch sinken die Androgenspiegel und das Wachstum des Prostatakarzinoms wird gehemmt
  - Antiandrogene Medikamente, die die Wirkung der körpereigenen Androgene einschränken bzw. aufheben. Die bedeutsamsten Nebenwirkungen sind Gynäkomastie und Sterilität
- Active surveillance: Aktive, engmaschige Überwachung des Patienten. Da das Prostatakarzinom oft sehr langsam wächst, muss nicht in jedem Fall sofort therapeutisch eingegriffen werden. Voraussetzung für ein abwartendes Beobachten des Patienten ist jedoch eine gute Compliance sowie eine mögliche kurative Therapie, die bei einer Verschlechterung begonnen werden kann.

9.8 Erkrankungen von Hoden und Penis

9.8.1 Hodentorsion

Bei der Hodentorsion kommt es, begünstigt durch eine abnorme Beweglichkeit des Hodens im Hodensack, zu einer Stieldrehung (Torsion) des Hodens um die eigene Längsachse. Dadurch werden Samen-strang und begleitende Gefäße stranguliert und das Gewebe stirbt ab (Nekrose). Die Hodentorsion kann ein- oder beidseitig vorkommen und tritt nahezu immer vor Ende des 2. Lebensjahrzehnts auf.

Ursachen

Eine Hodentorsion tritt auf, wenn der Hoden nicht ausreichend im umliegenden Gewebe fixiert ist. Es besteht eine familiäre Häufung.

Symptome

Hauptsymptom ist der akute, heftig ziehende Schmerz im Hoden, der in die Leiste ausstrahlt. Es kommt zu Übelkeit und Erbrechen (gereiztes Peritoneum), der betroffene Hoden steht höher als der nicht betroffene (Brunzel-Zeichen). Das Skrotum ist angeschwollen (keine Hautfalten mehr) und äußerst druckschmerzhaft. Diagnostisch wegweisend ist der plötzlich einsetzende Schmerz, oft auch aus dem Schlaf heraus; Patienten können genau angeben, wann der Schmerz einsetzte.

Diagnostik

Mit der Doppler-Sonografie kann die arterielle und venöse Durchblutung des Hodens gemessen werden. Die wichtigste Differenzialdiagnose ist eine akute Nebenhodenentzündung (Epididymitis). Zur Differentialdiagnose des akuten Skrotums dient das Prehn-Zeichen:

- Bei Hochlagerung des Hodens nimmt der Schmerz ab → Prehn-Zeichen positiv → Epididymitis
- Bei Hochlagerung des Hodens nimmt der Schmerz zu → Prehn-Zeichen negativ → Hodentorsion.

Therapie

Eine Hodentorsion ist ein Notfall. Der gedrehte Hoden muss innerhalb der ersten sechs Stunden nach Auftreten der Torsion operativ zurückgedreht werden, da er sonst abstirbt. Um einem Rezidiv vorzubeugen, sollte die beidseitige Orchidopexie (Fixation der Hoden am tiefsten Punkt des Skrotums) erfolgen.

9

9.8.2 Varikozele

Bei einer Varikozele handelt es sich um krampfader-ähnlich erweiterte Venen (Plexus pampiniformis) im Skrotum, die das Blut vom Hoden ableiten.

Ursachen

Zu einer Varikozele kommt es, wenn die Venenklappen der V. testicularis nicht vollständig schließen. Meistens tritt sie linksseitig auf, wo die V. testicularis nahezu rechtwinklig in die V. renalis mündet, was für erschwerte Strömungsbedingungen sorgt. So kann es zu venösen Stauungen kommen und das Blut versackt im Hoden. Rechtsseitig mündet die V. testicularis im spitzen Winkel direkt in die V. cava inferior, was einen besseren venösen Abfluss ermöglicht.

Symptome

Eine Varikozele kann zu verminderter Spermienzahl im Ejakulat (Oligozoospermie) und dadurch zur Unfruchtbarkeit führen.

Diagnostik

Bei der körperlichen Untersuchung sind die erweiterten Venen zu sehen und der verdickte Samenstrang zu tasten. Mittels Doppler-Sonografie lässt sich der venöse Rückfluss darstellen.

Therapie

Um die Unfruchtbarkeit zu therapieren, wird die V. testicularis entweder über einen in die Vene vorgeschobenen Katheter sklerosiert oder in einem laparoskopischen bzw. offenen Eingriff unterbunden. Dadurch bildet sich die Varikozele zurück.

9.8.3 Hodentumoren

Hodentumoren sind fast ausschließlich bösartige Geschwulste. Sie metastasieren frühzeitig entlang der Lymphbahnen des Samenstrangs in die paraaortalen Lymphknoten.

Ursachen und Einteilung

Die Ursache von Hodentumoren ist nicht bekannt. Ein erhöhtes Risiko haben Männer, bei denen der Hoden in der Embryonalzeit nicht regelrecht in das Skrotum gewandert ist. Auch wenn innerhalb des ersten Lebensjahres eine erfolgreiche Behandlung der Hodenretention stattgefunden hat, bleibt das Risiko erhöht. Am häufigsten sind Männer im Alter zwischen 20 und 40 Jahren betroffen.

Die Hodentumoren werden nach ihrem Ausgangsgewebe eingeteilt in:
- Tumoren, die vom Keimzellgewebe ausgehen: Seminom, Nichtseminom (embryonales Karzinom, Teratokarzinom, Dottersackkarzinom und das maligne Chorionkarzinom)
- Tumoren, die vom Stützgewebe des Hodens ausgehen: Leydig-Zelltumor, Sertoli-Zelltumor und Gonadoblastome.

Am häufigsten sind Seminome und embryonale Karzinome.

Symptome

Der Hoden schwillt allmählich an, ohne Schmerzen zu verursachen und wird als schwer empfunden. Zieht er durch eine tatsächliche Gewichtszunahme am Samenstrang, kann dies auch schmerzhaft sein. Als Begleiterscheinung kann eine Hydrozele auftreten. Manchmal werden Hodentumore erst nach dem Auftreten von Metastasen (z.B. in der Lunge) entdeckt.

Diagnose

Folgende Untersuchungen führen zur Diagnose:
- Inspektion: Einseitige Schwellung des Hodens und glatte Hautoberfläche
- Palpation: Der Hoden wird mit zwei Händen abgetastet. Der Tumor fühlt sich derb und knotig an. Die Palpation ist schmerzlos
- Diaphanoskopie (Durchleuchtung des Hodensacks mit einer Lampe): Das Skrotum ist lichtundurchlässig, wenn es sich um einen Tumor handelt
- Sonografie: Der Tumor wird in seiner ganzen Größe dargestellt und vermessen

- CT, Sonografie und Röntgen-Thorax zum Ausschluss von Metastasen in Lunge oder Abdomen
- Tumormarker: β-HCG lässt sich in ca. 15 % der Fälle beim Seminom nachweisen. α-Fetoprotein (AFP) ist in bis zu 75 % der Fälle beim nicht-seminösen Tumor erhöht.

Therapie

Der betroffene Hoden wird zusammen mit weiteren malignen Gewebestrukturen entfernt (Orchiektomie, auch Semikastration) und feingeweblich untersucht. Die weitere Behandlung richtet sich nach dem histologischen Befund:
- Strahlentherapie und/oder Chemotherapie beim Seminom
- Lymphadenektomie (chirurgische Entfernung der Lymphknoten) und/oder Chemotherapie beim Nichtseminom.

9.8.4 Phimose

Bei der Phimose (Vorhautenge) ist die Vorhaut (Präputium) so eng, dass sie nicht über die Eichel (Glans) zurückgeschoben werden kann.

Ursachen

Eine Phimose kann angeboren oder durch Entzündungen bedingt sein.

Symptome und Komplikationen

Die Vorhaut lässt sich nicht über die Glans streifen. Eine instrumentelle Diagnostik ist nicht notwendig.

Unbehandelt kann die Enge zu folgenden Erkrankungen führen:
- **Balanitis:** Entzündung der Eichel und Vorhaut
- **Präputialsteine:** Das Drüsensekret bildet durch die Harnsalze weiche Steine, die sich zwischen Eichel und Vorhaut legen
- **Paraphimose:** Die zu enge Vorhaut lässt sich zwar zurückstreifen, bleibt dann aber aufgerollt hinter der Eichel hängen und ähnelt einem Kragen um den Penis herum (daher auch die Bezeichnung „spanischer Kragen"). Dadurch ist der

venöse Abfluss der Vorhaut unterbunden, während die arterielle Durchblutung noch vorhanden ist (Schnürring). Die Eichel und das innere Vorhautblatt schwellen an (Ödem) und schmerzen.

Therapie

Eine Phimose wird durch vorsichtiges Vorschieben der Vorhaut gedehnt. So können Verklebungen unter Umständen gelöst werden. Zusätzlich kann regelmäßig eine kortisonhaltige Salbe aufgebracht werden. Alternativ kann eine operative Präputiumplastik durchgeführt werden, bei der die Vorhaut erhalten bleibt.

Tritt eine Paraphimose auf, wird versucht, die Vorhaut zu reponieren. Dafür wird die Glans mit den Fingern komprimiert und das Blut ausgestrichen, bis sich die Schwellung langsam zurückgebildet hat und die Glans unter die Vorhaut gleitet. Ist dies nicht möglich, muss der äußere Schnürring durchtrennt werden. Nachdem sich die Schwellung zurückgebildet hat, werden die Vorhautblätter entfernt (Zirkumzision).

9.8.5 Priapismus

Ein Priapismus ist eine akute, stark schmerzhafte Dauererektion des Penis infolge lokaler Durchblutungsstörungen. Die feinen Blutkanälchen der beiden Schwellkörper füllen sich, ohne dass eine sexuelle Erregung vorliegt.

Ursachen

Ein Priapismus entsteht häufig im Endstadium einer Leukämie, bei Gerinnungsstörungen, bei Sichelzellanämie oder bei Rückenmarkverletzungen (neurologische Störung des Penisgefäßtonus). Ebenso kann er als Nebenwirkung von Medikamenten auftreten, z. B. bestimmte Antihypertensiva, Kortikosteroide oder bei Drogenkonsum. Unbehandelt thrombosieren die blutgefüllten Gefäße der Schwellkörper nach 6–7 Stunden und die Gerinnsel werden in eine bindegewebige Narbe umgebaut (Fibrose). Die Vernarbung führt zur Impotenz, da keine Erektion mehr möglich ist.

9

Symptome und Diagnostik

Symptom ist der dauererigierte Penis. Die Diagnose erfordert immer eine Abklärung der Grunderkrankung.

Therapie

Der Priapismus ist ein Notfall. Mit der Behandlung muss schnell begonnen werden, da es sonst zu bleibenden Schäden kommt:

- Injektion vasoaktiver Medikamente in die Schwellkörper, z. B. Effortil®
- Stanzanastomose: Durch Entfernen eines oder mehrerer Gewebszylinder wird eine Verbindung zwischen der Glans und den Schwellkörpern hergestellt.

Thrombosierte Schwellkörper müssen chirurgisch ausgeräumt werden. Danach besteht das Risiko einer Impotenz.

9.8.6 Peniskarzinom

Das Peniskarzinom ist ein seltener bösartiger Tumor des männlichen Gliedes und tritt besonders bei Männern über 60 Jahren auf.

Ursachen

Risikofaktoren für ein Peniskarzinom sind Nikotinkonsum und Infektionen mit dem Humanen Papillomavirus (HPV).

Die potenziellen Vorstadien (Präkanzerosen) eines Peniskarzinoms sind auf die Oberhaut begrenzt: Morbus Bowen, Leukoplakien.

Symptome und Diagnostik

Das Peniskarzinom wächst bevorzugt in der Kranzfurche der Glans (Sulcus coronarius) unter der Vorhaut und kann dort getastet werden. Die Eichel und die Vorhaut sind entzündet, verhärtet und angeschwollen. Sie bluten bei Berührung. Aus dem Vorhautsack sondert sich eitrig-wässriges Sekret ab. Die Geschwulst wächst in den Penisschaft und metastasiert in die Lymphknoten der Leiste, die vergrößert

sind. Zur Sicherung der Diagnose wird eine Gewebeprobe entnommen.

Therapie

Bei kleinen oberflächlichen Tumoren kann eine Laserevaporisation oder lokale Bestrahlung zur Heilung führen. Bei größeren Tumoren wird der Penis so weit reseziert, dass genügend Sicherheitsabstand zum Karzinom eingehalten wird. In der Regel müssen ⅔ des Penisschaftes entfernt werden. Bei ausgedehnten Tumoren wird der gesamte Penis amputiert. Die Lymphknoten der Leiste werden wegen der hohen Komplikationsraten mittlerweile nur noch selten komplett entfernt. Nach der Operation werden Penisstumpf und Leisten bestrahlt.

9.9 Sexuell übertragbare Infektionen

Sexuell übertragbare Infektionen (STI, Sexually Transmitted Diseases, STD, Geschlechtskrankheiten) sind Infektionserkrankungen, die fast ausschließlich durch Geschlechtsverkehr übertragen werden. Ihre Erreger können ohne direkten Schleimhaut- oder Blutkontakt nicht überleben. Es ist auch eine Übertragung durch Kanülenstichverletzungen oder Bluttransfusionen möglich.

Einteilung

Zu den STI gehören Syphilis (Lues), Gonorrhoe (Tripper), Ulcus molle und Lymphogranuloma inguinale. Weiterhin gehören zu den STI die sehr häufige Chlamydien-Urethritis (Harnröhrenentzündung) sowie Erkrankungen durch Parasiten, Hefepilze, Herpesviren, Humanes Papillomavirus (HPV), HIV sowie Hepatitis B- und C-Viren.

9.9.1 Syphilis

Erreger der Syphilis (Lues) ist das Bakterium Treponema pallidum aus der Gruppe der Spirochäten, das beim Geschlechtsverkehr oder intrauterin von der Mutter auf das Kind übertragen wird. Es kann nur verletzte, nicht jedoch intakte Haut durchdringen. Die Inkubationszeit beträgt zwei bis vier Wochen.

Symptome und Einteilung

Primärstadium

2–3 Wochen nach der Infektion zeigt sich an der Eintrittspforte des Erregers ein schmerzloses Ulkus von harter Konsistenz, der sog. Primäraffekt (Harter Schanker, Ulcus durum). Einige Tage später tritt eine ebenfalls schmerzlose, harte Schwellung der regionalen Lymphknoten auf. Der Primäraffekt und die Lymphknotenschwellungen werden als Primärkomplex bezeichnet. Dieser ist hochinfektiös. Er verschwindet meist spontan nach etwa sechs Wochen.

Sekundärstadium

6–10 Wochen nach der Infektion treten als Reaktion auf die Ausbreitung der Erreger im Körper ein allgemeines Krankheitsgefühl, Gelenkschmerzen und erhöhte Körpertemperatur auf. Wenig später kommt es zur Ausbildung von meist makulopapulösen, druckschmerzhaften, nicht juckenden Exanthemen, sog. Syphiliden, und generalisierten, derben Lymphknotenschwellungen. Weiterhin können sich breit aufsitzende, nässende Papeln vor allem an Damm und Vulva (Condylomata lata), eine Mandelentzündung mit milchigen Belägen (Angina specifica) und weiße, durchscheinende Schleimhautknötchen (Plaques muqueuses) zeigen. Das Sekundärstadium dauert unbehandelt etwa zwei Jahre mit stark wechselnder und zeitweilig auch fehlender Symptomatik. Die Haut- und Schleimhautveränderungen sind bei Kontakt hochgradig infektiös.

Spätsyphilis

Nach jahre- bis jahrzehntelangem, beschwerdefreien Latenzstadium können erneut Entzündungsreaktionen auftreten: Vereinzelte papulöse Syphilide sowie große, schmerzhafte Knoten, sog. Gummen in sämtlichen Körpergeweben. Zerfallen die Gummen, wird Organgewebe zerstört. Typisch sind Aortenaneurysma und Aortenklappeninsuffizienz, Hepatitis und Orchitis (Hodenentzündung).

Im Bereich des Nervensystems bildet sich bei etwa 8 % der Patienten eine **Neurolues** mit unterschiedlichen Krankheitsbildern:
- Progressive Paralyse mit psychischen und intellektuellen Veränderungen bis zur Demenz
- Tabes dorsalis: Rückbildung der Hinterwurzeln und Hinterstränge des Rückenmarks mit Verlust von Sensibilität und Schmerzempfinden, Ataxie, Pupillenengstellung
- Meningovaskuläre Neurosyphilis mit Hirninfarkten.

Angeborene Syphilis

Bei einer erkrankten Mutter können die Erreger ab dem 4. Schwangerschaftsmonat über die Plazenta auf das Kind übertragen werden, wodurch es zur Fehl- oder Todgeburt kommen kann. Andernfalls tritt die Erkrankung beim Säugling oder spätestens im Kindesalter in Erscheinung. Durch routinemäßige Antikörpersuche in der Frühschwangerschaft wird die angeborene Syphilis (Syphilis connata) heute vermieden.

Diagnostik

- Direkter, mikroskopischer Erregernachweis mit Dunkelfeld- oder Fluoreszenzmikroskopie: Nur in den Frühstadien der Erkrankung möglich, untersucht wird die aus dem Primäraffekt gewonnene Flüssigkeit (Reizsekret)
- Antikörpernachweis: Treponemen-Antikörper werden vom Immunsystem in den ersten Wochen nach der Infektion gebildet und können frühestens nach drei Wochen nachgewiesen werden. Als Suchtest wird der Treponema-pallidum-Hämagglutinationstest (TPHA) und der Treponema-pallidum-Partikel-Agglutinations-Test (TPPA-Test) eingesetzt. Ist einer dieser Tests positiv, so kommt als Bestätigungstest der Fluoreszenz-Treponema-Antikörper-Absorptionstest (FTA-Abs) zum Einsatz
- Ist der Zeitpunkt der Infektion unbekannt, muss eine Liquordiagnostik zum Ausschluss einer Neurolues durchgeführt werden.

Therapie

In allen Stadien systemische Antibiotikatherapie mit Penicillin G. Vor der ersten Antibiotikagabe wird

9

hochdosiert ein Kortikosteroid verabreicht. Spätstadien erfordern eine längere Anwendungsdauer als die Frühstadien. Ggf. Mitbehandlung des Sexualpartners.

9.9.2 Gonorrhoe

Erreger der Gonorrhoe (Tripper) sind die nach ihrem Entdecker Neisser benannten Bakterien Neisseria gonorrhoea (Gonokokken). Übertragen werden sie durch Geschlechtsverkehr, sehr selten durch Schmierinfektion. Die Inkubationszeit beträgt 2–9 Tage.

Symptome

Die Symptome sind bei Männern und Frauen unterschiedlich:
- Mann: Wenige Tage nach der Infektion kommt es zu Schmerzen und Brennen beim Wasserlassen sowie grüngelblich-eitrigem Ausfluss. Unbehandelt kann die Infektion unter starken Schmerzen auf Nebenhoden und Prostata übergreifen. Dadurch können sich die Samenwege verschließen
- Frau: Die Frühphase der Erkrankung bleibt oft unerkannt. Tückischerweise besteht dennoch Ansteckungsgefahr. Es tritt ein Harnwegsinfekt mit Schmerzen beim Wasserlassen und häufigem Harndrang auf. Bei Befall der Zervix und der Bartholin-Drüsen ist der Scheideneingang gerötet und schmerzhaft. Es kommt zu eitrigem Ausfluss. Durch ein Aufsteigen der Infektion kann eine Gebärmutter-, Eierstock- und Bauchfellentzündung mit starken Unterbauchschmerzen, Fieber, Erbrechen und Übelkeit entstehen.

Diagnostik

Direkter Erregernachweis durch Färbung und anschließende Mikroskopie eines Abstriches von Genitalsekreten. Kulturelles Anzüchten sichert die Diagnose. Es sollte auch eine Diagnostik auf Syphilis und HIV erfolgen.

Therapie

- Systemische Gabe von Antibiotika, nach einer Woche kulturelle Therapiekontrolle

- Sexuelle Enthaltsamkeit, Benutzung von Kondomen
- Mitbehandlung des Sexualpartners.

Komplikationen

- Unfruchtbarkeit durch Verkleben der Samenwege bzw. Eileiter
- Gonokokkensepsis (Verbreitung der Erreger auf dem Blutweg) mit Fieberschüben, Gelenkschmerzen und Pusteln an Händen und Füßen
- Bei Übertragung der Erreger unter der Geburt kommt es zu einer eitrigen Bindehautentzündung (Gonoblenorrhoe) des Neugeborenen.

9.9.3 Ulcus molle

Das Stäbchenbakterium Haemophilus ducreyi ist der Erreger des Ulcus molle (weicher Schanker), der in Deutschland nur noch sehr selten auftritt. Meist wird die Erkrankung aus fernöstlichen Ländern durch den Sextourismus eingeschleppt. Die Inkubationszeit beträgt 2–5 Tage.

Symptome

Es bilden sich im Genitalbereich druckempfindliche Geschwüre mit weichem Rand. Die regionalen Lymphknoten sind schmerzhaft geschwollen. Sie können zu Lymphknotenpaketen verbacken (Bubonen) und einschmelzen. Abzugrenzen ist die Infektion von der Syphilis, bei der die Geschwüre einen harten Rand haben (harter Schanker).

Diagnose

Der Erreger wird im Abstrich und in der Kultur aus dem Sekret der Geschwüre nachgewiesen.

Therapie

Therapiert wird die Erkrankung mit Tetrazyklinen oder Sulfonamiden (z. B. Bactrim®). Der Partner sollte mitbehandelt werden.

9.9.4 Papillomavirusinfektionen

Humane Papillomaviren (HPV) führen zu Condylomata acuminata (Feigwarzen, spitze Kondylome, ➤ Abb. 9.11). Bei Frauen sind bevorzugt Vulva, Vagina und Portio uteri befallen, bei Männern bilden sich die Kondylome meistens an der Eichel. Sie sind primär gutartig. Es sind aber auch karzinogene Virustypen bekannt, die ein Zervixkarzinom hervorrufen können.

Ursachen

Die Übertragung Humaner Papillomaviren erfolgt meist durch sexuellen Kontakt. Kleinste Hautverletzungen, z. B. durch andere genitale Infektionen wie Gonorrhoe oder Chlamydieninfektion verursacht, erleichtern es den Viren, in die Haut einzudringen. Feigwarzen treten häufig gleichzeitig mit anderen Infektionen auf. Weitere Risikofaktoren sind Immunsuppression und Drogenabusus.

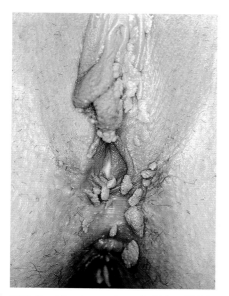

Abb. 9.11 Condylomata acuminata der Vulva. [T192]

Symptome

Typisch sind stecknadelkopfgroße, weißliche bis fleischwasserfarbene Warzen. Sie können jedoch auch größer sein und blumenkohlartig wachsen. Manchmal gibt es auch flache Condylomata acuminata mit rasenförmiger Ausbreitung. Eine Sonderform ist das zerstörend wachsende Riesenkondylom (Condylomata gigantea, Buschke-Löwenstein-Tumor), das relativ selten ist.

Diagnostik

Condylomata acuminata erkennt man an ihrem typischen Aussehen. Durch eine Biopsie kann die DNS der Viren nachgewiesen und die Papillomaviren können differenziert werden, was insbesondere wichtig für die Früherkennung eines Zervixkarzinoms ist.

Bei großen, blumenkohlartig wachsenden Condylomata acuminata muss durch eine feingewebliche (histologische) Untersuchung ein Vulvakarzinom ausgeschlossen werden.

Breite, flache, nässende Kondylome (Condylomata lata) sind ein Symptom der Syphilis.

Therapie

Condylomata acuminata sollten grundsätzlich entfernt werden. Bei kleinen Befunden ist eine Kryotherapie oder eine Behandlung mit Trichloressigsäure möglich. Im Bereich des äußeren Genitales (aber nicht bei vaginalem oder zervikalem Befall) ist die Anwendung von Imiquimod eine Alternative. Größere Feigwarzen werden nach der feingeweblichen Untersuchung operativ entfernt. Die geringste Rückfallrate (Rezidivrate) besteht bei Verwendung eines Lasers.

In der Schwangerschaft müssen Feigwarzen unbedingt entfernt werden, da sich das Kind unter der Geburt anstecken kann. Beim Kind können dann Warzen an den Stimmlippen auftreten (Larynxpapillome).

Mädchen sollten vor Aufnahme von Sexualkontakten gegen HPV geimpft werden.

9

10 Erkrankungen des Nervensystems

10.1 Anatomie und Physiologie des Nervensystems

Das Nervensystem wird in das zentrale und das periphere Nervensystem unterteilt.

10.1.1 Anatomie und Physiologie des zentralen Nervensystems

Das zentrale Nervensystem (ZNS) lässt sich mit einer übergeordneten Kontrollinstanz vergleichen, die Organfunktionen koordiniert, Informationen aus der Umwelt aufnimmt, verarbeitet und daraufhin sinnvolle Reaktionen einleitet. Ohne das hochentwickelte ZNS des Menschen sind wesentliche Funktionen wie Sprache, Denken, Gefühlsempfindungen, das Ich-Bewusstsein und ethische Wertvorstellungen nicht möglich.

Das zentrale Nervensystem besteht aus dem Gehirn (➤ Abb. 10.1) und dem Rückenmark.

Weiße und graue Substanz

Makroskopisch unterscheidet man im Nervensystem weiß erscheinende von grau erscheinenden Abschnitten. Diese Abschnitte werden als weiße bzw. als graue Substanz bezeichnet. Die **graue Substanz** besteht aus Nervenzellkörpern und Dendriten (Zellfortsätzen, die Signale von benachbarten Zellen auf die Zellkörper übertragen). Diese bilden verschiedene Kerne und Rindenfelder, die jeweils gemeinsam die gleiche Funktion ausüben. Die **weiße Substanz** besteht aus in Bündeln verlaufenden markhaltigen Nervenfasern, den Axonen, die im Gehirn als Bah-

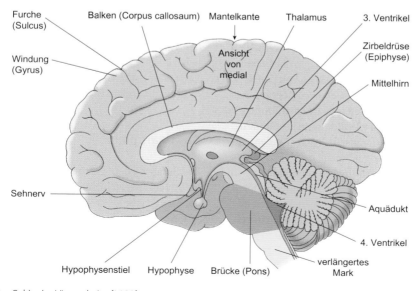

Abb. 10.1 Das Gehirn im Längsschnitt. [L190]

Furche (Sulcus) — Balken (Corpus callosum) — Mantelkante — Thalamus — 3. Ventrikel — Zirbeldrüse (Epiphyse) — Windung (Gyrus) — Ansicht von medial — Mittelhirn — Sehnerv — Aquädukt — 4. Ventrikel — Hypophysenstiel — Hypophyse — Brücke (Pons) — verlängertes Mark

nen zusammengefasst werden. Sie verbinden die verschiedenen Hirnabschnitte, die aus Kernen und Rindenfeldern bestehen, miteinander.

Endhirn

Das Endhirn (Telencephalon) stellt den größten Abschnitt des menschlichen Gehirns dar. Es besteht aus den **Endhirnkernen,** aus der **Großhirnrinde** (Cortex cerebri) und der unterhalb der Rinde gelegenen weißen Substanz, die einige große **Faserbahnen** enthält.

Das Endhirn wird durch eine große Längsfurche (Fissura longitudinalis) in die **rechte** und **linke Hemisphäre** (Gehirnhälfte) unterteilt. Die beiden Hemisphären sind lediglich in der Tiefe durch ein querverlaufendes Fasersystem, den **Balken,** miteinander verbunden. Durch weitere Furchen werden die beiden Hemisphären anatomisch in je fünf Lappen untergliedert:

- Stirnlappen (Lobus frontalis)
- Scheitellappen (Lobus parietalis)
- Hinterhauptlappen (Lobus occipitalis)
- Schläfenlappen (Lobus temporalis)
- Insellappen (Lobus insularis).

Nach ihrer Funktion kann die Großhirnrinde in verschiedene Rindenfelder eingeteilt werden, die motorische oder sensorische Aufgaben erfüllen:

- Das **primär sensorische Rindenfeld** verarbeitet Informationen der Berührungsempfindung und des Schmerzes. Diese Informationen werden als eine Folge von Aktionspotenzialen über verschiedene aufsteigende Nervenbahnen von den Rezeptoren in Haut, Muskeln, Gelenken oder inneren Organen zum primären sensorischen Rindenfeld geleitet und dort in eine bewusste Empfindung umgesetzt. Das primär sensorische Rindenfeld steht in Verbindung mit dem
- **Sekundären sensorischen Rindenfeld:** Hier sind Erfahrungen über frühere Berührungsempfindungen gespeichert. Diese können mit den im primären sensorischen Rindenfeld neu eintreffenden Sinneseindrücken verglichen und gedeutet werden
- Das **primär motorische Rindenfeld** steuert die bewussten Bewegungen. Dabei ist jede Körperregion auf einem Abschnitt der Großhirnrinde re-

präsentiert. Von hier verläuft die Pyramidenbahn bis in das Rückenmark

- Das **sekundäre motorische Rindenfeld** leitet Informationen über früher erlernte Bewegungsabläufe zum primären motorischen Rindenfeld (Planung einer Bewegung)
- Rindenfelder der Sinnesorgane: **Sehzentrum, Lesezentrum, Sprachzentrum, Hörzentrum** (primär motorische Rindenfelder).

Faserbahnen der weißen Substanz

Unter der Großhirnrinde liegt als weiße Substanz eine Schicht aus vielen **Faserbahnen,** die die Rindenfelder sowohl untereinander als auch mit anderen Zentren des Nervensystems verbindet. Eine dieser Bahnen ist die Pyramidenbahn.

Pyramidenbahn

Die Pyramidenbahn (➤ Abb. 10.2) leitet die Signale für die bewussten willkürlichen Bewegungen vom primären motorischen Rindenfeld zur Skelettmuskulatur. Die Zellkörper der Pyramidenbahn liegen im primären motorischen Rindenfeld. Sie bilden mit ihren Nervenfasern das 1. Motoneuron. Vom primären motorischen Rindenfeld ziehen die Axone der Nervenzellen durch die Capsula interna, durch das Mittelhirn, die Brücke und das verlängerte Mark. Am Übergang zum Rückenmark kreuzt der Großteil der Axone auf die Gegenseite. Im Rückenmark stehen sie über Synapsen mit Nervenzellkörpern in Verbindung, die mit ihren Axonen an der Skelettmuskulatur enden. Diese bilden das 2. Motoneuron.

Basalganglien

Die Basalganglien (Stammganglien, extrapyramidales System) liegen in der Tiefe des Gehirns. Zu ihnen gehören:

- Kerne des Endhirns: **Putamen** und **Nucleus caudatus**
- Kerne des Zwischenhirns: **Globus pallidus** und **Nucleus subthalamicus**
- Kerne des Mittelhirns: **Substantia nigra** und **Nucleus ruber.**

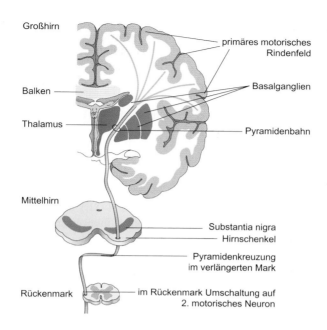

Abb. 10.2 Gehirn- und Rückenmarkquerschnitt mit Verlauf der Pyramidenbahn. [L190]

Die Aufgabe der Basalganglien besteht in der Koordination von Bewegungsabläufen und deren Schnelligkeit. Die Basalganglien sorgen für die Feinabstimmung der willkürlichen Bewegungen und regulieren den Muskeltonus bei unwillkürlichen Bewegungen, indem sie die Reize von Großhirn, Kleinhirn und Hirnstamm miteinander verknüpfen.

Zwischenhirn

Das Zwischenhirn (Diencephalon) liegt zwischen Endhirn und Mittelhirn. Wichtige Strukturen sind **Thalamus** sowie **Hypothalamus** mit **Hypophyse.**

Thalamus

Für die Weiterleitung und Verarbeitung sensorischer Informationen aus der Umwelt oder der Innenwelt des Körpers nimmt der Thalamus eine Schlüsselfunktion ein. Alle Signale müssen den Thalamus passieren, bevor sie die Großhirnrinde erreichen und dort zu einer bewussten Empfindung verarbeitet werden. Damit die Großhirnrinde nicht mit Informationen überflutet wird, wirkt der Thalamus wie ein Filter, den nur für den Gesamtorganismus bedeutsame Informationen passieren können. Aus diesem Grund wird der Thalamus auch „Tor zum Bewusstsein" genannt.

Hypothalamus und Hypophyse

Der **Hypothalamus** liegt an der Basis des Zwischenhirns. Er ist ein übergeordnetes Regulationszentrum, das auf folgende Systeme Einfluss nimmt:
- Hormonhaushalt
- Konstanthaltung der Körpertemperatur
- Wasserhaushalt
- Kreislauffunktion
- Nahrungsaufnahme (Durst, Hunger, Sattheit)
- Entstehung von Gefühlen, z. B. Aggressionen, Angst, Lust.

Die **Hypophyse** (Hirnanhangsdrüse) ist über den Hypophysenstiel eng mit dem Hypothalamus verbunden. Sie wird in einen Vorderlappen und einen Hinterlappen unterteilt. Beide üben eine wichtige Funktion für die Regulation des Hormonhaushalts aus.

10

Mittelhirn

Das Mittelhirn (Mesencephalon) ist ein ca. 1,5 cm langer Abschnitt zwischen Zwischenhirn und Rautenhirn. Wichtige Strukturen des Mittelhirns sind:

- Vierhügelplatte, die eine wichtige Schaltstelle des optischen und des akustischen Systems darstellt
- Hirnschenkel (Pedunculi cerebri), durch die wichtige afferente (aufsteigende) und efferente (absteigende) Faserbahnen zwischen den einzelnen Hirnabschnitten verlaufen, z.B. Pyramidenbahn
- Teile der Basalganglien, der Nucleus ruber und die Substantia nigra, die für die Aufrechterhaltung der Muskelspannung, für die Körperhaltung und für die Bewegungsausführung eine wichtige Rolle spielen
- Aquädukt als liquorführende Verbindung zwischen 3. und 4. Hirnventrikel.

Weiterhin ist das Mittelhirn Austrittsstelle des III. und IV. Hirnnervs.

Rautenhirn

Das Rautenhirn (Rhombencephalon) besteht aus der **Brücke** (Pons) und dem **verlängerten Mark** (Medulla oblongata). Nach kranial grenzt das Rautenhirn an das Mittelhirn, kaudal zieht es durch das Foramen magnum und geht ohne scharfe Begrenzung in das Rückenmark über. Wichtige Strukturen des Rautenhirns sind

- **Formatio reticularis:** Sie reicht nach kranial bis zum Thalamus, nach kaudal bis zum Rückenmark und besteht aus einem netzartig aufgebauten, unscharf begrenzten Neuronensystem. Eine bedeutende Rolle spielt sie für den Zustand der Bewusstseinslage und für den Schlaf-Wach-Rhythmus. Weiterhin koordiniert sie lebenswichtige Vorgänge wie Atmung, Kreislauf und Schlucken. Sie beeinflusst Muskeltonus und Bewegungen der gesamten Körpermuskulatur
- **Hirnnervenkerne V–VII** und deren Verbindungen
- **Faserbahnen,** die als Nervenfaserbündel Verbindungen innerhalb des Rautenhirns afferent (aufsteigend) und efferent (absteigend) zwischen Rückenmark und verschiedenen Hirnabschnitten herstellen.

Mittelhirn, Brücke und verlängertes Mark werden auch als **Hirnstamm** zusammengefasst.
Als **Stammhirn** wird die Einheit aus Zwischenhirn, Mittelhirn, Brücke und verlängertem Mark bezeichnet.

Hirnnerven

Die Hirnnerven (Nn. craniales) verlassen kranial des Rückenmarks das ZNS. Es gibt zwölf Hirnnervenpaare, die nach der Reihenfolge ihres Austritts aus dem ZNS von kranial nach kaudal mit römischen Ziffern (I–XII) benannt werden. Sie treten durch kleine Öffnungen an der Schädelbasis aus dem knöchernen Schädel heraus und gelangen so zu ihren Zielorganen. ➤ Abb. 10.3 zeigt Austrittsstellen und Funktionen der einzelnen Hirnnerven.

Kleinhirn

Das Kleinhirn (Cerebellum) liegt in der hinteren Schädelgrube kaudal des Hinterhauptlappens des Endhirns. Ähnlich wie das Endhirn besteht das Kleinhirn aus der Rinde (Cortex cerebelli) und den darunter liegenden Kleinhirnkernen sowie afferenten und efferenten Faserbahnen. Über diese ist es mit dem Rückenmark, dem Gleichgewichtsorgan, dem Hirnstamm, dem Thalamus und der Großhirnrinde verbunden.

Das Kleinhirn ist bei der Ausführung sämtlicher motorischer Handlungen, angefangen vom Laufen bis hin zum Sprechen, von entscheidender Bedeutung. Es stimmt die einzelnen Bewegungsanteile aufeinander ab und optimiert damit Haltung und Bewegung.

Rückenmark

Das Rückenmark (Medulla spinalis) schließt sich an das verlängerte Mark an und reicht als zentimeterdicker Strang geschützt durch die Wirbelsäule vom Atlas bis in die Höhe des 1./2. Lendenwirbelkörpers. In regelmäßigen Abständen gehen beidseits aus dem Rückenmark je eine ventrale (Vorderwurzel, motorische Fasern) und eine dorsale (Hinterwurzel, sensible Fasern) Wurzel hervor, die sich nach wenigen

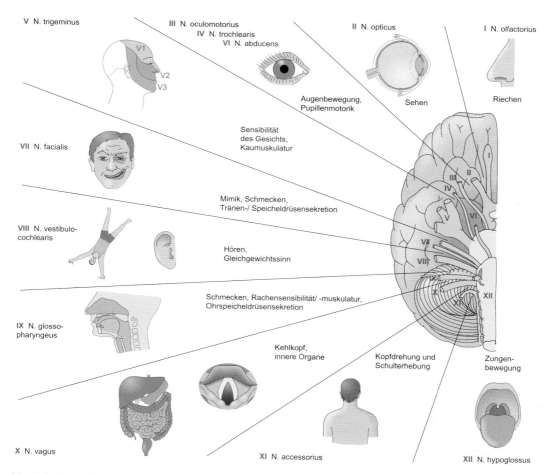

Abb. 10.3 Die zwölf Hirnnerven mit ihren Funktionen und Austrittsstellen aus dem Gehirn. [L190]

Innerer Aufbau des Rückenmarks

Millimetern zu einem **Spinalnerven** (Rückenmarknerven) vereinigen.

Insgesamt verlassen so 31 Spinalnervenpaare das Rückenmark und durch die Zwischenwirbellöcher den Wirbelkanal. Sie gliedern das Rückenmark in 31 Segmente, die kontinuierlich ineinander übergehen.

Folgende Segmente werden weitgehend analog zum Wirbelsäulenaufbau unterschieden:
- Acht Halssegmente (C_1–C_8)
- Zwölf Brustsegmente (Th_1–Th_{12})
- Fünf Lendensegmente (L_1–L_5)
- Fünf Kreuzbeinsegmente (S_1–S_5)
- Ein bis drei Steißbeinsegmente.

Das Rückenmark besteht wie das Gehirn aus **grauer Substanz,** die Nervenzellkörper enthält. Sie liegt zentral und bildet auf Rückenmarksquerschnitten eine Schmetterlingsfigur. Im Einzelnen sind zu unterscheiden:
- Vorderhorn, in dem die motorischen Nervenzellkörper liegen, die mit ihren Axonen zur Skelettmuskulatur ziehen (somato-efferent)
- Hinterhorn, in dem die Nervenzellkörper liegen, die sensible Informationen aus der Peripherie erhalten (somato-afferent)
- Seitenhorn, in dem die Nervenzellkörper des vegetativen Nervensystems liegen.

10

Die **weiße Substanz** umgibt die graue Substanz und besteht aus Nervenfasern, die als Stränge (Funiculus) und Bahnen (Tractus) auf- und absteigen.

Hirnhäute

Gehirn und Rückenmark liegen geschützt im knöchernen Schädel bzw. im Wirbelkanal. Sie sind von den bindegewebigen Hirnhäuten (Meningen) umgeben (➤ Abb. 10.13). Diese heißen:

- **Dura mater** (harte Hirnhaut): Sie kleidet die Innenfläche des Schädels aus und stellt gleichzeitig die äußere Hülle des ZNS dar. Innerhalb der Dura mater verlaufen venöse Blutleiter, die Sinus durae matris, die das venöse Blut des gesamten Schädels über die V. jugularis interna in die obere Hohlvene ableiten
- **Arachnoidea** (Spinnwebenhaut) und **Pia mater** werden als weiche Hirnhäute zusammengefasst: Die Arachnoidea ist eine dünne gefäßlose Haut, die der Dura mater dicht anliegt. Zwischen Arachnoidea und der ihr folgenden Pia mater liegt der **Subarachnoidalraum.** Er enthält die arteriellen Blutgefäße und ist mit Liquor gefüllt. Die Pia mater liegt unmittelbar dem Gehirn an.

Liquorräume

Liquor ist eine klare Flüssigkeit, die sich in den untereinander verbundenen inneren und äußeren Liquorräumen befindet. Der äußere Liquorraum wird vom Subarachnoidalraum gebildet. Hier schützt der Liquor das ZNS wie eine Art Wasserkissen vor Erschütterungen und Schlägen. Die inneren Liquorräume bestehen im Gehirn aus einem Hohlraumsystem, den **Ventrikeln,** und im Rückenmark aus dem **Zentralkanal.**

10.1.2 Anatomie und Physiologie des peripheren Nervensystems

Nach ihrem Austritt aus den Zwischenwirbellöchern teilen sich die Spinalnerven in mehrere Äste (➤ Abb. 10.4): Die dorsalen Äste ziehen zum Rücken und versorgen dort sensibel die Haut des Rückens und motorisch die Rückenmuskulatur. Von den ventralen Ästen ziehen lediglich die des 2.–11. Brustsegments zur Brustwand und versorgen dort als Zwischenrippennerven (Nn. intercostales) sensibel die Haut und motorisch die Muskeln des Brustkorbs und Bauches. Die übrigen ventralen Äste bilden nach ihrem Austritt aus dem Wirbelkanal verschiedene Nervengeflechte (Plexus).

Plexus cervicalis

Der Plexus cervicalis (Halsgeflecht) aus den Segmenten C_1–C_4 versorgt:
- Motorisch Teile der Schulter- und der Halsmuskulatur, mit dem N. phrenicus das Zwerchfell
- Sensibel die Haut der Hals- und Schulterregion.

Plexus brachialis

Der Plexus brachialis (Armgeflecht) aus den Segmenten C_5–Th_1 versorgt:
- Motorisch die Muskeln der Schulter und der oberen Extremitäten
- Sensibel die Haut der Arme und der Hände.

Die drei großen Armnerven aus diesem Geflecht sind der N. radialis, der N. ulnaris und der N. medianus.

Plexus lumbalis

Der Plexus lumbalis (Lendengeflecht) aus den Segmenten Th_{12}–L_4 versorgt:
- Motorisch die Streckmuskulatur des Kniegelenks, Teile der Beugemuskulatur des Hüftgelenks
- Sensibel die Haut der Oberschenkelvorderseite und der äußeren Geschlechtsorgane.

Der wichtigste Nerv dieses Geflechts ist der N. femoralis.

Plexus sacralis

Der Plexus sacralis (Schamgeflecht) aus den Segmenten L_4–S_3 versorgt:
- Motorisch die Beugemuskulatur des Kniegelenks, die Muskulatur des Sprunggelenks und des Fußes
- Sensibel die Haut der Rückseite des Beines, des Fußes, der Dammregion und des Gesäßes.

Der wichtigste Nerv dieses Geflechts und gleichzeitig der längste und dickste des Körpers ist der N. ischia-

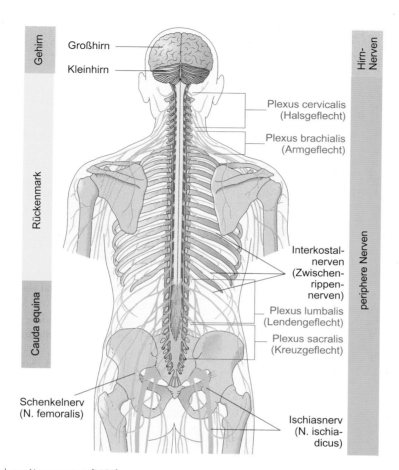

Gehirn

Großhirn

Kleinhirn

Hirn-Nerven

Plexus cervicalis
(Halsgeflecht)

Plexus brachialis
(Armgeflecht)

Rückenmark

periphere Nerven

Interkostal-
nerven
(Zwischen-
rippen-
nerven)

Plexus lumbalis
(Lendengeflecht)

Cauda equina

Plexus sacralis
(Kreuzgeflecht)

Schenkelnerv
(N. femoralis)

Ischiasnerv
(N. ischia-
dicus)

Abb. 10.4 Peripheres Nervensystem. [L190]

dicus. Er teilt sich proximal der Kniekehle in den N. tibialis und den N. peroneus.

10.2 Lähmungen

Die Willkürmotorik wird vom primären motorischen Rindenfeld des Großhirns gesteuert. Dort liegt das 1. Motoneuron. Je nach Komplexität der Bewegung sind unterschiedlich viele Neurone aktiv beteiligt. Der **Homunkulus** (➤ Abb. 10.5) stellt diese unterschiedliche Gewichtung des motorischen Rindenfeldes des menschlichen Körpers dar.

Von der Hirnrinde ziehen die Axone, gebündelt in der Pyramidenbahn, zum Rückenmark. Im Vorder-

horn des Rückenmarks enden die Nervenbahnen des 1. Motoneurons und werden auf das 2. Motoneuron umgeschaltet. Dessen Axone verlassen das Rückenmark segmental mit dem Spinalnerven und erreichen schließlich die Muskelfasern.

Zentrale Lähmung

Zentrale Lähmungen (➤ Abb. 10.6) sind Folge einer Schädigung des 1. Motoneurons durch z. B. Tumoren, Schlaganfall oder einer direkten Verletzung des Rückenmarks. Die mögliche Schädigung kann im gesamten Verlauf des 1. Motoneurons zwischen der motorischen Rinde und dem Vorderhorn des Rückenmarks liegen.

10

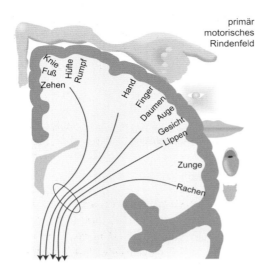

Abb. 10.5 Homunkulus im Bereich des primären motorischen Rindenfeldes. Körperbereiche, deren Bewegung größere Präzision verlangen, sind stärker repräsentiert. [L190]

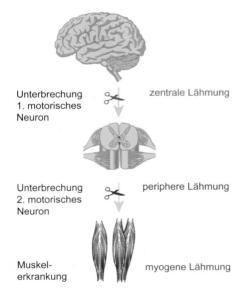

Abb. 10.6 Zentrale, periphere und myogene Lähmungen. [L190]

Zu den zentralen Störungen der Motorik gehören neben den zentralen Lähmungen auch Ataxien (z. B. Friedreich-Ataxie) und extrapyramidale Erkrankungen, z. B. Morbus Parkinson.

Symptome

Leitsymptom ist die **spastische Lähmung.** Dabei ist der Muskeltonus erhöht. Bei passiven Bewegungen findet sich ein federnder Widerstand, der plötzlich nachlässt (Taschenmesserphänomen). Die spastische Tonuserhöhung tritt häufig nicht direkt nach der Schädigung auf, sondern entwickelt sich innerhalb von Tagen bis Wochen.

Weitere Symptome sind:
- Verlust der Feinmotorik: Beim Versuch, eine einfache Bewegung auszuführen, wird die Muskulatur der gesamten Extremität aktiviert (Masseninnervation)
- Gesteigerte Muskeleigenreflexe
- Es treten pathologische Reflexe auf, z. B. Babinski-Reflex.

Typisch ist, dass keine Muskelatrophie auftritt, da das 2. Motoneuron intakt bleibt. Wenn die Schädigung oberhalb der Kreuzung der Pyramidenbahn liegt, treten die Symptome auf der Gegenseite auf.

Periphere Lähmung

Ursache peripherer Lähmungen (➤ Abb. 10.6) ist eine Schädigung des 2. Motoneurons. Dieses hat seinen Zellkern im Vorderhorn des Rückenmarks und innerviert als peripherer Nerv die zugehörigen Muskeln.

Symptome

Leitsymptom der peripheren Lähmung ist die schlaffe Lähmung. Die Muskeln sind hypoton, die Eigenreflexe erloschen. Da die Muskulatur keine Nervenimpulse erhält, atrophiert sie.

10.3 Hirndruckerhöhung

Der Hirndruck beschreibt den intrakraniellen Druck, der innerhalb des knöchernen Schädels besteht. Da das Gehirn vom Schädelknochen fest umschlossen ist, führt jegliche Raumforderung zu einer Erhöhung des Hirndrucks.

Ursachen

- Tumor, Metastasen
- Blutung
- Zunahme der Liquormenge (Hydrozephalus)
- Hirnödem:
  - In der Umgebung von Raumforderungen, z. B. Tumor, Abszess, Metastasen
  - Entzündlich bei Meningitis, Enzephalitis
  - Ischämisch nach Schlaganfall, Sinusvenenthrombose, Blutdruckabfall
  - Trauma
  - Urämie.

Symptome und Einteilung

Allgemeine Zeichen des Hirndrucks sind:
- Lichtstarre, weite Pupille
- Druckpuls: Harter, verlangsamter, gut tastbarer Puls als Reaktion, die Hirndurchblutung aufrecht zu erhalten (Cushing-Reflex)
- Augenmuskelstörungen
- Stauungspapille: Der erhöhte Hirndruck markiert ein Ödem um die Sehnervenpapille, das bei der Spiegelung des Augenhintergrundes sichtbar ist.

Es wird zwischen akutem und chronischem Hirndruck unterschieden:

Leitsymptom des **akuten Hirndrucks** ist dumpfer Kopfschmerz. Hinzu kommen Übelkeit, Nüchternerbrechen, Singultus (Schluckauf), Desorientierung, Nackensteife (Meningismus) und zunehmende Bewusstseinsstörungen bis zum Koma mit Pupillenstörungen und krankhaftem Atemmuster.

Symptome des **chronischen Hirndrucks** sind Kopfschmerzen mit Übelkeit und Nüchternerbre-chen im Schwall. Es dominieren psychische Auffälligkeiten wie Antriebsminderung, Apathie, Störung von Orientierung, Merkfähigkeit und Aufmerksamkeit. Schließlich werden die Patienten schläfrig und fallen ins Koma.

Eine Hirndruckerhöhung stellt einen Notfall dar, der innerhalb von Stunden bis Tagen zum Tod führen kann.

Diagnostik

- Spiegelung des Augenhintergrundes
- In CT und MRT werden Hirnödem und Raumforderungen sichtbar, die Verdrängung der umliegenden Hirnstrukturen kann beurteilt werden
- Evtl. Hirndruckmessung
- Bei Verdacht auf Hirndruckerhöhung darf keine Lumbalpunktion durchgeführt werden.

Therapie

- Ständige Kontrolle von Bewusstseinslage, Pupillenreaktion, Augenbewegungen und Augenhintergrund
- Therapie der Grunderkrankung, z. B. Operation eines Hirntumors
- Medikamentöse Regulierung des Blutdrucks und der Körpertemperatur
- Bei Schmerzen Paracetamol oder Pethidin
- Hochlagerung des Oberkörpers auf 30° verbessert den venösen Abfluss
- Osmotherapie: Die Substanzen Mannitol und Glyzerol erhöhen die Osmolalität des Blutes und entziehen durch die Konzentrationsdifferenz Wasser aus dem Hirngewebe. Auch mit dem Kortikosteroid Dexamethason (z. B. Fortecortin®) können Ödeme ausgeschwemmt werden
- Forcierte Diurese senkt das Blutvolumen und damit die Liquorproduktion
- Bei starker Raumforderung kann eine rasche Druckentlastung z. B. durch eine Ventrikeldrainage oder eine Trepanation (operative Entfernung von Teilen des Schädelknochens) erreicht werden

10

- Hyperventilation, die zur Engstellung der intrakraniellen Blutgefäße führt.

Die weitergehende Therapie richtet sich nach der jeweiligen Ursache des Hirndrucks.

Komplikationen

Gefahr der Hirndruckerhöhung ist die obere und untere Einklemmung. Dabei kommt es zu einer Verschiebung des Hirngewebes mit Einklemmung im Tentoriumschlitz bzw. im Foramen occipitale magnum. Beide Formen führen ohne Therapie zum Hirntod. Klinische Manifestationen sind Strecksynergismen der Extremitäten, pathologische Reflexe, Koma, Atemstörungen bis zur Apnoe (Atemstillstand).

10.4 Anfallsleiden

Unter dem Begriff Anfallsleiden oder Krampfleiden werden verschiedene Erscheinungsformen epileptischer Anfälle zusammengefasst (Epilepsie = Fallsucht). Der epileptische Anfall entsteht durch eine Übererregbarkeit der Nervenzellen der Hirnrinde. Die Nervenzellen entladen sich anfallsartig und gleichzeitig, ohne übergeordnete Abstimmung. Dadurch kommt es zum klinischen Bild des Krampfanfalls, der unterschiedliche Erscheinungsformen annehmen kann. Etwa 10 % der Bevölkerung zeigen eine solche erhöhte Anfallsbereitschaft. Die Hälfte von ihnen hat einmalig im Leben einen epileptischen Anfall, wiederholte Anfälle kommen bei etwa 0,5 % aller Menschen vor. Die meisten Erkrankungen beginnen vor dem 25. Lebensjahr.

Ursachen und Einteilung

Ursache von Anfallsleiden ist eine erhöhte Erregbarkeit der Gehirnzellen. Folgende Einflüsse setzen die Krampfschwelle der Zellen herab, sodass sich die Zellen leichter und abnorm synchron entladen:

- Stoffwechselstörungen, Hypoglykämie, Elektrolytstörungen
- Medikamente, z. B. Neuroleptika, Antidepressiva
- Infektionen
- Intoxikationen: Alkoholabhängigkeit, Drogen (z. B. Ecstasy)
- Alkoholentzug
- Intrakranielle Blutung, ischämischer Schlaganfall
- Hyperventilation
- Licht- und andere Sinnesreize
- Schlafentzug
- Schwangerschaft (Eklampsie)
- Tumoren.

Epilepsien werden abhängig von ihren Ursachen in zwei Gruppen eingeteilt:

- Bei einer **genuinen** (angeborenen) oder **idiopathischen** Epilepsie (ca. 50 % aller Epilepsien) lässt sich keine Ursache für das Anfallsleiden bestimmen. Häufig liegt eine genetische Veranlagung vor, die eine Störung im Bereich von Ionenkanälen oder Rezeptoren bedingt. Das Risiko für Kinder mit einem erkrankten Elternteil kann bis zu 15 % betragen.
- Als **symptomatisch** werden die Epilepsien bezeichnet, denen eine Hirnschädigung zugrunde liegt, wie z. B. Tumor, Blutung, Entzündung, Trauma oder Alkoholintoxikation bzw. -entzug. Vor allem Anfallsleiden, die nach dem 20. bzw. 25. Lebensjahr auftreten sind hochverdächtig auf eine symptomatische Epilepsie.

Anfallsleiden treten in verschiedenen Formen und mit unterschiedlichen Verläufen auf. So können entweder das gesamte Gehirn oder nur Teilbereiche von der unkontrollierten Entladung betroffen sein. Deshalb werden Anfälle in zwei Gruppen eingeteilt: **generalisierte** und **fokale Anfälle.** Wenn die Entladungen nicht auf einzelne Zellen begrenzt bleiben und sich ungehemmt über das gesamte Hirngewebe oder einzelne Hirnareale ausbreiten, kann ein fokaler Anfall in einen generalisierten Anfall übergehen.

Symptome

Typische Symptome oder Erscheinungen bei epileptischen Anfällen sind:

- Aura: Beispielsweise epigastrische Aura als Wärmegefühl, das aus der Magengegend aufsteigt, halluzinatorische Wahrnehmungen, psychische Erlebnisse, Stimmungsveränderungen
- Absence: Plötzliche Abwesenheit über 10–30 Sek. Der Patient hält in seiner Tätigkeit inne, hat einen starren Blick, blasse Hautfarbe und zeigt keine Reaktion auf Ansprache. In der Regel stürzt er jedoch nicht
- Bewusstseinsstörungen
- Unwillkürlicher Stuhl-, Urinabgang
- Myoklonische und tonische Anfälle mit Sturz des Patienten:
  - (Myo)klonisch = kurze, ruckartige Bewegungen
  - Tonisch = kontinuierliche Muskelanspannung
  - Atonisch = Plötzliches Erschlaffen der Muskulatur, unter Umständen mit einem Sturz verbunden
- Postiktal, d. h. nach dem Anfall: Unter Umständen Schlaf, Verwirrtheit, Kopfschmerzen, Muskelschmerzen.

Diagnostik

- Anamnese zum Anfallshergang, -frequenz, -zeitpunkt und etwaiger Aura sowie Auslöser, Fremdanamnese hilfreich
- Auf Verletzungen durch einen möglichen Sturz achten, Zungenbiss
- EEG (Elektroenzephalogramm): Häufig sind während und kurz nach einem Anfall im EEG typische Wellenformen nachzuweisen. Allerdings kommen bei Epileptikern auch normale Hirnströme vor. In diesem Fall wird durch Provokationsmethoden wie Hyperventilation, Stimulation durch Lichtreize und Schlafentzug versucht, die Epilepsie-Wellen auszulösen. Ein normales EEG schließt eine Epilepsie nicht aus.

- In CT und MRT des Gehirns lassen sich bei der symptomatischen Epilepsie Hirnschädigungen nachweisen
- Nach einem Anfall Erhöhung des Enzyms Kreatinkinase (CK). Die CK ist ein Enzym im Muskelstoffwechsel, welches bei vermehrter Muskelaktivität, wie sie bei einem Anfall auftritt, freigesetzt wird
- Liquoruntersuchung bei Verdacht auf eine Enzephalitis als Ursache.

Differenzialdiagnose

Synkope: Anfallsartige, kurze Bewusstlosigkeit aufgrund einer vorübergehenden Mangeldurchblutung des Gehirns. Es kann eine kurzzeitige Amnesie (Erinnerungslücke) bestehen. Eine Synkope dauert in der Regel kürzer als ein generalisierter epileptischer Anfall. Den Patienten wird schwarz vor Augen. Sie sinken danach mit schlaffem Muskeltonus zu Boden und sind nach dem Aufwachen schnell wieder orientiert.

Psychogener Anfall: Diese Anfallsform wird als dissoziative Störung (➤ 11.4.4) gedeutet. Im Unterschied zu einem epileptischen Anfall gleiten die Patienten zu Boden, ohne sich zu verletzen, die Muskelzuckungen sind nicht tonisch-klonisch und die Augen werden zugekniffen. Es kann ein Opisthotonus mit Zurückwerfen des Kopfes und Überstrecken des Rumpfes auftreten. Häufig lassen sich diese Anfälle durch Schmerzreize unterbrechen.

Narkolepsie ist eine seltene Krankheit mit einem anfallsweise einsetzenden, unwiderstehbarem Schlafbedürfnis (Hypersomnie). Die Krankheit wird vererbt oder durch Hirnerkrankungen (Trauma, Tumor, Entzündung) verursacht. Hauptsymptom sind Schlafanfälle, die wenige Sekunden bis Minuten andauern und in allen Lebenslagen auftreten.

Fieberkrämpfe: Bei Gelegenheitskrämpfen, die ausschließlich mit Fieber und Infektionen einhergehen, ist vor allem bei Kleinkindern (3. Lebensmonat bis 5. Lebensjahr) an einen Fieberkrampf zu denken. Dies ist wichtig zu wissen, da die Prognose sehr gut und eine Therapie mit Antiepileptika nicht indiziert ist.

10

Therapie

Sofern möglich, sollte die Ursache einer Epilepsie beseitigt werden. Dies gilt für die symptomatischen Krampfanfälle aufgrund einer Hirnerkrankung wie Tumor, Metastasen, Enzephalitis, Blutung, usw. Weiterhin sind typische Auslöser zu meiden wie Schlafentzug, Drogen-, Alkoholkonsum, Flickerlicht usw.

Verschiedene antiepileptische Medikamente (Antiepileptika, Antikonvulsiva) stehen für die Prophylaxe und Therapie bei manifestem Anfallsleiden (mindestens zwei Anfälle in sechs Monaten) zur Verfügung. Grundsätzlich gilt, dass das Eindosieren und Ausschleichen derartiger Medikamente langsam und unter Anfallskontrolle zu erfolgen hat. Am häufigsten werden folgende Wirkstoffe verwendet:

- Benzodiazepine (z. B. Clonazepam als Rivotril®, Lorazepam als Tavor®) hemmen die Erregung der Nervenzellen. Sie werden daher in erster Linie eingesetzt, um einen Anfall zu unterbrechen. Bei einer Langzeitbehandlung kann eine Gewöhnung mit Abhängigkeit eintreten
- Neuere Antikonvulsiva wie Vigabatrin (z. B. Sabril®), Lamotrigin (z. B. Lamictal®), Gabapentin (z. B. Neurontin®), Topiramat (z. B. Topamax®), Levetiracetam (z. B. Keppra®) sind gut verträglich und relativ nebenwirkungsarm. Lamotrigin und Levetiracetam sind die erste Wahl bei fokalen Krampfanfällen oder bei deren Ausweitung zu sekundär generalisierten Krampfanfällen
- Zu den klassischen Antikonvulsiva zählen:
  - Phenytoin (z. B. Zentropil®, Phenhydan®) stabilisiert die Zellmembranen
  - Carbamazepin (z. B. Timonil®, Tegretal®) stabilisiert die Zellmembranen
  - Valproinsäure (z. B. Orfiril®) erhöht die Konzentration des inhibitorischen Transmitters Gamma-Aminobuttersäure (GABA)
  - Barbiturate (z. B. Luminal®) heben die Krampfschwelle.

Reicht die Monotherapie mit einem Präparat nicht aus, werden zwei Wirkstoffe kombiniert.

Antiepileptika benötigen für die optimale Wirkung einen bestimmten Serumspiegel. Ist er zu niedrig, so wirken sie nicht, ist er zu hoch, kommt es vermehrt zu unerwünschten Nebenwirkungen. Deshalb müssen die Serumspiegel bei Neueinstellung und wiederholten Anfällen kontrolliert werden. Die Eindosierung eines Antiepileptikums kann bis zu zwei Monate dauern, weshalb die Wirksamkeit nicht vorher beurteilt werden sollte.

!

Die Medikation darf bei Patienten mit epileptischen Anfällen nicht abrupt geändert werden, sondern muss immer schrittweise vorgenommen werden.

Wenn eine medikamentöse Therapie nicht wirksam ist, kann bei bestimmten Epilepsieformen über eine neurochirurgische Operation die Ausgangsregion der Anfälle entfernt werden.

Epilepsie-Erkrankte, deren letzter Anfall weniger als zwei Jahre zurückliegt, dürfen kein Auto steuern und keine potenziell gefährlichen Maschinen bedienen.

10.4.1 Generalisierte Krampfanfälle

Bei generalisierten Anfällen wird das gesamte Gehirn von den pathologischen Entladungen erfasst. Sie werden nach ihrem klinischen Erscheinungsbild unterteilt in den klassischen tonisch-klonischen Anfall (Grand-mal-Anfall) und andere generalisierte Anfälle (früher auch als Petit-mal-Anfälle bezeichnet); hierzu gehören die Absencen und sämtliche weitere Formen klonischer, tonischer, myoklonischer und atonischer Anfälle.

Grand mal-Anfälle

Eine Epilepsie mit Grand-mal-Anfällen (= generalisierte, tonisch-klonische Anfälle) beginnt häufig zwischen dem 5. und 25. Lebensjahr. Grand-mal-Anfälle sind die häufigste Anfallsform und entsprechen dem typischen Bild mit Bewusstseinsverlust und rhythmischen Zuckungen. Sind sie durch eine frühkindliche Hirnschädigung verursacht, setzt die Erkrankung früher ein. Ein späterer Beginn ist häufig Zeichen einer Hirnerkrankung (Tumor, Narbengewebe nach einem Schlaganfall oder einer Hirnoperation). Grand-mal-Anfälle können sich auch aus anderen epileptischen Anfallsarten entwickeln und sind dann prognostisch ungünstig.

10

Symptome

Ein generalisierter Anfall dauert in der Regel wenige Minuten.

Die Symptome treten etwa in folgender Reihenfolge auf:
- Initialschrei
- Patient stürzt zu Boden
- Tonische Krämpfe: Beine überstreckt, Arme gebeugt oder gestreckt
- Klonische Zuckungen.

Weitere Symptome sind:
- Weite, lichtstarre Pupillen, verdrehte Augen
- Zungenbiss
- Einnässen, Einkoten
- Terminalschlaf (im Anschluss an einen Anfall)
- Bewusstseinsstörung während und im Anschluss an einen Anfall.

Während bzw. nach dem Anfall kann es zu Frakturen und zum Muskelkater durch plötzliche starke Muskelkontraktionen kommen.

Therapie

Verschiedene Antiepileptika werden einzeln oder in Kombination angewendet. Medikament der ersten Wahl ist Valproinsäure, alternativ Lamotrigin.

Komplikationen

Folgen generalisierte epileptische Anfälle in Serien aufeinander, ohne dass der Patient das Bewusstsein wiedererlangt, oder besteht Krampfaktivität länger als 5 Minuten, spricht man von einem **Status epilepticus.** Dieser ist lebensbedrohlich. Es kann sich ein Hirnödem entwickeln, das schließlich zu einem zentralen Herz-Kreislaufversagen führt. Es sollte sofort mit einer medikamentösen Therapie begonnen werden, da nicht mit einem spontanen Ende des Krampfanfalls zu rechnen ist. Eingesetzt werden Benzodiazepine (z.B. Lorazepam, Clonazepam als Rivotril®) in ausreichender Dosierung sublingual oder i.v., Phenytoin (unter EKG-Kontrolle), Phenobarbital (z.B. Luminal®) und Valproinsäure (Ergenyl®). Die Vitalparameter sollen überwacht werden, evtl. sind Sauerstoffgabe, Atemwegssicherung und Verlegung auf die Intensivstation zur Beatmung erforderlich.

Andere generalisierte Anfälle (Petit-mal-Anfälle)

Blitz-Nick-Salaam-Anfälle (Syndrom der infantilen Spasmen)

Blitz-Nick-Salaam-Anfälle (BNS-Anfälle, auch West-Syndrom) beginnen erstmals im ersten Lebensjahr. Man unterscheidet das idiopathische (34%) vom symptomatischem (67%, schlechtere Prognose) West-Syndrom. Ursache sind vor allem Hirnschädigungen und Stoffwechselerkrankungen, sowie perinatale Komplikationen und Frühgeburtlichkeit.

Die einzelnen Krämpfe dauern nur wenige Sekunden. In einer Serie können aber bis zu 50 Anfälle aufeinander folgen. Typisch sind die ruckartige (Blitz) Vorwärtsbewegung des Kopfes (Nick), das Einschlagen der Arme (wie beim Salaam-Gruß), das Anheben von Beinen und Rumpf sowie eine Bewusstseinstrübung.

Therapeutisch werden Pyridoxin (Vit. B_6), ACTH oder Kortikosteroide, Valprorinsäure oder Vigabatrin gegeben.

Ohne Behandlung oder bei zu spät einsetzender Therapie kommt es zu Hirnschädigungen, die sich in einer körperlichen und geistigen Entwicklungsverzögerung zeigen. Letale Verläufe treten bei etwa 25% der Kinder auf. BNS-Krämpfe enden meist mit dem fünften Lebensjahr und können in fokale oder generalisierte Anfälle übergehen.

Myoklonisch-atonische Anfälle

Myoklonisch-atonische Anfälle (myoklonisch = blitzartige, unregelmäßige Muskelzuckung; atonisch = Verlust des Muskeltonus) beginnen im Vorschulalter. Sie äußern sich durch plötzliche Stürze aufgrund eines Verlustes des Muskeltonus. Das Kind fällt wie vom Blitz getroffen zu Boden. Die Arme werden hochgerissen und sind gebeugt (Beugemyoklonien), zusätzlich treten Bewegungen von Muskeln des Gesichtes und Mundes auf (orale Automatismen).

Therapeutisch werden Valproinsäure, Benzodiazepine und zusätzlich u.U. Kortikosteroide gegeben. Als Reservemittel dient Felbamat.

10

Absencen-Epilepsie

Die Absencen-Epilepsie beginnt zwischen dem 4. und 14. Lebensjahr und ist genetisch bedingt. Man unterscheidet eine Absencen-Epilepsie des Kindesalters, die durch sehr häufig hintereinander auftretende Anfälle gekennzeichnet ist (z. T. mehr als 100 Anfälle pro Tag) von einer juvenilen Form. Bei der juvenilen Form treten weniger Anfälle auf und sie ist seltener mit Myoklonien verbunden. Jeder einzelne Anfall dauert nur wenige Sekunden. Im Unterschied zu psychomotorischen Anfällen tritt keine Aura auf. Häufig sind Absencen mit rhythmischen Bewegungen von Augenlid, Kopf oder Armen verbunden.

Therapeutisch werden die Antiepileptika Valproinsäure, alternativ Ethosuximid oder Lamotrigin angewendet.

Besonders die infantile Absencen-Epilepsie zeigt unter Therapie eine gute Prognose. Die große Mehrheit der Patienten wird anfallsfrei. Die juvenile Absencen-Epilepsie kann in eine Grand-mal-Epilepsie oder in die juvenile myoklonische Epilepsie (Janz-Syndrom) übergehen, weist jedoch in den anderen Fällen auch eine gute Prognose auf.

Juvenile myoklonische Epilepsie (Janz-Syndrom)

Die juvenile myoklonische Epilepsie (Synonym: Impulsiv Petit mal, Janz-Syndrom) tritt erstmals in der Pubertät auf und ist genetisch bedingt. Zu Anfällen kommt es kurz nach dem Aufwachen. Typisch ist das Zucken von Armen und Schultern (Tasse wird weggeschleudert), der Patient stürzt jedoch nicht. Es tritt eine leichte Bewusstseinstrübung ein.

Therapeutisch wird Valproinsäure, Levetiracetam oder Lamotrigin gegeben.

10.4.2 Fokale Anfälle

Bei fokalen (partiellen) Anfällen (Herdanfällen) sind nur einzelne Hirnareale von der epileptischen Erregung betroffen. Daher beschränken sich die Symptome auf entsprechende Körperregionen. Das Bewusstsein bleibt bei den meisten Formen erhalten. Diese Anfälle können in jedem Lebensalter einsetzen und werden meistens durch hirnorganische Veränderungen (z. B. Tumor) verursacht. Fokale Anfälle können (sekundär) generalisieren. Es werden die einfachen fokalen Anfälle von den komplexen fokalen Anfällen unterschieden.

Einfache fokale Anfälle

Bei einfachen fokalen Anfällen kommt es zu isolierten Wahrnehmungsstörungen, Empfindungsstörungen oder motorischen Störungen – abhängig von der betroffenen Hirnregion. Die Wahrnehmungsstörungen können alle Sinnesgebiete betreffen und werden als Aura bezeichnet. Sie imponieren z. B. als kurze optische oder szenische Halluzinationen. Das Bewusstsein ist bei einfachen fokalen Anfällen nicht gestört.

Zu der Gruppe der einfachen Anfälle zählen die Jackson-Anfälle und Adversiv-Anfall.

Therapeutisch wird Lamotrigin, Levetiracetam oder Zonisamid gegeben.

Jackson-Anfall

Bei den Jackson-Anfällen wird zwischen **motorischen** Jackson-Anfällen, bei denen Muskelzuckungen auftreten, und **sensiblen** Jackson-Anfällen, die sich durch Missempfindungen auszeichnen, unterschieden. Sie gehen vom motorischen oder somatosensorischen Kortex aus. Die Symptome breiten sich über eine Körperhälfte von distal nach proximal aus. Selten gehen sie auch auf die andere Körperhälfte über. Typischerweise treten sie bei Hirntumoren auf. Im Anschluss an einen Anfall kann eine flüchtige Parese (Todd-Lähmung) auftreten.

Therapeutisch wird Lamotrigin, Levetiracetam oder Zonisamid gegeben.

Adversiv-Anfall

Adversiv-Anfälle zeichnen sich durch typische Wendebewegungen aus. Der Patient blickt zur Seite, dreht den Kopf zum angehobenen Arm und verharrt in dieser „Fechter-Stellung".

Therapeutisch wird Lamotrigin, Levetiracetam oder Zonisamid gegeben.

Komplexe fokale Anfälle

Bei komplexen fokalen Anfällen zeigen die Patienten zusätzlich zu den motorischen, sensiblen und sensorischen Symptomen eine Bewusstseinsstörung.

Eine Variante aus dieser Gruppe sind psychomotorische Anfälle, die aufgrund einer Beeinträchtigung des Temporallappens auftreten. Sie werden daher auch Temporallappenepilepsie genannt. Zugrunde liegt eine Schädigung des im Temporallappen gelegenen Hippocampus (kann sich z.B. durch Alkoholabusus entwickeln). Psychomotorische Anfälle sind die häufigste komplex-fokale Epilepsie.

Ein komplexer fokaler Anfall verläuft in folgenden Stadien:

1. Stadium

Aura mit körperlichen und psychischen Symptomen:

- Veränderung der Sinneswahrnehmung
- Stimmungsänderung, die Patienten sind ängstlich
- Halluzinationen, Déjà-vu-Gefühl (vermeintliches Wiedererkennen von Orten, Situationen oder Personen).

2. Stadium

- Bewusstseinstrübung, die bis zu zwei Minuten andauern kann
- Orale Automatismen wie Kauen, Schmatzen, Schlucken u. a.
- Vegetative Symptome: Pupillenerweiterung, Speichelfluss, Harndrang
- Patienten fallen nicht zu Boden, sondern laufen umher

3. Stadium

Ende des Anfalls mit Reorientierung und Amnesie für die Zeit des Anfalls.

Therapie

Therapeutisch werden Lamotrigin oder Levetiracetam gegeben.

Fokale Anfälle mit sekundärer Generalisation

Jeder fokale Anfall kann durch das Ausbreiten der abnormen Nervenerregungen sekundär generalisieren. Wenn diese Ausbreitung sehr schnell erfolgt ist ein sekundär generalisierter Anfall nur schwer von einem (primären) Grand-Mal-Anfall zu unterscheiden. Hinweise gibt die Anamnese des Patienten, wenn beispielsweise von einer Aura berichtet wird oder der Anfall mit Zuckungen in einer umschriebenen Körperregion begonnen hat.

10.5 Extrapyramidale Erkrankungen

Zum extrapyramidalen System zählen die Basalganglien mit Nucleus caudatus, Globus pallidus, Putamen, Nucleus subthalamicus, Nucleus ruber und Substantia nigra. Wenn diese Hirnregionen erkranken, kommt es zu Bewegungsstörungen, die als extrapyramidale Erkrankungen bezeichnet werden. Sie zeigen sich in einem akinetisch-rigidem Syndrom (Parkinson-Syndrom) oder als Erkrankung mit unwillkürlichen Bewegungen (Chorea Huntington, Athetose, Dystonien).

10.5.1 Morbus Parkinson und Parkinson-Syndrom

Der Morbus Parkinson („Schüttellähmung") ist eine nicht heilbare, langsam progrediente neurodegenerative Erkrankung des extrapyramidalen Systems. Es erkranken weniger als 0,5 % der Bevölkerung, wobei überwiegend Menschen jenseits des 50. Lebensjahrs betroffen sind. Vom Morbus Parkinson wird das symptomatische Parkinson-Syndrom unterschieden.

Ursachen

Beim Morbus Parkinson ist im extrapyramidal-motorischen System das Gleichgewicht zwischen verschiedenen Neurotransmittern gestört. Durch die Degene-

10

ration der Substantia nigra stellt sich ein Dopamin-mangel im Gehirn ein. Davon ausgehend kommt es zu einem relativen Übergewicht des Acetylcholins und Glutamats. Letzteres steht im Verdacht, neurotoxisch zu wirken. Durch diese Transmitterstörung sind vor allem die motorischen Symptome erklärt. Gleichzeitig werden häufig auch ein Noradrenalin- und Serotoninmangel beschrieben, der dann zu einer Depression des Betroffenen beiträgt.

Ursachen eines symptomatischen (sekundären) **Parkinson-Syndroms** sind u. a.:

- Nebenwirkungen von Medikamenten, z. B. Neuroleptika
- Virale Infektionen des Gehirns
- Vergiftungen u. a. mit Kohlenmonoxid
- Störungen des Kupfer- oder Kalzium-Phosphor-Stoffwechsels
- Gehirn-Trauma, z. B. nach Unfällen oder bei Boxern
- Zerebrale Arteriosklerose
- Hirntumoren.

Symptome

Erst bei einer Schädigung von mehr als 60 % der Nervenbahnen zwischen Substantia nigra und Corpus striatum zeigt sich das für einen Morbus Parkinson typische Beschwerdemuster. Zeichen, die einer Früherkennung dienen, oder etwaige Screening-Methoden gibt es nicht.

Drei Hauptsymptome werden beim Vollbild des Morbus Parkinson beschrieben: der Tremor, der Rigor und die Brady- bzw. Akinese.

Tremor

Unkontrollierte rhythmische Muskelaktivität mit grobem Ausschlag. Ein Zittern der Finger, sog. Pillendrehbewegung, das auch auf Kopf und Beine übergehen kann. Der Tremor nimmt bei Aufregung zu, bei gezielten Bewegungen ab. Beim Morbus Parkinson liegt ein Ruhetremor vor. Davon zu unterscheiden ist der Intentionstremor, der bei Willkürbewegungen auftritt und bei Kleinhirnschädigungen beobachtet wird.

Rigor

Erhöhter Muskeltonus, der bei passiven Bewegungen gleichmäßig spürbar ist. Die Extremitäten re-

agieren bei passiver Bewegung mit ruckartigen Sperrungen, sog. Zahnradphänomen.

Bradykinese, Akinese

Fehlende oder verlangsamte Motorik (Bradykinese) sowie fehlendes physiologisches Mitbewegen der Arme beim Gehen (Hypokinese). Der Patient geht mit kleinen, unsicheren (Trippel-)Schritten. Starten und Beenden einer Bewegung fällt schwer, dabei neigt er dazu, schnell nach vorn, hinten und zur Seite vorzuschießen (Pro-, Retro- und Lateropulsion). Mimik und Gestik sind verarmt, die Patienten wirken emotionslos. Die Feinmotorik ist gestört, kleine Bewegungen lassen sich nicht mehr ausführen, was sich z. B. in einer mühsamen, nach rechts kleiner werdenden Handschrift (Mikrografie) des Patienten zeigt. Die Sprache ist leise und monoton, die Artikulation beeinträchtigt.

Das typische Erscheinungsbild (➤ Abb. 10.7) eines Parkinson-Kranken ist eine gebeugte Körperhaltung mit leicht angewinkelten Armen, die grobschlägig zittern.

Ein weiteres Symptom ist die Bradyphrenie (Verlangsamung geistiger Funktionen) mit herabgesetzter Konzentration und Auffassungsgabe. Daneben kommt es zu Stimmungsschwankungen, Depressivität und im fortgeschrittenen Stadium zur Demenz. Außerdem treten vegetative Symptome auf, wie Speichelfluss, Schwitzen, vermehrte Talgsekretion (Salbengesicht) und Obstipation.

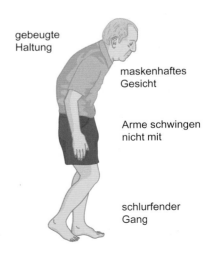

gebeugte Haltung

maskenhaftes Gesicht

Arme schwingen nicht mit

schlurfender Gang

Abb. 10.7 Charakteristische Körperhaltung bei Morbus Parkinson. [L190]

Diagnostik

- Typisches Beschwerdebild, der Morbus Parkinson ist klinisch zu diagnostizieren
- CT und MRT zeigen nicht immer Läsionen im Bereich der Stammganglien, können aber zum Ausschluss anderer Erkrankungen dienen
- EEG: Verlangsamung
- L-Dopa-Test: Besserung der Beschwerden bei Gabe von L-Dopa.

Therapie

Medikamente können das Ungleichgewicht von Dopamin und Acetylcholin wieder ausgleichen, indem sie die Dopamin-Konzentration im Gehirn erhöhen oder die Wirkung von Acetylcholin einschränken. Folgende Therapeutika sind im Einsatz:

- L-Dopa (z. B. Nacom®, Madopar®) ist eine Vorstufe von Dopamin. Im Gegensatz zum Dopamin durchdringt es die Blut-Hirn-Schranke und wird dort zum wirksamen Transmitter umgeformt. Zusammen mit L-Dopa wird ein Dekarboxylase-Hemmer gegeben, um periphere Nebenwirkungen zu verhindern. Nebenwirkungen: Übelkeit, Erbrechen, Herz-Kreislauf-Störungen und Dyskinesien (Störungen im Bewegungsablauf), psychische Störungen wie Schlaflosigkeit, Verwirrtheit, Halluzinationen
- Dopaminagonisten (z. B. Pravidel®, Dopergin®) besetzen die Dopamin-Rezeptoren direkt. Da L-Dopa-Präparate nach einigen Jahren ihre Wirkung verlieren und ggf. starke Nebenwirkungen entwickeln (v. a. Dyskinesien), werden Dopaminagonisten häufig zu Beginn der Erkrankung eingesetzt. So kann die L-Dopa-Dosis möglichst gering gehalten werden. Nebenwirkungen: Wie L-Dopa
- COMT-Hemmer (z. B. Comtess®) verhindern den Abbau von Dopamin. Durch ihren Einsatz kann die Dosis von L-Dopa reduziert und somit das Risiko von Nebenwirkungen (insbesondere Dykinesien) gesenkt werden. Nebenwirkungen: Wie L-Dopa
- MAO-B-Hemmer (Movergan®) vermindern den Abbau von Dopamin und wirken möglicherweise gegen das Fortschreiten der Erkrankung durch neuroprotektive Effekte. Nebenwirkungen: Blutdruckanstieg, Verwirrtheit, psychotische Reaktion

- Amantadin (z. B. PK-Merz®) vermindert vor allem die Glutamat-Aktivität. Es wird in einer akuten Parkinson-Krise i. v. gegeben. Nebenwirkungen: Magen-Darm-Beschwerden, innere Unruhe, Verwirrtheit, psychotische Reaktion
- Anticholinergika (z. B. Akineton®, Tremarit®) hemmen vor allem den Tremor. Nebenwirkungen: Mundtrockenheit, Störung der Magen-Darm-Motorik und der Blasenentleerung, Tachykardie, Verwirrtheit und Erregung.

Zur Behandlung von Psychose-Symptomen (meistens als Nebenwirkung der Parkinson-Medikamente) werden atypische Neuroleptika (v. a. Leponex® oder Seroquel®) eingesetzt.

Um der depressiven Verstimmung entgegenzuwirken, werden Antidepressiva gegeben.

Ergotherapie und Logopädie können die Einschränkungen der Patienten günstig beeinflussen. Bei schweren Verläufen mit starkem Tremor oder Rigor können ggf. Operationen durchgeführt werden, z. B. Implantation eines „Hirnschrittmachers".

10.5.2 Chorea Huntington (Chorea major)

Die Chorea Huntington ist eine erbliche Erkrankung mit typischen hyperkinetischen Bewegungsstörungen. Es erkranken 5–10 von 100.000 Menschen.

Von der Chorea major sind Chorea minor (nach Streptokokkeninfekt) und Chorea gravidarum (Schwangerschafts-Chorea) zu unterscheiden, die jeweils mit einer guten Prognose einhergehen und in der Regel ohne bleibende Schäden ausheilen.

Ursachen

Bei der Chorea Huntington wird eine Hirnatrophie und eine Degeneration des Corpus striatum beobachtet. Die Erkrankung wird autosomal-dominant vererbt.

Symptome

Erste Symptome der Erkrankung zeigen sich meistens nach dem 35. Lebensjahr. Leitsymptom der Chorea Huntington sind Bewegungsstörungen:

10

- Hyperkinese: Blitzartig einschießende, unkontrollierte Bewegungen des Gesichts (Grimassieren) und der Extremitäten
- Ruckhaftes Zurückwerfen des Oberkörpers
- Vermehrtes Schwitzen
- Harninkontinenz
- Verwaschene Sprache, ständige Kau- und Schluckbewegungen, die eine koordinierte Nahrungsaufnahme zunächst erschweren und schließlich unmöglich machen
- Rigor und Akinese im Spätstadium der Erkrankung.

Dazu kommen psychische Symptome:
- Die Persönlichkeitsveränderung fällt häufig als erstes Symptom der Chorea Huntington auf: Patienten werden psychisch instabil
- Affektive Enthemmung mit Neigung zu aggressivem Verhalten
- Paranoide Psychose
- Demenz im Spätstadium der Erkrankung.

Diagnostik

- In der Chromosomenanalyse wird die Genveränderung nachgewiesen
- Das CT zeigt die Atrophie von Gehirn und Nucleus striatum.

Therapie

Eine ursächliche Therapie ist nicht bekannt. Die Erkrankung führt meist innerhalb von 10–20 Jahren zum Tod. Psychische Symptome werden mit Neuroleptika behandelt. Tiaprid (Tiapridex®) und Tetrabenazin dämpfen die Hyperkinese.

Bei Kinderwunsch von Angehörigen betroffener Familien ist eine genetische Beratung zu empfehlen, um zu prüfen, ob sie Träger des veränderten Gens sind und dieses vererben könnten.

10.5.3 Dystonie

Eine Dystonie ist gekennzeichnet durch anhaltende Muskelkontraktionen, die sich durch langsame unwillkürliche Bewegungen und eine abnorme Körperhaltung äußern. Ursache dafür sind sehr verschiedenen: Medikamente (z. B. Neuroleptika), Hirnläsionen, Enzephalitis, genetische Veranlagung.

Symptome und Einteilung

Abhängig von den betroffenen Muskeln kommt es zu unterschiedlichen Symptomen und Erscheinungsbildern. Aufmerksamkeit und innere Erregung verstärken die Symptome.
- **Torticollis spasmodicus:** Eine lokale Form der Dystonie, bei der der Kopf langsam zu einer Seite gedreht und zur Gegenseite angehoben wird (u. a. Kontraktion des M. sternocleidomastoideus). In dieser Stellung verharren die Patienten einige Sekunden
- **Blepharospasmus:** Unwillkürliches, anhaltendes, krampfartiges Schließen der Augen
- **Dysphonie:** Sprechstörung durch Anspannung der Kehlkopfmuskulatur
- **Torsionsdystonie:** Eine generalisierte Form der Dystonie mit Drehbewegung des gesamten Rumpfes, autosomal-dominanter Erbgang.

Therapie

Anticholinergika, z. B. Trihexiphenidyl (Artane®), L-Dopa oder Dopaminagonisten, hemmen die Bewegungen. Botulinustoxin kann direkt in die betroffenen Muskeln injiziert werden. Es blockiert die Acetylcholinfreisetzung in den Motoneuronen und führt zu einer schlaffen Parese.

10.6 Kopfschmerzen

Zu den wichtigsten Kopfschmerzerkrankungen zählen Migräne, Clusterkopfschmerz, Spannungskopfschmerz und die Trigeminusneuralgie. Außerdem werden Kopfschmerzen als Nebenwirkung (bei Missbrauch) von Analgetika beobachtet.

Differenzialdiagnostisch müssen bei starken Kopfschmerzen andere neurologische Erkrankungen wie Enzephalitis, Hirnblutung oder Hirntumore ausgeschlossen werden.

10.6.1 Migräne

Bei dieser Erkrankung findet sich ein wiederkehrender, typischerweise einseitiger Kopfschmerz mit heftiger Übelkeit und Erbrechen, begleitet von anderen neurologischen Störungen. 5–10 % der Bevölkerung sind betroffen, dabei Frauen doppelt so häufig wie Männer.

Ursachen

Die genaue Ursache der Migräne ist nicht geklärt. Es wird vermutet, dass Neuropeptide eine schmerzhafte Entzündung in den Gehirngefäßen und der Dura mater hervorrufen. Es kommt zu einer Vasodilatation der intrakraniellen Gefäße. Auslösemechanismen der einzelnen Anfälle sind häufig unklar. Potentielle Auslöser einer Migräne sind Rotwein, Wetterwechsel, Schlafentzug, Stress und hormonelle Faktoren.

Symptome

Leitsymptom der Migräne ist ein meist halbseitiger, pochender oder pulsierender Kopfschmerz, der über mehrere Stunden bis Tage anhalten kann. Die Schmerzen treten anfallsartig, häufig nachts oder morgens, auf. Sie entwickeln sich innerhalb von einer halben Stunde oder länger und bilden sich in ähnlichem Tempo wieder zurück. Ein Anfall kann von folgenden Symptomen begleitet sein:
* Übelkeit und Erbrechen
* Schweißausbruch
* Affektlabilität, psychische Reizbarkeit
* Überempfindlichkeit auf Geräusche und Licht
* Störung der Merkfähigkeit und Konzentration

Bei der Migräne mit Aura gehen der Schmerzphase neurologische Herdsymptome voraus: Missempfindungen, Lähmungen, Wortfindungsstörungen, Gesichtsfeldausfälle oder Augenflimmern. Diese bilden sich innerhalb einer Stunde komplett zurück.

Diagnostik

Meist reicht das typische Beschwerdebild für die Diagnosestellung einer Migräne aus. Ein Kopfschmerzkalender kann bei häufigen Anfällen die Diagnose vereinfachen. Zusätzlich finden sich bei 20 % der Betroffenen EEG-Veränderungen, die aber unspezi-

fisch sind. Vor allem bei einem „Status migraenosus" (länger als 72 Stunden dauernde Kopfschmerzen) und einer komplizierten Migräne (Migräne accompagnée, mit neurologischen Ausfällen) sollte mindestens einmalig eine MRT- oder CT-Untersuchung des Schädels durchgeführt werden, um einen strukturellen Schaden am Gehirn auszuschließen.

Therapie

Migräne-Attacken lassen sich teilweise verhindern, indem Auslösefaktoren gemieden werden, regelmäßig gegessen und geschlafen sowie Stress reduziert wird.

Bei leichten bis mittelschweren Migräne-Kopfschmerzen werden Analgetika z. B. Acetylsalicylsäure in Kombination mit Antiemetika wie Metoclopramid oder Domperidon gegeben. Bei stärkeren und therapieresistenten Kopfschmerzen stehen Triptane (z. B. Sumatriptan als Imigran®) als Tabletten, Nasenspray oder s. c. Injektion zur Verfügung. Triptane sind Serotoninagonisten, die zu einer Vasokonstriktion zerebraler Blutgefäße führen. Ihre Wirkung beginnt 30–60 Minuten nach Einnahme und ist am effektivsten bei sehr früher Einnahme. Bei Unwirksamkeit einer Einzelgabe kann eine weitere Dosis verabreicht werden.

Ergotamin-Präparate wirken über eine Vasokonstriktion. Sie werden nur noch selten eingesetzt.

Treten Migräne-Kopfschmerzen häufiger als dreimal im Monat auf, können prophylaktisch Medikamente eingenommen werden. Mittel der Wahl sind die β-Blocker Propranolol und Metoprolol. Sie vermindern die Häufigkeit und Intensität der Anfälle. Auch der Kalziumantagonist Flunarizin, trizyklische Antidepressiva und einige Antiepileptika sind wirksam.

Weitere Therapiemethoden sind Akupunktur, Entspannungstechniken wie autogenes Training oder progressive Muskelentspannung sowie Psychotherapie, um den Leidensdruck zu mindern.

10.6.2 Spannungskopfschmerz

Der Spannungskopfschmerz ist die häufigste Kopfschmerzform. Frauen sind häufiger betroffen als Männer. Spannungskopfschmerz kann episodisch (gelegentlich, für mehrere Stunden) oder chronisch

10

(in den letzten drei Monaten mindestens 15 Mal pro Monat für mehr als vier Stunden) auftreten. Die Übergänge von Migräne und Spannungskopfschmerz sind fließend. Beide Erkrankungen können auch gleichzeitig vorliegen: In der Zeit zwischen Migräne-Anfällen leiden die betroffenen Patienten unter einem Spannungskopfschmerz.

Ursachen

Die Entstehung des Spannungskopfschmerzes ist noch nicht geklärt. Bei vielen Patienten spielt die Verspannung der Kopf- und Nackenmuskulatur eine Rolle. Der Spannungskopfschmerz kann durch psychische Belastungen bzw. Überforderung ausgelöst werden.

Symptome

Es tritt ein dumpf-drückender, meistens beidseitiger Kopfschmerz auf, der häufig in Stirn und Nacken lokalisiert ist. Die Muskeln von Kopf und Nacken sind druckempfindlich. Im Gegensatz zur Migräne treten Spannungskopfschmerzen nicht anfallsartig auf, weitere neurologische Symptome sowie Übelkeit und Erbrechen fehlen.

Therapie

Wenn keine Ursache gefunden werden kann, können Psychotherapie und Entspannungstechniken bei psychischer Überforderung Entlastung bringen. Die Patienten sollten ein Schmerztagebuch führen, auf einen regelmäßigen Lebensrhythmus achten und Sport treiben.

Medikamentöse Therapie
- Analgetika: Acetylsalicylsäure und Paracetamol beim episodischen Spannungskopfschmerz. Sie sollten nicht regelmäßig eingenommen werden. Mischpräparate sollten vermieden werden, denn diese haben häufiger einen medikamenteninduzierten Kopfschmerz zur Folge, d. h. die Schmerzmedikamente selbst lösen die Kopfschmerzen aus
- Antidepressiva: Amitriptylin (z. B. Saroten®), Mirtazapin (Remergil®) beim chronischen Spannungskopfschmerz

10.6.3 Cluster-Kopfschmerz

Der Cluster-Kopfschmerz, auch Bing-Horton-Kopfschmerz genannt, betrifft überwiegend Männer im dritten Lebensjahrzehnt.

Ursachen

Die Ursachen des Cluster-Kopfschmerzes sind unklar. Ausgelöst werden die Schmerzattacken u. U. durch Alkohol, Nikotin und Nitratpräparate. Cluster-Kopfschmerzen können auch symptomatisch sein, bedingt durch raumfordernde Tumore, sowie Gefäßfehlbildungen im Gehirn.

Symptome

Leitsymptom ist ein halbseitiger, bohrender, unerträglicher Kopfschmerz, der hinter dem Auge oder in der Schläfenregion lokalisiert ist. Die Schmerzen setzen attackenartig schnell und ohne Vorzeichen ein und dauern 15–180 Minuten. Häufig treten sie nachts oder in den frühen Morgenstunden auf. Hinzu kommen:
- Rötung des Auges und evtl. des Gesichts
- Tränenfluss und Schwellung der Nasenschleimhaut
- Horner-Syndrom: Miosis (Engstellung der Pupille), Ptosis (herabhängendes Lid) und Enophthalmus (Augapfel sinkt in die Orbita zurück).

Therapie

- Sauerstoff-Inhalation (7 l O_2/min) und der Serotoninantagonist Sumatriptan (z. B. Imigran®) lindern die akute Schmerzattacke
- Der Kalzium-Antagonist Verapamil (z. B. Isoptin®) oder Lithium (z. B. Quilonum®) dienen der Schmerzprophylaxe.

10.6.4 Trigeminus-Neuralgie

Die Trigeminus-Neuralgie ist durch charakteristische Gesichtsschmerzen gekennzeichnet. Sie tritt gehäuft in der zweiten Lebenshälfte auf und betrifft Frauen doppelt so häufig wie Männer.

10

Ursachen

Die Neuralgie entsteht durch eine Reizung des N. trigeminus, der mit drei Ästen die Gesichtshaut sensibel innerviert. In über 70 % der Fälle liegt ein Gefäß-Nerven-Kontakt zwischen der A. cerebelli superior und dem N. trigeminus vor, der für die Schmerzen verantwortlich gemacht wird. Weitere mögliche Ursachen sind Tumoren wie Meningeom, Neurinom, weshalb initial eine MRT- oder CT-Untersuchung erfolgen sollte.

Symptom

Leitsymptom ist ein brennender halbseitiger Gesichtsschmerz, der blitzartig einsetzt und wenige Sekunden anhält. Diese Attacken wiederholen sich mehrfach am Tag. Der Schmerz betrifft hauptsächlich den 2. und 3. Ast des N. trigeminus. Begleitend kann es zu vegetativen Reizerscheinungen mit Rötung des Hautbezirkes und Sekretion von Tränen-, Nasen- und Speicheldrüsen kommen. Die Schmerzen können ausgelöst werden durch äußere Reize wie Berührung, Kälte, Bewegung der Gesichtsmuskulatur.

Therapie

Es wird eine medikamentöse Therapie mit Carbamazepin oder Phenytoin, alternativ auch mit Lamotrigin, Gabapentin oder Clonazepam durchgeführt. Bei Gefäßveränderungen ist eine Operation nach Janetta (mikrovaskuläre Dekompression) zu überlegen.

10.7 Tumoren des ZNS

Tumoren des ZNS können u. a. ausgehen von den Gliazellen (Hüll- und Stützgewebe, neuroepitheliale Tumoren), den Meningen, den Nervenscheiden, embryologisch versprengten Zellen oder der Hypophyse.

Weit häufiger als primäre Tumoren des ZNS sind **Hirnmetastasen.** Bei Männern ist der Primärtumor am häufigsten ein Bronchialkarzinom, bei Frauen ein Mammakarzinom. Weitere mögliche Primärtumoren sind Nierenzellkarzinom, malignes Melanom und maligne Lymphome.

Einteilung

Zu den neuroepithelialen Tumoren zählen u. a.:

- **Astrozytom:** Meist im Großhirn lokalisiert, eine maligne Entartung ist möglich
- **Oligodendrogliom:** Meist in der Hirnrinde lokalisiert, wächst langsam und verkalkend
- **Ependymom:** Im Bereich der Ventrikel lokalisiert, wächst langsam
- **Glioblastom:** Häufigster Tumor des ZNS, maligne
- **Medulloblastom:** Häufigster maligner Hirntumor bei Kindern und Jugendlichen, meist im Kleinhirn lokalisiert.

Daneben treten **Meningeome** auf, die langsam und verdrängend wachsen, Hypophysentumore mit Einfluss auf die Hormonbildung (➤ 7.3.1) und **Neurinome,** die von den Nervenscheiden ausgehen, z. B. Akustikusneurinom.

Symptome

Die Symptome eines Gehirntumors sind vielfältig und hängen von seiner Lokalisation und Wachstumsgeschwindigkeit ab. Benigne Tumoren wachsen in der Regel langsam und können über Jahre symptomlos bleiben, während maligne Tumoren meist rasch zu Symptomen führen. Über eine Hirndrucksteigerung können jedoch auch benigne Tumoren einen schweren Verlauf nehmen.

- Psychische Befunde: Antriebsminderung, Interessenlosigkeit, Bewusstseinsstörung
- Kopfschmerzen
- Epileptische Anfälle
- Neurologische Ausfälle abhängig vom Ort des Tumorsitzes, z. B. Parese, Ataxie
- Hirndruckzeichen.

Diagnostik

- CT und MRT zeigen Lage und Größe des Tumors an. Hieraus kann häufig bereits auf die Tumorart geschlossen werden (➤ Abb. 10.8)
- Lumbalpunktion: Zeigt häufig eine Eiweißerhöhung, evtl. können Tumorzellen nachgewiesen werden
- Die histologische Untersuchung einer Gewebebiopsie klärt den Zelltyp (gut- oder bösartig). Sie

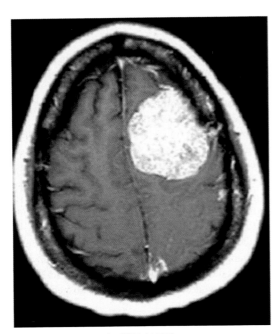

Abb. 10.8 Hirntumor im MRT. [A400]

kann bei gut zugänglichen Tumoren durchgeführt werden
- Vor einer Operation wird eventuell eine Angiografie durchgeführt, um die tumorversorgenden Blutgefäße darzustellen
- Tumorsuche bei V. a. Hirnmetastasen.

Therapie

Eine operative Entfernung ist von der Größe und Lage des Tumors abhängig. Voraussetzung für eine Operation ist ein relativ geringes Risiko für bleibende neurologische Ausfälle. Je nach Tumor sind auch Bestrahlung und Chemotherapie möglich, die sich an die Operation anschließen.

10.8 Entzündliche Erkrankungen

Verschiedene Erreger, meistens Bakterien oder Viren, infizieren nach Überwindung der Blut-Hirn-Schranke Hirnhäute, Gehirn und/oder Rückenmark. Je nach betroffenem Gebiet kommt es zu einer Meningitis (Hirn-hautentzündung), Enzephalitis (Gehirnentzündung) oder Myelitis (Rückenmarksentzündung). Durch die anatomische Nähe treten häufig auch kombinierte Entzündungen (z. B. Meningoenzephalitis) auf.

Die Erreger gelangen zum Entzündungsort:
- Fortgeleitet von Entzündungen im benachbartem Gewebe (z. B. in Mittelohr, Processus mastoideus, Nasennebenhöhlen)
- Hämatogen: Über den Blutweg ausgehend von Infektionen anderer Organe
- Traumatisch bei offenem Schädel-Hirn-Trauma.

10.8.1 Meningitis

Als Meningitis wird eine Entzündung der Hirnhäute (Meningen) bezeichnet, die meistens durch Bakterien, seltener durch Viren hervorgerufen wird. Wenn eine Meningitis auf das Gehirn übergreift, spricht man von einer Meningoenzephalitis.

Ursachen und Einteilung

Eine Meningitis lässt sich den Erregern entsprechend einteilen:

Die **eitrige Meningitis** wird durch Bakterien verursacht. Häufigste Erreger bei Jugendlichen und Erwachsenen sind Pneumo- und Meningokokken. Daneben können auch andere Bakterien zu einer Meningitis führen, z. B. Listerien, Streptokokken, Staphylokokken, Pseudomonas.

Eine **virale Meningitis** (lymphozytäre Meningitis) wird durch Viren ausgelöst. Die Bezeichnung erklärt sich aus der erhöhten Anzahl von Lymphozyten im Liquor. Häufige Erreger sind Enteroviren (Coxsackie-, Polio-, ECHO-Viren). Daneben tritt eine lymphozytäre Meningitis als Komplikation einer Virusinfektion wie Mumps, Windpocken oder Masern auf. Es gibt aber auch Viren, die direkt die Hirnhäute befallen, wie es bei der Frühsommer-Meningoenzephalitis (FSME) oder dem HI-Virus der Fall ist.

Symptome

Leitsymptom sind Kopfschmerzen, Fieber und Meningismus (Nackensteifigkeit). Bei Meningismus gibt der Patient starke Schmerzen beim Beugen des Kopfes auf die Brust an. Weitere Zeichen, mit denen ein Nervendehnungsschmerz geprüft werden kann, sind das Lasègue-, Kernig- und Brudzinski-Zeichen (➤ Abb. 10.9). Sie werden folgendermaßen getestet:

- Brudzinski-Zeichen: Aktive Beugung des Kopfes auf die Brust ist verbunden mit reflektorischem Anziehen der Beine
- Kernig-Zeichen: Bei passiver Beugung im Hüftgelenk muss der Patient schmerzbedingt im Knie-

gelenk beugen. Das Strecken im Kniegelenk ist schmerzhaft.

- Lasègue-Zeichen: Bei Anheben des gestreckten Beins erfährt der Patient einen Schmerz, der in das Bein ausstrahlt.

Die Patienten reagieren empfindlich auf Licht, Lärm und Berührung. Sie liegen auf dem Rücken in typischer Schonhaltung (Hohlkreuz, gestreckte Extremitäten, Opisthotonus), die Ausdruck der Hirnhautreizung ist.

Wenn epileptische Anfälle, umschriebene neurologische Ausfälle (beispielsweise Störung einzelner Hirnnerven), Bewusstseinsstörungen und Verwirrtheit beobachtet werden, ist dies ein Hinweis für die Beteiligung des Gehirns, also einer Enzephalitis.

Große Vorsicht ist bei Kindern geboten, da die typischen Symptome Fieber, Kopfschmerzen und Meningismus nur schwach ausgeprägt sein können.

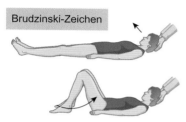

Brudzinski-Zeichen

Positiver Brudzinski:
Passive Kopfbewegung nach vorn führt zum reflektorischen Anziehen der Beine

Kernig-Zeichen

Positiver Kernig:
Hüft- und Kniegelenk um 90° gebeugt, Schmerzen beim Strecken des Kniegelenkes nach oben

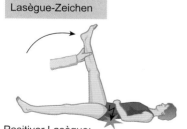

Lasègue-Zeichen

Positiver Lasègue:
Pat. liegt flach, Anheben des gestreckten Beins führt zu Rückenschmerz
(auch bei Bandscheibenvorfall und Ischialgie)

Abb. 10.9 Klinische Meningitiszeichen. [L138]

Diagnostik

- Wichtig ist die Anamnese: Bestehende Virusinfektionen, Schädel-Hirn-Trauma, Infektionen oder Operationen im Hals-Nasen-Ohren-Bereich
- Die Austrittspunkte des N. trigeminus sind schmerzhaft. Neben dem Meningismus finden sich auch andere typische Symptome: Lasègue-, Brudzinski- und Kernig-Zeichen
- Blut: CRP ↑, BSG ↑, Leukozytose
- Abnahme von Blutkulturen
- Lumbalpunktion: Die Untersuchung des Liquors zeigt eine Zellvermehrung. Bei der eitrigen Meningitis finden sich vermehrt neutrophile Granulozyten, bei der lymphozytären Meningitis vermehrt Lymphozyten. Es wird eine Liquorkultur angelegt
- Durch Röntgenaufnahmen und CT werden Frakturen der Schädelbasis sowie Entzündungen von Nasennebenhöhlen, Processus mastoideus oder Mittelohr nachgewiesen
- Nachweis eines Hirnödems im MRT.

Therapie

- Antibiotika (z. B. Ceftriaxon, Ampicillin) müssen bei Verdacht auf eine bakterielle Ursache unmittelbar nach Abnahme von Blut- und Liquorkultur (Lumbalpunktion) gegeben werden. Nach Ein-

10

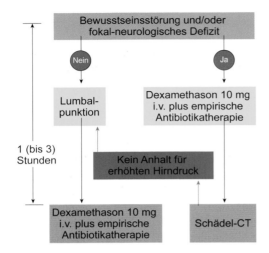

Abb. 10.10 Vorgehen bei Verdacht auf bakterielle Meningitis. [L190]

treffen des Antibiogramms wird das Antibiotikum u. U. gewechselt
- Sofortige Dexamethason-Gabe (➤ Abb. 10.10)
- Virostatika verhindern die Vermehrung von Viren (z. B. Aciclovir als Zovirax® bei Herpes-Erkrankungen)
- Symptomatische Therapie mit Bettruhe, ggf. Fiebersenkung und Abschirmung von Reizen
- Bei Infektion mit Meningokokken oder Hämophilus influenzae Typ B (HIB) Infektion ggf. Therapie von Kontaktpersonen mit Rifampicin oder Ceftriaxon. Meldung an das Gesundheitsamt
- Kinder sollten gegen Haemophilus influenzae Typ B, Pneumokokken und Meningokokken geimpft werden. Dies ist Bestandteil der Mehrfachimpfungen, die im Rahmen der Vorsorge-Untersuchungen durchgeführt werden.

Komplikationen

Bei bakterieller Meningitis:
- Hirnabszess
- Hirnnervenschädigung
- Epileptische Anfälle
- Hydrozephalus
- **Waterhouse-Friedrichsen-Syndrom:** Bei Kleinkindern mit einer Meningokokkenmeningitis kommt es zu multiplen Gerinnungsstörungen im gesamten Körper (DIC: disseminierte intravasale Koagulopathie) sowie zu Einblutungen und Nekrosen in Haut, Schleimhaut und Nebennierenrinde. In der Folge kommt es zum septischen Schock mit Funktionsausfall der Nebennierenrinde und häufig zum Tod.

10.8.2 Hirnabszess

Ein Hirnabszess ist eine abgekapselte, eitrige (bakterielle) Entzündung des Hirngewebes. Die Letalität liegt bei 10–20 %. Jeder vierte Überlebende leidet später an einer Epilepsie oder anderen neurologischen Ausfallserscheinungen.

Ursachen

Ein Hirnabszess kann fortgeleitet aufgrund von Infektionen im Hals-Nasen-Ohren-Bereich, hämatogen meistens in Folge einer eitrigen Pneumonie oder einer Endokarditis auftreten. Traumatisch durch eine offene Hirnverletzung kann es zum Frühabszess oder auch noch nach vielen Jahren zum Spätabszess kommen.

Symptome

Die Symptome sind vielfältig. Nur bei akuten Erkrankungen werden Kopfschmerzen, Fieber, Meningismus und Bewusstseinstrübung beobachtet. Bei chronischen Abszessen treten zunächst neurologische Herdsymptome (z. B. Hemiparese oder Sensibilitätsstörungen) und epileptische Anfälle aufgrund umschriebener Funktionsausfälle in der Region des Abszesses auf. Daneben können sich Zeichen einer Hirndruckerhöhung zeigen.

Diagnostik

- Im CT oder MRT mit Kontrastmittelgabe lassen sich Abszesse darstellen
- Im EEG fallen ein Herdbefund sowie Anfallspotenziale auf
- Im Blut sind nur bei einem Teil der Erkrankten Entzündungszeichen (BSG ↑, CRP ↑, Leukozytose) nachzuweisen
- Ein direkter Erregernachweis ist nur bei Punktion des Abszesses möglich
- Der Liquorbefund zeigt häufig eine leicht erhöhte Zellzahl und Eiweißvermehrung.

Therapie

Ein frischer, noch nicht vollständig abgekapselter Abszess wird mit Antibiotika behandelt. Abgekapselte Abszesse werden operativ entfernt. Es folgt die langfristige Gabe von Antibiotika, die ein breites Spektrum abdecken (Cephalosporin plus Metronidazol plus Vancomycin) und Dexamethason bei Zeichen einer Hirndrucksteigerung. Bleiben epileptische Anfälle bestehen, wird symptomatisch mit Antiepileptika therapiert.

10.8.3 Enzephalitis

Eine Enzephalitis ist eine Entzündung des Hirngewebes, die meistens durch Viren ausgelöst wird.

Ursachen

Der häufigste Erreger einer Enzephalitis in Europa ist das Herpes-simplex-Virus.

Außerdem werden Enzephalitiden ausgelöst durch Varicella-zoster-, Zytomegalie-, Ebstein-Barr-, Tollwut-, Mumps-, Masern-, FSME- und HI-Viren.

Symptome

Häufig findet sich gleichzeitig eine Entzündung der Hirnhäute mit entsprechenden Symptomen. Daneben treten folgende Symptome auf:
- Bewusstseinsstörungen
- Persönlichkeitsveränderungen
- Epileptische Anfälle
- Aphasie, Ataxie
- Hemiparese
- Hirnnervenausfälle
- Gesichtsfelddefekt, Stauungspapille
- Organische Psychosen mit Desorientiertheit, Antriebsstörungen und selten auch Halluzinationen.

Diagnostik

- Im Liquor zeigen sich vermehrt Lymphozyten; ggf. Nachweis von Antikörpern gegen Viren oder direkter Nachweis von Erregerbestandteilen (z. B. Virus-DNA)

- Im EEG wird eine Allgemeinveränderung und/oder ein Herdbefund beobachtet
- Bestimmte Enzephalitiden lassen sich mit Hilfe der MRT diagnostizieren, z. B. Herpes-simplex-Enzephalitis.

Therapie

Die Behandlung erfolgt symptomatisch unter intensivmedizinischer Betreuung. Eine Herpes-Enzephalitis wird bereits bei Verdacht sofort mit Aciclovir i. v. therapiert, da die Letalität ohne Behandlung bis zu 70 % betragen kann.

10.8.4 Myelitis und Poliomyelitis

Myelitis

Als Myelitis wird die Entzündung des Rückenmarks bezeichnet. Sie tritt bei verschiedenen Infektionen mit Viren (z. B. FSME, Zytomegalie, HIV) und Bakterien (z. B. Treponema pallidum, Borrelien, Tuberkelbakterien) auf. Auch Traumata und ärztliche Eingriffe (Operation, Liquorpunktion) können ursächlich sein. Die Symptome reichen von Rückenschmerzen und Sensibilitätsstörungen bis zum Querschnittssyndrom.

Poliomyelitis

Die Poliomyelitis (Kinderlähmung) entsteht durch eine Infektion mit dem Polio-Virus, das von Mensch zu Mensch durch Schmierinfektion übertragen wird. Das Virus vermehrt sich zunächst in der Schleimhaut des Darms und gelangt mit dem Blut in das Nervensystem. Es zerstört Ganglienzellen im Vorderhorn des Rückenmarks, in der Hirnrinde und in anderen Regionen des ZNS. In Ländern, in denen die Schutzimpfung durchgeführt wird, tritt die Poliomyelitis nur in Ausnahmefällen auf. Die Inkubationszeit beträgt 3–20 Tage.

Symptome

Zunächst tritt ein allgemeines Krankheitsgefühl mit grippeähnlichen Symptomen und Durchfall auf. Nach-

10

folgend kann sich eine lymphozytäre Meningitis entwickeln. Bei einigen Erkrankten kommt es zum paralytischen Verlauf mit asymmetrischen, schlaffen Lähmungen, evtl. mit Beteiligung der Atemmuskulatur.

Therapie und Prophylaxe

Eine kausale medikamentöse Therapie der akuten Erkrankung gibt es nicht. Aufgrund der Ansteckungsgefahr werden die Erkrankten isoliert. Bei einer Atemlähmung müssen die Patienten intensivmedizinisch betreut und beatmet werden.

Zur Prophylaxe wird bereits bei Säuglingen eine Schutzimpfung mit abgetöteten Erregern i. m. durchgeführt. Seit deren Einführung kommt die Poliomyelitis nur noch selten vor. Allerdings tritt sie in Ländern ohne gesetzliche Schutzimpfung häufiger auf, weshalb gerade bei Auslandsreisen auf einen ausreichenden Impfschutz geachtet werden muss.

10.8.5 Creutzfeldt-Jakob-Krankheit

Die Creutzfeldt-Jakob-Krankheit (CJK) ist eine degenerative Erkrankung des Gehirns, die durch infektiöse Prione (Glykoproteine) ausgelöst wird. Es entsteht eine spongiforme Enzephalopathie, bei der das Hirngewebe „schwammartig" zersetzt wird. Die CJK tritt mit einer Häufigkeit von 1 : 1.000.000 auf. Die Krankheit führt innerhalb kurzer Zeit zum Tod.

Weitere Erkrankungen mit vergleichbaren Erregern, die durch Prionen übertragen werden und zu einer ähnlichen morphologischen Schädigung führen, sind:
- **Kuru:** Erkrankung, bei einem Stamm der Ureinwohner in Neuguinea mit kannibalischen Riten. Es treten zerebelläre Symptome auf
- **Gerstmann-Sträussler-Scheinker-Krankheit:** Autosomal dominant erbliche Erkrankung mit überwiegend zerebellären Symptomen
- **Bovine spongiforme Enzephalopathie** (BSE, Rinderwahnsinn): Bei Rindern auftretende Enzephalopathie.

Ursachen

Prione sind Eiweißmoleküle, die physiologisch auf der Oberfläche von Nervenzellen vorkommen. Bei der CJK kommt es zur Veränderung der Eiweißstruktur des Prions und damit seiner Raumstruktur. Aus diesem Grund gehen Zellen mit einem derartigen pathologischen Prion-Molekül unter. Die veränderte Konfiguration des Eiweißes löst eine Kettenreaktion aus, sodass sich rasch fehlgefaltete Eiweiße ansammeln und daraufhin Nervenzellen absterben.

Drei verschiedene Ursachen und Verläufe werden bei der CJD beobachtet:
- Sporadisches Auftreten (durch spontane Mutation)
- Familiäre Form (genetisch verursacht)
- Durch Infektion verursachte Erkrankung.

Die Infektion erfolgt durch direkten Kontakt von Hirngewebe mit infiziertem Gewebe, z. B. bei Transplantation von Dura und Kornea, Gabe von menschlichem Wachstumshormon oder bei Einsatz unzureichend aufbereiteter neurochirurgischer Instrumente. Eine Variante der Creutzfeldt-Jakob-Krankheit (vCJK) wird verursacht durch den Erreger der BSE.

Symptome

Leitsymptome der CJK sind Demenz, zerebelläre Symptome und Myoklonien. Am Anfang der Erkrankung treten Schlafstörungen, Ermüdbarkeit und Verhaltensauffälligkeiten auf. Im späteren Stadium treten Ataxie, Spastik, Rigor, gesteigerte Eigenreflexe und pathologische Reflexe hinzu. Die vCJK beginnt häufig mit psychischen Auffälligkeiten (z. B. Verhaltensstörungen, Labilität, Depressivität) und Dysästhesien. Später treten die anderen typischen Symptome der CJK auf.

Diagnostik

Die Verdachtsdiagnose der CJK wird (neben der klinischen Symptomatik) häufig aufgrund typischer EEG-Veränderungen (triphasische Komplexe) gestellt. Im Unterschied dazu gibt das EEG der vCJK keine diagnostischen Hinweise. Im MRT zeigen sich Auffälligkeiten bei der CJK in den Basalganglien und bei der vCJK im Thalamus. Im Liquor sind einzelne nervenspezifische Proteine durch den Zelluntergang erhöht.

Die Diagnose lässt sich eindeutig erst nach dem Tod durch eine Obduktion stellen.

10

Therapie

Eine ursächliche Therapie der Erkrankung existiert nicht. 90 % der Patienten versterben innerhalb eines Jahres.

10.9 Multiple Sklerose

Die Multiple Sklerose (MS, Enzephalomyelitis disseminata) ist eine chronisch entzündliche Erkrankung des Nervensystems, die durch eine Entmarkung der Nervenfasern gekennzeichnet ist. In Mitteleuropa erkranken 3–7 von 10.000 Menschen, in Deutschland sind ca. 100.000–120.000 Menschen erkrankt. Die ersten Symptome der MS zeigen sich meist zwischen dem 20. und 40. Lebensjahr.

Ursachen und Verlauf

Die Ursache der MS ist noch nicht geklärt. Vermutlich handelt es sich um eine Erkrankung, an deren Auftreten unterschiedliche Faktoren beteiligt sind: Vererbung, Autoimmunstörung, Umweltfaktoren.

MS betrifft vor allem die weiße Substanz des gesamten ZNS. Herdförmig lösen sich die Markscheiden der Nervenzellen auf, weshalb eine Weiterleitung nervaler Erregungen an diesen Stellen nicht mehr möglich ist. An den multiplen Entmarkungsherden wird das Nervengewebe durch Narbengewebe ersetzt und es kommt zu einer Sklerose.

Die Erkrankung verläuft überwiegend in Schüben, die meistens nicht länger als zwei Monate andauern (**primär schubförmiger Verlauf**). Ein Schub wird nicht selten durch körperlichen oder seelischen Stress ausgelöst. Nach einem Schub können sich die neurologischen Ausfälle fast vollständig zurückbilden und es ist zwischen den Schüben kaum eine Zunahme der Behinderung festzustellen (**schubweise remittierender Verlauf**). Die Patienten leben und arbeiten mit wenigen Beeinträchtigungen.

Von diesem schubförmigen Verlauf sind zunächst 80 % der Patienten betroffen. Bei etwa der Hälfte der Patienten geht der schubweise Verlauf jedoch in eine **sekundär progredienten MS** (SPMS) über. Die

Symptome nehmen dann schleichend zu, ohne dass ein Krankheitsschub auftritt. Nur sehr wenige Patienten zeigen bereits von Beginn der Erkrankung an keine eindeutigen Krankheitsschübe (**primär progredienter Verlauf**).

Nach 15 Jahren benötigt die Hälfte der Patienten eine Gehhilfe, nach 25 Jahren ist ein Drittel der Betroffenen nicht mehr in der Lage, selbstständig zu gehen und zwei Drittel sind nicht mehr arbeitsfähig.

Symptome

Die Symptome der MS sind sehr vielgestaltig:

- Motorische Störungen: Distal betonte, spastische Paresen, gesteigerte Muskeleigenreflexe, positives Babinski-Zeichen, Störung der Feinmotorik der Hände
- Sensibilitätsstörung an Händen und Füßen mit Schmerzen, Missempfindungen, Taubheitsgefühl, Lhermitte-Zeichen positiv (kribbelnde Missempfindung über der Wirbelsäule bei starker Kopfneigung nach vorne)
- Kleinhirnstörung: Intentionstremor, skandierende (abgehackte) Sprache, Ataxie, Nystagmus.

Diese Störungen führen gemeinsam zu einem unsicheren, breitbeinigen, steifen Gangbild (➤ Abb. 10.11).

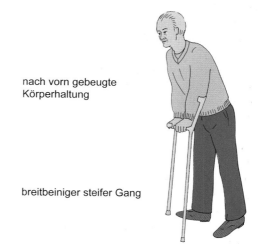

nach vorn gebeugte Körperhaltung

breitbeiniger steifer Gang

Abb. 10.11 Typische Gangstörung eines Patienten mit Multipler Sklerose. Die spastische Lähmung der Beine und die Koordinationsstörung führen zu einem charakteristisch steifen Gangbild mit breiter Beinstellung. [L190]

10

Weitere Folgen der Entmarkung sind:

- Augensymptome: Optikusneuritis (Sehnervenentzündung, bei 30 % der Patienten Erstsymptom) mit Schleiersehen, Visusminderung; Doppelbilder durch Augenmuskellähmungen sowie Sehstörungen, die das zentrale Sehen betreffen
- Inkontinenz, Sexualstörungen
- Psychische Veränderungen wie ängstliche Grundhaltung, verstärkte psychophysische Ermüdbarkeit, Euphorie. Bei einem Viertel der Patienten tritt im Verlauf der Erkrankung eine Demenz auf. Viele Patienten werden reaktiv depressiv.

Diagnostik

Eine frühe Diagnose der MS ist anzustreben, denn der frühzeitige Beginn einer Interferon-Therapie (siehe unten) kann sich positiv auf den Verlauf der Erkrankung auswirken. Neben technischen Untersuchungen (EEG, evozierte Potentiale) und Labortests ist die klinische Untersuchung sowie die Krankheitsgeschichte des Patienten für die Diagnosestellung sehr wichtig. Mithilfe der McDonald-Kriterien wird dann in Abhängigkeit aller Untersuchungsergebnisse entschieden, ob MS, eine mögliche MS oder keine MS vorliegt. Die Diagnose wird von einem Neurologen gestellt. Mithilfe des MRT kann die Krankheitsaktivität im Verlauf beurteilt werden.

Therapie

Im Schub werden hochdosiert Kortikosteroide (z. B. Urbason®) 3–5 Tage i. v. verabreicht, die die akute Entzündungsreaktion hemmen oder es erfolgt alternativ eine Plasmapherese.

Eine frühe Diagnosestellung und ein früher Therapiebeginn beeinflussen die Prognose positiv. Daher erfolgt bereits früh eine Therapie mit Glatirameracetat (GLAT), Interfern-β, Teriflunomid oder Fumarsäuredimethylester. So können die Zeitabstände zwischen den Schüben vergrößert und das Fortschreiten der Erkrankung verzögert werden. Wenn Interferon-β oder Glatirameracetat nicht eingesetzt werden können, kommen alternativ Azathioprin oder Methotrexat zum Einsatz. Weitere Medikamente sind Fingolimod und Natalizumab.

Therapie der Krankheitsfolgen

Baclofen wirkt muskelrelaxierend und mildert die Spastik. Bei Blasenstörungen können je nach Art der Störung Cholinergika oder Anticholinergika gegeben werden. Harnwegsinfekte müssen konsequent therapiert werden. Bei einer schmerzhaften sensorischen Neuropathie hilft Gabapentin. Durch Physiotherapie und Ergotherapie lernen die Erkrankten, Bewegungsstörungen zu kompensieren. Vielen Patienten hilft der Kontakt zu einer Selbsthilfegruppe oder eine psychotherapeutische Behandlung.

10.10 Hydrozephalus

Beim Hydrozephalus sind die Liquorräume vergrößert, wodurch Hirngewebe verdrängt und geschädigt wird.

Ursachen und Einteilung

Ein Ungleichgewicht zwischen Sekretion (täglich 500 ml) und Resorption (3–4 Mal wird der Liquor pro Tag ausgetauscht) des Liquors ist Ursache eines Hydrozephalus. Der Liquor wird im Plexus choroideus der Hirnventrikel gebildet. Während ein Teil der Flüssigkeit im Gehirn verbleibt, dieses umspült und teilweise resorbiert wird, fließt der Rest durch den 3. und 4. Ventrikel ab in die äußeren Liquorräume, die Cisternae, und umgibt Gehirn und Rückenmark. Resorbiert wird der Liquor an den Pacchioni-Granulationen des Subarachnoidalraums in die Hirnvenen. Folgende Formen des Hydrozephalus werden unterschieden:

- Hydrocephalus occlusus (Verschlusshydrozephalus): Blockade des Liquorabflusses durch Tumoren, Verwachsungen, Blutungen
- Hydocephalus malresorptivus: Liquorresorptionsstörung, z. B. nach einer Meningitis
- Hydrocephalus hypersecretorius: Vermehrte Liquorproduktion, z. B. bei Plexuspapillom
- Hydrocephalus e vacuo: Bei allgemeiner Hirnsubstanzminderung ohne Hirndruckerhöhung.

Symptome

Die Symptome sind vom Lebensalter abhängig. Bei Säuglingen sind die Schädelnähte noch nicht geschlossen, wodurch sich durch den Druck des gestauten Liquors die Fontanellen erweitern und der Kopf sich vergrößert. Nach dem Schluss der Schädelnähte (ca. 3. Lebensjahr) können folgende Symptome auftreten:

- Verlangsamung
- Störung von Merkfähigkeit und Konzentration bis hin zur Demenz
- Gangunsicherheit
- Kopfschmerzen, Übelkeit
- Nackensteife bei zunehmendem Druckanstieg
- Harninkontinenz.

Therapie

Medikamentös wird durch Diurese (erhöhte Urinausscheidung) eine Abnahme der Liquormenge erreicht.

Operativ wird über ein Bohrloch im Schädelknochen ein Ventrikelkatheter in die erweiterten Seitenventrikel vorgeschoben und eine künstliche Verbindung zwischen Liquorraum und Herzvorhof (ventrikuloatrialer Shunt) oder Bauchhöhle (ventrikuloperitonealer Shunt) gelegt. Durch diesen Shunt fließt

der überschüssige Liquor über die V. jugularis in den rechten Vorhof oder in die Bauchhöhle ab (➤ Abb. 10.12). Wenn die Shunt-Operation rechtzeitig erfolgt, bleiben keine oder nur geringe Schäden zurück.

10.11 Degenerative Erkrankungen

Bei degenerativen Erkrankungen gehen über einen längeren Zeitraum Nervenzellen zu Grunde. Es kommt zu neurologischen Ausfällen und psychischen Störungen.

10.11.1 Friedreich-Ataxie

Bei der Friedreich-Ataxie kommt es zur Degeneration von Nervenfasern in den spinozerebellären Bahnen der Seitenstränge und in den Hintersträngen des Rückenmarks, im Kleinhirn und in der Pyramidenbahn. Die Krankheit wird autosomal-rezessiv vererbt, der Gendefekt liegt auf Chromosom 9.

Symptome

Die Friedreich-Ataxie beginnt vor der Pubertät und verläuft langsam fortschreitend über 30–40 Jahre. Die Lokalisation der Nervenschädigungen bestimmt die Symptome:

- Fortschreitende zerebelläre Ataxie: Bewegungsstörung, die sich durch Sichtkontrolle nicht verbessern lässt
- Sensibilitätsstörungen (Vibrationsempfinden ↓)
- Pyramidenbahnschädigung: Pathologische Reflexe und spastische Tonuserhöhung. Im Krankheitsverlauf Skelettdeformität durch den erhöhten Muskeltonus, z. B. Hohlfuß (Friedreich-Fuß), Skoliose. Außerdem treten abgeschwächte Reflexe und Muskelatrophie auf
- Zusätzlich kommt es zu Erkrankungen wie Diabetes mellitus, Kardiomyopathie, Reizleitungsstörungen am Herzen, die letztlich die schlechte Prognose bedingen.

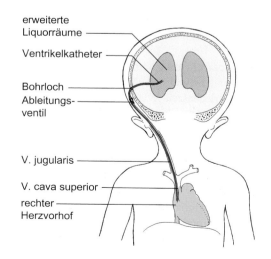

erweiterte
Liquorräume

Ventrikelkatheter

Bohrloch
Ableitungs-
ventil

V. jugularis

V. cava superior

rechter
Herzvorhof

Abb. 10.12 Liquorableitung in den rechten Vorhof. [L190]

10

Diagnose

- Neurologische Untersuchung: Intentionstremor, Nystagmus
- Romberg-Stehversuch: Auch mit offenen Augen ist das Stehen mit nach vorne ausgestreckten Armen und nach oben geöffneten Händen nicht möglich
- Im MRT zeigt sich ein atrophisches Halsmark
- Messung von Nervenleitgeschwindigkeit und evozierten Potenzialen, Elektronystagmografie
- Genetische Untersuchung mit Nachweis der Mutation
- EKG zum Nachweis von Reizleitungsstörungen.

Therapie

Eine kausale Therapie der Friedreich-Ataxie ist nicht möglich. Es wird symptomatisch mit Physiotherapie behandelt, orthopädische Hilfsmittel kommen zum Einsatz. Nach etwa 15 Jahren besteht Rollstuhlpflicht. Internistische Erkrankungen wie Diabetes mellitus oder Kardiomyopathie werden entsprechend medikamentös therapiert.

10.11.2 Amyotrophe Lateralsklerose

Die amyotrophe Lateralsklerose (ALS) ist eine Erkrankung, die das motorische System betrifft. Es sind etwa 5 von 100.000 Menschen erkrankt.

Ursachen

Bei der ALS kommt es zu einer Degeneration des 1. Motoneurons (Motorkortex und Pyramidenbahn) mit spastischen Lähmungen sowie zu einer Degeneration des 2. Motoneurons (Vorderhornzellen im Rückenmark) mit schlaffen Lähmungen. Die Ursache ist nicht geklärt. Bei 5 % der Betroffenen liegt eine Vererbung vor.

Symptome

Die ersten Symptome der ALS zeigen sich im Alter von 60–80 Jahren. Leitsymptom der ALS ist die Kombination von schlaffen (Vorderhorn erkrankt) und spastischen Lähmungen (Pyramidenbahn betroffen).

- Erstes Symptom ist häufig eine Atrophie der kleinen Handmuskeln
- Faszikulationen (unwillkürliches Muskelzucken) der Zunge und anderer Muskelgruppen
- Sprech- und Schluckstörungen, wenn Hirnnervenkerne betroffen sind
- Schmerzhafte Muskelkrämpfe
- Störungen von Sensibilität, Okulomotorik, Blasenentleerung oder Bewusstsein werden nicht beobachtet.

Da sich die Muskelschwäche im Verlauf der Krankheit (3–5 Jahre) weiter ausbreitet, versterben die Patienten häufig an Ateminsuffizienz.

Diagnostik

- Gesteigerte Muskeleigenreflexe, positive Pyramidenbahnzeichen
- Das EMG zeigt veränderte Potenziale und Faszikulationen
- Muskelbiopsie: Atrophierte und (zum Ausgleich) hypertrophierte Muskelzellen liegen nebeneinander
- Im CT oder MRT kann eine Atrophie von Gehirn und Rückenmark nachgewiesen werden.

Therapie

Eine kausale Therapie ist nicht bekannt.
- Physiotherapie zur Prophylaxe von Kontrakturen und Muskelatrophie
- Baclofen und Benzodiazepine verbessern die Spastik
- Der Glutamat-Antagonist Riluzol (Rilutek®) soll den Krankheitsverlauf günstig beeinflussen und die Überlebenszeit verlängern
- Im Verlauf je nach Patientenwunsch PEG, Tracheostoma und Heimbeatmung.

10.11.3 Spinale Muskelatrophie

Bei dieser Erkrankung degeneriert das 2. Motoneuron im Vorderhorn des Rückenmarks. Je nach Krankheitsbeginn wird zwischen infantiler/kindlicher (Werdnig-Hoffmann), juveniler/jugendlicher (Kugelberg-Welander) und adulter/erwachsener Form (Duchenne-Aran) unterschieden. Die infantile und juvenile Form sind autosomal-rezessiv erblich. Bei der adulten Form ist die Ursache unbekannt.

Symptome

Es treten schlaffe atrophische Paresen mit Muskelfaszikulationen auf. Die Sensibilität ist nicht betroffen.

Bei der adulten Form kommt es typischerweise zur Atrophie der kleinen Handmuskeln. Es bildet sich eine Affenhand (Atrophie des Daumenballens) oder Krallenhand (Atrophie der Mm. interossei).

Bei der infantilen Form zeigen die Säuglinge eine Trinkschwäche, allgemeine Muskelschwäche („floppy infant") und motorische Entwicklungsstörungen.

Diagnostik

- Neurologische Untersuchung: Ausfall der Reflexe, Faszikulationen
- Im Elektromyogramm (EMG) sind Aktionspotenziale vermindert; Ausschluss einer Muskelerkrankung
- Biopsie: Neurogene Muskelatrophie, alle Muskelfasern einer motorischen Einheit sind zugleich atrophiert.

Therapie und Verlauf

Die infantile Form der Erkrankung, die vor allem den Beckengürtel betrifft, hat einen rasch progredienten Verlauf. Durch die Parese der Atemmuskulatur können sich schnell Pneumonien entwickeln. Meist erreichen die Kinder das 2. Lebensjahr nicht. Die übrigen Formen schreiten sehr viel langsamer fort, sodass Erkrankte lernen können, die Ausfälle durch Gebrauch anderer Muskeln zu kompensieren. Eine weitergehende Therapie ist nicht bekannt.

10.12 Verletzungen des ZNS

Wenn stumpfe Gewalt auf den Schädel einwirkt, kommt es – abhängig von der Stärke des Schlages oder Stoßes – zu unterschiedlich ausgeprägten Verletzungen oder Störungen des knöchernen Schädels und/oder des Gehirns.

Sind Schädel und Gehirn gleichzeitig verletzt, spricht man von einem **Schädel-Hirn-Trauma** (SHT). Eine **Schädelverletzung** betrifft den knöchernen Schädel. Bei einem **Hirntrauma** wird die Hirnsubstanz vorübergehend oder dauernd in Mitleidenschaft gezogen. Außerdem können **intrakranielle Hämatome** auftreten.

10.12.1 Schädelverletzungen

Es werden Schädelprellung und Schädelfraktur unterschieden.

Symptome

Die **Schädelprellung** ist eine Kopfverletzung ohne neurologische Ausfälle und ohne Bewusstseinsstörungen.

Bei einer **Schädelfraktur** kann die Kalotte oder die Schädelbasis betroffen sein. Es kommt zu Schmerzen sowie neurologischen Ausfällen und epileptischen Anfällen durch lokale Reizungen, wenn Knochenfragmente auf die Hirnrinde drücken.

Bei einer Schädelbasisfraktur zeigen sich folgende Symptome:
- Brillen- oder Monokelhämatom, Hämatom hinter dem Ohr
- Blutung oder Liquorfluss aus Nase und/oder Gehörgang
- Hirnnervenausfälle, z. B. Riechstörung, Augenmuskellähmung.

Als Komplikationen können Hämatome und Entzündungen auftreten.

Diagnostik

Die Anamnese und die typischen Symptome sind meist richtungsweisend. Röntgenaufnahmen zeigen in der Regel nur eine Kalottenfraktur; eine Schädelbasisfraktur wird im CT gesichert. Die Schädelprellung wird aufgrund der Beschwerden diagnostiziert.

Therapie

Die Therapie der Schädelprellung beschränkt sich auf die Gabe von Analgetika und Bettruhe des Pati-

10

enten. Bei Frakturen und Blutungen ist evtl. eine Operation notwendig.

10.12.2 Schädel-Hirn-Trauma

Bei einem Schädel-Hirn-Trauma (SHT) kommt es durch äußere Gewalteinwirkung zu einer Verletzung des Schädels und des Gehirns.

Einteilung

Das Schädel-Hirn-Trauma wird anhand der Glasgow Coma Scale (GCS) (➤ Tab. 10.1) in verschiedene Schweregrade eingeteilt. Die vorliegende Bewusstseinsstörung des Patienten wird anhand der Kategorie Öffnen der Augen, sprachliche Äußerung und motorische Reaktionen beurteilt, um dann schnellstmöglich weitere Maßnahmen einzuleiten.

Pro Kategorie erhält der Patient mindestens einen Punkt und maximal 4, 5 oder 6 Punkte. Die Punkte werden zusammengerechnet, sodass eine Gesamtpunktzahl von 3–15 Punkten möglich ist. Danach lassen sich drei Schweregrade des SHT unterscheiden:

- Leichtes SHT: 13–15 Punkte, der Patient zeigt kaum Beeinträchtigungen und ist in stabilem Zustand
- Mittelschweres SHT: 9–12 Punkte, der Patient muss überwacht und schnellstmöglich der Behandlung zugeführt werden
- Schweres SHT: 3–8 Punkte, der Patient muss intubiert und beatmet werden, denn er ist in einem lebensbedrohlichen Zustand und eine ausreichende Spontanatmung ist nicht gewährleistet.

Der Zustand des Patienten muss immer unter Berücksichtigung weiterer Vitalparameter (Herzfrequenz, Blutdruck, Atmung) beurteilt werden.

Symptome

Die Symptome eines Schädel-Hirn-Traumas sind je nach Schweregrad unterschiedlich. In Folge der Zellschädigung entwickelt sich ein Hirnödem mit **Hirndruckzeichen:**

- Kopfschmerz
- Übelkeit, Erbrechen
- Retrograde Amnesie als Erinnerungsstörung für die Zeit vor dem Unfall
- Anterograde Amnesie als Erinnerungsstörung für die Zeit nach dem Unfall
- Kopfschmerzen
- Bewusstseinsstörung im Sinne einer Vigilanzminderung (verminderte Wachheit):
  - **Somnolenz:** Schläfriger Patient, der jedoch auf Ansprache unmittelbar erweckbar ist, die Augen öffnet und zur Kommunikation fähig ist. Einmal erweckt, bleibt er wach
  - **Sopor:** Schwer erweckbarer Patient, der auf laute Ansprache oder Berührung erwacht, jedoch gleich wieder in den Schlaf zurückzufallen droht. Er reagiert mit Abwehrbewegung auf Schmerzreize
  - **Koma:** Nicht erweckbarer Patient, der nicht auf Schmerzreize reagiert.

Weiterhin kommt es zu:

- Retrograder Amnesie als Erinnerungsstörung für die Zeit vor dem Unfall
- Anterograder Amnesie als Erinnerungsstörung für die Zeit nach dem Unfall
- Kopfschmerzen

Je nachdem, welcher Hirnteil eine Schädigung erfahren hat, können weitere Symptome auftreten: Gesteigerte Muskeleigenreflexe, pathologische Reflexe (Babinski-Reflex), fehlender Pupillenreflex und weitere neurologische Ausfälle.

Tab. 10.1 Glasgow Coma Scale

Punkte	Öffnen der Augen	Verbale Reaktion	Motorische Reaktion
6			Bei Aufforderung
5		Konversationsfähig, orientiert	Gezielte Bewegung bei Schmerzreiz
4	Spontan	Konversationsfähig, desorientiert	Ungezielte Bewegung auf Schmerzreiz
3	Bei Ansprache	Einzelworte („Wortsalat")	Beugesynergien
2	Bei Schmerzreiz	Sinnlose Laute	Strecksynergien
1	Kein Öffnen der Augen	Keine verbale Reaktion	Keine motorische Reaktion

Diagnostik

- Einschätzung des klinischen Zustands mithilfe der Glasgow Coma Scale
- Schädel-CT zur raschen Abklärung der Schädel-Hirn-Verletzung.

Therapie

- Leichtes SHT: Beobachtung für 24 Stunden und symptomatische Therapie falls notwendig (bei Kopfschmerz, Übelkeit); Bettruhe (im abgedunkelten Raum) und Schonung
- Mittelschweres und schweres SHT: In der Akuttherapie intensivmedizinische Überwachung mit Stabilisierung und Sicherung von Kreislauf und Atmung, Kontrolle des Hirndrucks, Hirndrucksenkung durch Hochlagerung des Oberkörpers, Osmotherapie und evtl. chirurgisch durch Öffnen des knöchernen Schädels zur Entlastung (Kraniektomie)

10.12.3 Intrakranielle Hämatome

Durch ein Trauma können Blutgefäße im Gehirn reißen. Es kommt zu einer Blutung in die Zwischenräume der Hirnhäute (➤ Abb. 10.13) oder in das Gehirn (von außen nach innen): Epidural, subdural, subarachnoidal und intrazerebral. Die Subarachnoidalblutung wird häufiger durch eine Aneurysma-Ruptur als durch ein Trauma verursacht. Mittel der Wahl, um die Diagnose Hirnblutung zu sichern, ist das CT.

> **!**
> Die Hirnblutung ist durch akut einsetzende Bewusstseinstrübung und Hirndruckzeichen wie Übelkeit, veränderte Pupillenreaktion und Druckpuls zu erkennen. Da die Blutung zeitversetzt auftreten kann, muss jeder Patient nach einem Schädel-Hirn-Trauma mit Bewusstlosigkeit mindestens 24 Stunden engmaschig überwacht werden.

Epidurales Hämatom

Beim epiduralen Hämatom kommt es zur Blutung zwischen Schädelkalotte und Dura mater. Meist blutet es aus der A. meningea media, die durch ihre exponierte Lage in der Schläfenregion leicht von Verletzungen betroffen ist.

Symptome

- Bewusstseinsverlust, auf den oft ein typisches „freies" Intervall folgt, in dem der Patient wach ist, bevor es zum erneuten Bewusstseinsverlust kommt

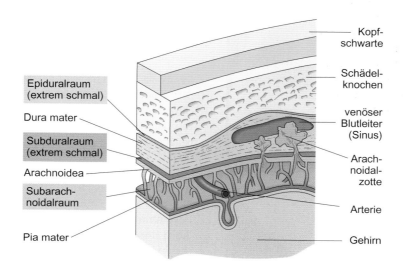

Abb. 10.13 Hirnhäute. [L190]

- Hemiparese der gegenüberliegenden Körperhälfte
- Mydriasis (weite Pupille) auf der Seite des Hämatoms
- Im weiteren Verlauf kann es durch den steigenden Hirndruck zum Einklemmungssyndrom kommen (Verschiebung der Hirnmasse mit Einklemmung am Foramen occipitale oder am Tentoriumsschlitz).

Diagnose

Die Diagnose wird im CT gestellt. Das Hämatom zeigt sich als scharf begrenzter bikonvexer Bereich (➤ Abb. 10.14).

Therapie

Der Schädel muss so schnell wie möglich eröffnet werden, um das Hämatom abzulassen und so den Druck auf das Gehirn zu vermindern.

Subdurales Hämatom

Beim subduralen Hämatom (SDH) bildet sich nach einer Schädigung der Brückenvenen oder eines venösen Sinus ein Bluterguss zwischen Dura mater und Arachnoidea. In manchen Fällen kann bereits ein leichtes Trauma für die Entstehung dieses Hämatoms ausreichen, vor allem bei bestehenden Gerinnungsstörungen oder Antikoagulazientherapie.

Symptome und Einteilung

Ein **akutes subdurales Hämatom** tritt innerhalb von 72 Stunden auf und ist in der Regel Folge eines Schädel-Hirn-Traumas:
- Bewusstseinstrübung direkt im Anschluss an das Trauma
- Einseitige Mydriasis
- Hemiparese
- Einklemmungssymptome.

Ein **chronisches subdurales Hämatom** tritt vor allem bei älteren Patienten meist nach Bagatelltraumen oder bei Therapie mit Antikoagulanzien auf. Klinische Symptome zeigen sich nach mehr als 14 Tagen nach dem Trauma:
- Langsam zunehmende Störung von Bewusstsein und Antrieb als Leitsymptom, die Patienten wirken psychotisch oder dement
- Zunehmende Kopfschmerzen
- Hirndruck mit Stauungspapille.

Diagnostik

Das Hämatom ist im CT gut als mondsichelförmige Raumforderung zu erkennen.

Therapie

Ein akutes Hämatom wird operativ mit Eröffnung des Schädels (Kraniotomie) ausgeräumt. Bei einem chronischen Hämatom reicht bisweilen die Anlage von Bohrlöchern mit einer Drainage (Bohrlochtrepanation).

Intrazerebrales Hämatom

Das intrazerebrale Hämatom ist gekennzeichnet durch eine Blutung direkt in das Hirngewebe. Ursachen sind Traumata, Hypertonus oder Gerinnungsstörungen.

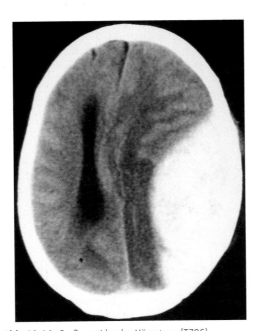

Abb. 10.14 Großes epidurales Hämatom. [T796]

Symptome und Diagnostik

- Evtl. initiale Bewusstlosigkeit mit Krampfanfall
- Hemiparese, die bei Verletzung eines kleinen Blutgefäßes erst nach einem beschwerdefreien Intervall auftritt
- Kopfschmerzen
- Bewusstseinstrübung.

Das CT zeigt bestehende Blutungsherde.

Therapie

Große Hämatome, die zu einer Verlagerung der Hirnmasse führen, müssen operativ ausgeräumt werden. Bei kleineren Blutungen werden die Patienten auf der Intensivstation überwacht. Der Hirndruck muss medikamentös gesenkt werden. Die Patienten sollten mit erhöhtem Oberkörper gelagert werden.

10.12.4 Schleudertrauma

Das Schleudertrauma ist Folge eines typischen Bewegungsmusters der Halswirbelsäule bei einem Auffahrunfall: Der Kopf wird plötzlich nach hinten und anschließend wieder nach vorne geschleudert. Durch die schnelle unkontrollierte Bewegung des Kopfes kommt es zu einer Verstauchung (Distorsion) der Wirbelsäule mit Belastung des Rückenmarks, der Nervenwurzeln, der Bandscheiben und der Wirbelgelenke.

Symptome

Symptome treten sofort oder mit einer Verzögerung von einigen Stunden auf:
- Kopfschmerzen, Schwindel und Übelkeit
- Schmerzen in Nacken, Schulter, Arm mit Zwangshaltung des Halses
- Missempfindungen an Händen und Armen.

Diagnostik

- Neurologische Untersuchung
- Röntgen-Aufnahme der HWS zum Ausschluss von Wirbelkörperfrakturen
- CT bei neurologischen Ausfallserscheinungen, um mögliche Bandscheibenschäden zu entde-

cken, das Rückenmark und die knöchernen Strukturen zu beurteilen.

Therapie

- Schanzkrawatte zeitweise anlegen. Dadurch werden die Wirbelgelenke ruhiggestellt und Schmerzen durch falsche Bewegungen reduziert
- Möglichst frühzeitige Aktivierung, z. B. durch Physiotherapie
- Massage und Wärmeanwendungen, um die Muskulatur zu lockern
- Analgetika, um die Schmerzen zu verringern.

10.12.5 Lumbaler Bandscheibenvorfall

Die Bandscheibe ist ein Puffer zwischen zwei Wirbelkörpern. Sie besteht aus einem gallertartigen Kern, dem Nucleus pulposus, der von einem Faserring, dem Anulus fibrosus, umgeben ist. Durch Alterungsprozesse und Fehlbelastung verkleinert sich der Kern, gleichzeitig wird der Ring brüchig. Bei ungünstigen Bewegungen der Wirbelsäule, meistens beim Heben oder Tragen, kommt es zu einer Vorwölbung des Kernes, einer **Protrusion,** oder zu einem Vorfall des gesamten Kernes, dem **Prolaps.** Mitunter löst sich auch nur ein Teil der Bandscheibe und bildet einen sog. **Sequester.** Die Bandscheibe drückt in der Regel seitlich auf die Nervenwurzeln, die zwischen zwei Wirbeln aus dem Wirbelkanal austritt. Es kommt zu einer Reizung der Nervenwurzel mit Schmerzen und neurologischen Störungen im Versorgungsgebiet des betroffenen Nervs.

Meistens ist die Bandscheibe zwischen L4/L5 (L5-Syndrom) oder L5/S1 (S1-Syndrom) betroffen. Etwas seltener kommt es auch im Bereich der Halswirbelsäule zu einem Bandscheibenvorfall ($>$ Abb. 10.15). Fast nie ist die Brustwirbelsäule betroffen.

Symptome

Lateraler Bandscheibenvorfall der LWS ($>$ Abb. 10.15):
- Akute Rückenschmerzen (Hexenschuss, Lumbago), die in das Versorgungsgebiet der betroffenen Nervenwurzel ausstrahlen

10

- Sensibilitätsstörungen mit Taubheitsgefühl im betroffenen Segment
- Schonhaltung: Die Rückenmuskulatur ist verspannt, die Lendenlordose ist aufgehoben. Durch diese Fehlhaltung verstärkt sich der Druck auf die Nervenwurzel und damit der Schmerz (Teufelskreis) (➤ Abb. 10.16)
- Lasègue-Zeichen: Das Anheben eines gestreckten Beines (die Beugung im Hüftgelenk) verursacht starke Rückenschmerzen (➤ Abb. 10.9).

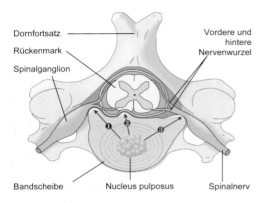

Dornfortsatz
Rückenmark
Spinalganglion
Vordere und hintere Nervenwurzel
Bandscheibe   Nucleus pulposus   Spinalnerv

❶ Mediolateral ❷ Medial ❸ Lateral

Abb. 10.15 Bandscheibenvorfall. Abhängig von der Richtung (medial, medio-lateral, lateral) des Bandscheibenvorfalls werden unterschiedliche Strukturen gequetscht und in ihrer Funktion beeinträchtigt. [L190]

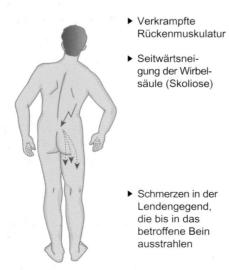

▶ Verkrampfte Rückenmuskulatur

▶ Seitwärtsneigung der Wirbelsäule (Skoliose)

▶ Schmerzen in der Lendengegend, die bis in das betroffene Bein ausstrahlen

Abb. 10.16 Typische Fehlhaltung beim lumbalen Bandscheibenvorfall. [L138]

- Evtl. treten Lähmungen einzelner Muskeln mit einem Ausfall/Abschwächung der entsprechenden Reflexe auf.

Medialer Bandscheibenvorfall der LWS in den Wirbelkanal (➤ Abb. 10.15):
- Schmerzen (verstärkt durch Husten und Pressen)
- Aufsteigende, beidseitige, schlaffe Lähmung
- Blasenentleerungsstörung
- Sensibilitätsstörung.

Diagnostik

- Eine neurologische Untersuchung überprüft Ausfälle von Sensibilität, Motorik und Reflexen der einzelnen Segmente, um den Bandscheibenvorfall zu lokalisieren (➤ Tab. 10.2)
- Das MRT zeigt am deutlichsten die Bandscheiben und ihre Vorwölbung in den Spinalkanal. Wenn kein MRT zur Verfügung steht, ist das CT die alternative Bildgebung.

Therapie

Die Protrusion und auch der Bandscheibenvorfall werden nach Möglichkeit konservativ behandelt:
- Schmerzen reduzieren und Muskulatur entspannen
  - Lokale Wärmeanwendung durch Rotlicht oder Fango
  - Orale Analgetika (z. B. Diclofenac als Voltaren®), bei stärkeren Schmerzen Opioide
- Evtl. Liegen auf einer harten Unterlage, Stufenbettlagerung. Dies vermindert den Druck der Wirbelsäule auf den Nucleus pulposus, entlastet so die Nervenwurzel und reduziert die Schmerzen
- Keine Bettruhe, sondern frühzeitige, individuell angepasste Physiotherapie, um die Rückenmuskulatur zu stärken; Rückenschule
- Bei neu aufgetretenen Lähmungen ist eine neurochirurgische Operation notwendig, bei der Teile der Bandscheibe entfernt werden
- Eine neu aufgetretene Blasenstörung ist ein neurochirurgischer Notfall (Läsion des Conus medullaris oder der Cauda equina durch Bandscheibenvorfall). Genauso ist eine plötzliche Besserung der Beschwerden verdächtig, da dann der „Wurzeltod" wahrscheinlich ist.

10

Tab. 10.2 Merkmale der verschiedenen lumbalen Wurzelsyndrome.

Nerven-wurzel	Kenn-muskel	Funktions-störung	Reflexstörung	Sensibilitätsstörung
L4	M. quadri-ceps femoris	Kniestreckung	Quadrizepsreflex/Patellasehnenreflex (PSR)	Von Oberschenkelvorderseite über Patella zur Unterschenkel-innenseite
L5	M. tibialis anterior	Fußhebung	Tibialis-posterior-Reflex	Vom Gesäß über Oberschenkel-rückseite, Außenseite des Knies bis Großzehe
S1	M. triceps surae	Fußsenkung	Trizeps-surae-Reflex/Achillessehnen-reflex (ASR)	Von der Oberschenkelaußenseite bis Kleinzehe

10.12.6 Rückenmarkssyndrom

Ein Rückenmarkssyndrom entsteht durch mechanische Schädigung des Rückenmarks. Hierbei kommt es abhängig von der Höhe der Schädigung sowie vom Ausmaß der betroffenen auf- und absteigenden Bahnen zu unterschiedlichen neurologischen Symptomen. Ursache können Traumen, Tumoren, Bandscheibenvorfälle oder Durchblutungsstörungen sein.

Querschnittssyndrom

Beim Querschnittssyndrom sind alle Strukturen des Rückenmarks geschädigt. Neurologische Funktionen der Motorik und Sensibilität unterhalb der Läsion sind gestört.

Ursachen

Ursache der Schädigung sind z. B. Wirbelfrakturen, Bandscheibenvorfall oder ein Tumor bzw. Knochenmetastasen – weiterhin Infektionen oder Blutungen. Häufige Tumoren im Rückenmarkskanal sind Neurinome, Meningeome und Gliome.

Symptome

Setzt die Lähmung plötzlich ein, z. B. nach einer Wirbelfraktur oder einer Blutung, kommt es zu einem spinalen Schock mit schlaffer Lähmung, erloschenen Muskeleigenreflexen, Sensibilitätsausfall, Ausfall vegetativer Funktionen (Überlaufblase, paralytischer Ileus, vasomotorische Störungen, respiratorische Störungen, Wärmeregulationsstörungen).

Im Verlauf der Erkrankung wird die Lähmung spastisch mit gesteigerten Muskeleigenreflexen und positiven Pyramidenbahnzeichen. Es kommt zur reflektorischen Blasen- und Darmentleerung sowie zu spinalen Automatismen, die Kontrakturen fördern.

Entwickelt sich das Querschnittssyndrom langsam, z. B. durch Wachstum eines Tumors, so tritt direkt eine langsam zunehmende spastische Lähmung auf.

Es wird ein **komplettes** vom **inkompletten Querschnittssyndrom** unterschieden: Beim kompletten Querschnittssyndrom ist das gesamte Rückenmark betroffen (komprimiert oder durchtrennt). Es kommt zum Ausfall der gesamten Motorik und Sensibilität unterhalb der Läsion. Beim inkompletten Querschnittssyndrom sind nur eine Seite des Rückenmarkquerschnitts oder einzelne Bahnsysteme geschädigt. Dementsprechend sind einige Funktionen des Rückenmarks erhalten. Es kommt z. B. zu halbseitigen Lähmungen bzw. Sensibilitätsstörungen.

Diagnostik

Zur Diagnostik gehören Anamnese, neurologische Untersuchung und Labor. Im CT oder MRT werden Ursache und Ausmaß der Schädigung dargestellt.

Therapie

Neu eingetretene oder rasch fortschreitende Symptome eines Querschnittssyndroms sind eine Notfallsituation.

• Rasche Operation zur Freilegung der komprimierten Strukturen bei instabilen Frakturen, Hämatomen und Tumoren

10

- Komplikationen verhüten durch:
  - Dekubitus-, Pneumonie- und Kontrakturenprophylaxe
  - Regelmäßige Blasenentleerung durch Einmalkatheterisierung oder reflektorisches Klopftraining
  - Abführmaßnahmen
- Für die optimale Versorgung und Förderung wird der Patient frühzeitig in eine Rehabilitationseinrichtung überwiesen.

Brown-Séquard-Syndrom

Beim Brown-Séquard-Syndrom kommt es aufgrund einer halbseitigen Rückenmarkschädigung gleichseitig auf Höhe der Läsion zur schlaffen Parese mit radikulären Schmerzen. Unterhalb der Läsion finden sich eine spastische Parese und eine Störung der Tiefensensibilität. Auf der Gegenseite zeigen sich Sensibilitätsstörungen mit gestörtem Schmerz- und Temperaturempfinden bei erhaltener Berührungsempfindlichkeit.

Kaudasyndrom

Bei Schädigung unterhalb des 1./2. Lendenwirbels, z. B. aufgrund eines medialen Bandscheibenvorfalls ist nicht das Rückenmark selbst betroffen, sondern es sind die Nerven der Cauda equina, die bereits das Rückenmark verlassen haben, beeinträchtigt. Es kommt zum Kaudasyndrom mit:
- Schlaffer Lähmung beider Beine
- Sensibilitätsstörung an den Oberschenkelinnenseiten („Reithosenanästhesie")
- Urin- und Stuhlinkontinenz
- Impotenz.

10.13 Erkrankungen des peripheren Nervensystems

10.13.1 Schädigung einzelner Nerven

Die häufigste Ursache einer Schädigung einzelner peripherer Nerven ist ein Trauma, wobei Druck, Quetschung und Zerrung vor allem die Nervenhülle schädigen. Auch Engpasssyndrome (z. B. Karpaltunnelsyndrom) und Läsionen durch medizinische Eingriffe wie unsachgemäße Injektionen, enge Gipsverbände oder falsche Lagerungen können zu Nervenschädigungen führen. Aufgrund von Schnittverletzungen oder Frakturen kann der komplette Nerv durchtrennt sein.

Symptome und Diagnostik

Es kommt zu Funktionsausfällen distal (körperfern) der Läsion: Schlaffe Lähmungen einzelner Muskelgruppen mit Atrophie der Muskulatur und Sensibilitätsstörungen in umschriebenen Hautarealen. Deshalb ist das klinische Bild gleichzeitig ein Pfeiler der Diagnostik.

Die Nervenleitgeschwindigkeit ist verlangsamt oder unterbrochen. Im Elektromyogramm (EMG) werden Ausfälle einzelner Muskeln festgestellt.

Therapie

- Operation: Bei glatten Nervendurchtrennungen kann die Funktionsfähigkeit des Nervs operativ durch Nervennaht wiederhergestellt werden. Ist eine Operation nicht möglich – etwa weil eine direkte Verbindung der Nervenenden nicht mehr möglich ist – regeneriert sich der Nerv. Das proximale Ende wächst dann mit einer Geschwindigkeit von 1 mm/Tag nach distal. Der Nerv findet allerdings nur dann sein Ziel, wenn die Myelinscheide erhalten ist. Eine weitere Möglichkeit ist eine autogene Nerventransplantation (Spender = Empfänger)
- Elektrotherapie: Bei Druckschäden wird über Elektroreize versucht, den Nerv zu stimulieren, die Wirkung ist jedoch umstritten
- Physiotherapie: Durch den Ausfall von einzelnen oder mehreren Muskeln müssen die Gelenke passiv bewegt werden, um einer Versteifung vorzubeugen
- Schmerztherapie: Häufig sind Nervenverletzungen mit starken, brennenden Schmerzen verbunden. Es werden trizyklische Antidepressiva, Antiepileptika und/oder Opiate gegeben.

N. facialis

Die Schädigung des VII. Hirnnervs (N. facialis) ruft eine Fazialisparese hervor.

Ursachen

- Meistens idiopathisch, vermutlich liegt eine Entzündung zugrunde
- Meningitis
- Borreliose
- Zoster oticus
- Fraktur, Entzündungen und Tumoren im Bereich der Schädelbasis
- Tumor im Kleinhirnbrückenwinkel, z. B. Akustikusneurinom
- Mastoiditis, Otitis media, Cholesteatom.

Symptome

Leitsymptom der Fazialisparese ist die einseitige schlaffe Lähmung der Gesichtsmuskulatur (➤ Abb. 10.17). Da der N. facialis ein gemischter Nerv ist, treten auch sensible und vegetative Ausfälle wie Störungen des Geschmackssinns, der Tränen- und Speichelsekretion sowie eine Hyperakusis (gesteigertes Hörempfinden) auf.

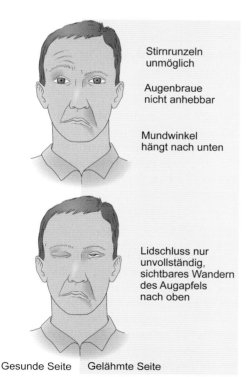

Stirnrunzeln unmöglich

Augenbraue nicht anhebbar

Mundwinkel hängt nach unten

Lidschluss nur unvollständig, sichtbares Wandern des Augapfels nach oben

Gesunde Seite   Gelähmte Seite

Abb. 10.17 Periphere Fazialislähmung. [L190]

Drei Viertel der idiopathischen Fazialisparesen heilen folgenlos aus. Bei einem Viertel der Betroffenen bleibt ein Defekt zurück. Es kommt zu pathologischen Mitbewegungen (beim Augenschluss ziehen sich Wangenmuskeln zusammen), „Krokodilstränen" (Fehlinnervation der Tränendrüse beim Essen), Geschmacksschwitzen und Kontrakturen.

Diagnostik

- Anamnese und neurologische Untersuchung (Motorik, Sensorik, Tränensekretion)
- Elektrophysiologische Untersuchungen: EMG, Fazialisneurografie
- Unter Umständen MRT des Gehirns zum Ausschluss eines Tumors im Kleinhirnbrückenwinkel
- Borrelienserologie, Lumbalpunktion zum Ausschluss einer entzündlichen Ursache
- HNO-Konsil.

Therapie

- Uhrglasverband des Auges, um es vor Austrocknung und Infektion zu schützen
- Augensalbe, um einer Keratitis vorzubeugen
- Mundmotorische Übungen vor dem Spiegel
- Kortikosteroide werden bei der idiopathischen Fazialisparese zur Entzündungshemmung gegeben
- Bei einer Borrelien-Infektion Cephalosporine wie Ceftriaxon oder Doxycyclin, bei Zoster oticus Aciclovir.

N. radialis

Der N. radialis (➤ Abb. 10.18) zieht durch die Achselhöhle, verläuft weiter an der Rückseite des Oberarms und wechselt zur radialen Beugeseite des Unterarms. In seinem Verlauf kann er an verschiedenen Stellen geschädigt werden.

Obere Radialisparese

Tritt auf bei Verletzungen oder Druck in der Achselhöhle, z. B. durch Fehllagerung während einer Operation oder Benutzen von Gehhilfen. Es kommt zum Ausfall der Streckmuskulatur am Arm, zur Fallhand

10

und Sensibilitätsstörungen an der Dorsalseite des Oberarms.

Mittlere Radialisparese

Schädigung des Nervs im Oberarmbereich, z. B. durch Humerusfraktur, Druck des Nervs gegen den Humerus im Schlaf (Parkbanklähmung) oder in Narkose. Typisches Symptom ist die Fallhand, die Streckung des Armes im Ellenbogengelenk ist erhalten. Sensibilitätsstörungen bestehen an der Dorsalseite des Oberarms.

Untere Radialisparese

Schädigung des Nervs im Bereich des Handgelenks, z. B. bei einer distalen Radiusfraktur. Die Daumenabduktion sowie die Streckung in den Fingergrundgelenken sind nicht möglich.

N. medianus

Der N. medianus (➤ Abb. 10.18) zieht vom Oberarm durch die Ellenbeuge und schließlich im Karpaltunnel zur Handinnenseite.

Karpaltunnelsyndrom

Im ohnehin engen Karpaltunnel führt eine Entzündung des Handgelenks oder der Sehnen der Fingerbeuger zu einem Ödem, das den N. medianus quetscht. Weitere Ursachen sind metabolisch (z. B. Diabetes mellitus), toxisch (z. B. Alkohol) oder vaskulär (z. B. Thrombose, Hämatom) bedingt. Ebenso können Schwangerschaft, Verletzungen der Handwurzelknochen und rheumatische Gelenkveränderungen ein Karpaltunnelsyndrom verursachen.

Symptome
* Ausfall des Mm. abductor pollicis brevis und opponens pollicis des Daumens: Es kommt zur Affenhand, da der Daumenballen atrophiert. Eine Flasche kann nicht mehr umgriffen werden
* Nächtliche Parästhesien und Schmerzen im Handbereich, oft auch im gesamten Arm

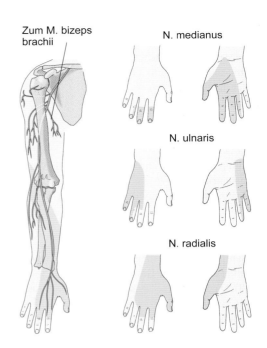

Abb. 10.18 Versorgungsareale der drei Handnerven N. radialis, N. ulnaris, N. medianus. [L190]

* Schmerzhafter Druckpunkt über der Innenseite des Handgelenks.

Therapie
* Dorsale Lagerungsschiene über Nacht
* Injektion von Kortikosteroiden
* Antiphlogistika, Schmerzmittel oral
* Operative Spaltung des Retinaculum flexorum, um den Druck auf den N. medianus zu vermindern.

Komplette Medianusläsion

Eine proximale Läsion des N. medianus z. B. durch eine Humerusfraktur oder eine misslungene intravenöse Injektion in der Ellenbeuge führt zur Schwurhand (entsteht beim Versuch, die Finger in den Zwischen- und Endgelenken zu beugen). Die sensible Innervation ist am radialen Abschnitt der Handinnenfläche und an den ersten 3 ½ Fingern gestört. Es treten Missempfindungen in diesem Bereich auf.

N. ulnaris

Der N. ulnaris (➤ Abb. 10.18) verläuft über den Oberarm, im Sulcus nervi ulnaris des Epicondylus medialis des Ellenbogens (sog. „Musikantenknochen") und zieht schließlich an der ulnaren Seite über das Handgelenk zur Handinnenfläche.

Komplette Ulnarisläsion

Ist der N. ulnaris oberhalb des Ellenbogengelenks betroffen, kommt es zur Krallenhand: Im Grundgelenk können die Finger nicht gebeugt werden, sind somit überstreckt, während im Mittel- und Endgelenk die Streckung ausfällt. Dies führt zu einer Beugung in diesen Gelenken. Weiterhin ist die Innervation des M. adductor pollicis des Daumens gestört: Ein Blatt Papier kann nur mit Mühe festgehalten werden (Froment-Zeichen).

Sulcus-ulnaris-Syndrom

Zu Schädigungen des N. ulnaris kommt es vor allem im Bereich des medialen Ellenbogengelenks, wo der Nerv dicht unter der Haut verläuft. Ursachen sind Arthrose, Verletzungen und Druck durch falsche Lagerung oder zu enge Verbände. Folge ist eine Lähmung der Fingerspreizung und Sensibilitätsstörungen an der ulnaren Handkante.

Loge-de-Guyon-Syndrom

Eine Überstreckung der Hand, z. B. beim Radfahren, kann durch eine Überdehnung des Nervs zu einer distalen Ulnarisparese führen. Alle vom N. ulnaris innervierten Handmuskeln sind betroffen.

N. femoralis

Der N. femoralis zieht unter dem Leistenband zur Vorderseite des Oberschenkels und innerviert die Haut und die Muskeln der Oberschenkelvorderseite (M. quadriceps femoris, M. iliopsoas).

Gefährdet ist der N. femoralis durch Tumoren im kleinen Becken, ein Psoashämatom bei Antikoagulanzientherapie sowie bei Schnittverletzungen im Rahmen einer Hüftgelenks-, Hernien- oder Appendix-Operation.

Es kommt zum Ausfall der Beuger des Hüftgelenks (M. iliopsoas) und des Streckers des Kniegelenks (M. quadriceps femoris). Sensibilitätsausfälle finden sich an der Vorderseite des Oberschenkels und der Innenseite des Unterschenkels.

N. ischiadicus

Der N. ischiadicus zieht, aus dem Plexus sacralis kommend, durch die Gesäßmuskulatur und versorgt die Beuger des Oberschenkels. Er teilt sich in den N. tibialis und den N. peroneus.

Aufgrund seines Verlaufs kann dieser längste und dickste Nerv des menschlichen Körpers durch Fraktur, Luxation im Hüftgelenk oder eine unsachgemäße Injektion in den M. gluteus geschädigt werden.

N. peroneus

Der N. peroneus zieht am Wadenbeinköpfchen (Caput fibulae) vorbei zum Unterschenkel und innerviert die vorderen Muskeln des Unterschenkels. Der Nerv ist durch seinen oberflächlichen Verlauf am Caput fibulae durch Druck gefährdet, z. B. durch einen Gipsverband oder falsche Lagerung bei Operationen. Zur Reizung des Nervs kommt es z. B. bei starker muskulärer Anstrengung und beim Sitzen mit übereinander geschlagenen Beinen.

Bei einem Ausfall des Nervs atrophiert der M. peroneus und der Fuß kann beim Gehen nicht angehoben werden, es kommt zum Steppergang durch die Fußheberschwäche. Ein Sensibilitätsausfall findet sich an der Unterschenkelaußenseite, am Fußrücken und zwischen der 1. und 2. Zehe.

Die Patienten erhalten eine Peroneusschiene, um das Hängenbleiben der Fußspitze und damit Stürze zu vermeiden.

N. tibialis

Der N. tibialis verläuft durch Kniekehle und Wadenmuskulatur. Dort kann er bei Knieverletzungen und Tibiafrakturen geschädigt werden. Er zieht weiter durch den Tarsaltunnel, der vom Innenknöchel und dem Retinaculum musculi flexorum gebildet wird, zur Fußsohle.

Der Nerv kann geschädigt werden durch Verletzungen am Kniegelenk oder eine Kniegelenksprothese. Die Fußsenkung, Adduktion und Supination des Fußes ist gestört. Es kommt zu Sensibilitätsstörungen an der Wade, Fußsohle und am Fußaußenrand.

Bei Frakturen und Verstauchungen des Fußgelenks führen Schwellungen zum **Tarsaltunnel-Syndrom** (Engpasssyndrom) mit brennenden Schmerzen an der Fußsohle. Das Tarsaltunnel-Syndrom wird durch eine operative Spaltung des Retinaculum musculi flexorum behoben.

10.13.2 Polyneuropathie

Bei einer Polyneuropathie (PNP) erkranken gleichzeitig meist motorische, sensible und vegetative Nerven. Es kann sich um degenerative oder entzündliche Erkrankungen handeln. Die Schädigungen betreffen die Nervenfaser, das Axon selbst oder die Markscheiden, die das Axon umgeben.

Ursachen

- Stoffwechselerkrankungen: Diabetes mellitus, Nierenversagen, Hypothyreose
- Alkoholabusus, bestimmte Medikamente, Bleivergiftung
- Begleitreaktion bei Tumoren (Plasmozytom, Bronchialkarzinom) und Entzündungen (Guillain-Barré-Syndrom, Vaskulitis)
- Vitamin-B$_{12}$- und Folsäuremangel
- Systemerkrankungen: Kollagenosen, Sarkoidose, rheumatoide Arthritis.

Symptome

Die Polyneuropathie ist gekennzeichnet durch Sensibilitätsausfälle (zuerst vermindertes Vibrationsempfinden), Missempfindungen, Schmerzen, vegetative Störungen und schlaffe, atrophische Lähmungen. Zu den vegetativen Ausfällen gehören Störungen der Durchblutung sowie der Blasen- und Darmentleerung.

Typischerweise treten die sensiblen Ausfälle handschuh- und strumpfförmig an den Extremitä-

ten auf, d. h. sie beginnen symmetrisch am distalen Ende der Extremitäten und breiten sich nach proximal aus. Lähmungen werden in manchen Fällen bereits zu Beginn der Erkrankung proximal (an Schulter und Becken) gefunden. Die diabetische Polyneuropathie befällt die Beine stärker als die Arme, da zuerst die kleinsten Gefäße geschädigt werden.

Diagnostik

- Die sensible und motorische Nervenleitgeschwindigkeit ist verzögert
- Im EMG ist die Muskelaktivität evtl. verändert
- Im Labor wird über die Bestimmung der Blutwerte nach einer Ursache der Polyneuropathie gesucht
- Evtl. wird eine Nervenbiopsie (N. suralis) vorgenommen.

Therapie

Die zu Grunde liegende Erkrankung wird behandelt, z. B. Einstellung des Blutzuckers beim Diabetes mellitus, Gabe von Vitamin-B-Komplex, Alkoholabstinenz. Symptomatisch können bei neuropathischen Schmerzen Carbamazepin, Gabapentin oder trizyklische Antidepressiva gegeben werden.

10.13.3 Guillain-Barré-Syndrom

Das Guillain-Barré-Syndrom ist eine spezielle Form der Polyneuritis. Es tritt in Kombination mit einer Polyradikulitis (Entzündung der Nervenwurzel) auf. Die Ursache ist nicht komplett geklärt. Die Erkrankung tritt gehäuft nach einem Infekt der Atemwege oder des Gastrointestinaltrakts auf, sodass eine viral-induzierte Autoimmunreaktion gegen periphere Nerven – insbesondere gegen die Markscheiden – diskutiert wird.

Symptome

- Beginn mit Gefühlsstörungen und Rückenschmerzen
- Symmetrische Lähmungen an den Extremitäten, Becken, Rumpf und Atemmuskulatur, die von distal nach proximal aufsteigen

- Hirnnervenlähmungen, u. a. Fazialisparese, Einschränkung des Gesichtsfeldes
- Sensible Ausfälle sind möglich, aber nicht typisch
- Störung des autonomen Nervensystems: Atmung, Blutdruck, Herzfrequenz, Temperatur etc. werden nicht mehr reguliert.

Die Symptome bilden sich bei etwa 70 % der Betroffenen innerhalb einiger Monate zurück.

Diagnostik

- Richtungsweisend ist das klinische Bild
- Im Liquor findet sich eine Eiweißvermehrung bei normaler Zellzahl
- Die Nervenleitgeschwindigkeit ist verlangsamt
- Im EKG finden sich Herzrhythmusstörungen
- Die Nervenbiopsie zeigt eine Entzündung mit Rückbildung der Markscheiden.

Therapie

- Überwachung auf der Intensivstation
- Gabe von Immunglobulinen
- Mittels Plasmapherese werden Antikörper aus dem Blut gefiltert
- Bei bettlägerigen Patienten Pneumonie-, Thrombose- und Dekubitusprophylaxe
- Im Fall der Atemlähmung maschinelle Beatmung, bei Herzrhythmusstörungen evtl. passagerer Herzschrittmacher.

10.14 Muskelerkrankungen

10.14.1 Muskeldystrophie

Muskeldystrophien sind Erkrankungen der Muskulatur, die durch die Degeneration der Muskulatur gekennzeichnet sind. Hierzu zählen verschiedene Erbkrankheiten, die sich in Symptomen und Verlauf unterscheiden und meist bereits im Kindesalter auftreten. Jungen erkranken häufiger.

Ursachen

Vermutlich führt eine Störung des Muskelstoffwechsels zur Dystrophie. Die betroffenen Muskelzellen atrophieren, d. h. sie werden kleiner und schwächer. Sie werden durch Fett- und Bindegewebe ersetzt (sog. Pseudohypertrophie).

Symptome und Einteilung

Die ersten Symptome treten häufig nach körperlichen Erkrankungen oder außergewöhnlichen körperlichen und seelischen Belastungen auf. Im Krankheitsverlauf können solche Auslösefaktoren zu einer schubartigen Verschlechterung führen. Typisch sind:

- Fortschreitende Muskelschwäche ohne Faszikulationen
- Keine Sensibilitätsstörungen.

Bei einer Muskeldystrophie tritt eine Schwäche von kompletten Muskelgruppen auf. Bei einigen Erkrankungen ist zunächst der Beckengürtel mit folgenden Symptomen betroffen:

- Schwäche der Oberschenkelmuskulatur
- Schwäche der Bauchmuskeln mit Hyperlordose
- Schwäche des M. gluteus medius mit Watschelgang („Trendelenburg-Zeichen").

Die Lähmung steigt auf bis zur Schultermuskulatur.

Muskeldystrophie vom Typ Duchenne

Sie wird X-chromosomal rezessiv vererbt und manifestiert sich bei den betroffenen Jungen vor dem 3. Lebensjahr. Es liegt eine Störung des Muskelzellmembranproteins Dystrophin vor. Die Muskeldystrophie beginnt mit Atrophien am Beckengürtel, die sich ausbreiten: Mühe beim Treppensteigen, Hohlkreuz, Watschelgang (Schwäche der Hüftabduktoren). Oft kommt es zur Organbeteiligung mit Herz- und Ateminsuffizienz. Da sich die Lähmung ausbreitet, versterben die Patienten meistens vor dem 25. Lebensjahr an Atemschwäche, Infekten der Atmungsorgane oder an Herzversagen.

Muskeldystrophie vom Typ Becker-Kiener

Das klinische Erscheinungsbild ist ähnlich dem der Muskeldystrophie vom Typ Duchenne. Der Verlauf ist jedoch weitaus langsamer, es kommt relativ spät zur Gehunfähigkeit (30.–50. Lebensjahr).

10

Faszio-skapulo-humerale Muskeldystrophie

Diese Form der Muskeldystrophie wird autosomal-dominant vererbt. Sie ist gekennzeichnet durch eine Atrophie der Muskeln des Gesichts und des Schultergürtels mit schlaffen Gesichtszügen, hängenden Schultern, vorstehenden Schulterblättern (Scapula alata). Viele Patienten sind reaktiv-depressiv verstimmt. Der Verlauf ist gutartig, die Lebenserwartung ist meist nicht eingeschränkt.

Diagnostik

- Pathologisches EMG
- Eine Muskelbiopsie wird elektronenmikroskopisch untersucht; zusätzlich lassen sich veränderte Enzyme in den Muskelzellen nachweisen
- Bei einer Laboruntersuchung finden sich erhöhte Werte des Muskelenzyms Kreatinkinase (CK)
- Bei der genetischen Untersuchung lässt sich bei einigen an Muskeldystrophie-Erkrankten ein Gendefekt nachweisen. Dies ist bereits vor der Geburt mittels Chorionzottenbiopsie in der 10.–12. Schwangerschaftswoche möglich.

Therapie

Ein Teil der Patienten mit der Muskeldystrophie vom Typ Duchenne können mit Antisense-Oligonukleotiden therapiert werden, die den Verlauf der Erkrankung abmildern. Eine ursächliche Therapie der Muskeldystrophie ist ansonsten nicht bekannt. Die Patienten benötigen Physiotherapie, um die vorhandene Muskelkraft zu erhalten und Kontrakturen zu vermeiden. Es wird eiweißreiche Ernährung empfohlen, um einem Muskelabbau durch möglichen Eiweißmangel entgegenzuwirken. Im Endstadium der Muskelschwäche sind unterstützende Hilfsmittel (Rollstuhl, Heimbeatmungsgerät) in Erwägung zu ziehen.

10.14.2 Myotonie

Myotonien sind seltene erbliche Erkrankungen, die durch eine verlängerte Kontraktion der Willkürmuskulatur gekennzeichnet sind. Zu dieser Gruppe zählen verschiedene Erkrankungen.

Ursache

Ursache ist eine erhöhte Aktivität der Muskelfasern, die nach dem Ende einer Erregung nur verzögert erschlaffen.

Symptome

Leitsymptom ist eine verlängerte Muskelkontraktion vor allem an den Extremitäten. So können ein Händedruck oder die geschlossenen Augen nicht rasch wieder geöffnet werden. Die Extremitätenmuskulatur ist oft am stärksten betroffen. Bei Kälte verstärken sich die Symptome. Bei den meisten Formen der Myotonie führt wiederholte Muskeltätigkeit zu einer kurzfristigen Besserung der Beschwerden (Warm-Up-Phänomen).

Es werden unterschieden:
- Myotone Dystrophien, z. B. Myotonia dystrophica Curschmann-Steinert, proximale myotone Myopathie (PROMM)
- Nicht-dystrophe Myotonien, z. B. Myotonia congenita Thomsen, Myotonia congenita Becker.

Diagnostik

Die Diagnostik besteht aus einer neurologischen Untersuchung sowie einem EMG, in dem Nachentladungen des Muskels zu sehen sind. Eine genetische Untersuchung kann die Verdachtsdiagnose bestätigen.

Therapie

Die Therapie ist symptomatisch. Membranstabilisierende Medikamente (z. B. Tocainid, Carbamazepin) können die Zahl der Kontraktionen vermindern. Auch das Warm-Up-Phänomen kann gezielt genutzt werden.

10.14.3 Myasthenia gravis

Die Myasthenia gravis ist eine Autoimmunkrankheit der neuromuskulären Endplatte. Frauen erkranken doppelt so häufig wie Männer.

Ursachen

Die Erkrankten bilden Antikörper gegen die in der postsynaptischen Membran gelegenen Rezeptoren des Transmitters Acetylcholin, welcher an der neuromuskulären Erregungsübertragung beteiligt ist. Der Transmitter selbst wird in genügender Konzentration in den synaptischen Spalt ausgeschüttet. Da jedoch Antikörper die dazugehörigen Rezeptoren besetzen, sind für das eigentliche Acetylcholin zu wenige Rezeptoren frei und es kommt zu einer abgeschwächten Muskelaktion.

In über 60 % der Fälle sind Veränderungen des Thymus im Sinne einer Thymushyperplasie nachweisbar. Es wird diskutiert, ob der Autoimmunprozess im Thymus bzw. im lymphofollikulären Gewebe seinen Ausgang nimmt.

Symptome

Leitsymptom der Myasthenia gravis ist das Nachlassen der Muskelkraft bei wiederholten Bewegungen im Laufe des Tages. Die Krankheit macht sich zunächst an den Muskeln des Kopfes bemerkbar:
- Hängende Augenlider (Ptose) (➤ Abb. 10.19)
- Schlaffe Gesichtszüge
- Schluckstörungen
- Doppelbilder durch Schwäche der Augenmuskeln.

Anschließend breitet sich die Muskelschwäche über Rumpf und Extremitäten aus. Die Muskeln sind dabei asymmetrisch betroffen. Zwischenzeitlich wird immer eine spontane Besserung beobachtet. Im Endstadium kommt es zur Ateminsuffizienz, da die gesamte Muskulatur betroffen ist.

Diagnostik

- Grundsätzlich ist eine neu aufgetretene Lähmung der Augenlid- und äußeren Augenmuskulatur hinsichtlich einer Myasthenia gravis abzuklären

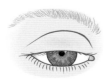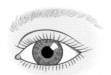

Abb. 10.19 Ptose bei Myasthenia gravis. [A300]

- Neurologische Untersuchung (belastungsabhängige Muskelschwäche)
- Im EMG zeigt sich bei wiederholter Stimulation eine Abnahme der Aktionspotenziale der betroffenen Muskeln
- Nachweis der Antikörper im Serum
- Pharmakologische Testung: Nach i. v. Gabe des kurz wirksamen Cholinesterase-Hemmers Edrophoniumchlorid (Tensilon®) zeigt sich eine Besserung der klinischen Symptomatik. Diese Substanz hemmt die Cholinesterase, die Acetylcholin physiologisch abbaut. Wird dieser Abbau verhindert, steht Acetylcholin in höherer Konzentration im synaptischen Spalt zur Verfügung und kann mehr Rezeptoren für die Auslösung der Muskelaktion besetzen.

Therapie

- Die Basistherapie besteht in der Gabe von Cholinesterase-Hemmern (Pyridostigmin als Mestinon®)
- Kortikosteroide und andere immunsuppressive Medikamente wie Azathioprin und Ciclosporin A zur Hemmung der Immunreaktion
- Operative Entfernung des Thymus (in 50 % der Fälle Besserung der Symptomatik)
- Plasmapherese: Apparatives Entfernen von Antikörpern aus dem Blut
- Meidung von anticholinergen Medikamenten (Parasympatholytika) und Medikamenten, die die neuromuskuläre Übertragung beeinflussen, z. B. Muskelrelaxantien.

Komplikationen

Myasthene Krise: Akute Verschlechterung der Myasthenia gravis mit schwerer Muskelschwäche, Ateminsuffizienz und häufiger Aspirationspneumonie in Folge von Schluckstörungen durch die geschwächte Schlundmuskulatur. Ausgelöst werden kann die myasthene Krise durch Fieber und Infekte, Narkose und OP, Medikamente.

10

11

Rainer Kirchhefer

Psychische Erkrankungen

11.1 Organisch bedingte psychische Störungen

Organisch bedingte psychische Störungen (OPS) werden auch **organische Psychosen** oder **exogene Psychosen** genannt.

Ursachen und Einteilung

Die Ursachen organisch bedingter psychischer Störungen sind nachweisbare Veränderungen des Gehirns oder seiner Funktionen, z. B.:
- **Neurologische Erkrankungen** wie Hirntumor, Meningoenzephalitis, Infektionskrankheiten
- **Internistische Erkrankungen** wie Hypo- und Hyperthyreose, Morbus Addison, Hypophyseninsuffizienz, Vitamin-B_{12}-Mangel, Hypoglykämie, Leberversagen
- **Intoxikationen:** Wirkung oder Entzug von Drogen und Alkohol, Medikamentenüberdosierung und -nebenwirkung.

Traditionell werden akute von chronisch verlaufenden organisch bedingten psychischen Störungen unterschieden.

Zu den **akuten** organisch bedingten psychischen Störungen zählen u. a.:
- Rausch
- Intoxikation
- Delir, z. B. im Alkoholentzug.

Akute organisch bedingte psychische Störungen können folgenlos ausheilen oder aber in eine chronische organisch bedingte psychische Störung übergehen. Dies ist z. B. der Fall, wenn nach einem Alkoholentzugsdelir ein Korsakow-Syndrom entsteht.

Chronische organisch bedingte psychische Störungen sind:
- Demenz
- Organisches Psychosyndrom nach Schädel-Hirn-Trauma oder Enzephalitis.

Viele dieser chronischen Störungen zeigen keine Besserungstendenz.

11.1.1 Demenzen

Die Demenz ist eine überwiegend im Alter auftretende Persönlichkeitsveränderung, die mit einem fortschreitenden Verlust von intellektuellen, kognitiven und geistigen Fähigkeiten einhergeht. Das Erkrankungsrisiko nimmt mit dem Lebensalter stark zu.

Ursachen

Eine Demenz kann durch verschiedene Krankheitsprozesse entstehen. Die häufigsten Demenzformen sind Morbus Alzheimer und Lewy-Body-Demenz. Andere wichtige Ursachen sind die frontotemporale Demenz und die vaskuläre Demenz. Demenzen treten auch im Verlauf neurologischer und internistischer Erkrankungen sowie als Komplikation einer Alkoholabhängigkeit auf.

Symptome

Eine Demenz beginnt meistens mit leichten Konzentrations- und Merkfähigkeitsstörungen, Interessenverlust und Affektstörungen. Weitere Symptome sind:
- Gedächtnisverlust
- Beeinträchtigung des Denkvermögens, formale Denkstörungen (Verlangsamung, Verarmung, Weitschweifigkeit)
- Beeinträchtigung bei den Aktivitäten des täglichen Lebens
- Orientierungsstörungen
- Persönlichkeitsveränderungen
- Auffassungsstörungen
- Antriebsminderung

- Neuropsychologische Symptome (Aphasie, Apraxie, Agnosie)
- Verhaltensstörungen

Diese Symptome müssen mindestens sechs Monate bestehen.

Die Vorform einer Demenz, die **leichte kognitive Beeinträchtigung** (mild cognitive impairment, MCI), ist dadurch gekennzeichnet, dass subjektive (und durch Angehörige bestätigte) Beeinträchtigungen z. B. der Gedächtnisleistung vorhanden sind, ohne dass neuropsychologische Tests bereits deutliche Auffälligkeiten zeigen. Von den Menschen, bei denen eine MCI beschrieben wird, erkranken jedes Jahr ca. 20 % an einer Demenz.

Diagnostik

Das typische Erscheinungsbild einer Demenz reicht häufig bereits für die Verdachtsdiagnose aus. Unterstützt wird der Verdacht durch Kurzfragebögen wie Uhren-Test, DemTect, Mini-Mental-Status-Test (MMST), Syndrom-Kurztest. In einer Gedächtnissprechstunde (Memory Clinic) werden ggf. weitergehende neuropsychologische Tests durchgeführt und die zusätzliche Diagnostik koordiniert:

- Blutuntersuchungen (z. B. Bestimmung der Schilddrüsenhormone, Vitamin B_{12}, Folsäure) und Liquoruntersuchung bestätigen organische Erkrankungen als Ursache der Demenz
- CT und MRT zeigen häufig typische Veränderungen der Gehirnsubstanz (z. B. vaskuläre Demenz). Bei anderen neurologischen Erkrankungen werden Defekte der betroffenen Hirnareale gefunden. Bei Morbus Alzheimer zeigt sich in der Bildgebung oft eine allgemeine Hirnatrophie
- Mit der Doppler-Sonografie der hirnversorgenden Arterien lassen sich ggf. Durchblutungsstörungen nachweisen
- Das EEG zeigt ggf. eine Allgemeinveränderung.

Therapie

Sind internistische Erkrankungen oder seelische Störungen Ursache der Demenz-Symptome, werden diese entsprechend behandelt.

Medikamentöse Therapie

- Antidementiva/Nootropika: Verschiedene Substanzen beeinflussen den Verlauf einer Demenz günstig. Sie führen zu einer vorübergehenden Besserung der Hirnleistung und bremsen das Voranschreiten der Erkrankung, ohne sie aber aufzuhalten, z. B.
  - Cholinesterase-Hemmer: Bei einigen Demenzerkrankungen liegt ein Mangel des Transmitters Acetylcholin vor. Dieser kann durch eine Hemmung des Abbaus von Acetylcholin ausgeglichen werden. Präparate sind z. B. Donezepil (Aricept®), Galantamin (Reminyl®), Rivastigmin (Exelon®). Nebenwirkungen: Übelkeit, Erbrechen, Diarrhoe, Schlafstörungen, Hypotonie und Bradykardie
  - Glutamatantagonisten: Der Glutamatantagonist Memantine (Ebixa®, Axura®) reguliert einen Glutamat-Überschuss am Glutamat-Rezeptor.

Andere Substanzen wie Gingko biloba, Vitamin E und Nimodipin haben keine sicher nachgewiesene Wirkung.

Sozio- und Ergotherapie

Ein entscheidender Bestandteil der Therapie dementer Patienten ist ein möglichst langer Erhalt vorhandener Fähigkeiten. Dies wird mit Gedächtnistraining und Ergotherapie erreicht. Wichtig ist auch ein strukturierter Tagesablauf.

Rehabilitation

Die Umgebung muss an die Fähigkeiten des dementen Menschen angepasst werden. Angehörige werden aufgeklärt und beraten. Ambulante Hilfen wie psychiatrische Pflegedienste unterstützen das Leben in der häuslichen Umgebung. Häufig ist in einem Spätstadium der Erkrankung ein Umzug in ein geronto-psychiatrisches Heim notwendig.

Rechtliche Situation

Im Spätstadium der Erkrankung sind die Betroffenen häufig so verwirrt, dass sie nicht mehr in der Lage sind, über ihre Lebensführung zu entscheiden. Wenn für diesen Fall Angehörige nicht mit einer weitreichenden Vorsorgevollmacht ausgestattet wurden, kann das Gericht einen Betreuer bestimmen.

Im Folgenden werden Besonderheiten verschiedener Demenzformen besprochen.

Morbus Alzheimer

Der Morbus Alzheimer ist für mehr als die Hälfte aller Demenzerkrankungen verantwortlich. Abhängig davon, in welchem Alter die Erkrankung beginnt, wird die Form mit frühem Beginn (vor dem 65. Lebensjahr) von der häufigeren Form mit spätem Beginn unterschieden.

Ursachen

Bei einem kleinen Teil der Erkrankten wird eine Veranlagung zum Morbus Alzheimer vererbt. Zwei verschiedene Krankheitsprozesse werden beobachtet: Über den Synapsen bilden sich Amyloid-Plaques und in den Nervenfasern pathologische Neurofibrillen. In der Folge werden die Kommunikation der Zellen (in den Synapsen) und die Informationsweiterleitung (in den Nervenfasern) gestört. Die Nervenzellen sind somit nicht mehr funktionstüchtig, verkümmern und sterben schließlich ab. Da im Verlauf der Erkrankung alle Teile des Gehirns betroffen sind, kommt es zu einer diffusen Atrophie, das Gehirn „schrumpft". Zudem wird ein Mangel an Acetylcholin beobachtet.

Symptome

Der Morbus Alzheimer beginnt mit Merkschwächen, Störungen des Kurzzeitgedächtnisses und Wortfindungsstörungen. Verhalten und Affektivität bleiben hingegen noch längere Zeit unverändert. Dementen Menschen gelingt es zunächst, ihre Defizite (z. B. durch floskelhaftes Reden) zu überspielen. Ihr Verhalten wirkt insgesamt „fassadenhaft". Häufig fällt daher die Erkrankung in der gewohnten Umgebung erst relativ spät auf. Angehörige berichten rückblickend, dass seit mehreren Monaten mit dem Patienten „etwas nicht mehr stimme": Beispielsweise habe er im Urlaub das Hotelzimmer nicht wieder gefunden. Um Anforderungen, die nicht mehr erfüllbar sind, zu entgehen, engen die Erkrankten ihre Aktivitäten immer mehr ein. Ihre Gefühlswelt verarmt. Die Betroffenen erscheinen ratlos. Die Stimmung ist bei einigen Patienten euphorisch, bei vielen depressiv – besonders wenn sie sich am Beginn der Erkrankung ihrer Defizite bewusst werden. Im weiteren Verlauf können sich deutliche Verhaltensstörungen (z. T. mit Aggressivität) und psychotische Symptome (Wahn, Halluzinationen) entwickeln.

Diagnostik

- Demenzdiagnostik zum Ausschluss anderer Ursachen
- Im Liquor Nachweis von Demenzparametern (niedriges Beta-Amyloid, hohes Tau-Protein)
- In CT und MRT erscheint das Gehirn oft verkleinert, Ventrikel und Gehirnfurchen sind weit gestellt. In speziellen MRT-Untersuchungen lässt sich eine Hirnatrophie, insbesondere zu Beginn der Erkrankung des Hippocampus, nachweisen
- Typischer stetig progredienter Krankheitsverlauf.

Therapie

- Antidementiva können das Fortschreiten der Erkrankung verlangsamen
- Unruhe, Schlafstörungen, Halluzinationen werden entsprechend medikamentös (z. B. mit Neuroleptika) behandelt.

Lewy-Body-Demenz

Die Lewy-Body-Demenz ist die zweithäufigste Demenzform. Ursache sind intrazelluläre Einschlüsse (Lewy-Körper) in bestimmten Hirnarealen. Lewy-Körper finden sich vermehrt auch beim Morbus Parkinson.

Symptome

Die typischen Symptome sind:
- Fluktuierende Verwirrtheit
- Optische bzw. szenische Halluzinationen
- Extrapyramidal-motorische Bewegungsstörungen, z. B. Parkinson-Symptome, häufige Stürze.

Der Krankheitsverlauf ist fluktuierend und häufig schneller progredient als beim Morbus Alzheimer.

Therapie

Cholinesterasehemmer können den Krankheitsverlauf bremsen. Die Halluzinationen sind mit Neuroleptika nur schwer zu beeinflussen. Zudem reagieren Patienten sehr empfindlich mit extrapyramidal-motorischen Nebenwirkungen.

Frontotemporale Demenz

Bei der frontotemporalen Demenz (FTD) schrumpfen Anteile der Stirn- und Schläfenlappen. Die Ursache dafür ist nicht bekannt. In einigen Fällen scheinen erbliche Faktoren beteiligt zu sein. Die Erkrankung beginnt schleichend zwischen dem 50. und 60. Lebensjahr und dauert im Durchschnitt sieben Jahre.

Symptome

Die FTD wird in verschiedene Typen (u. a. Morbus Pick) unterteilt, bei denen folgende Symptome in unterschiedlicher Ausprägung auftreten:
- Persönlichkeitsveränderungen: Enthemmung oder Apathie, gestörtes Sozialverhalten
- Emotionales Abstumpfen
- Verlust der Einsichtsfähigkeit
- Gedächtnisstörungen sind anfangs weniger stark ausgeprägt
- Orientierung und Intelligenz sind häufig erst im späteren Krankheitsverlauf gestört
- Neurologische Ausfälle (Bewegungsstörungen, Aphasie).

Diagnostik und Therapie

Die Diagnose wird durch die psychische Symptomatik und den Nachweis der (frontalen) Hirnatrophie im CT gestellt.

Die Krankheitssymptome werden entsprechend mit Psychopharmaka behandelt.

Vaskuläre Demenz

Die vaskuläre Demenz, auch Multiinfarktdemenz genannt, entsteht durch Durchblutungsstörungen des Gehirns. Meist bestehen bei den Patienten ein jahrelanger Bluthochdruck und andere Risikofaktoren der Arteriosklerose (➤ 2.2).

Symptome

Die vaskuläre Demenz ist durch einen schubweisen, wechselhaften Verlauf gekennzeichnet. Eine zwischenzeitliche Besserung der Beschwerden ist möglich.

Zu den typischen Symptomen der vaskulären Demenz zählen:
- Fluktuierender Verlauf mit wechselnder Orientierung
- Plötzlicher Krankheitsbeginn in Zusammenhang mit Schlaganfall oder transitorisch ischämischen Attacken (TIA)
- Schrittweise (nicht schleichende) Verschlechterung
- Zuspitzung der Persönlichkeitszüge (sparsame Menschen werden geizig)
- Störung der Affektivität
- Neurologische Symptome wie Störung des Bewegungsablaufs mit unsicherem Gang und Stand.

Diagnostik

- Ein Fragebogen, die Ischämie-Skala von Hachinski, erfasst die typischen Symptome der vaskulären Demenz
- Im CT und MRT fallen vaskuläre Läsionen im Sinne von (kleinsten) Hirninfarkten auf
- Doppler-Sonografie gibt Aufschluss über Durchblutungsstörungen.

Therapie

Medikamente wie Acetylsalicylsäure hemmen die Blutgerinnung und verbessern die Fließeigenschaften des Blutes. Vaskuläre Risikofaktoren müssen kontrolliert und wenn möglich therapiert werden.

Demenz bei internistischen und neurologischen Erkrankungen

Internistische Ursachen von Demenzen können z. B. Stoffwechselstörungen, Leber- und Nierenerkrankungen, Aids, Mangelzustände von Vitamin B_{12} und Folsäure sein. Durch die Behandlung dieser Erkrankungen können sich die Demenzsymptome bessern.

Eine Demenz kann im Verlauf von neurologischen Erkrankungen auftreten: z. B. Morbus Parkinson, Multiple Sklerose, Chorea Huntington, Lues,

11

Creutzfeldt-Jakob-Erkrankung oder Normaldruckhydrocepalus.

Demenzsymptome werden auch durch verschiedene Medikamente ausgelöst oder verstärkt: Benzodiazepine, Opiate und Medikamente mit starken anticholinergen Nebenwirkungen (z. B. bestimmte Antidepressiva und Neuroleptika). In diesem Fall muss die Medikation überprüft und wenn möglich umgestellt werden.

Auch bei Patienten, die an einer schweren Depression erkrankt sind, können sich Symptome einer Demenz zeigen. Man spricht dann von einer Pseudodemenz, da die vermeintliche Demenz lediglich Ausdruck der Depression ist. Durch die Therapie der Depression bessert sich die Hirnleistung wieder.

11.1.2 Delir

Ein Delir bezeichnet eine akute psychische Störung mit organischer Ursache. Andere, ältere Bezeichnungen für ein Delir sind HOPS, Verwirrtheitszustand oder Durchgangssyndrom.

Ursachen

Ein Delir tritt nicht nur im Rahmen eines Alkoholentzugs auf. Es ist gerade bei somatisch Erkrankten relativ häufig und entsteht bei 10–20 % aller Krankenhauspatienten als Komplikation. Ursachen können sein:
* Stoffwechselstörungen
* Exsikkose
* Infekte
* Operationen
* Umgebungswechsel
* Nebenwirkungen bestimmter Medikamente, z. B. Parkinson-Medikamente, Analgetika, Antibiotika, anticholinerg wirkende Substanzen.

Bei einer Vorschädigung des Gehirns (z. B. durch eine Demenz) tritt ein Delir häufiger auf.

Symptome

Ein Delir ist gekennzeichnet durch plötzlichen Beginn, fluktuierenden Verlauf, Bewusstseinstrübung

und kognitive Störungen. Eine psychomotorische Störung steht häufig am Beginn des Delirs. Weitere Symptome sind:
* Wahrnehmungsstörung (v. a. optische Halluzinationen)
* Beeinträchtigung des Kurzzeitgedächtnisses
* Orientierungsstörung
* Störung von Schlaf- und Wachrhythmus
* Affektive Störung mit Angst, Reizbarkeit, Depression oder Ratlosigkeit.

Es wird unterschieden zwischen einem hyperaktiven Delir mit typischer psychomotorischer Unruhe und einem hypoaktiven Delir, bei dem Erkrankte antriebsarm und depressiv wirken.

Therapie

Es werden Medikamente zur Sedierung (Diazepam) oder Behandlung von Halluzinationen (z. B. Risperidon) gegeben. Die auslösende Krankheit muss behandelt werden. Meist heilt ein Delir folgenlos aus.

11.2 Schizophrenien und Wahnstörungen

Die **Schizophrenie** und die **schizoaffektive Störung** wurden klassisch auch (gemeinsam mit der endogenen Depression und der Manie) in der Gruppe der endogenen Psychosen zusammengefasst. Endogene Psychosen sind dadurch gekennzeichnet, dass ihre Ursachen weder exogen (wie bei den organisch bedingten psychischen Störungen) noch psychogen (wie bei den neurotischen Störungen und Belastungsstörungen) erklärt werden können. Da inzwischen verschiedene Erklärungsmodelle bestehen, wird der Begriff endogene Psychose nicht mehr verwendet. Die Pathogenese ist multifaktoriell.

Daneben werden in diesem Kapitel Erkrankungen vorgestellt, die zum einen wie eine Variante der Schizophrenie erscheinen (**schizotype Störung**) oder aber aufgrund der Symptome manchmal nur schwer von einer Schizophrenie zu unterscheiden sind (**wahnhafte Störung, Wahnstörung**).

11

11.2.1 Schizophrenie

Bei der Schizophrenie ist die Einheit der Persönlichkeit gestört, so dass inneres und äußeres Erleben nicht mehr voneinander getrennt werden können. Vereinfacht dargestellt werden in diesem Prozess eigene Gedanken zu Halluzinationen und äußere Erlebnisse wahnhaft verarbeitet. Da es zudem unbehandelt oder bei chronischem Verlauf zu einer affektiven Verflachung und zu kognitiven Einschränkungen kommen kann, wurde die Erkrankung als Dementia praecox (vorzeitige Demenz) beschrieben. Diese Bezeichnung ist überholt.

Weltweit sind 0,5–1 % der Bevölkerung an Schizophrenie erkrankt. Der Erkrankungsbeginn liegt in der Regel zwischen der Pubertät und dem 30. Lebensjahr. Die ersten Symptome treten meist mehrere Jahre vor der ersten (stationären) Behandlung auf.

Ursachen

- Erbliche Veranlagung: Die Schizophrenie ist keine reine Erbkrankheit. Familienuntersuchungen haben aber ergeben, dass sie unter Verwandten gehäuft vorkommt. Bei eineiigen Zwillingen, die beide die gleiche Erbinformation tragen, erkranken beide Geschwister mit einer Wahrscheinlichkeit von 50 %. Bei zweieiigen Zwillingen erkranken beide nur mit einer Wahrscheinlichkeit von 10 %. Kinder schizophrener Eltern haben ebenfalls ein erhöhtes Erkrankungsrisiko. Das gilt aber auch für Kinder, die adoptiert wurden und bei gesunden Eltern aufwuchsen
- Biochemische Ursachen: Da Neuroleptika vor allem die Dopamin-Rezeptoren blockieren, wurde schon früh eine Überaktivität von Nervenzellen, die diesen Transmitter benutzen, vermutet. Inzwischen geht man davon aus, dass auch andere Transmitter (Serotonin, Glutamat) eine Rolle im Krankheitsprozess spielen
- Neuropathologische Veränderungen: Beispielsweise durch Infektionen während der Schwangerschaft, Komplikationen während der Geburt, fortschreitende Hirnveränderungen
- Familiendynamik: Eine weitere mögliche Mitursache könnte in einer Kommunikationsstörung innerhalb der Familie liegen. So sollen „Überbehütung" und „Überemotionalität" (high-expressed emotions) die Ausbildung einer Schizophrenie fördern.

Die Schizophrenie entsteht aus dem Zusammenspiel der oben genannten biologischen, psychogenen sowie verschiedener anderer Faktoren. Dem Vulnerabilitäts-Stress-Modell liegt die Annahme zu Grunde, dass sich unterschiedliche bio-psycho-sozialen Entstehungsursachen quasi addieren und zu einer erhöhten Verletzlichkeit (Vulnerabilität) führen. Wird die Verletzlichkeitsschwelle durch auslösende Faktoren (z. B. stark belastende Lebenssituation oder Drogenkonsum) überschritten, tritt die Erkrankung auf.

Symptome

Die Krankheit beginnt häufig schleichend, die meisten Patienten erkranken vor dem 30. Lebensjahr. Zunächst fällt ein ungewöhnliches und unverständliches Verhalten auf. Der Patient ist in einer eigenen inneren Welt gefangen.

Es werden verschiedene Symptome beobachtet:
- Formale Denkstörungen mit Zerfahrenheit (zusammenhangloses und unlogisches Denken), Gedankenabreißen (Gedankengang endet plötzlich und neues Thema wird begonnen) und Neologismen (Wortneubildungen)
- Inhaltliche Denkstörungen, Wahn: Bei den Patienten besteht eine eigene, objektiv falsche Wirklichkeit, von der sie unkorrigierbar überzeugt sind. Wahnthemen können z. B. sein:
  – Eifersuchtswahn, Größenwahn, Schuldwahn
  – Beziehungswahn: Alles geschieht wegen des Erkrankten
  – Beeinträchtigungswahn: Alles, was geschieht, ist gegen den Erkrankten gerichtet
  – Verfolgungswahn: Patienten fühlen sich von Geschehnissen bedroht
- Kognitive Störungen: Einschränkung von Auffassung, Merkfähigkeit und Gedächtnis
- Affektstörungen mit Gefühlsverarmung, Ambivalenz (Patient empfindet gleichzeitig gegensätzliche Gefühle), inadäquate Affektivität, Kontaktarmut, Depressivität, innere Unruhe, Ängstlichkeit
- Ich-Störungen mit Gedankenentzug (eigene Gedanken werden von anderen weggenommen), Gedankenausbreitung (andere nehmen eigene

Gedanken wahr), Willensbeeinflussung, Autismus (Rückzug in eigene Gedankenwelt)
- Halluzinationen, meist akustisch: Der Patient hört jemanden über sich sprechen (kommentierende Stimme) oder erhält Aufforderungen und Befehle (imperative Stimme)
- Störungen des Antriebs und der Psychomotorik: Antriebsarmut oder -steigerung, motorische Unruhe, bizarre Motorik, Erregung, Haltungsstereotypien
- Katatone Symptome: Mutismus (Patient schweigt), Stupor, Echopraxie und Echolalie (automatenhaftes Nachahmen und Nachsprechen).

Die Krankheitszeichen werden auch in Positiv- und Negativ-Symptome eingeteilt (bzw. Plus- und Minussymptome). Zu den Positiv-Symptomen zählen Wahn, Halluzinationen, bizarres Verhalten, formale Denkstörungen wie Zerfahrenheit. Negativ-Symptome sind Affektverflachung, Antriebsminderung, Apathie, sozialer Rückzug und formale Denkstörungen wie Sprachverarmung.

Missbrauch und Abhängigkeit von verschiedenen Substanzen bzw. Drogen bestehen häufig im Zusammenhang mit der Schizophrenie (meistens Nikotin, Cannabis, Alkohol), einerseits um im Sinne einer Selbsttherapie die Krankheitssymptome zu lindern, andererseits um mögliche Nebenwirkungen der Medikamente zu kompensieren.

Die Symptome der Schizophrenie können individuell sehr unterschiedlich und wechselhaft sein. Nicht alle typischen Symptome sind bei allen erkrankten Menschen gleichzeitig vorhanden. Aus diesem Grund nennen einige Psychiater die Erkrankung auch **Psychose aus dem schizophrenen Formenkreis.**

Da bei der Schizophrenie bestimmte Symptome häufig gemeinsam auftreten, lassen sich verschiedene Syndrome unterscheiden, die dann als Unterformen der Erkrankung bezeichnet werden.

Paranoide Schizophrenie

Diese Form der Schizophrenie tritt am häufigsten auf. Sie ist gekennzeichnet durch Wahnvorstellungen und Halluzinationen, meist mit einem Verfolgungswahn und akustischen Halluzinationen. Es können aber auch andere Wahninhalte und Halluzinationen auftreten. Weitere Symptome werden deutlich, ohne aber im Vordergrund der Erkran-

kung zu stehen. Eine paranoide Schizophrenie lässt sich medikamentös gut behandeln. Ein Residuum tritt selten auf.

Hebephrene Schizophrenie

Diese Form der Schizophrenie, auch Hebephrenie genannt, beginnt häufig schleichend in der späten Jugend oder im frühen Erwachsenenalter. Erste Symptome sind sozialer Rückzug und Beziehungslosigkeit, sodass manchmal zunächst an eine Pubertäts- oder Adoleszentenkrise gedacht wird.

Im Vordergrund der Hebephrenie stehen Störung von Affekt, Denken und Antrieb. Der Affekt ist häufig flach und unpassend, die erkrankten Menschen zeigen sich läppisch gestimmt. Das Denken ist ungeordnet, weitschweifig bis zerfahren. Bizarre Denkinhalte fallen auf. Der Antrieb ist vermindert. Insgesamt ist die Hebephrenie durch eine Negativ-Symptomatik geprägt. Wahn und Halluzinationen können auftreten, bestimmen aber nicht durchgängig das Krankheitsbild. Die Hebephrenie neigt trotz Therapie häufig zur Chronifizierung und Ausbildung eines Residuums.

Katatone Schizophrenie

Bei der katatonen Schizophrenie treten akut Störungen der Psychomotorik auf, wie Stupor, Katalepsie (Patient verharrt in einer eingenommenen Körperhaltung), aber auch Hyperkinesien (Bewegungsunruhe, ziellose Aktivität) bis hin zu Erregungszuständen. Die akut Erkrankten sind ängstlich und stehen unter dem Einfluss von Wahn und Halluzinationen, ohne aber darüber sprechen zu können. Im Verlauf können bestimmte katatone Symptome wie stereotype Bewegungen, Manierismen (sonderbares, gekünsteltes Verhalten) chronifizieren. In der Regel ist die katatone Schizophrenie gut behandelbar und wahrscheinlich aufgrund der Behandlungsmöglichkeiten mit Neuroleptika weniger häufig geworden.

Eine seltene Komplikation der katatonen Schizophrenie ist die **perniziöse Katatonie.** Zu den katatonen Symptomen treten dann hohes Fieber, Kreislaufstörung (Tachykardie) und Exsikkose. Diese Erkrankung kann lebensbedrohlich sein. Da sie durch Medikamente nicht immer ausreichend behandelbar ist, besteht die Indikation zur Elektrokrampftherapie (durch elektrische Impulse wird ein kontrollierter Krampfanfall erzeugt).

11

Diagnostik

Die Diagnose Schizophrenie wird aus dem Gesamteindruck von Einzelsymptomen heraus gestellt. Andere psychische Erkrankungen, die mitunter ähnliche Symptome zeigen, müssen ausgeschlossen werden.

Um die Diagnose einer Schizophrenie zu erleichtern, haben die Psychiater Eugen Bleuler und Kurt Schneider jeweils typische Symptome zusammengestellt.

Bleuler unterscheidet zwischen Grundsymptomen und akzessorischen Symptomen. Zu den Grundsymptomen zählt er formale Denkstörungen (v. a. Zerfahrenheit), Affektstörungen, Ambivalenz, Ich-Störungen und Autismus. Akzessorische Symptome, welche die Diagnose Schizophrenie nicht allein beweisen, sind Wahn, Halluzinationen und katatone Symptome.

Schneider fasst typische Symptome (➤ Tab. 11.1) zusammen. Um eine Schizophrenie handelt es sich demzufolge mit großer Wahrscheinlichkeit dann, wenn Symptome 1. Ranges vorliegen. Auch wenn Symptome 1. Ranges fehlen, dafür aber viele Symptome 2. Ranges beobachtet werden, kann die Diagnose Schizophrenie gestellt werden.

Die derzeit gültige internationale Klassifikation psychischer Störungen (ICD-10) bezieht sich auf das diagnostische System von Kurt Schneider. Eine ausreichende Anzahl typischer Symptome muss mindestens einen Monat lang vorliegen.

Therapie

Medikamentöse Therapie

Bei der Schizophrenie steht die medikamentöse Therapie mit Neuroleptika (Antipsychotika) im Vordergrund:

- Hochpotente Neuroleptika (z. B. Haloperidol, Benperidol, Fluphenazin) wirken auf Wahn, Halluzinationen und Denkstörungen. Typische Nebenwirkungen sind extrapyramidal-motorische Störungen wie Frühdyskinesien (Schlund- und Blickkrämpfe), Akathisie (Sitzunruhe), die durch Dosisreduktion, Umstellung auf atypische Neuroleptika und Gabe von Biperiden (Akineton®) gebessert werden. Spätdyskinesien treten selten nach jahrelanger Neuroleptika-Einnahme auf. Sie sind durch überschießende Bewegungen der Gesichts- und Rumpfmuskulatur gekennzeichnet und einer Therapie häufig nicht zugänglich
- Die atypischen Neuroleptika (Risperidon, Amisulprid, Aripiprazol, Olanzapin, Clozapin) zeigen bei guter Wirkung auf die Positiv-Symptome weniger extrapyramidal-motorischen Störungen und sollen zudem eine günstige Wirkung auf Negativ-Symptome haben. Insbesondere wegen der besseren Verträglichkeit werden diese Substanzen heute bevorzugt eingesetzt. Wichtigste Nebenwirkung ist in dieser Medikamentengruppe das metabolische Syndrom. Clozapin (Leponex®) wird bei Therapieresistenz (Versagen von mehreren Neuroleptika) eingesetzt, verursacht aber etwas häufiger als andere Neuroleptika eine Leukozytopenie

Tab. 11.1 Symptome einer Schizophrenie nach Kurt Schneider

Abnorme Erlebnisweisen	Symptome 1. Ranges	Symptome 2. Ranges
Akustische Halluzinationen	Dialogische, kommentierende und imperative Stimmen, Gedankenlautwerden	Sonstige akustische Halluzinationen
Leibhalluzinationen	Leibliche Beeinflussungserlebnisse	
Halluzinationen auf anderen Sinnesgebieten		Optische, olfaktorische und gustatorische Halluzinationen
Schizophrene Ich-Störungen	Gedankeneingebung, Gedankenentzug, Gedankenausbreitung, Willensbeeinflussung	
Wahn	Wahnwahrnehmung	Wahneinfall
Affektstörung		Erlebte Gefühlsverarmung, Ratlosigkeit, depressive und frohe Verstimmung

Optisch: den Sehsinn betreffend; olfaktorisch: den Geruchssinn betreffend; gustatorisch: den Geschmack betreffend

11

- Niedrigpotente Neuroleptika (z. B. Promethazin, Chlorprothixen, Pipamperon) sedieren bei starker (innerer) Erregung und Unruhe. Einige der Substanzen verursachen anticholinerge Nebenwirkungen und erfordern daher EKG-Kontrollen
- Benzodiazepine (z. B. Lorazepam, Oxazepam) werden vorübergehend bei Angst/Unruhe gegeben.

Häufig werden Medikamente aus diesen Gruppen kombiniert eingesetzt.

Eine Therapie mit Neuroleptika ist meist längere Zeit im Anschluss an eine akute Phase der Schizophrenie notwendig, um ein Rezidiv der Erkrankung zu verhindern. Medikament und Dosis sollen dabei so gewählt werden, dass der Patient durch Nebenwirkungen möglichst wenig eingeschränkt wird. Bei einigen Patienten wird – auch zur Unterstützung der Compliance – eine Depot-Spritze (z. B. Flupentixol, Haloperidol, Risperidon, Olanzapin, Aripiprazol), die vierzehntägig bis monatlich verabreicht wird, der täglichen oralen Medikamenteneinnahme vorgezogen.

Psychotherapie

- Psychotherapeutische Gespräche helfen bei der Bewältigung der Krankheit und sollen das Ich stärken
- Mit Hilfe der Verhaltenstherapie und Familientherapie können die krankheitsauslösenden Faktoren (beispielsweise familiäre Konflikte) entschärft werden
- Die Integrierte Neurokognitive Therapie (INT) und andere Therapien trainieren kognitive Fähigkeiten und soziale Kompetenz
- Das Metakognitive Training (MKT) und Techniken der kognitiven Therapie helfen Erkrankten sich von Wahnüberzeugen und Halluzination zu distanzieren
- In Selbsthilfegruppen tauschen sich Betroffene über Probleme aus – im Trialog gemeinsam mit Angehörigen und professionellen Helfern
- Die Psychoedukation vermittelt Kenntnisse über die Erkrankung und die Therapie. Patienten lernen ihre Frühsymptome kennen. Mit Hilfe von Krisenplänen soll zu starker (krankheitsauslösender) Stress verhindert werden.

Weitere Therapiemaßnahmen

- Es werden Beschäftigungstherapie, Sport und Entspannungsübungen durchgeführt

- Eine Elektrokrampftherapie wird selten und nur bei sehr schweren (lebensbedrohlichen) Verläufen einer katatonen Schizophrenie eingesetzt.

Vorbeugung und Rehabilitation

In einem „Psychose-Seminar" und in psychoedukativen Gruppen lernen die Betroffenen ihre Erkrankung kennen. Sie finden selber belastende Situationen heraus, die dem Ausbruch der Krankheit vorausgingen. Außerdem werden sie sensibilisiert für Frühsymptome. Regelmäßige Medikamenteneinnahme, Vermeidung von Belastungen und rechtzeitige psychiatrische Behandlung bei Frühsymptomen können einen Rückfall verhindern.

Die weitere Betreuung erfolgt z. T. in Tagesstätten, therapeutischen Wohngemeinschaften, betreutem Wohnen, geschützten Arbeitsplätzen oder Begegnungsstätten.

Verlauf und Prognose

- Bei einem Drittel heilt die Erkrankung folgenlos aus. Es tritt nur eine einzige Krankheitsepisode auf, die dann häufig diagnostisch noch nicht als Schizophrenie, sondern als akute psychotische Störung eingestuft wird
- Bei einem Drittel der Patienten treten Rückfälle mit leichter Residualsymptomatik auf (schubweiser Verlauf)
- Bei einem Drittel kommt es zu häufigen Episoden und chronischen Beeinträchtigungen.

Symptome eines Residualzustands bzw. Dauerdefekte sind vor allem Negativ-Symptome wie Antriebsarmut, formale Denkstörungen, Konzentrationsstörungen, Autismus, Verlust von Selbstvertrauen.

Eine günstige Prognose wird beobachtet bei akutem Krankheitsbeginn, Nachweis von Auslösefaktoren, guter sozialer Integration und abgeschlossener Berufsausbildung.

11.2.2 Schizotype Störung

Die schizotype Störung ist durch exzentrisches Verhalten und Auffälligkeiten von Affekten und Denken gekennzeichnet. Die Patienten wirken zuweilen schizophren. Die Symptome entsprechen aber nicht

11

den Diagnosekriterien einer Schizophrenie. Die schizotype Störung wird von einigen Psychiatern als eine abgemilderte Form der Schizophrenie gesehen. Wegen des häufig chronischen Verlaufs und nicht sicher bestimmbaren Krankheitsbeginns wird die schizotype Störung auch den Persönlichkeitsstörungen zugeordnet.

Symptome

- Kalter, unnahbarer Affekt
- Exzentrisches Verhalten
- Sozialer Rückzug
- Ungewöhnliche Denkinhalte (aber kein manifester Wahn)
- Misstrauen
- Ungewöhnliche Wahrnehmungserlebnisse, z. B. Derealisationserleben
- Vages, umständliches oder gekünsteltes Denken und Sprechen
- Kurze psychotische Episoden.

Therapie

Es werden Therapieversuche mit Neuroleptika unternommen. Die Symptomatik lässt sich aber häufig nur wenig beeinflussen.

11.2.3 Schizoaffektive Störung

In dieser Krankheitsgruppe werden Störungen zusammengefasst, bei denen gleichzeitig Symptome sowohl der Schizophrenie als auch der Manie oder der Depression beobachtet werden. Schizoaffektive Störungen verlaufen ähnlich wie affektive Störungen meistens in Phasen.

Therapie

Bei schizomanischen und schizodepressiven Phasen werden Neuroleptika gegeben, bei schizodepressiven Phasen zudem auch Antidepressiva. Zur Phasenprophylaxe werden Lithiumsalze, Valproinsäure und Carbamazepin eingesetzt. Zusätzlich kommen die psychotherapeutischen Verfahren der Behandlung der Schizophrenie und affektiven Störung zum Einsatz.

11.2.4 Wahnhafte Störung

Eine wahnhafte Störung beschreiben die Patienten einen systematisierten Wahn, der sich auf ein Thema bezieht. Passend zum Wahnthema können auch affektive Symptome wie Angst, Euphorie und Depression auftreten. Andere Symptome z. B. einer Schizophrenie liegen nicht vor.

Ursachen

Einige Patienten sind bereits vor der Erkrankung misstrauisch. Kränkungen oder andere belastende psychosoziale Ereignisse können eine Wahnentwicklung einleiten. Manchmal stehen am Beginn der Wahnentwicklung auch überwertige Ideen. Im Verlauf werden dann zunehmend Alltagsereignissen eine besondere (wahnhafte) Bedeutung zugemessen.

Wahnhafte Störungen treten auch auf bei:
- Einsamen Menschen als „Kontaktmangelparanoid"
- Menschen, die in fremden Kulturkreisen leben – ausgehend von einem fehlenden (Sprach-)Verständnis
- Menschen mit organischen Störungen der Wahrnehmung (Schwerhörigkeit, Blindheit).

Symptome

Es werden Wahnideen beschrieben, die im Unterschied zur Schizophrenie nicht bizarr oder ungewöhnlich sind, sondern nachvollziehbar erscheinen können.

Verschiedene Wahnthemen kommen vor:
- **Verfolgungswahn:** Patienten fühlen sich von Geschehnissen bedroht, sie fühlen sich beeinträchtigt und schlecht behandelt
- **Querulantenwahn:** Ein selbstbewusst wirkender, aber leicht verletzbarer Mensch verarbeitet tatsächliche oder vermeintliche Ungerechtigkeiten wahnhaft
- **Eifersuchtswahn:** Patienten sind überzeugt davon, von ihrem Partner betrogen zu werden
- **Liebeswahn:** Patienten meinen, eine Person, die sie in der Regel nicht näher kennen, sei in sie verliebt
- **Hypochondrischer Wahn:** Der Patient entdeckt ständig Zeichen einer möglichen Krankheit an sich

- **Folie à deux:** Eine besondere Form ist die induzierte wahnhafte Störung, bei der eine ansonsten psychisch gesunde Person die Wahnvorstellung eines psychisch kranken (meistens schizophrenen) Menschen übernimmt.

Therapie

Die Therapie ist dadurch erschwert, dass die Patienten keine Einsicht in die Erkrankung haben. In einer Psychotherapie kann daher der Realitätsgehalt des Wahns nicht oder nur begrenzt in Frage gestellt werden. Neuroleptika können ggf. hilfreich sein.

11.2.5 Vorübergehende akute psychotische Störung

Für vorübergehende akute psychotische Störungen ist kennzeichnend:
- Akuter Beginn innerhalb von 14 Tagen
- Wahnerleben, Halluzinationen, andere Schizophrenie-Symptome
- Bei 30–50 % lässt sich in den letzten sechs Monaten eine akute Belastung feststellen (z. B. Migration).

Die Symptome ähneln einer Schizophrenie. Sie können dabei relativ stabil und gleichbleibend sein oder aber auch schnell wechseln (polymorph). Wenn die Störung länger als einen Monat andauert, wird die Diagnose einer Schizophrenie gestellt. Letztendlich ist nicht klar, ob es sich um eine eigenständige Erkrankung handelt oder um eine Form der Schizophrenie mit guter Prognose.

Therapie

Die Behandlung ähnelt der einer Schizophrenie.

Prognose

Die Prognose ist umso besser, je abrupter die psychotische Symptomatik begonnen hat. Es besteht eine hohe Selbst- und Fremdgefährdung.

11.3 Affektive Störungen

Affektive Störungen sind Erkrankungen von Stimmung und Antrieb, die häufig phasenweise auftreten. Bei den Patienten sind die Stimmungslage, der Gefühlsausdruck und die Gefühlsempfindung erheblich gestört. Die Stimmung kann dabei auffällig stark gehoben (**Manie**) oder gedrückt (**Depression**) sein.

Einteilung

Die Einteilung der affektiven Störungen hat sich in den letzten Jahren verändert. Traditionell wurde z. B. unterschieden nach der Ursache der Depression: Endogen (ohne sichere Ursache, Behandlung v. a. mit Antidepressiva) oder psychogen (in Zusammenhang mit wesentlichen Auslösern aktuell oder in der Lebensgeschichte, Behandlung v. a. durch Psychotherapie). Die Trennung ließ sich allerdings in der Praxis häufig nicht nachvollziehen.

Inzwischen wird lediglich nach Symptomen und Verlauf der affektiven Störung unterschieden:
- Manische Episode
- Bipolare Störung (Manie und Depression im Wechsel)
- Depressive Episode
- Dysthymia
- Zyklothymia.

Bei manischen und depressiven Episoden können auch psychotische Symptome (Wahn und Halluzinationen) auftreten. Diese sind meistens synthym (passend zur Stimmungslage): Größenwahn und entsprechende Halluzinationen bei der Manie, Verarmungswahn und akustische Halluzinationen mit diffamierenden Stimmen bei der Depression.

Verlauf

Affektive Störungen verlaufen häufig in Phasen. Eine Phase dauert unbehandelt im Durchschnitt 3–12 Monate, bei 20–25 % der Patienten sogar länger als 12 Monate. In den Zeiten zwischen den Phasen sind häufig keine Krankheitssymptome vorhanden.

11

Ursachen

Eine alleinige Ursache für affektive Störungen konnte bisher nicht gefunden werden. Die Entstehung ist multifaktoriell bedingt:
- Erbliche Veranlagung: Die Vulnerabilität für affektive Erkrankungen wird vererbt. Sie treten familiär gehäuft auf
- Neurotransmitter: Das Gleichgewicht verschiedener Transmitter-Systeme ist bei affektiven Erkrankungen gestört. Bei Depressionen wurde ein Mangel an Serotonin und Noradrenalin beschrieben, bei Manien ein Überschuss an Noradrenalin und Dopamin
- Psychologische Faktoren: z. B. Persönlichkeitsmerkmale, Verhaltensstörung, Traumata, Missbrauch.

Auslöser für die akute Krankheitsphase können psychosoziale Belastungen, körperliche Erkrankungen, Lichtmangel, hormonelle Veränderung (z. B. im Wochenbett) sein.

11.3.1 Depressive Episode

Menschen, die an einer Depression erkrankt sind, leiden länger andauernd an einer deutlich gedrückten Stimmung mit Verlust von Freude und Interesse.

Depressionen sind häufig: 5 bis 10 % der Bevölkerung sind an einer behandlungsbedürftigen Depression erkrankt. Im Verlauf ihres Lebens sind ein Fünftel aller Menschen betroffen. Die erste depressive Episode tritt bei der Hälfte der Erkrankten vor dem 40. Lebensjahr auf. Nur 10 % der Patienten erkranken erstmalig nach dem 60. Lebensjahr.

Einteilung

Anhand der Anzahl typischer Symptome werden depressive Episoden unterteilt in leicht, mittelgradig und schwer. Die schwere depressive Episode (auch major depression) führt häufig – auch wegen einer erhöhten Suizidalität – zu einer stationären Behandlung.

Symptome

Häufig verläuft die Erkrankung in Episoden oder Phasen, die auch ohne therapeutische Maßnahmen abklingen können (durch diese aber deutlich gelindert oder verkürzt werden). Bei einem Drittel der Patienten kommt es zu einer Chronifizierung der Depression, in der Regel mit leichteren psychischen Veränderungen wie Restdepressivität und emotionaler Labilität. Bei mehr als der Hälfte der Erkrankten kommt es zu einem Rezidiv. Dann wird von rezidivierenden depressiven Episoden gesprochen.

Wichtigstes Symptom der depressiven Episode ist die depressive Verstimmung, die auch ohne direkten Zusammenhang mit schwerwiegenden äußeren Ereignissen entstehen kann. Gerade bei leichten und mittelgradigen depressiven Episoden muss die depressive Stimmung aber nicht im Vordergrund stehen. Zusätzlich treten auf:
- Interessenverlust und Freudlosigkeit
- Affektstörungen: Innere Leere, Gefühl der Gefühllosigkeit, Gleichgültigkeit, Verzweiflung, Schuldgefühle, Selbstaggressivität, Angst, vermindertes Selbstvertrauen
- Antriebsstörungen (Antriebshemmung oder -steigerung), Müdigkeit
- Als formale Denkstörung tritt die Denkhemmung auf: Patienten empfinden ihren Denkablauf subjektiv eingeschränkt. Es fehlt an Einfällen
- Wahn (z. B. Schuldwahn, Verarmungswahn)
- Zwangsgedanken, bei denen sich bestimmte Denkinhalte dem Patienten aufdrängen
- Pseudodemenz: Gedächtnis- und Konzentrationsstörungen. Mit dem Ende der depressiven Episode verschwinden die demenziellen Symptome
- Suizidalität (Selbsttötungsgedanken): Etwa 10 % sterben am Suizid
- (Hypo-)manische Nachschwankungen: Leichte Symptome der Manie nach Abklingen der depressiven Phase
- Vitalstörungen: Schlafstörungen, Appetitverlust, Gewichtsverlust, Obstipation, Druck- und Engegefühl in Kopf, Hals und Brust, Libidoverlust.

Die depressiven Symptome unterliegen häufig Tagesschwankungen mit Morgentief und leichter Stimmungsbesserung im Verlauf des Tages.

Diagnostik

Für die Diagnose einer Depression ist das Gesamtbild aus Symptomen und bisherigem Krankheitsverlauf entscheidend.

Depressive Symptome kommen auch vor bei anderen psychischen Erkrankungen wie:
- Anpassungsstörungen im Rahmen von belastenden Lebensereignissen oder schweren körperlichen Erkrankungen
- Schizophrenie
- Organisch bedingten psychischen Störungen
- Nebenwirkungen von Arzneimitteln.

Therapie

Wegen der Selbsttötungsgefahr ist bei mittelschweren bis schweren Depressionen häufig eine stationäre Behandlung erforderlich, mitunter auch gegen den Willen des Erkrankten.

Medikamentöse Therapie
- Antidepressiva: Sie verstärken die Wirkung der Transmitter Serotonin, Noradrenalin und/oder Dopamin im Gehirn. Ihre antidepressive Wirkung setzt jedoch erst nach Tagen bis Wochen ein. Bei agitierten Depressionen (mit motorischer und affektiver Unruhe) werden sedierende Antidepressiva verabreicht, bei gehemmten Depressionen nicht sedierende. Je nach Wirkungsweise und chemischem Aufbau werden folgende Antidepressiva unterschieden:
  - Trizyklische und tetrazyklische Antidepressiva, z. B. Amitriptylin als Saroten®, Doxepin als Aponal®, Clomipramin als Anafranil®, Imipramin als Tofranil®. Anticholinerge Nebenwirkungen wie Mundtrockenheit, Obstipation und kardiovaskuläre Beeinträchtigungen können auftreten
  - Selektive Serotonin-Wiederaufnahme-Hemmer (SSRI), z. B. Citalopram als Cipramil®, Escitalopram als Cipralex®, Fluoxetin als Fluctin®. Mögliche Nebenwirkungen sind u. a. Unruhe und verringerte Libido
  - Mirtazapin als Remergil®, Venlafaxin als Trevilor®, Milnacipran als Milnaneurax® und Duloxetin als Cymbalta® wirken als moderne, gut verträgliche Antidepressiva auf das Serotonin- und Noradrenalin-System
  - Zu einer neue Medikamentengruppe gehört der Serotonin-Aufnahme-Verstärker Tianeptin als Tianeurax®
  - Bupropion als Elontril® hemmt die Wiederaufnahme von Dopamin und Noradrenalin
  - Agomelatin als Valdoxan® wirkt unter anderem auf das Melatonin-System
  - Dem Monoaminooxidase-Hemmer (MAO-Hemmer) Tranylcypromin als Jatrosom® wird eine gute Wirksamkeit bei therapieresistenten Depressionen zugeschrieben. Da der Wirkstoff auch den Abbau bestimmter Nahrungsbestandteile hemmt, sind Ernährungsrichtlinien zu beachten, um Blutdruckkrisen zu vermeiden.
- Mit Neuroleptika, z. B. Olanzapin als Zyprexa®, Quetiapin als Seroquel®, wird die Wahnsymptomatik behandelt. Einige Neuroleptika haben auch eine antidepressive Wirkung
- Benzodiazepine, z. B. Flurazepam als Dalmadorm®, Diazepam als Valium®, werden mitunter zusätzlich bei starker Unruhe, Schlafstörungen und Angst vorübergehend gegeben (Achtung: Suchtpotenzial)
- Lithiumsalze als Hypnorex®, Valproinsäure als Ergenyl®, Lamotrigin als Elmendos® und Carbamazepin als Timonil® oder Tegretal® ermöglichen eine Prophylaxe und können bei therapieresistenten Depressionen die Wirkung der Antidepressiva verstärken.

Psychotherapie
Bei schweren Depressionen steht zunächst eine supportive Therapie mit stützenden Gesprächen im Vordergrund. Im Verlauf lassen sich Umgang mit der Erkrankung und Einstellungen, die zur Erkrankung geführt haben (wie gelernte Hilflosigkeit, automatische negative Gedanken), verändern. Im Rahmen von tiefenpsychologischen Verfahren werden zugrundeliegende Konflikte und biografische Ereignisse deutend aufgearbeitet.

Weitere Therapieformen
- Schlafentzug: Milderung der Beschwerden, nachdem der Patient am Tag und eine ganze Nacht oder die zweite Nachthälfte nicht geschlafen hat
- Elektrokrampftherapie: Bei sehr starken Depressionen mit Suizidgefahr und Wahn
- Lichttherapie: Besonders bei saisonalen Depressionen (Winterdepression) werden die Patienten täglich bis zu zwei Stunden dem starken Licht einer Speziallampe ausgesetzt.

11

11.3.2 Manische Episoden

Manien sind gekennzeichnet durch gehobene Stimmung und gesteigerten Antrieb. Wenn die Symptome weniger stark ausgeprägt sind, spricht man von einer Hypomanie. Im Durchschnitt tritt die Erkrankung im 3. Lebensjahrzehnt auf.

Symptome

Leitsymptom der Manie sind gehobene Stimmung und Aktivität sowie beschleunigtes Denken.
Folgende Symptome treten auf:
- Affektstörungen: Hochgefühl, Selbstüberschätzung, Distanzlosigkeit, Gereiztheit, aber auch kurze depressive Einbrüche mit Suizidgefahr
- Antriebsstörungen: Gesteigerter Antrieb, Tatendrang, Rededrang, Erregung, Enthemmung, Umsetzung der Selbstüberschätzung in Taten (z. B. hemmungsloser Warenkauf), Logorrhoe
- Vermindertes Schlafbedürfnis
- Denkstörungen: Die typischen Denkstörungen sind Ideenflucht (formal) und Größenwahn (inhaltlich).

Während einer manischen Episode haben die Patienten in der Regel keine Krankheitseinsicht und gelangen häufig erst dann in eine Behandlung, wenn es zu starken Konflikten mit dem sozialen Umfeld kommt.

Diagnostik

Die Diagnose Manie wird aufgrund der typischen Symptome gestellt. Allerdings können die Symptome der Manie auch in weniger starker Form im Rahmen einer Schizophrenie und bei organisch bedingten psychischen Störungen auftreten.

Therapie

Häufig ist eine Krankenhauseinweisung nötig, damit der Patient nicht sich oder Andere durch unbesonnenes Verhalten schädigt. Eine Krankheitseinsicht fehlt fast immer.

Medikamentöse Therapie
- Lithiumsalze als Hypnorex® und Carbamazepin als Timonil® oder Tegretal® und Valproinsäure als Ergenyl® wirken in der akuten Phase antima-

nisch und werden in der Regel (bei mehrphasigen Verläufen) zur Phasenprophylaxe eingesetzt.
- Neuroleptika dämpfen in der akuten Krankheitsphase die Erregung und wirken antimanisch.

Psychotherapie

Eine Psychotherapie ist in der akuten Phase kaum möglich. Nach Abklingen der Manie können Auslösefaktoren erarbeitet werden.

11.3.3 Bipolare Störungen

Von einer bipolaren Störung wird gesprochen, wenn depressive und (hypo-)manische Phasen im Wechsel oder mehr als eine manische Phase aufgetreten sind. Rein manische Verläufe ohne zumindest kurzzeitige depressive Einbrüche sind äußerst selten. Es kommen auch gemischte Phasen vor, in denen gleichzeitig die Symptome einer Depression und einer Manie bestehen. Bipolare Störungen treten früher im Leben auf als andere affektive Störungen. Im Laufe ihres Lebens erkrankt ca. 1 % aller Menschen an einer bipolaren Störung. Männer und Frauen sind gleich häufig betroffen.

Symptome und Verlauf

Bei einer bipolaren Störung treten die typischen Symptome einer Depression oder einer Manie auf.
Nach ihrem Verlauf werden die bipolaren Störungen unterteilt in:
- Bipolar I: Im Verlauf tritt mindestens eine manische Episode auf
- Bipolar II: Neben depressiven Episoden werden auch hypomane Episoden durchlebt.

Manische Episoden beginnen häufig relativ abrupt und dauern zwischen zwei Wochen und fünf Monaten. Depressive Episoden dauern meist länger. Die Erkrankung kann in ein sog. Rapid Cycling übergehen, bei dem innerhalb eines Jahres mindestens vier Krankheitsepisoden auftreten.
Außerhalb der Krankheitsphasen besteht meistens Symptomfreiheit. Nicht selten werden hypomane Episoden als „Nachschwankung" nach einer depressiven Episode durchlebt. Einige erkrankte Menschen neigen zu Stimmungslabilität. Daneben besteht häufig eine Komorbidität mit Suchterkrankungen.

11

Therapie

Die Behandlung der bipolaren Störung entspricht der Therapie der Manie oder der Depression.

Bei der Therapie der bipolaren Depression muss beachtet werden, dass einige (vor allem ältere) Antidepressiva das Umschlagen in eine manische Symptomatik hervorrufen können. Daher werden häufig schon frühzeitig Stimmungsstabilisatoren wie Lithium, Lamotrigin oder Valproinsäure eingesetzt, die auch der Prophylaxe weiterer Episoden dienen.

11.3.4 Anhaltende affektive Störung

Einige affektive Erkrankungen verlaufen nicht in Phasen, sondern sind lang anhaltende, manchmal fluktuierende Stimmungsstörungen. Obwohl der Verlauf dem der Persönlichkeitsstörungen ähnelt, werden anhaltende affektive Störungen aufgrund ihrer Ursache und Therapie zu den affektiven Störungen gezählt. Diese Erkrankungen können auch den leichten Verläufen affektiver Störungen zugerechnet werden.

Symptome

Es wird unterschieden:
- **Dysthymia:** Die Dysthymia ist durch eine chronisch depressive Stimmung gekennzeichnet, die aber nicht so stark ausgeprägt ist wie bei einer depressiven Episode. Die Erkrankten haben häufig nur wenige zusammenhängende depressionsfreie Tage und sind daher in ihrer persönlichen Entwicklung (beruflich und sozial) stark eingeschränkt. Wenn zusätzlich zu einer Dysthymia auch depressive Episoden auftreten, spricht man von einer Double Depression.
- **Zyklothymia:** Bei der Zyklothymia liegt eine andauernde Instabilität der Stimmung vor. Es kommt immer wieder zu leichten depressiven oder hypomanischen Zuständen. Die Erkrankten werden manchmal als launisch erlebt. Wegen der wechselnden Stimmungslagen wird die Zyklothymia häufig nicht als Krankheit erkannt.

Therapie

Die Therapie entspricht der der manischen und depressiven Störung und besteht aus einer Kombination von Psychotherapie und Pharmakotherapie.

11.4 Angststörungen, somatoforme Störungen und dissoziative Störungen

In diesem Kapitel finden sich psychische Störungen, die häufig in Zusammenhang mit belastenden persönlichen Ereignissen stehen. Sie können akut auftreten, wie Anpassungsstörungen und posttraumatische Störungen, aber auch einen chronischen Verlauf nehmen, wie Angst- und Zwangsstörungen.

11.4.1 Angststörungen

Angststörungen sind durch schwere, nicht realistische Angstgefühle mit verschiedenen Begleitsymptomen gekennzeichnet. Angsterkrankungen zählen zu den häufigsten psychischen Störungen. Sie gehen mit einem hohen Leidensdruck und einer bedeutsamen psychosozialen Behinderung einher. Nach Art und Auslöser der Ängste werden unterschiedliche Angststörungen differenziert.

Einteilung

Zu den Angststörungen gehören:
- **Panikattacken:** Sie sind gekennzeichnet durch stärkste Ängste, abrupten Beginn, Dauer von ca. einer halben Stunde und sind begleitet von den unten genannten Symptomen.
- **Phobien:** Phobien sind Ängste, die in einer bestimmten Situation auftreten oder durch ein bestimmtes Objekt ausgelöst werden und so lange anhalten, wie der Patient mit den angstauslösenden Reizen konfrontiert ist. Der Patient versucht daher, die an sich harmlosen Situationen oder Objekte zu meiden. Es baut sich ein „Teufelskreis der Angst" auf: Angstauslösende Situation → Überinterpretation → Interpretation als Gefahr →

11

Angsterleben → Vermeidungsverhalten → Körperliche Reaktion auf Angst (Herzklopfen, Schwitzen) → Einengung der Wahrnehmung/Überinterpretation → verstärktes Angsterleben. Das Vermeidungsverhalten kann die Lebensqualität ebenso einschränken wie die phobischen Ängste selbst. Daneben unterstützt es eine Chronifizierung der Phobie. Es werden u. a. unterschieden:

- Klaustrophobie: Angst in geschlossenen Räumen
- Tierphobie: Angst vor bestimmten Tieren, z. B. vor Spinnen, Schlangen
- Examensangst
- Flugangst
- Höhenangst
- **Agoraphobie:** Die Ängste treten außerhalb der eigenen Wohnung auf: In Menschenmengen, auf öffentlichen Plätzen, auf Reisen – allein oder in weiter Entfernung von Zuhause
- **Soziale Phobie:** Ängste treten in sozialen Situationen auf, z. B. in kleineren Menschengruppen, bei öffentlichen Veranstaltungen oder persönlichen Kontakten
- **Generalisierte Angststörung:** Diese Störung wird traditionell auch als Angstneurose bezeichnet. Sie tritt häufig nach langdauernden psychosozialen Belastungen auf. Die generalisierte Angststörung ist gekennzeichnet durch ein dauerhaftes Angstgefühl ohne Objekt- oder Situationsbezug, Anspannung und Übererregbarkeit, die zu verschiedenen körperlichen Beschwerden führt. Häufig drehen sich die Befürchtungen um Verantwortlichkeiten bei der Arbeit, um Geld, Gesundheit und Sicherheit (Katastrophenerwartung). Es entwickeln sich Schlafstörungen, Nervosität, Konzentrationsstörungen, Reizbarkeit.

Symptome

Neben dem Angstgefühl und einem Vermeidungsverhalten können bei allen Angsterkrankungen verschiedene Begleitsymptome auftreten wie Schwindel, Schwäche, Herzklopfen, Tremor, Atembeschwerden, Beklemmungsgefühl, Übelkeit, Schwitzen, Hitzewallungen oder Kälteschauer, Gefühllosigkeit oder Kribbelgefühle. Bei einigen Patienten stehen die Begleitsymptome im Vordergrund, sodass die Angststörung nur schwer erkennbar ist. Nicht selten entwickeln Patienten mit einer Angststörung auch eine Suchterkrankung.

Diagnostik

Die Diagnose wird anhand des klinischen Bildes gestellt. Da Angst auch als Symptom im Rahmen von verschiedenen anderen psychischen Störungen (z. B. Schizophrenie, Depression, Abhängigkeitserkrankungen), aber auch körperlichen Erkrankungen (z. B. Erkrankung von Schilddrüse oder Herz, Migräne) auftritt, müssen diese ausgeschlossen werden, bevor eine Angststörung diagnostiziert werden kann.

Therapie

Ohne eine adäquate Therapie droht die Chronifizierung der Angststörung. Die Therapie besteht aus einer Kombination von Pharmakotherapie und Psychotherapie.

Benzodiazepine (z. B. Lorazepam als Tavor®, Oxazepam als Uskan®) helfen in akuten Krankheitsphasen. Da sie ein hohes Abhängigkeitspotenzial besitzen, sollten diese Substanzen nicht dauerhaft eingesetzt werden. Antidepressiva, besonders die selektiven Serotonin-Wiederaufnahme-Hemmer (SSRI), haben bei vielen Patienten eine gute Wirkung auf Angstsymptome. Allerdings können sie aufgrund ihrer Nebenwirkungen in den ersten Tagen Angstsymptome verstärken. Zur Behandlung der generalisierten Angststörung wird auch das Antiepileptikum Pregabalin (Lyrica®) eingesetzt.

Bei der Psychotherapie ist die Methode der Wahl eine Verhaltenstherapie. Der Patient erlernt Entspannungstechniken. Anschließend wird er mit dem angstauslösenden Reiz in steigender Stärke (Gedanken, Bilder, Erleben der realen Situation) konfrontiert. Mithilfe der Entspannungstechniken lernt der Patient, den Reiz zu beherrschen. Daneben steht am Beginn der Behandlung eine Psychoedukation, bei der Kenntnisse über die Erkrankung und Therapie vermittelt werden. Durch ein Angsttagebuch werden die Symptome beschrieben.

11.4.2 Zwangsstörungen

Diese Störung wurde traditionell auch als Zwangs-neurose bezeichnet.

Ursachen

Zwangsstörungen treten familiär gehäuft auf. Neben einer genetischen Disposition wird auch vermutet, dass Zwangssymptome als Möglichkeit der Angstre-duktion erlernt werden. Daneben konnten Verände-rungen in verschiedenen Hirnregionen festgestellt werden.

Symptome

Zwangsstörungen beginnen schleichend, häufig schon im Jugend- oder frühen Erwachsenenalter. Leitsymptom sind Einfälle, die Gedanken und Han-deln der Patienten bestimmen. Sie werden als sinn-los und störend empfunden und treten gegen den Willen des Patienten auf, z. B. als:
- Zwangsgedanken: Quälende Ideen, mit denen sich der Patient stereotyp beschäftigt
- Zwangsimpulse, z. B. der Drang, sich oder andere zu schädigen, ohne dies in die Tat umzusetzen
- Zwangshandlungen: Stereotype Handlungen, die als sinnlos erlebt werden, aber trotzdem nicht unterbrochen werden können, z. B. Waschzwang.

Oft ist eine Zwangsstörung von Angst begleitet, die auftritt, sobald die Zwangssymptome unterdrückt werden. Auch Depressionen treten häufig auf. Ohne Therapie verlaufen Zwangsstörungen meist chronisch.

Therapie

Die Therapie besteht aus Pharmakotherapie z. B. mit selektiven Serotonin-Wiederaufnahme-Hemmern (SSRI) und Verhaltenstherapie.

11.4.3 Somatoforme Störungen

Bei den somatoformen Störungen zeigen die Patien-ten körperliche Symptome, die aber keine organi-sche Grundlage haben. Die Störung betrifft Frauen häufiger als Männer. Die somatoforme Störung wur-de traditionell als hysterische Neurose bezeichnet.

Ursachen

Die Somatisierung ist die Folge psychischer Abwehr einer seelischen Belastung, eine maskierte Darstel-lung einer psychischen Störung. Sie wird auch als nichtspezifische Verstärkung von Stresswahrneh-mung verstanden.

Symptome

Nach der vorherrschenden Symptomatik wird un-terschieden in:
- Somatisierungsstörung: Patienten klagen über multiple und wechselnde körperliche Beschwer-den, die im Laufe vieler Jahre zu zahlreichen Arztbesuchen führen
- Hypochondrische Störung: Patienten haben die sich immer wieder aufdrängende Befürchtung, schwer körperlich krank zu sein
- Somatoforme autonome Funktionsstörung: Pati-enten leiden unter umschriebenen körperlichen Beschwerden, die jeweils einem Organsystem zu-zuordnen sind, z. B. Herzneurose (anfallsartige Herzbeschwerden), Reizdarmsyndrom, Hyper-ventilation
- Somatoforme Schmerzstörung (psychogenes Schmerzsyndrom): Häufig ausgelöst durch kon-krete Belastungen erleben Patienten einen star-ken Schmerz, ohne dass hierfür eine organische Ursache gefunden werden kann. Der Schmerz kann gedeutet werden als Kommunikationsmit-tel, um Aufmerksamkeit zu erhalten, als gegen den eigenen Körper gerichtete Aggression, als Möglichkeit, einer Belastung zu entkommen. Er kann verschiedene Organsysteme betreffen und sich z. B. als Rücken- oder Kopfschmerz zeigen. Viele Patienten betreiben einen Schmerzmittel-missbrauch.

Neben den körperlichen Symptomen treten häufig Ängste und Depressionen auf.

Therapie

Die Therapie ist äußerst schwierig. Patienten neigen bei Hinweisen darauf, dass ihre Beschwerden keine körperliche Ursache haben, zu Frustration. Im Rah-men einer ggf. durch Medikamente unterstützten Psychotherapie wird das Verständnis für zugrunde

11

liegende Probleme geweckt; Lösungsstrategien werden erarbeitet.

11.4.4 Dissoziative Störungen

Im Rahmen von dissoziativen Störungen zeigen Patienten den Verlust der normalen Integration von Erinnerungen, Bewusstsein, Empfindungen und Körperbewegungen in das Gesamterleben. Traditionell wurde die Störung als hysterische Neurose oder Konversionsneurose bezeichnet. Frauen erkranken häufiger als Männer. Einzelne leichte dissoziative Symptome kommen bei ca. 4 % aller Menschen vor. Die dissoziative Störung ist deutlich seltener.

Ursachen

Auslöser für eine dissoziative Störung ist häufig eine psychische Belastung. Dieser Belastung versucht der Patient auszuweichen, indem er bestimmte Symptome entwickelt. Das bewusste Erleben der Belastung wird dadurch „ausgeschaltet" (dissoziiert). Neben diesem primären Krankheitsgewinn erhält der Patient einen sekundären Krankheitsgewinn durch die Zuwendung, die er erfährt.

Symptome

Abhängig vom vorherrschenden Symptom gibt es verschiedene Formen der dissoziativen Störung:
- Dissoziative Amnesie: Erinnerungsverlust für traumatische Ereignisse
- Dissoziative Fugue: Patienten bewegen sich, ohne dass es ihnen bewusst ist, zielgerichtet und für Außenstehende unauffällig von ihrem üblichen Lebensumfeld weg. Für diesen Zeitraum besteht dann meistens eine Amnesie
- Dissoziative Bewegungsstörung mit Lähmungen, Zittern oder anderen Gangstörungen
- Dissoziative Störung der Sinnesempfindung, z. B. mit Taubheit oder Sensibilitätsstörungen
- Dissoziative Krampfanfälle ähneln echten epileptischen Krampfanfällen. Einige Patienten haben neben echten auch dissoziative Anfälle
- Dissoziative Identitätsstörung mit multiplen Identitäten
- Trance- und Besessenheitszustände.

Manchmal sind die Symptome symbolhafter Ausdruck des psychischen Befindens (sich ohnmächtig bzw. gelähmt fühlen). In diesem Fall spricht man auch von Konversionssymptomen. Häufig fällt auf, dass die Patienten wenig besorgt auf ihre Symptome reagieren. Nicht selten ähneln die Symptome denen eigener früherer neurologischer Erkrankungen oder denen naher Angehöriger. Vor der Diagnose einer dissoziativen Störung muss zunächst eine organische Erkrankung ausgeschlossen werden.

Eine sehr seltene Ausprägung der dissoziativen Störungen ist die **multiple Persönlichkeitsstörung.** Sie ist gekennzeichnet durch die Fähigkeit des Betroffenen, mehrere (Teil-)Identitäten auszubilden, zwischen denen er (z. T. unbewusst) wechselt. In einigen Fällen wird vermutet, dass diese Störung möglicherweise auch iatrogen (d. h. im Rahmen von Psychotherapien) ausgelöst wird.

Therapie

Die Psychotherapie besteht vor allem aus Psychoedukation, Entspannungsverfahren und Konfliktbewältigung.

11.4.5 Anpassungsstörungen

Auslöser für Anpassungsstörungen sind Schicksalsschläge oder Belastungen, die bei fast jedem Menschen typische Symptome hervorrufen, z. B. Tod eines nahestehenden Menschen, Flucht, schwere körperliche Erkrankung. Im Unterschied zur normalen Reaktion auf einen Schicksalsschlag sind die Symptome bei der Anpassungsstörung jedoch so stark, dass sie zu einem großen Leiden führen und das Sozialleben behindern. Eine individuelle Veranlagung kann zur Entstehung der Störung beitragen.

Ältere Begriffe für die Anpassungsstörung sind depressive Reaktion oder abnorme Erlebnisreaktion.

Symptome

Eine Anpassungsstörung tritt in engem zeitlichen Zusammenhang mit dem belastenden Ereignis auf und dauert nicht länger als sechs Monate. Häufigstes Symptom sind Depressionen. Es können zusätzlich

11

Ängste und Einschränkungen bei der Bewältigung des Alltags durch Desinteresse, sozialen Rückzug oder Schlafstörungen auftreten. Bei einigen Menschen geht die Anpassungsstörung über in eine länger dauernde affektive Störung (z. B. Dysthymia) hinaus.

Bei der **akuten Belastungsreaktion** auf eine außergewöhnlich schwere Belastung treten die Symptome schneller und heftiger auf und sind nach höchstens drei Tagen nur noch minimal vorhanden.

Therapie

Verschiedene psychotherapeutische Techniken werden angewandt, wie z. B. konfliktzentrierte Psychotherapie oder stützende Gespräche. Es kann den Symptomen entsprechend auch eine medikamentöse Therapie erforderlich sein z. B. mit Benzodiazepinen oder Antidepressiva.

11.4.6 Posttraumatische Belastungsstörung

Nach einem Trauma (extreme Belastung oder Bedrohung), das als nicht beeinflussbar erlebt wurde, entwickeln ein Viertel der Betroffenen eine posttraumatische Belastungsstörung (PTBS). Traumatische Ereignisse sind z. B. Naturkatastrophen, schwere Unfälle, kriminelle Handlungen, Vergewaltigung, Folter, Kriegsereignisse. Neben den direkten Opfern können auch Beobachter und Helfer an einer posttraumatischen Belastungsstörung erkranken.

Symptome

- Wiederkehrende, sich aufdrängende Erinnerungen an das Trauma (flashback)
- Alpträume
- Vermeidung von Situationen und Gedanken, die an das Trauma erinnern
- Schlafstörungen
- Übererregbarkeit, Schreckhaftigkeit (arousal)
- Reizbarkeit
- Konzentrationsstörungen
- Teilnahmslosigkeit, Gefühl des Betäubtseins.

Therapie

Direkt nach einem Trauma kann eine geeignete Krisenintervention dazu beitragen, dass keine posttraumatische Belastungsstörung auftritt.

Die Therapie besteht aus verschiedenen Psychotherapietechniken: Psychoedukation, Entspannungsverfahren, kognitive Therapie, narrative Expositionstherapie, EMDR (Eye Movement Desensitization and Reprocessing). Ziel der Therapie ist es, das traumatisierende Ereignis in die eigene Biografie zu integrieren und damit emotional zu bewältigen. Ggf. werden Antidepressiva oder Benzodiazepine unterstützend eingesetzt.

11.5 Essstörungen

Die beiden häufigsten Essstörungen sind die **Anorexia nervosa** und die **Bulimia nervosa.** An beiden Essstörungen erkranken überwiegend junge Frauen. Bei einigen Patientinnen hat die Essstörung typische Symptome beider Erkrankungen. Zusätzlich wird auch eine psychogene Hyperphagie (binge eating disorder) beschrieben, bei der ein Kontrollverlust für das Essen auftritt und Übergewicht entsteht.

Kardinalsymptome der Essstörungen sind:
- Störung des Körperbildes
- Störung der emotionalen Wahrnehmung
- Ständiges Gefühl eigener Unzulänglichkeit.

11.5.1 Anorexia nervosa

Die Anorexia nervosa, auch Magersucht genannt, ist eine Essstörung mit dem übermäßigen Wunsch, Gewicht zu verlieren. Frauen sind zehnmal häufiger betroffen als Männer.

Ursachen

Verschiedene psychische Faktoren wie Abwehr gegen die Identität als Frau, Kampf um Autonomie und ein starkes Kontrollbedürfnis sowie Schlankheitsideale verursachen die Anorexia nervosa. Die Erkrankung beginnt häufig während oder kurz nach der Pubertät.

11

Symptome

- Untergewicht mit einem BMI ≤ 17,5 kg/m^2
- Gewichtsverlust durch extreme Diät, exzessiven Sport, selbst induziertes Erbrechen, Abusus von Laxanzien, Diuretika, Appetitzügler
- Stolz angesichts der Kontrolle über das Körpergewicht
- Störung des Körperbildes: Die Patienten fühlen sich zu dick, obwohl sie untergewichtig sind
- Angst vor Gewichtszunahme (Gewichtsphobie)
- Fehlende Krankheitseinsicht
- Amenorrhoe (fehlende Monatsblutung) aufgrund von Hormonstörungen durch die Mangelernährung
- Depression
- Körperliche Begleiterscheinungen wie Herzrhythmusstörungen, Osteoporose, Zahnschäden bei Erbrechen, verzögerte Pubertätsentwicklung.

Die Krankheit kann tödlich verlaufen.

Therapie

Bei starkem Gewichtsverlust und absoluter Nahrungsverweigerung ist eine Behandlung auf der Intensivstation mit parenteraler Ernährung oder Ernährung über eine nasoduodenale Sonde notwendig. Die Gewichtszunahme sollte nach Möglichkeit 0,5–1 kg pro Woche betragen. Entsprechend wird die erforderliche Kalorienmenge bestimmt.

Formen der Psychotherapie sind konfliktbearbeitende Einzel- und Familientherapie sowie Verhaltenstherapie. Klare Strukturen mit Vereinbarungen über eine langsame, kontinuierliche Gewichtszunahme müssen geschaffen werden, damit die Ambivalenz gegenüber einer Gewichtszunahme abgebaut wird.

11.5.2 Bulimia nervosa

Die Bulimia nervosa ist gekennzeichnet durch Heißhungeranfälle mit Essattacken, bei denen zwanghaft große Mengen Nahrung verschlungen werden. Um kein Gewicht zuzunehmen, ergreifen die Patienten Gegenmaßnahmen (Erbrechen, Missbrauch von Laxanzien, Fasten). Im Unterschied zur Anorexia ner-

vosa kommt es nicht zu Untergewicht. Die Bulimia nervosa ist häufiger als die Anorexia nervosa.

Ursachen

Die Ursachen ähneln der Anorexia nervosa. Es findet sich eine hohe Abhängigkeit von sozialen Normen. Das Selbstwertgefühl wird dadurch gestärkt, dass soziale Normen (z.B. ideales Körpergewicht) erfüllt werden.

Symptome

- Heißhungeranfälle mit Essattacken
- Dauernde Beschäftigung mit dem Essen
- Übertriebene Kontrolle des Körpergewichts
- Maßnahmen zur Gewichtsreduktion: Selbst induziertes Erbrechen, zeitweiliges Hungern, Gebrauch von Appetitzüglern, Diuretika, Schilddrüsenhormonen, Abführmitteln
- Angst vor Gewichtszunahme
- Häufig besteht zusätzlich eine weitere psychische Erkrankung, in der Krankheitsgeschichte findet sich gehäuft eine Anorexia nervosa.

Therapie

Die Psychotherapie zielt auf eine Normalisierung des Essverhaltens und Stabilisierung des Selbstwertgefühls. Selektive Serotonin-Wiederaufnahme-Hemmer (SSRI) können die Therapie unterstützen.

11.6 Persönlichkeitsstörungen

Bei Persönlichkeitsstörungen weichen die inneren Erfahrungs- und Verhaltensmuster (Kognition, Affektivität, zwischenmenschliche Beziehungen) der Erkrankten deutlich von der Norm ab. Bestimmte Persönlichkeitszüge sind so stark ausgeprägt, dass ein Krankheitswert besteht. Eine Persönlichkeitsstörung besteht bei mindestens 5 % der Bevölkerung. Es wurde traditionell auch von Charakterneurosen, abnormen Persönlichkeiten oder Psychopathien gesprochen.

11

Ursachen

Folgende Faktoren tragen zur Entstehung einer Persönlichkeitsstörung bei:
- Seelische Entwicklung: Schwierige soziale Bedingungen in der Kindheit können die Entwicklung einer Persönlichkeitsstörung fördern
- Genetik: Unter biologisch Verwandten finden sich vermehrt Persönlichkeitsstörungen.

Symptome und Einteilung

Die Betroffenen sind in ihrer Leistungsfähigkeit eingeschränkt und haben Schwierigkeiten, sich sozial zu integrieren. Sie leiden entweder unter ihrer Persönlichkeitsstörung oder aber unter der Reaktion der Umwelt auf ihr Verhalten. Bei einigen Persönlichkeitsstörungen fühlen sich die Betroffenen subjektiv wohl, während die Umwelt unter ihnen leidet.

Häufig schwächen sich die Symptome im Laufe des Lebens ab. Zur Behandlung führen meist Beschwerden, die Folge einer Persönlichkeitsstörung sind. Dies führt dann zu einer Doppeldiagnose, z. B. Depression bei paranoider Persönlichkeitsstörung. Nicht selten beobachtet man bei den Patienten auch eine Alkohol-, Medikamenten- oder Drogenabhängigkeit.

Paranoide Persönlichkeitsstörung

Patienten mit einer paranoiden Persönlichkeitsstörung empfinden Erlebnisse und Erfahrungen als feindlich und gegen die eigene Person gerichtet. Sie haben das Gefühl, von anderen ausgenutzt, erniedrigt oder bedroht zu werden. Sie sind leicht kränkbar und hegen Misstrauen gegen andere. Oft führen sie einen unverbesserlichen Kampf gegen dieses Unrecht oder für eine Idee, sind rechthaberisch, unnachgiebig und überempfindlich (querulatorisches Verhalten).

Schizoide Persönlichkeitsstörung

Die schizoide Persönlichkeitsstörung ist dadurch gekennzeichnet, dass den Patienten ein normaler Kontakt zur Umwelt kaum möglich ist. In zwischenmenschlichen Beziehungen sind sie distanziert und gehemmt. So ziehen sich Patienten mit dieser Persönlichkeitsstörung in ihre eigene Fantasiewelt zurück und isolieren sich als introvertierte, gefühlsarme Einzelgänger von ihrer Umwelt.

Dissoziale Persönlichkeitsstörung

Menschen, bei denen eine dissoziale Persönlichkeitsstörung besteht, sind gekennzeichnet durch Verantwortungslosigkeit und Missachtung von sozialen Regeln. Sie sind gegenüber ihren Mitmenschen nicht empathisch und können keine längerfristigen Beziehungen eingehen. Ein eigenes Schuldbewusstsein besteht nicht, stattdessen wird Schuld bei anderen gesucht. Die Menschen weisen eine geringe Frustrationstoleranz mit Neigung zu aggressivem Verhalten auf.

Emotional-instabile Persönlichkeitsstörung

Es handelt sich um Menschen mit einer Neigung zu impulsiven, auch gewalttätigen und/oder selbst verletzenden Handlungen und Stimmungslabilität sowie der Schwierigkeit, Handlungen kurz- und längerfristig voraus zu planen.

Es wird unterschieden zwischen einem impulsiven Typus, bei dem Wutausbrüche im Vordergrund stehen, und einem Borderline-Typus, bei dem ein Gefühl der Leere besteht und die Neigung zu intensiven, aber schnell wieder abgebrochenen Beziehungen sowie eine Störung des Selbstbilds. Diese Faktoren führen zu häufigen emotionalen Krisen mit Suizidalität und Selbstverletzungen (auch als Abbau innerer Spannungen).

Histrionische Persönlichkeitsstörung

Geltungssucht, demonstratives, unechtes Auftreten, Oberflächlichkeit und Distanzlosigkeit sind typische Charakterzüge der histrionischen Persönlichkeit. Diese Persönlichkeiten haben ein starkes Bedürfnis nach Kontakten, sind aber unfähig zu echten Beziehungen. Weiteres Kennzeichen ist eine Erlebnissucht mit Erzählen von Fantasiegeschichten. Oft treten körperliche Symptome auf (dissoziative Störungen).

Anankastische Persönlichkeitsstörung

Diese Persönlichkeitsstörung wird auch zwanghafte Persönlichkeitsstörung genannt. Die daran erkrankten Menschen sind perfektionistisch, übervorsichtig, pedantisch, eigensinnig. Sie beschäftigen sich viel mit Regeln und Plänen.

Ängstlich-vermeidende Persönlichkeitsstörung

Wegen Minderwertigkeitsgefühlen werden soziale Beziehungen nur dann eingegangen, wenn man sich

11

sicher ist, gemocht zu werden. Soziale und berufliche Kontakte werden vermieden. Diese Störung wird auch selbstunsichere Persönlichkeitsstörung genannt.

Asthenische Persönlichkeitsstörung

Menschen, die an einer asthenischen (oder abhängigen) Persönlichkeitsstörung erkrankt sind, können Alltagsentscheidungen nicht alleine treffen und überlassen die Verantwortung für wichtige Entscheidungen anderen Menschen. Sie ordnen sich anderen Menschen unter und haben starke Ängste, verlassen zu werden.

Narzisstische Persönlichkeitsstörung

Narzisstische Persönlichkeiten haben ein übersteigertes Selbstwertgefühl mit Größenideen. Dabei treten gleichzeitig Minderwertigkeitsgefühle mit dem Verlangen nach Aufmerksamkeit, Bestätigung und Bewunderung auf. Diese Patienten konzentrieren sich auf die eigene Person, mit der Unfähigkeit nachzuempfinden, was andere fühlen. Weiterhin sind sie sehr verletzlich durch Kritik, Niederlagen und Gleichgültigkeit.

Diagnostik

Die Diagnose wird aufgrund der typischen Symptome auch mit Hilfe von Persönlichkeitsfragebögen gestellt. Andere psychische Erkrankungen können parallel auftreten und schließen eine Persönlichkeitsstörung nicht zwangsläufig aus.

Therapie

- Stützende Gespräche als Krisenintervention
- Psychotherapie
- Soziotherapie
- Medikamentöse Therapie als vorübergehende Maßnahme. Die medikamentöse Therapie orientiert sich an den Symptomen. Entsprechend der vorherrschenden Symptome werden Neuroleptika, Antidepressiva oder Stimmungsstabilisatoren (z. B. Lithiumsalze, Lamotrigin, Valproinsäure) angewendet.

11.7 Suchterkrankungen

Sucht (Abhängigkeit) ist gekennzeichnet durch ein nicht zu unterdrückendes Verlangen nach einem Suchtmittel. Die Dosis muss immer weiter erhöht werden, um die gleiche Wirkung zu erzielen (Toleranzentwicklung). Eine Person kann abhängig werden von psychoaktiven Substanzen wie Alkohol, Tabletten oder Drogen. Ein Suchtverhalten kann sich aber auch in Bezug auf Glücksspiel, Arbeit, Internet, Essen, Sexualität und Sport entwickeln (nicht stoffgebundene Süchte).

Ursachen

Zu einer Abhängigkeit führen verschiedene Faktoren. Sie beginnt häufig in Belastungssituationen. Der Gebrauch eines Suchtmittels verändert die Bewusstseinslage und verschafft eine – scheinbare – Erleichterung des seelischen Drucks. Daneben spielt bei der Entwicklung einer Abhängigkeit die Persönlichkeitsstruktur eine entscheidende Rolle: Suchtkranke Menschen besitzen meist eine geringe Frustrationstoleranz. Möglicherweise wird die Veranlagung zur Abhängigkeit auch vererbt und/oder durch Beobachtung in der Familie erlernt.

Die **Entwicklung einer Abhängigkeit** verläuft in bestimmten Stadien:
- Zu Beginn besteht ein übermäßiger Konsum von Suchtmitteln, der als Missbrauch bezeichnet wird
- Der häufige Gebrauch des Suchtmittels führt zur seelischen und körperlichen Gewöhnung
- Wenn eine Dosissteigerung des Suchtmittels notwendig wird, um dieselbe Wirkung zu erreichen, liegt eine Abhängigkeit vor. Es tritt ein Kontrollverlust ein, d. h. der Patient kann nicht mehr selbst über Dosis und Einnahme des Suchtmittels bestimmen und schädigt sich und seinen Körper. Bei Absetzen des Suchtmittels kommt es zu körperlichen Entzugserscheinungen und einem psychischen Zwang, das Suchtmittel einnehmen zu müssen.

Diagnose

Eine Abhängigkeit liegt vor, wenn mindestens drei der folgenden Kriterien erfüllt werden:

- Starker Wunsch, das Suchtmittel zu konsumieren (craving)
- Kontrollverlust: Unfähigkeit, den Suchtmittelkonsum vernünftig zu steuern
- Körperliches Entzugssyndrom bei Beendigung oder Reduktion des Suchtmittelkonsums
- Toleranzentwicklung: Um eine Wirkung zu erzielen, sind größere Mengen des Suchtmittels notwendig
- Vernachlässigung anderer Interessen
- Anhaltender Suchtmittelkonsum trotz nachweislich schädlicher Folgen.

Therapie

Im Stadium der Abhängigkeit benötigt der Patient therapeutische Hilfe. Bei der Therapie von Suchterkrankungen müssen sowohl die psychische als auch die physische Abhängigkeit berücksichtigt werden. Sie erfolgt in mehreren Phasen:

- Die Kontaktaufnahme zum Suchthilfesystem ist für die meisten suchtkranken Menschen schwierig, da viele Betroffene und ihr Umfeld die Krankheit verleugnen und daher auch keine Veränderungsbereitschaft haben. Motivierende Gesprächsführung hilft, ein Problembewusstsein aufzubauen
- Nach einer körperlichen Entgiftung kann sich der Abhängige im Rahmen einer ambulanten oder stationären Entwöhnung mit der Sucht auseinandersetzen. Während der Therapie lernt er Ursachen seiner Sucht kennen und den Suchtdruck zu bewältigen
- Selbsthilfegruppen werden meist über viele Jahre aufgesucht. Die Gemeinschaft gibt dem Betroffenen Halt und verhindert so Rückfälle.

In den wenigsten Fällen verläuft der Ausstieg aus einer Suchterkrankung so gradlinig wie in der oben beschriebenen Behandlungskette. Man weiß inzwischen, dass viele abhängige Menschen vom Dogma, schnell eine dauerhafte Abstinenz erreichen zu müssen, abgeschreckt werden und daher erst gar nicht in die Therapie kommen. Tatsächlich wird Abstinenz manchmal erst nach jahrelanger Therapie (mit zwischenzeitlichen Rückfällen und Therapieabbrüchen) erreicht. Auf dem Weg zur Abstinenz ist das Ziel der Suchttherapie vor allem die Schadensminimierung – Folgeerkrankungen sollen z. B. durch wiederholte

Entgiftungen verhindert werden. Einige Menschen können ohne einen Suchtstoff nicht auskommen und werden substituiert (z. B. im Methadon-Programm). Andere brauchen eine intensive Begleitung und müssen zeitweise in psychosozialen Wohnheimen leben. Statt einer Behandlungskette wird heute eher von einem Behandlungsnetz gesprochen.

11.7.1 Alkoholabhängigkeit

Etwa 3 % aller Erwachsenen sind an einer Alkoholabhängigkeit erkrankt. Männer sind häufiger betroffen als Frauen.

Einteilung

Nach Jellinek werden fünf Formen des Alkoholismus unterschieden (➤ Tab. 11.2). Es wird differenziert in Bezug auf Trinkverhalten, Kontrollverlust und Abstinenz. Eine Abhängigkeit liegt beim Gamma-, Delta- und Epsilon-Typ vor.

Tab. 11.2 Formen des Alkoholismus nach Jellinek.

Typ	Charakteristikum	
Alpha-Typ	Konflikt- und Erleichterungstrinker	Psychische Abhängigkeit mit phasenweisem Alkoholkonsum ohne Kontrollverlust. Möglichkeit zur zwischenzeitlichen Abstinenz
Beta-Typ	Gelegenheitstrinker	Unregelmäßiger, übermäßiger Alkoholkonsum ohne Kontrollverlust, z. B. auf Feiern gelegentlicher Rausch
Gamma-Typ	Süchtiger Trinker	Toleranzsteigerung, Kontrollverlust, Entzugssymptome, Abstinenz zeitweise möglich
Delta-Typ	Gewohnheitstrinker, Spiegeltrinker	Regelmäßiger Alkoholkonsum ohne Kontrollverlust und ohne Rausch, ein gewisser Blutalkoholspiegel muss aufrecht erhalten werden, Abstinenz nicht möglich
Epsilon-Typ	Im Volksmund „Quartalssäufer" genannt	Phasenweiser exzessiver Alkoholkonsum mit Kontrollverlust und Fähigkeit zur Abstinenz

11

Die Entwicklung einer Alkoholabhängigkeit verläuft in vier Phasen:

- **Voralkoholische Phase:** Alkohol hilft scheinbar bei Problemen und in problematischen Situationen, z. B. Alkoholkonsum nach Konflikten
- **Prodromalphase:** Toleranzentwicklung, heimliches Trinken, ständiges Denken an Alkohol, Gedächtnislücken nach einem Rausch
- **Kritische Phase:** Zwangstrinken, Kontrollverlust, Herunterspielen der Bedeutung des Alkohols, morgendliches Trinken, Verlust von Interessen, Schuldgefühle
- **Chronische Phase:** Tagelange Räusche, Persönlichkeitsveränderung, Toleranzverlust, Alkoholpsychosen, Angstzustände, Zittern, psychomotorische Hemmung, Krankheitseinsicht erst im weiteren Verlauf.

Symptome

Bei der Alkoholabhängigkeit treten neuropsychiatrische Störungen, Störungen an anderen Organsystemen (➤ Abb. 11.1) und erhebliche psychosoziale Folgen auf:

Neuropsychiatrische Symptome

- Affektlabilität, Gereiztheit
- Depressivität und Ängste (sowohl Ursache als auch Folge der Alkoholabhängigkeit)
- Wesensänderung
- Epileptische Anfälle (im Alkoholentzug)
- Polyneuropathie
- Kleinhirnrindenatrophie mit Ataxie (Störungen bei Koordination von Bewegungen, z. B. Gangunsicherheit), Nystagmus, Dysarthrie und Intentionstremor (Zittern bei Zielbewegungen, beispielsweise beim Greifen nach einem Gegenstand).

Rausch

Beim Rausch treten psychische Symptome wie Enthemmung, Euphorie, Störung von Konzentration, Merkfähigkeit, Orientierung, Bewusstsein bis zum Koma, Amnesie („Filmriss"), Koordinationsstörungen und Artikulationsstörungen auf.

Pathologischer Rausch: Geringe Alkoholmengen führen zu rauschähnlichen Symptomen bis hin zum Dämmerzustand.

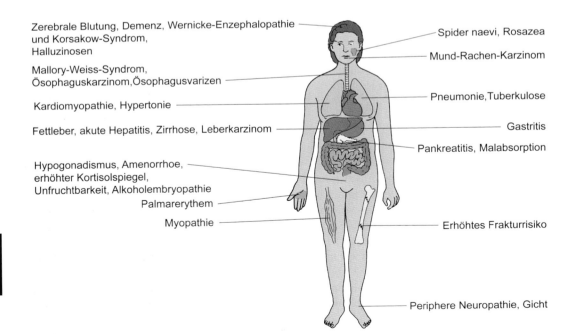

Abb. 11.1 Organische Veränderungen bei Alkoholabhängigkeit. [L157]

Halluzinose

Eine Halluzinose kann unter regelmäßigem Alkoholkonsum auftreten. Symptome der Halluzinose sind – meist akustische – Halluzinationen, Depression und paranoide Störungen.

Entzugssyndrom

Nach Beendigung (oder Reduktion) des Alkoholkonsums treten typische Entzugserscheinungen auf: Unruhe, Schwitzen, gerötetes Gesicht, Tremor, Tachykardie und arterieller Hypertonus. Das einfache Entzugssyndrom kann übergehen in ein Delir.

Delirium tremens (Delir)

Ein Delir tritt meist etwa zwei Tage nach Absetzen des Alkohols, selten auch während des Trinkens, auf. Es kann drei bis zehn Tage andauern. Unbehandelt hat es eine Letalität von etwa 20 %.

Das Vollbild eines Delirs zeigt folgende Symptome:
- Bewusstseinstrübung, Verwirrtheit, Desorientiertheit, Störung von Auffassung und Konzentration, optische Halluzinationen (Patient sieht z. B. Kleintiere auf der Bettdecke), Erregung
- Kreislaufinsuffizienz
- Epileptische Anfälle aufgrund nervaler Übererregbarkeit
- Koma.

Wernicke-Enzephalopathie

Die Wernicke-Enzephalopathie ist eine lebensbedrohliche Gehirnschädigung nach jahrelanger Alkoholabhängigkeit. Sie ist durch neurologische und psychiatrische Symptome gekennzeichnet: Bewusstseinsstörung, Verwirrung, Augenmuskelstörungen mit Doppelsehen und Nystagmus, zerebelläre Ataxie mit Gang- und Standunsicherheit. Trotz Therapie sterben 10–20 % der Betroffenen an dieser Enzephalopathie.

Sie entwickelt sich aufgrund eines Mangels an Thiamin (Vitamin B_1). Dieser ist meist Folge einer Mangelernährung bei Alkoholikern. Durch den Thiamin-Mangel wird der Kohlenhydratstoffwechsel der Nervenzellen gestört. Im Hirngewebe entstehen punktförmige Hämorrhagien (Einblutungen) und atrophische Veränderungen.

Eine erhöhte Kohlenhydratzufuhr (z.B. durch Glukose-Infusionen) verbraucht Thiamin, sodass dadurch die Symptome dieser Enzephalopathie verstärkt werden.

Eine Wernicke-Enzepalopathie tritt häufig gemeinsam auf mit einem Korsakow-Syndrom.

Korsakow-Syndrom

Das Korsakow-Syndrom wird auch amnestisches Syndrom genannt. Zur typischen Symptom-Trias gehören Merkfähigkeitsstörungen, Orientierungsstörungen und Konfabulationen (Ausfüllen von Erinnerungslücken durch „erfundene" Inhalte).

Symptome an anderen Organsystemen

- Mallory-Weiss-Syndrom (Schleimhauteinrisse am gastro-ösophagealen Übergangsbereich), Refluxösophagitis
- Gastritis
- Alkoholische Fettleber, Leberzirrhose
- Pankreatitis
- Herzrhythmusstörungen, dilatative Kardiomyopathie, Hypertonie
- Abwehrschwäche mit Infektanfälligkeit
- Erhöhtes Risiko für Tumorerkrankungen in Mundhöhle, Rachen, Kehlkopf, Speiseröhre, Leber.

Psychosoziale Folgen

- Partner-/Familienkonflikte
- Probleme am Arbeitsplatz
- Vermehrt Unfälle und Gewalttaten.

Therapie

Die Alkoholabhängigkeit ist wie andere Abhängigkeitserkrankungen eine schwer zu behandelnde chronische Erkrankung. Die meisten Patienten nehmen sich nicht als suchtkrank wahr und suchen somit nicht gezielt nach Therapiemöglichkeiten. Da viele Alkoholabhängige vor allem wegen der körperlichen Folgeerkrankungen medizinische Hilfe suchen, ist es wichtig, dass an diesen Stellen mit motivierenden Gesprächen eine Krankheitseinsicht aufgebaut wird.

An diese **Motivationsbehandlung** schließt sich eine **Entgiftung** an, die in der Regel im Rahmen einer stationären psychiatrischen Behandlung durchgeführt wird, damit dort für den Fall, dass sich aus dem Entzugssyndrom ein Delir entwickelt, intensive medizinische Hilfe gegeben werden kann. Im Rahmen der Entgiftung wird weiter Motivationsarbeit

11

geleistet und das Entzugssyndrom (Unruhe, Schwitzen, Hypertonus, Gefahr von epileptischen Anfällen) behandelt.

An den körperlichen Entzug schließt sich die **Entwöhnung** mit psychotherapeutischer Behandlung an. Die Erkrankten sollen ihre Frustrationstoleranz steigern und eine erfolgreiche Konfliktbewältigung ohne Alkohol erlernen. Die Unterstützung durch Beratungsstellen und Selbsthilfegruppen (Anonyme Alkoholiker, Guttempler, Blaues Kreuz) ist eine weitere Therapiemaßnahme **(Nachsorgephase).** Die Alkoholabhängigkeit ist durch Rückfälle gekennzeichnet, sodass es immer wieder notwendig wird, mit motivierenden Gesprächen therapeutische Unterstützung zu geben.

Verschiedene Medikamente (Acamprosat als Campral®, Naltrexon als Adepend® und Nalmefen als Selincro®) sollen den Suchtdruck (craving) lindern und so Rückfällen gemeinsam mit den genannten psychosozialen Therapieformen vorbeugen.

Zur Behandlung eines Entzugssyndroms und Delirs stehen verschiedene Medikamente zur Verfügung:

- Clomethiazol als Distraneurin® dämpft die Erregung, bessert die körperlichen Symptome und verhindert epileptische Anfälle, aufgrund der Nebenwirkungen darf es bei bestimmten kardiopulmonalen Vorerkrankungen nicht gegeben werden
- Benzodiazepine lindern Unruhe und beugen Entzugsanfällen vor (z. B. Diazepam)
- Hochpotente Neuroleptika, wie z. B. Haloperidol als Haldol®, dämpfen Halluzinationen und starke Unruhe
- Carbamazepin (z. B. Tegretal®) dient als Prophylaxe epileptischer Anfälle
- Thiamin (Vitamin B_1 z. B. als Neurotrat®) wird zur Prophylaxe und Therapie einer Wernicke-Enzephalopathie gegeben
- Clonidin zur Blutdrucksenkung
- Infusionstherapie.

11.7.2 Medikamenten- und Drogenabhängigkeit

Ebenso wie durch Alkohol kann sich durch den Missbrauch von bestimmten Medikamenten oder Drogen wegen ihrer psychischen Wirkungen eine Abhängigkeit entwickeln. Einige dieser Medikamente und Drogen fallen unter das Betäubungsmittelgesetz, dürfen also nicht oder nur unter strengen Reglementierungen verordnet werden.

Um die gewünschte Wirkung zu erhöhen, werden häufig verschiedene Suchtmittel parallel eingenommen, was als **Polytoxikomanie** bezeichnet wird. Im Folgenden werden Substanzen vorgestellt, die häufig konsumiert werden.

Benzodiazepine

Benzodiazepine wirken anxiolytisch, sedierend und muskelrelaxierend. Diese Wirkungen lassen den Konsumenten die Realität eher durch eine „rosarote Brille" betrachten und führen zur Einnahme in Stress- und Belastungssituationen. Probleme werden lediglich ausgeblendet und nicht mehr aktiv gelöst.

Eine Benzodiazepin-Abhängigkeit beginnt oft mit der Verschreibung des Medikaments als Schlafmittel. Die längere Einnahme von Benzodiazepinen führt häufig zu einer psychischen und körperlichen Abhängigkeit. Die Entzugssymptomatik kann auch noch Wochen nach dem Absetzen beginnen. Durch ein langsames, schrittweises Ausschleichen der Benzodiazepine wird dies verhindert.

Entzugssymptome
- Schlaflosigkeit
- Angst
- Unruhe, Tremor
- Delir und epileptische Anfälle.

Opiate

Opiate werden aus Opium, dem getrockneten Saft des Schlafmohns, oder chemisch hergestellt. Zu den Opiaten gehören Heroin sowie die Analgetika Morphin, Methadon (L-Polamidon®), Buprenorphin, Pethidin (Dolantin®), Tramadol (Tramal®) sowie das antitussiv wirkende (hustenstillende) Codein (z. B. Remedacen®). Schon nach kurzzeitiger Einnahme von bestimmten Opiaten tritt eine Abhängigkeit auf. Die meisten Opiate unterstehen dem Betäubungsmittelgesetz.

Wirkungen
- Schmerzlinderung
- Verlangsamung, Schläfrigkeit
- Stimmungslabilität
- Wesensänderung
- Parasympathikusstimulation: Stecknadelkopf-kleine Pupillen, Blutdruckabfall, Bradykardie, Müdigkeit, Obstipation u. a.
- Im Entzug: Überwiegen der Sympathikuswirkung mit Bluthochdruck, Tachykardie, Durchfall, Unruhe, Gliederschmerzen u. a.

Komplikationen der Heroinabhängigkeit
- Durch gemeinsames Benutzen der Injektionsnadeln kann es zu Infektionen mit Hepatitis B-, Hepatitis C- und HI-Viren kommen
- Durch verunreinigten „Stoff", eine unerwartet hohe Dosis oder Begleitkonsum treten Intoxikationen mit Bewusstlosigkeit und Atemdepression auf
- Die Betroffenen befinden sich in einem Problemkreis von Drogenkonsum, Beschaffungskriminalität und körperlichem Verfall.

Therapie
Opiat-Entzug: Im „kalten Entzug" werden die Entzugssymptome symptomatisch mit Medikamenten zur Sedierung (niederpotenten Neuroleptika, sedierenden Antidepressiva), Schmerzbehandlung (z. B. Paracetamol) und ggf. Blutdrucksenkung behandelt. Der „warme Entzug" wird erleichtert durch die ausschleichende Gabe von Methadon.

Es folgt die Entwöhnung und Sozialisierung durch psychotherapeutische Behandlung.

Substitution: Unter bestimmten Voraussetzungen können Opiat-Abhängige täglich Methadon, Buprenorphin oder retardiertes Morphin erhalten. Dadurch erfolgt zwar kein Entzug oder Entwöhnung, jedoch wird der Problemkreislauf der Beschaffungskriminalität oder Prostitution durchbrochen. Damit werden die Voraussetzungen für eine Therapie und den Einstieg in ein geregeltes Leben geschaffen.

!

Suchterkrankte sollten (auch nach längerer Abstinenz) möglichst keine Medikamente mit Suchtpotential erhalten.

Cannabis

Cannabis kann als Haschisch (aus dem Harz der blühenden Hanfpflanze) oder Marihuana (getrocknete Blätter und Blüten der Hanfpflanze) konsumiert werden. Der Wirkstoff selbst heißt Tetrahydrocannabinol (THC).

Wirkungen
Cannabis löst eine gehobene, euphorische Stimmung mit Passivität aus. Oft ist die Realitätswahrnehmung verändert und bei chronischem Gebrauch treten Persönlichkeitsveränderungen auf (Antriebsminderung, amotivationales Syndrom).

Komplikationen
Eine körperliche Abhängigkeit kann vorkommen. Bei einer Intoxikation kommt es zu Tachykardie, arterieller Hypertonie, Asthma, Kopfschmerzen, Standataxie und Erregung. Als Komplikation werden Psychosen beobachtet.

Kokain

Kokain wird aus der Koka-Pflanze gewonnen. Es wird meistens geschnupft und über die Nasenschleimhaut resorbiert. Es entsteht keine ausgeprägte körperliche Abhängigkeit, jedoch ein hohes psychisches Abhängigkeitspotenzial. Die Droge Crack ist eine Mischung aus Kokain und Natriumbikarbonat. Seine Wirkung tritt schneller ein und ist stärker.

Wirkungen
Euphorie mit Selbstüberschätzung, Rededrang und vermindertes Schlafbedürfnis, dann depressive Phase.

Komplikationen
Erschöpfungszustände, weil sich die Pat. immer wach fühlen und nicht ruhen, Schwindel, Tremor, epileptische Anfälle, Psychose, Wesensänderung.

Amphetamin

Amphetamine (auch Speed, Crystal) wurden als Arzneimittel entwickelt und werden noch heute zur Behandlung von Narkolepsie und ADHS eingesetzt.

11

Wirkungen

Appetitminderung, Bewegungsdrang, Schlaflosigkeit, Euphorie, Logorrhoe, Mydriasis, Tachykardie, Tremor, Auslösen von Psychosen.

Ecstasy

Ecstasy (XTC) ist ein Abkömmling des Psychostimulanz Amphetamin und des Halluzinogens Meskalin. Es wird vor allem als „Tanzdroge" angewendet. Ähnlich wirken MDA oder Eve. Da es keinen „Standard" gibt, ist unklar, wie viel Wirkstoff in einer Tablette enthalten ist und ob andere Stoffe (z. B. LSD) beigemengt sind. XTC gilt als Betäubungsmittel.

Wirkungen

Gefühl der Entspannung und Abbau von Ängsten, verbunden mit einer euphorischen Stimmung.

Komplikationen

Lebensgefährliche Komplikationen wie Tachykardie, arterielle Hypertonie oder Nierenversagen, da das Durstgefühl nachlässt. Außerdem wurden Hyperthermie, die durch das Tanzen noch verstärkt wird, und epileptische Anfälle beschrieben. Vereinzelt provoziert Ecstasy Psychosen, Panikattacken, Depressionen sowie Schlaf- und Konzentrationsstörungen.

Legal Highs

Zu Legal Highs zählen psychoaktive Substanzen, z. B. in legal zu erwerbenden Räuchermischungen, Badezusätzen enthalten sind. Diese enthalten verschiedene synthetische Stoffe, die (noch) nicht unter das BtMG fallen, wie Cannabinoide oder amphetaminähnliche Substanzen. Durch die Einnahme können Psychosen oder Organschäden entstehen.

12.1 Anatomie und Physiologie des Auges

Das Auge als Organ des Sehsinnes ist nahezu kugelförmig mit einem Durchmesser von etwa 24 mm. Es besteht aus dem Augapfel (Bulbus oculi) und bestimmten Schutzeinrichtungen: Den Augenlidern, der Bindehaut und dem Tränenapparat. Der Augapfel liegt geschützt in der knöchernen Augenhöhle (➤ Abb. 12.1)

Augapfel

Der Augapfel ist zwiebelschalenartig aus drei Schichten aufgebaut:
- Die **äußere Augenhaut** besteht aus der Lederhaut (Sklera), die dem Auge durch ihr festes Bindegewebe seine Form gibt. Vorne wird sie von der Hornhaut (Cornea) gebildet. Diese ist etwas stärker gewölbt, gefäßlos und lichtdurchlässig. Sie ist wesentlich an der Lichtbrechung beteiligt
- Die **mittlere Augenhaut** (Uvea) besteht aus der Aderhaut (Choroidea), in der zahlreiche Blutgefäße verlaufen, die die innere Augenhaut mit

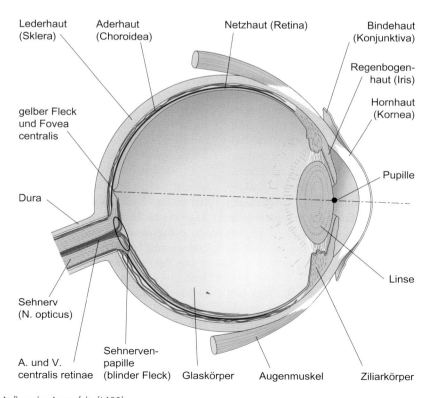

Abb. 12.1 Aufbau des Augapfels. [L190]

Sauerstoff und Nährstoffen versorgen. Vorne besteht sie aus dem Ziliarkörper und der Regenbogenhaut (Iris). Die Regenbogenhaut ist eine kreisförmige Platte, die dem Auge seine Farbe verleiht. In ihrer Mitte befindet sich ein rundes Loch, die Pupille, durch die das Licht ins Auge einfällt. Je nach den Lichtverhältnissen wird die Pupille durch den M. dilatator pupillae weit oder den M. sphincter pupillae eng gestellt

- Die **innere Augenhaut** besteht aus der Netzhaut (Retina), die die Rezeptorzellen enthält und damit der lichtempfindliche Teil des Auges ist. Die Netzhaut ist aus mehreren Nervenzellschichten aufgebaut, die mit ihren Fortsätzen den Sehnerv (N. opticus) bilden. Der Sehnerv tritt im Bereich der Papille (blinder Fleck) aus dem Auge aus.

Eine weitere wichtige Struktur des Auges ist die **Linse.** Sie liegt hinter der Pupille und ist über bindegewebige Fasern am Ziliarkörper aufgehängt. Je nach Spannungszustand dieser Fasern kann die elastische Linse eine stärker oder weniger stark gewölbte Vorderfläche aufweisen und so die durch die Pupille einfallenden Lichtstrahlen verschieden stark brechen. Sie ist damit wesentlich an der Nah- und Fernakkommodation des Auges beteiligt.

Vor der Linse befinden sich die mit Kammerwasser gefüllte vordere und hintere **Augenkammer.** Das Kammerwasser wird von den Ziliarfortsätzen des Ziliarkörpers gebildet und gelangt von der hinteren Augenkammer durch die Pupille in die vordere Augenkammer. Der Abfluss erfolgt durch das Trabekelwerk im Kammerwinkel in den Schlemm-Kanal, der in die oberflächlichen Venen der Bindehaut mündet.

In dem Raum hinter der Linse liegt der **Glaskörper,** der aus einer durchsichtigen, gallertartigen Masse besteht und für die Form des Augapfels wichtig ist.

Schutzeinrichtungen des Auges

Tränen wie auch **Augenlider** schützen das Auge und dienen der Funktionstüchtigkeit der Hornhaut. Bei Versiegen der Tränenflüssigkeit oder Ausbleiben des Lidschlages würde die Hornhaut austrocknen oder eintrüben. Als zusätzlichen Schutz enthält die Tränenflüssigkeit das bakterienabtötende Enzym Lysozym. Die Tränendrüse liegt über dem lateralen Augenwinkel. Die von ihr produzierte Tränenflüssigkeit gelangt mit dem Lidschlag zum medialen Augenwinkel, wo sie über den Tränennasengang in die Nasenhöhle gelangt.

Die **Bindehaut** (Konjunktiva) bedeckt die Hinterfläche von Ober- und Unterlid sowie die Lederhaut des Augapfels etwas über die Hornhaut hinaus. In ihr sind reichlich Antikörper und Substanzen der humoralen Abwehr vorhanden.

Augenbrauen und -wimpern verhindern, dass Schweißtropfen von der Stirn in die Lidspalte fließen.

Äußere Augenmuskeln

Der Augapfel kann durch sechs Muskeln in der knöchernen Augenhöhle in verschiedene Richtungen bewegt werden. Sie entspringen an der knöchernen Augenwand und setzen an der Lederhaut des Auges an.

Sehvorgang

Der adäquate Reiz für die **Photorezeptoren,** als Sinneszellen der Netzhaut, ist Licht. Damit auf der Netzhaut jedoch sowohl von entfernten als auch von nahe gelegenen Gegenständen ein scharfes Bild abgebildet wird, müssen die Lichtstrahlen in unterschiedlichem Maße gebrochen werden. Dies geschieht an der Hornhaut mit einer konstanten Brechkraft und an der Linse mit einer veränderbaren Brechkraft.

Fallen Lichtstrahlen auf die Netzhaut, wird dort ein umgekehrtes, verkleinertes Bild eines Gegenstandes abgebildet. Dieses wird von den Photorezeptorzellen in eine Potenzialänderung ihrer Zellmembran umgesetzt.

Es werden zwei Arten von Photorezeptorzellen unterschieden: Die Zapfen und die Stäbchen. **Zapfen** nehmen Farben wahr und sind für das Sehen am Tage zuständig. **Stäbchen** erkennen unterschiedliche Helligkeitsstufen und werden für das Sehen bei Dämmerung benötigt.

Die Potenzialänderung der Photorezeptorzellen wird in den nachgeschalteten Nervenzellen der Netzhaut verändert und schließlich als Folge von Aktionspotenzialen über den Sehnerv zum **Sehzentrum** im Hinterhauptlappen geleitet. Hier ist nun ein bewusstes Sehen möglich.

Erst das Sehen mit zwei Augen ermöglicht eine räumliche Wahrnehmung der Umwelt. Die Verarbeitung unterschiedlicher Informationen aus beiden Augen ist hierfür eine wichtige Voraussetzung.

12.2 Anatomie und Physiologie der Ohren

Im Ohr sind zwei Sinnesorgane räumlich miteinander verbunden, das Hör- und das Gleichgewichtsorgan.

12.2.1 Hörorgan

Nach Aufbau und Funktion wird das Ohr in drei Abschnitte (➤ Abb. 12.2) gegliedert.

Äußeres Ohr

Das äußere Ohr besteht aus der Ohrmuschel und dem Gehörgang. Durch die Trichterform der Ohrmuschel werden die Schallwellen gebündelt und über den Gehörgang dem Mittelohr zugeleitet. Der Gehörgang ist etwa 3,5 cm lang und wird durch das Trommelfell vom Mittelohr getrennt.

Mittelohr

Das Mittelohr liegt in der Paukenhöhle, einer kleinen, luftgefüllten Knochenhöhle im Felsenbein. In der Paukenhöhle liegt die Gehörknöchelchenkette, die aus Hammer, Amboss und Steigbügel besteht. Die Gehörknöchelchenkette überträgt die durch die Schallwellen hervorgerufenen Schwingungen des Trommelfells auf das Innenohr und verstärkt sie um ein Vielfaches. Dafür ist der Hammergriff mit dem Trommelfell verwachsen. Schwingungen des Hammers werden auf Amboss und Steigbügel übertragen, der mit seiner Fußplatte am ovalen Fenster befestigt ist. Das ovale Fenster ist eine kleine, mit Haut verschlossene Verbindung zum Innenohr. Eine weitere Verbindung zum Innenohr ist das runde Fenster.

Über die Ohrtrompete (Tuba auditiva) steht das Mittelohr mit dem Nasenrachenraum in Verbindung, sodass Druckveränderungen im Mittelohr ausgeglichen werden können, wie es beim Tauchen oder im Flugzeug notwendig ist.

Innenohr

Das Innenohr besteht aus dem Gleichgewichtsorgan und der Schnecke, die gemeinsam als Labyrinth bezeichnet werden.

Die **Schnecke** (Cochlea) vermittelt die Hörempfindungen. Sie besteht aus einem knöchernen Kanal,

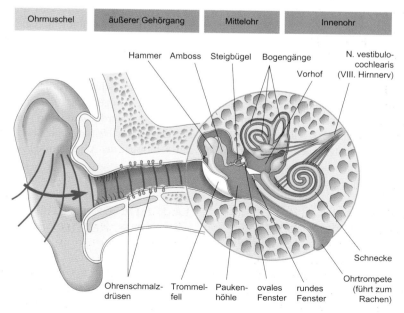

Abb. 12.2 Aufbau des Ohrs mit Hör- und Gleichgewichtsorgan. [L190]

der in Form eines Schneckenhauses aufgerollt ist. Dieser knöcherne Kanal wird durch eine Zwischenwand in zwei Etagen geteilt, die mit einer liquorähnlichen Flüssigkeit gefüllt sind, der Perilymphe. Die obere Etage, die Scala vestibuli, beginnt am ovalen Fenster und geht an der Schneckenspitze in die unten gelegene Scala tympani über, die am runden Fenster endet. Zwischen diesen beiden Gängen liegt ein membranöser Schlauch, die häutige Schnecke, die mit Endolymphe gefüllt ist. Sie enthält das eigentliche **Hörorgan** (Corti-Organ), das auf der Basilarmembran liegt. Das Hörorgan enthält die Sinneszellen des Gehörs, die Haarzellen. Sie tragen an ihrem freien Ende feine Härchen, die in die Endolymphe des häutigen Schneckenganges hineinragen und mit einer gallertartigen Membran (Membrana tectoria) in Verbindung stehen. An ihrer Basis werden die Haarzellen von Fasern des N. vestibulocochlearis umfasst.

Hörvorgang

Schallwellen sind Luftschwingungen, die sich wellenförmig ausbreiten und durch den äußeren Gehörgang zum Trommelfell gelangen. Das Trommelfell wird durch die Schallwellen in Schwingungen versetzt. Diese Schwingungen erreichen über die Gehörknöchelchenkette das ovale Fenster. Die Perilymphe in der Scala vestibuli wird in Schwingungen versetzt. Diese laufen als Wanderwelle bis zur Schneckenspitze und von dort die Scala tympani hinab bis zum runden Fenster. Dadurch wird auch die Basilarmembran in der Scala media zum Schwingen gebracht. Die Härchen der Haarzellen werden dabei verbogen. Dieser mechanische Biegungsreiz ruft eine Änderung des Membranpotenzials der Haarzellen hervor, die in eine Folge von Aktionspotenzialen umgesetzt wird und über den N. vestibulocochlearis zum Hörzentrum in der Großhirnrinde geschickt wird.

12.2.2 Gleichgewichtsorgan

Das Gleichgewichtsorgan (Vestibularapparat) dient zusammen mit anderen Sinnesorganen, z. B. dem Auge und den Mechanorezeptoren der Orientierung im Raum sowie der aufrechten Kopf- und Körperhaltung in Ruhe und Bewegung. Der Vestibularapparat ist jeweils aus den drei **Bogengängen** und dem **Vorhof** (Vestibulum) aufgebaut.

Vom Vorhof gehen die drei knöchernen Bogengänge ab, die nahezu im rechten Winkel zueinander in den drei Raumebenen liegen. Sie beginnen und enden im Vorhofbereich, sodass sie jeweils mit diesem einen Ring bilden. In den knöchernen Bogengängen liegen die mit Endolymphe gefüllten häutigen Bogengänge. Sie haben jeweils eine Erweiterung, die Ampulle, in der sich die Sinneszellen befinden.

Am Zusammenfluss der drei Bogengänge im Vorhof liegen zwei membranöse Strukturen. Diese sind das große Vorhofsäckchen, der **Utriculus,** und das kleine Vorhofsäckchen, der **Sacculus,** die mit Endolymphe gefüllt sind. In ihnen befindet sich ein zur Körperachse horizontal bzw. vertikal gestelltes Sinnesfeld mit Rezeptorzellen, die **Makula.**

Gleichgewichtssinn

Die fünf beschriebenen Bestandteile des Vestibularapparates (drei Bogengänge, Utriculus, Sacculus) besitzen Haarzellen als Sinneszellen. Am oberen Ende dieser Zellen befinden sich feine Härchen, die in eine gallertartige Masse hineinragen. Bei Bewegungen des Kopfes verschiebt sich diese gallertartige Masse und die Härchen werden abgebogen. Dieser mechanische Biegungsreiz wird in eine elektrische Erregung umgewandelt und als eine Folge von Aktionspotenzialen über den N. vestibulocochlearis an das Gehirn weitergeleitet.

Utriculus und Sacculus registrieren Neigungen des Kopfes im Schwerefeld der Erde (Linearbewegungen), die Bogengänge Drehungen des Kopfes. Reflektorisch werden daraufhin Korrekturbewegungen der an der Haltung und Bewegung beteiligten Muskeln sowie der Augenmuskeln durchgeführt.

12.3 Anatomie und Physiologie von Nase, Rachen und Kehlkopf

12.3.1 Nase

Die Nase besteht aus den äußeren sichtbaren Anteilen und der innen liegenden **Nasenhöhle.** In der Nasenhöhle befinden sich die jeweils paarig angelegten **Nasenmuscheln** (Conchae nasales), zwischen denen der obere, mittlere und untere Nasengang verläuft. Durch die **Nasenscheidewand** (Septum) wird die Nasenhöhle in eine rechte und in eine linke Hälfte unterteilt.

Die Nasenhöhle ist über die Ohrtrompete (Tuba auditiva) des Nasenrachens mit dem Mittelohr verbunden.

Die Tränenflüssigkeit der Augen fließt über den Tränennasengang in den unteren Nasengang ab.

Aufgaben der Nase sind:
- Erwärmung der Atemluft durch das dichte Blutgefäßnetz der Nasenschleimhaut
- Anfeuchtung der Atemluft durch Abgabe von Nasensekret, das in den Becherzellen der Nasenschleimhaut produziert wird
- Reinigung der Atemluft von Staubteilchen und anderen Fremdkörpern durch das Flimmerepithel, das die Nasenhöhle auskleidet. Die Flimmerhärchen transportieren die Fremdkörper mit dem Sekretstrom zum Rachen
- Beherbergung des Riechorgans
- Resonanzraum beim Sprechen.

Nasennebenhöhlen

Es werden verschiedene, paarig angelegte Nasennebenhöhlen unterschieden:
- **Stirnhöhlen** (Sinus frontales)
- **Kieferhöhlen** (Sinus maxillares)
- Acht bis zehn **Siebbeinzellen** (Cellulae ethmoidales)
- **Keilbeinhöhlen** (Sinus sphenoidales).

Die Nasennebenhöhlen sind wie die Nasenhöhle mit Flimmerepithel ausgekleidet und mit dieser über feine Öffnungen verbunden. Sie unterstützen die Nasenhöhle bei ihren Aufgaben und vermindern das Gewicht des knöchernen Schädels, da sie mit Luft gefüllt sind.

12.3.2 Rachen

Der Rachen (Pharynx, ➤ Abb. 12.3) ist ein 7–15 cm langer, bindegewebig-muskulärer Schlauch, der sich von der Schädelbasis bis zum Beginn der Speiseröhre erstreckt. Er gliedert sich in **Nasen-, Mund-** und **Kehlkopfrachen** (Naso-, Oro- und Hypopharynx).

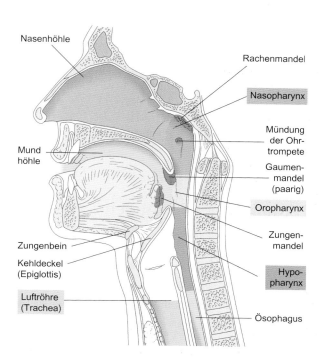

Nasenhöhle

Rachenmandel

Nasopharynx

Mündung der Ohrtrompete

Mund höhle

Gaumenmandel (paarig)

Oropharynx

Zungenmandel

Zungenbein

Kehldeckel (Epiglottis)

Hypopharynx

Luftröhre (Trachea)

Ösophagus

Abb. 12.3 Längsschnitt durch Nase, Rachen und Kehlkopf. [L190]

Der Rachen verbindet sowohl die Mundhöhle mit der Speiseröhre (Weg der Nahrung) als auch die Nasenhöhle mit dem Kehlkopf bzw. der Luftröhre (Weg der Atemluft). Im Rachen kreuzen sich Luftweg (Nase → Rachen → Kehlkopf) und Speiseweg (Mund → Rachen → Speiseröhre).

Im Nasenrachen liegt die **Rachenmandel** (Tonsilla pharyngea), die der Infektabwehr im Nasen-Rachen-Raum dient. Die Rachenmandel bilden gemeinsam mit den paarig angelegten **Gaumenmandeln** (Tonsilla palatina) und der **Zungenmandel** (Tonsilla lingualis) den lymphatischen Rachenring.

12.3.3 Kehlkopf

Der Kehlkopf **(**Larynx**)** befindet sich am oberen Ende der Luftröhre und ist von außen als Adamsapfel zu tasten. Er setzt sich aus mehreren Knorpeln zusammen, die durch Bänder und Muskeln zusammengehalten werden.

Der Kehlkopf verschließt beim Schlucken mit seinem Kehldeckel (Epiglottis) die unteren Atemwege und verhindert so ein Verschlucken des Speisebreis. Er dient der Stimmbildung. Zur Schallerzeugung befinden sich innerhalb des Kehlkopfes die zwei **Stimmbänder** (Stimmlippen). Sie lassen einen Spalt offen, die Stimmritze, durch den während der Atmung die Luft ein- und ausströmen kann. Bei der Stimmbildung (Phonation) werden die Stimmbänder durch einen Luftstrom in Schwingungen versetzt, sodass ein Ton entsteht. Mit Hilfe der Kehlkopfmuskulatur kann der Spannungszustand der Stimmbänder und damit die Tonhöhe reguliert werden.

12.4 Erkrankungen der Augen

12.4.1 Konjunktivitis

Die Konjunktivitis ist eine Entzündung der Bindehaut des Auges. Sie ist eine der häufigsten Erkrankungen des Auges.

Ursachen

Eine Konjunktivitis kann hervorgerufen werden:
- Nichtinfektiös: Fremdkörper, Verätzungen, Verletzungen, Wind, Rauch, Kälte, Wärme
- Infektiös:
  - Bakteriell: z. B. Pneumo-, Strepto-, Staphylo- und Gonokokken, Diphtheriebakterien oder Pseudomonas aeruginosa
  - Viral: die häufige Keratokonjunktivitis epidemica wird durch das gleichnamige Adenovirus übertragen, im Rahmen anderer systemischer Viruserkrankungen wie Masern, Röteln, Influenza und Herpes
- Allergisch: z. B. durch Pollen von Gras oder Bäumen, Staubmilben, tierische Hautschuppen oder Haare, Medikamente, Kosmetika.

Symptome

Das klinische Bild wird durch Art und Intensität des auslösenden Reizes bestimmt.

Die häufigsten Symptome einer Konjunktivitis sind:
- Konjunktivale Injektion: „Rotes Auge" durch vermehrte Füllung der Bindehautgefäße, besonders Lidwinkel und Lidbindehaut (Konjunktiva tarsi). Eine Rötung in der Umgebung der Hornhaut spricht für einen Hornhautprozess
- Jucken (besonders bei allergischer Ursache), Brennen, Fremdkörpergefühl („Sand im Auge")
- Abwehrtrias:
  - Lichtscheu (Photophobie)
  - Vermehrte Tränenbildung
  - Blepharospasmus (krampfhafter Verschluss der Lidspalte bei starken Schmerzen)
- Chemosis: Schwellung der Bindehaut bis zum glasigen Ödem
- Sekretion: Wässrig, schleimig oder – bei bakterieller Infektion – eitrig.

Eine allergische Konjunktivitis ist meist begleitet von Schnupfen und einer Entzündung der Rachenschleimhaut, bei der chronischen Form (Konjunktivitis vernalis) kann es zu Gewebeproliferationen (Gewebewucherungen) der Bindehaut am Oberlid mit „pflastersteinartigem" Aussehen kommen.

Bei der bakteriellen Konjunktivitis findet sich häufig eine brettharte Lidschwellung, flockig-eitrige

Sekretion, verklebte Lider und verkrustete Lidränder am Morgen.

Diagnostik

Die Diagnostik wird anhand einer ausführlichen Anamnese und des Lokalbefundes gestellt. Bei Verdacht auf eine bakterielle Konjunktivitis muss vor Behandlungsbeginn ein Abstrich der Bindehaut vorgenommen werden.

Therapie

Bei der viralen Konjunktivitis werden künstliche Tränen und kalte Kompressen gegeben, um die Beschwerden zu lindern. Meist klingt die Erkrankung nach etwa einer Woche ohne weitere Therapie ab.

Eine bakterielle Konjunktivitis wird unverzüglich mit einem lokalen Breitbandantibiotikum therapiert. Nach Auswertung des Antibiogramms wird die Therapie, wenn notwendig, gezielt umgestellt. Tagsüber sollte das Antibiotikum in Form von Augentropfen angewendet werden, nachts als Augensalbe.

Die Therapie der chronisch allergischen Konjunktivitis besteht in der Gabe von Augentropfen mit Antihistaminika oder Mastzellstabilisatoren. Die Dauerprophylaxe erfolgt z. B. mit Cromoglicinsäure. Nach einer Allergietestung kann langfristig eine Desensibilisierung gegen die auslösenden Allergene erfolgen.

12.4.2 Katarakt

Bei einer Katarakt (Grauer Star) kommt es zur Linsentrübung. Das Wort „Katarakt" stammt aus dem Griechischen und bedeutet Wasserfall. Die Bezeichnung „die Katarakt" wurde gewählt, da die graue Farbe, die man in der Pupille eines Patienten mit Linsentrübung sieht, dem Wasser eines Wasserfalls ähnelt.

Ursachen und Einteilung

- Senile Katarakte: Die Ursache der meist beidseitigen Alterskatarakte ist noch nicht vollständig geklärt. Die häufigste Form der senilen Katarakte ist der Rindenstar
- Katarakte können im Rahmen anderer Augenerkrankungen, z. B. Uveitis anterior (Entzündung

der mittleren Augenhaut) auftreten, bei Stoffwechselerkrankungen (z. B. Diabetes mellitus), genetischen Defekten (z. B. Down-Syndrom) oder infolge intrauteriner Infektionen (z. B. Röteln)
- Katarakte durch äußere Faktoren: Medikamente (z. B. Kortikosteroide), Siderosis (Eisen-Ablagerung im Gewebe), Chalkosis (schwere Komplikation kupferhaltiger intraokularer Fremdkörper), nach extrakapsulärer Katarakt-Operation kann ein Nachstar (Cataracta secundaria) auftreten
- Traumatische Katarakte: Es werden Kontusionskatarakte und Perforationskatarakte unterschieden.

Je nach Alter des Patienten werden angeborene, kindliche, juvenile, präsenile und senile Katarakte unterschieden.

Symptome

Die Katarakt entwickelt sich in der Regel langsam über Jahre (➤ Tab. 12.1). Katarakt-Patienten klagen über folgende Beschwerden:
- Unscharfes und verschleiertes Sehen, mit dem betroffenen Auge können Doppel- oder Dreifachbilder wahrgenommen werden
- Blendungsgefühl bis Lichtscheu: Die Patienten tragen deshalb oft eine Sonnenbrille oder einen Hut zum Schutz vor Blendung, sie sehen in der Dämmerung oft besser
- Abschwächung des Kontrastsehens
- Beim Kernkatarakt (Trübung im Zentrum der Linse) kann die stärkere Lichtbrechung (Myopisierung) dazu führen, dass der Patient wieder ohne Lesebrille lesen kann

Tab. 12.1 Kataraktstadien.

Stadium	Symptome
Beginnende Katarakt (Cataracta incipiens)	Erste Anzeichen ohne nennenswerte Trübungen
Fortgeschrittene Katarakt (Cataracta provecta)	Kombination initialer (zuerst auftretender) Trübungen und Sehstörungen
Reife Katarakt (Cataracta matura)	Alle Schichten der Linse dicht getrübt
Überreife Katarakt (Cataracta hypermatura)	Verflüssigung oder Verkalkung der Linsenbestandteile; brauner sklerotischer Kern sackt in Linsenkapsel ab

Diagnostik

- Graue Trübung der Linse (➤ Abb. 12.4)
- Mit der Spaltlampe können die vorderen Augenabschnitte mikroskopisch beurteilt werden. Die Trübung auf der Linse lässt sich genau lokalisieren und klassifizieren, z. B. Kapselstar (Cataracta subcapsularis), Kernstar (Cataracta nuclearis) oder Rindenstar (Cataracta corticalis)
- Direkte Ophthalmoskopie: Die Linsentrübung kann hier im rückfallenden Licht als Schatten in der rot aufleuchtenden Pupille gut beurteilt werden (sog. regredientes Licht).

Therapie

Um einer Katarakt vorzubeugen werden Brillengläser mit UV-Schutz und Sonnenbrillen empfohlen.

Die Therapie der Katarakt besteht in einer Operation. Angeborene Katarakte müssen in den ersten drei Lebensmonaten operiert werden, da sonst die Gefahr der irreversiblen Schwachsichtigkeit besteht. Für die chirurgische Entfernung der getrübten Linse wird meist die Phakoemulsifikation angewendet. Die vordere Linsenkapsel wird eröffnet und das trübe Linsenmaterial mittels Ultraschall zertrümmert und abgesaugt. Anschließend wird in der Regel eine Kunststoff- oder Silikonlinse implantiert, um die fehlende Brechkraft der natürlichen Linse auszuglei-

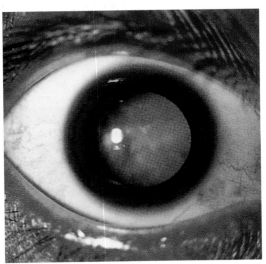

Abb. 12.4 Katarakt, hier bereits ohne Spaltlampe zu erkennen. [E326]

chen. Am gebräuchlichsten ist die Hinterkammerlinse, die hinter der Iris eingesetzt wird.

Bei Säuglingen erfolgt der Ersatz der fehlenden Brechkraft vorerst durch Sehhilfen. Eine Starbrille von +12 bis +17 Dioptrien kann bei beidseitiger Linsenlosigkeit (Aphakie) verordnet werden.

Komplikationen der Katarakt-Operationen sind die Bildung eines Nachstars (Cataracta secundaria), Verlagerung (Luxation) des Implantats, Irisvorfall (Irisprolaps), Glaskörpervorfall, Infektion und Verwachsungen (Synechien). Wenn der Patient nur noch ein Auge besitzt, muss die Kataraktoperation wegen der möglichen Komplikationen genau abgewogen werden.

12.4.3 Glaukom

Typisch für das Glaukom, den grünen Star, ist eine Druckschädigung des Sehnervs (N. opticus) aufgrund eines erhöhten Augeninnendrucks (intraokularer Druck). Im Normalfall herrscht ein Gleichgewicht zwischen der Produktion und dem Abfluss des Kammerwassers. Daraus resultiert ein relativ konstanter Augeninnendruck von 10–21 mmHg. Beim Glaukom ist dieser Druck erhöht.

Es werden folgende Formen des Glaukoms unterschieden:
- Chronisches Glaukom (Offenwinkelglaukom)
- Akutes Glaukom (Engwinkelglaukom und Winkelblockglaukom)
- Angeborenes Glaukom (Hydrophthalmus): Trabekelwerk und Schlemm-Kanal sind durch unreifes embryonales Gewebe verlegt. Dieses muss operativ entfernt werden, um eine Erblindung des Kindes zu verhindern
- Sekundäres Glaukom (Glaucoma secundarium): Ursachen sind Verletzungen, Tumore, Entzündungen, Gefäßneubildungen auf der Iris, Kortikosteroide, Linsenluxation. Die Therapie besteht meist in einer Operation.

Chronisches Glaukom (Offenwinkelglaukom)

Das chronische Glaukom (Glaucoma simplex) mit weitem oder offenem Kammerwinkel (Weitwinkelglaukom bzw. Offenwinkelglaukom) ist die häufigste Form des grünen Stars und eine der häufigsten Ursachen für Erblindung in den westlichen Industrieländern.

Ursachen

Beim chronischen Offenwinkelglaukom ist der Abfluss des Kammerwassers im Trabekelwerk behindert und/oder Kammerwasser wird überproduziert. Der erhöhte Augeninnendruck führt zur Ischämie und somit zur Schädigung des Sehnervs. Risikofaktoren sind höheres Alter, positive Familienanamnese, Hypertonie, Diabetes mellitus und Kurzsichtigkeit.

Symptome und Diagnostik

- Oft fehlen Symptome, erst im Verlauf der Erkrankung treten irreversible, hochgradige Gesichtsfeldausfälle oder gar Erblindung eines Auges auf (Glaucoma absolutum)
- Durch den erhöhten Augeninnendruck kommt es zur Papillenexkavation (Aushöhlung der Papille) und zum Abknicken der Optikusfasern an den Papillenrändern
- Tagesschwankungen des Augeninnendrucks liegen weit über der Norm.

Mit dem Gonioskop (Kontaktglas) wird der Kammerwinkel untersucht. Dazu wird das Gonioskop direkt auf die anästhesierte Hornhaut des Patienten aufgesetzt. Der Augeninnendruck kann mit einem Applanationstonometer genau gemessen werden. Der Augenhintergrund wird betrachtet, um die Papille zu beurteilen. Mögliche Gesichtsfeldausfälle können mithilfe der Perimetrie beurteilt werden.

Therapie

Medikamentöse Therapie

Ziel der medikamentösen Therapie ist die Senkung des Augeninnendrucks durch

- Senkung der Kammerwasserproduktion
  - Lokale β-Blocker (z. B. Timolol) senken die Kammerwasserproduktion, aber auch die Tränensekretion (evtl. Problem bei Kontaktlinsenträgern)

  - Carboanhydrasehemmer wie Acetazolamid (Diamox®)
  - Sympathomimetika, α-Adrenergika
- Förderung des Kammerwasserabflusses
  - Prostaglandine (Erhöhung des uveoskleralen Abflusses)
  - Pilocarpin.

!

Da es bei Anwendung von Sympathomimetika als Nebenwirkung zur Erweiterung der Pupille kommt, dürfen diese nur bei weitem Kammerwinkel eingesetzt werden. Aufgrund des erhöhten intraokularen Drucks reicht der arterielle Perfusionsdruck nicht mehr aus und es kommt zur Minderdurchblutung (Ischämie) des Sehnervenkopfes. Deshalb darf ein erhöhter Blutdruck bei Glaukompatienten nur vorsichtig gesenkt werden.

Operation

Falls die medikamentöse Therapie den Augeninnendruck nicht dauerhaft senkt oder die Gesichtsfeldausfälle zunehmen, wird mittels Laser der Kammerwasserabfluss verbessert (➤ Abb. 12.5). Alternativ kann eine Trabekulektomie durchgeführt werden: Unter der Bindehaut wird ein Abflussweg für das Kammerwasser geschaffen, indem ein kleines Stück Sklera mit Anteilen des Trabekelwerkes entfernt wird.

Zur Prophylaxe eines Glaukoms sollte ab dem 40. Lebensjahr (insbesondere bei familiärer Belastung) eine regelmäßige Kontrolle des Augeninnendrucks durch den Augenarzt erfolgen.

Akutes Glaukom

Der Abfluss des Kammerwassers durch das Trabekelwerk im Winkel zwischen Hornhaut und Iris ist beim **Engwinkelglaukom** (drohendes Glaukom, Glaucoma congestivum) teilweise, beim **Winkelblockglaukom** (Glaucoma acutum) komplett verlegt.

Ursachen

Ursache für ein akutes Glaukom ist eine zu flach angelegte vordere Augenkammer, starke Weitsichtig-

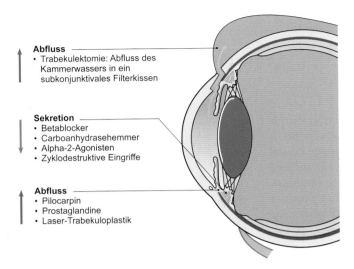

Abfluss
- Trabekulektomie: Abfluss des Kammerwassers in ein subkonjunktivales Filterkissen

Sekretion
- Betablocker
- Carboanhydrasehemmer
- Alpha-2-Agonisten
- Zyklodestruktive Eingriffe

Abfluss
- Pilocarpin
- Prostaglandine
- Laser-Trabekuloplastik

Abb. 12.5 Therapieoptionen beim Offenwinkelglaukom. [L141]

keit (Hyperopie) oder eine zu dicke Linse. Auslösende Faktoren für ein Winkelblockglaukom sind z. B. psychischer Stress, Mydriatika (pupillenerweiternde Medikamente), Narkose, Einnahme anticholinerger Substanzen.

Symptome

Beim Engwinkelglaukom treten folgende Symptome auf:
- Augen- und Kopfschmerzen
- Wahrnehmung von Schleiern vor den Augen sowie von farbigen Ringen um Lichtquellen aufgrund des Epithelödems der Hornhaut (veränderte Lichtbrechung).

Beim Winkelblockglaukom kommt es zusätzlich zu einer Sehverschlechterung bis hin zum Sehverlust mit stärksten, pulsierenden Augenschmerzen, die in den Trigeminusbereich ausstrahlen können. Übelkeit und massives Erbrechen können ein akutes Abdomen vortäuschen.

Diagnostik

Der Kammerwinkel kann mit Hilfe eines Gonioskops eingesehen werden.

Engwinkelglaukom
- Tonometrie: Stark schwankende Werte des Augeninnendrucks (normal bis erhöht)

- Spaltlampe: Flache Vorderkammer, vorgewölbte Iris
- Gerötete Augen durch Injektion
- Spiegelung des Augenhintergrunds: Papillenexkavation
- Perimetrie: Gesichtsfelddefekte.

Winkelblockglaukom
- Tonometrie: Extrem erhöhte Werte des Augeninnendrucks (bis über 60 mmHg)
- Steinharter Bulbus bei Palpation
- Pupille mittelweit, ohne Reaktion
- Differenzialdiagnostisch muss eine Iritis ausgeschlossen werden.

Therapie

Engwinkelglaukom
- Medikamentöse Therapie: Miotika (pupillenverengende Medikamente) als Prophylaxe, um einen akuten Anfall und eine Sehnervenschädigung durch gelegentliche Druckspitzen zu verhindern
- Operation: Zwischen Hinterkammer und Trabekelwerk wird ein kleines Stück der Irisbasis (z. B. mit dem Laser) entfernt und ein Kurzschluss für den Kammerwasserabfluss geschaffen, sog. periphere Iridotomie.

Winkelblockglaukom

Das Winkelblockglaukom ist ein Notfall!
Sofortige Einweisung in eine Augenklinik!
• Medikamentöse Therapie:
– Miotikum, z. B. Pilocarpin-Augentropfen
– Acetazolamid (oral oder i. v.)
– Glyzerin per os oder Mannit i. v., um eine osmotische Diurese zu erzielen
– Schmerztherapie
– Hochprozentiger Alkohol kann Augeninnendruck ebenfalls senken (z. B. Weinbrand)
• Operation: Nach Senkung des Augeninnendrucks wird eine periphere Iridotomie (mittels Laser) oder Iridektomie (mikrochirurgisch) angestrebt, um rezidivierende Blockierungen des Kammerwinkels zu verhindern.

12.5 Erkrankungen der Ohren

12.5.1 Otitis media acuta

Die Otitis media acuta ist eine akute Entzündung des Mittelohrs.

Ursachen

Eine Mittelohrentzündung tritt häufig als Begleiterscheinung bei einem Atemwegsinfekt auf. Sie kann bakteriell oder viral bedingt sein und ist insbesondere bei (Klein-)Kindern ein häufiges Krankheitsbild.

Symptome

Die Patienten klagen über heftige Ohrenschmerzen und sind auf der betroffenen Seite schwerhörig. Sie fühlen sich krank, haben Fieber und Kopfschmerzen. Kommt es zu einer Spontanperforation des Trommelfells, tritt Flüssigkeit aus dem Gehörgang aus (Otorrhoe, Ohrlaufen) und die Schmerzen lassen schlagartig nach.

Diagnostik und Therapie

Bei der Untersuchung mit dem Ohrenspiegel fällt ein gerötetes und vorgewölbtes Trommelfell auf.

Therapeutisch kann bis zu 72 Stunden abgewartet werden, ob eine spontane Besserung der Beschwer-

den eintritt. Geschieht dies nicht, werden oral Antibiotika (z. B. Amoxicillin als Amoxypen®) gegeben, um den Infekt zu bekämpfen. Abschwellende Nasentropfen sind hilfreich, um die Belüftung der Ohrtrompete zu verbessern.

Bei sehr starken Schmerzen und vorgewölbtem Trommelfell ist ein kleiner Trommelfellschnitt, die Parazentese, nötig, damit der Mittelohrerguss abfließen kann. Dieser Trommelfellschnitt verschließt sich nach ca. einer Woche spontan.

12.5.2 Otitis media chronica

Die Otitis media chronica ist eine chronische Mittelohrentzündung mit einem Trommelfelldefekt und Sekretion, die länger als sechs Wochen anhält.

Ursachen

Die chronische Mittelohrentzündung kann Folge einer akuten Mittelohrentzündung, eines Tubenverschlusses, einer Verletzung des Trommelfells oder eines Knalltraumas sein.

Symptome

Die Patienten berichten über rezidivierendes Ohrenlaufen und Schwerhörigkeit. Schmerzen treten in der Regel nur bei einer aufgepfropften akuten Mittelohrentzündung auf.

Diagnostik

Um die Diagnose zu sichern, sind ein Abstrich zum Erregernachweis und ein Hörtest erforderlich. Bei der otoskopischen Untersuchung fällt die Perforation des Trommelfells auf. Im Gehörgang findet sich unter Umständen Granulationsgewebe. Treten stärkere Beschwerden auf wie Fieber und Schmerzen sollte ein MRT oder CT angefertigt werden.

Therapie

Der Gehörgang muss mehrmals täglich gesäubert werden. Dann kann lokal mit Antibiotika oder Kortikosteroiden therapiert werden. Bei schwereren Verläufen müssen systemisch Antibiotika gegeben werden. Ist

12

die Entzündung abgeklungen, wird der Trommelfell-defekt operativ verschlossen (Tympanoplastik).

12.5.3 Hörsturz

Der Hörsturz ist ein schwerer Hörverlust, der meist einseitig auftritt.

Ursache

Ursache sind wahrscheinlich Durchblutungsstörungen im Innenohr.

Symptome und Diagnostik

Bei einem Hörsturz tritt plötzlich eine meist einseitige Schwerhörigkeit bis Taubheit auf, die häufig von Ohrgeräuschen (Tinnitus) begleitet wird. Unter Umständen tritt auch Schwindel auf.

Die Diagnose lässt sich meist durch ein Audiogramm sichern (Hörprüfung zum Nachweis einer Hörstörung). Am Audiometer werden Töne einer bestimmten Frequenz eingestellt, deren Lautstärke langsam zunimmt. Der Patient gibt an, wann er den Ton erstmalig hört.

Therapie

Infusionsbehandlung mit durchblutungsfördernden Mitteln, z. B. Infusionen mit Soludecortin und Pentoxiphyllin oral (Trental®). Die Prognose ist umso günstiger, je früher die Therapie einsetzt.

12.5.4 Morbus Menière

Der Morbus Menière ist eine Innenohrerkrankung, die wahrscheinlich durch eine Zunahme der Endolymphe und somit einer Überdehnung der entsprechenden Kanäle und Kammern ausgelöst wird. Dabei kommt es zu Elektrolytverschiebungen zwischen Endo- und Perilymphe.

Symptome und Diagnostik

Die Patienten leiden charakteristischerweise unter:
• Anfallsweise einsetzendem Drehschwindel

• Schwerhörigkeit, Ohrgeräuschen (Tinnitus)
• Übelkeit und Erbrechen.

Die Diagnose ist häufig eine Ausschlussdiagnose, die anhand der klinischen Symptome gestellt wird. Es sollten ein Audiogramm und ein MRT durchgeführt werden.

Therapie

Die Patienten sind im Akutstadium durch den Drehschwindel gefährdet. Daher sollte der Patient nicht alleine aufstehen. Es werden durchblutungsfördernde Substanzen als Infusion und ggf. Antiemetika (z. B. Vomex A®) gegeben. Bei Erbrechen muss auf ausreichende Flüssigkeitszufuhr geachtet werden.

12.5.5 Schwerhörigkeit

Altersschwerhörigkeit

Die Altersschwerhörigkeit (Presbyakusis) ist die häufigste Form der beidseitigen Innenohrschwerhörigkeit. Sie beginnt meist im 50. bis 60. Lebensjahr und ist durch normale Alterungsprozesse bedingt. Typisch ist der Hörverlust im Bereich der hohen Frequenzen, sodass die Betroffenen v. a. Sprache nur schlecht verstehen. Dies macht sich besonders im Gespräch mit mehreren Personen und bei Nebengeräuschen bemerkbar. Gleichzeitig besteht eine Lärmempfindlichkeit.

Therapeutisch ist in vielen Fällen eine Versorgung mit Hörgeräten sinnvoll.

Lärmschwerhörigkeit

Die Lärmschwerhörigkeit tritt bei langfristiger Lärmexposition, z. B. am Arbeitsplatz (Flugzeuglärm, Verbrennungsmotoren, Kettensägen), oder durch laute Musik (Disco, MP3-Player) auf. Hohe Lautstärken führen zu einem Verlust der Haarzellen im Corti-Organ. Häufig tritt zusätzlich ein hochfrequentes Ohrgeräusch auf.

Deshalb sollten prophylaktisch bei längerfristiger Lärmeinwirkung konsequent Ohrschützer (z. B. Ohrstöpsel, Kopfhörer) getragen werden. Wenn Lärmschwerhörigkeit die Kommunikation der Patienten beeinträchtigt, ist meist ein Hörgerät hilfreich.

12.6 Erkrankungen der Nase, des Rachens und des Kehlkopfes

12.6.1 Nasenbluten

Nasenbluten (Epistaxis) sieht meist dramatischer aus, als es ist, sollte jedoch auf alle Fälle ernst genommen werden.

Ursachen

- Im vorderen Teil der Nasenscheidewand liegt ein Gefäßnetz (Locus Kiesselbachii), aus dem es beim Nasenbohren oder durch heftiges Schnäuzen leicht bluten kann
- Verletzungen bei Frakturen, Fremdkörper in der Nase, gutartige oder bösartige Tumoren der Nase
- Im Rahmen von Allgemeinerkrankungen wie z. B. Hypertonie, fieberhaften Infekten oder Blutgerinnungsstörungen.

Diagnostik

Bei stärkeren Blutungen ist eine vordere oder hintere Rhinoskopie (Betrachtung des vorderen Nasenabschnitts mit Nasenspekulum und Stirnreflektor, Betrachtung der hinteren Nasenabschnitte, der Ausführungsgänge der Nasennebenhöhlen und des Nasopharynx mit einem Endoskop) notwendig, um die Blutungsquelle zu lokalisieren. Ein Bluthochdruck und eine Gerinnungsstörung (auch medikamentös bedingt, z. B. Marcumar®) müssen ausgeschlossen werden. Bei erheblichen Blutverlusten sollte der Hämoglobin-Wert kontrolliert werden.

Therapie

Der Patient soll aufrecht sitzen und die Nasenflügel selbst zusammendrücken. Blut sollte nicht heruntergeschluckt, sondern ausgespuckt werden. Kann der Patient nicht sitzen, soll er seitlich liegen, damit das Blut aus der Nase frei abfließen kann.

Blutstillend wirkt auch eine Eiskompresse im Nacken, da der Kältereiz zu einer reflektorischen Engstellung der Blutgefäße führt. Stoppt die Blutung auf diese Weise nicht, muss der Arzt eine vordere Na-

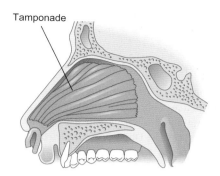

Abb. 12.6 Nasentamponade. [L106]

sentamponade einlegen (➤ Abb. 12.6). Bei Blutungen aus dem hinteren Nasenabschnitt ist eine Blutstillung, z. B. mit speziellen Ballonkathetern, erforderlich.

12.6.2 Nasenfurunkel

Das Nasenfurunkel entwickelt sich aus einer Haarbalgentzündung (Follikulitis) an der Nasenspitze, auf den Nasenrücken oder am Naseneingang.

Ursachen

Erreger sind meistens Staphylokokken. Nasenfurunkel treten häufiger bei abwehrgeschwächten Patien-

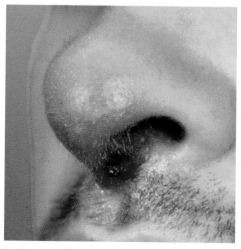

Abb. 12.7 Nasenfurunkel. [M117]

ten, z. B. bei Diabetikern oder kachektischen Patienten, auf.

Symptome

Nasenspitze oder Naseneingang sind gerötet und geschwollen (➤ Abb. 12.7). Spontan oder allein bei Berührung sind die betroffenen Stellen schmerzhaft. Häufig ist auch die Oberlippe aufgetrieben. Die Gefahr bei diesem Krankheitsbild liegt in der Verschleppung der Erreger in die Blutbahn oder das ZNS, wo es zu Infektion oder Sinusvenenthrombose kommen kann.

Therapie

Die Therapie besteht aus der Gabe von Antibiotika (z. B. Penicillin als Staphylex®) und einer Eröffnung des Furunkels mittels Inzision. Um eine Verschleppung der Erreger zu vermeiden, sollte der Patient möglichst wenig den Mund bewegen, d. h. wenig reden und Breikost oder flüssige Kost zu sich nehmen.

!

Nasenfurunkel unbedingt in Ruhe lassen. Auf keinen Fall an ihnen „herumdrücken", da so die Erreger über Blut- und Lymphbahnen ins Gehirn gelangen und dort Infektionen verursachen können.

12.6.3 Rhinitis (Schnupfen)

Bei der Rhinitis (Schnupfen) handelt es sich um eine Entzündung der Nasenschleimhaut.

Ursachen und Einteilung

Ein **akuter Schnupfen** (akute Rhinitis) wird fast immer durch Viren wie Rhino-, Corona-, Influenza- oder Adenoviren verursacht. Die Übertragung erfolgt durch eine Tröpfcheninfektion.

Ein **chronischer Schnupfen** wird hervorgerufen durch Reizstoffe wie Staub, extreme Dauertemperaturen, Polypen und Tumoren in der Nase und den Nasennebenhöhlen.

Ein **allergischer Schnupfen** wird durch verschiedene Allergene verursacht: Saisonal durch Pollen oder das ganze Jahr über durch Nahrungsmittel,

Hausstaubmilben, Tierhaare, Bettfedern oder Berufsallergene (z. B. Mehl bei Bäckern).

Symptome

Beim akuten Schnupfen hat der Patient eine „laufende Nase". Dabei ist das Sekret anfangs wässrig, später auch gelblich-grün oder leicht blutig. Die Nasenatmung ist behindert. Allgemeine Krankheitssymptome wie Abgeschlagenheit, Kopfschmerzen und leichtes Fieber sind häufig.

Beim chronischen Schnupfen kann der Patient nur schlecht durch die Nase atmen und klagt über schleimige Nasensekretion. Da dieses Sekret den Rachen herunter läuft, muss sich der Patient ständig räuspern. Kopfschmerzen treten auf, wenn die Nasennebenhöhlen verlegt sind.

Beim allergischen Schnupfen leiden die Patienten unter einer behinderten Nasenatmung, Niesattacken, wässriger Nasensekretion und Juckreiz in der Nase und den Augen.

Diagnostik

Die Diagnose kann anhand der Symptome gestellt werden.

Beim allergischen Schnupfen ist eine Allergietestung notwendig. Dazu stehen folgende Methoden zur Verfügung:
- Prick-Test: Allergene Substanzen werden in die Haut eingebracht
- Serologische Diagnostik: Bestimmung von IgE-Antikörpern im Blut
- Nasensekretdiagnostik: Bestimmung von IgE-Antikörpern im Nasensekret
- Intranasaler Provokationstest: Allergenhaltige Lösung wird in die Nase getropft.

Therapie

Beim akuten Schnupfen helfen abschwellende Nasentropfen (z. B. Nasivin®) für höchstens zehn Tage, Inhalationen (z. B. mit Kamillenlösung) und Rotlicht. Es sollte viel Flüssigkeit, vor allem warme Getränke, zu sich genommen werden.

Beim chronischen Schnupfen muss die Ursache beseitigt werden, ansonsten helfen symptomatisch z. B. Nasenspülungen mit Salzwasser.

Beim allergischen Schnupfen muss der Patient die Allergene soweit wie möglich meiden. Abschwellende Nasentropfen für höchstens zehn Tage, Antihistaminika (z. B. Teldane®), Kortikosteroidsprays (z. B. Beconase®) und Substanzen, die die Freisetzung von Histamin hemmen (z. B. Vividrin comp.®) wirken lindernd. Bei vielen Allergenen ist eine Hyposensibilisierung erfolgversprechend.

12.6.4 Sinusitis

Bei der Sinusitis handelt es sich um eine Nasennebenhöhlenentzündung.

Ursachen und Einteilung

Die **akute Sinusitis** wird meist durch eine Virusinfektion der oberen Atemwege ausgelöst, an die sich eine bakterielle Sekundärinfektion anschließt. Die Ausführungsgänge der Nasennebenhöhlen sind durch eine geschwollene Nasenschleimhaut, z. B. bei einem Schnupfen, verlegt.

Bei der **chronischen Sinusitis** sind die Zugänge zu den Nasennebenhöhlen ständig blockiert, die Nasennebenhöhlen werden dadurch permanent minderbelüftet.

Symptome

Bei der akuten Sinusitis kommt es zu eitrigem Nasensekret, Druckgefühl und Schmerzen im Gesicht, verstopfter Nase und Husten. Abhängig davon, welche Nasennebenhöhlen betroffen sind, treten folgende Beschwerden auf:

- Bei einer **Kieferhöhlenentzündung** (Sinusitis maxillaris) hat der Patient starke, pochende Schmerzen im Bereich der Kieferhöhle, im angrenzenden Mittelgesicht und in der Schläfenregion. Diese Schmerzen verstärken sich typischerweise beim Bücken
- Eine **Stirnhöhlenentzündung** (Sinusitis frontalis) führt zu Schmerzen in der Stirnregion, die in die inneren Augenwinkel ausstrahlen
- Bei der Entzündung der **Siebbeinzellen** (Sinusitis ethmoidalis) ist der Druck im Bereich der Nasenwurzel und des inneren Augenwinkels am größten

- Bei einer Entzündung der **Keilbeinhöhle** (Sinusitis sphenoidalis) ist das Beschwerdebild eher uncharakteristisch. Die Patienten geben Schmerzen in der Mitte des Kopfes mit Ausstrahlung in den Hinterkopf an.

Sind alle Nasennebenhöhlen betroffen, spricht man von einer **Pansinusitis.**

Bei einer chronischen Sinusitis sind die Schmerzen wesentlich geringer, häufig besteht nur ein Druckgefühl über den Nasennebenhöhlen. Daneben findet sich ein Sekretabfluss im Nasenrachen.

Diagnostik

Die Diagnostik umfasst eine endoskopische Untersuchung und eine Röntgenaufnahme der Nasennebenhöhlen, bei der chronischen Rhinosinusitis ggf. auch ein CT.

Therapie

Bei der akuten Sinusitis werden abschwellende Nasentropfen, topische Kortikosteroide und schleimlösende Medikamente gegeben. Antibiotika werden nur bei starken Beschwerden mit Hinweisen auf eine bakterielle Entzündung gegeben. Bei der chronischen Sinusitis werden ebenfalls topische Kortikosteroide angewandt. Bleibt ein Therapieerfolg aus, muss die betroffene Nasennebenhöhle gespült oder operativ saniert werden.

12.6.5 Pharyngitis

Bei der Pharyngitis handelt es sich um eine Entzündung der Rachenschleimhaut. Es wird die akute Pharyngitis von der chronischen unterschieden.

Akute Pharyngitis

Die akute Pharyngitis kommt meist bei Infektionen der oberen Atemwege vor und kann durch Bakterien (häufig Streptokokken) oder Viren (z. B. Parainfluenza-Viren) bedingt sein. Die Patienten leiden unter Halsschmerzen, hauptsächlich beim Schlucken.

Die Therapie richtet sich nach der Ursache: Sind Bakterien die Auslöser, werden Antibiotika oral gegeben; handelt es sich um Viren, erfolgt eine symptomatische Therapie, z.B. mit desinfizierenden Lösungen oder Inhalation mit Kamille- oder Salbeitee. Schmerzen können durch Analgetika, z.B. Acetylsalicylsäure oder Paracetamol, gelindert werden.

Chronische Pharyngitis

Die chronische Pharyngitis ist Folge der langfristigen Einwirkung verschiedener Noxen wie Staub, Nikotin, Alkohol, Chemikalien oder Reizgasen. Sie kann aber auch bei chronisch behinderter Nasenatmung, z.B. durch eine Septumdeviation, auftreten. Der Patient klagt über einen ständig trockenen Hals sowie Räusperzwang und zähen Schleim. Die Beschwerden sind nach längerem Sprechen verstärkt.

Nach Abklärung der Ursache sollte versucht werden, die auslösenden Noxen zu meiden. Außerdem können die Atemwege durch Inhalation von Salbei oder Emser Salz, durch Lutschen von Salbeibonbons oder Emser-Salz-Pastillen oder durch Einbringen öliger Nasentropfen angefeuchtet werden. Liegt die Ursache in einer behinderten Nasenatmung, muss eine entsprechende Operation (Septumplastik) durchgeführt werden.

12.6.6 Laryngitis

Eine Laryngitis ist eine Entzündung des Kehlkopfes.

Ursachen

- Viral als Begleiterscheinung von Infekten der Nase, Nasennebenhöhlen und Tonsillen
- Bakteriell bei einer Superinfektion
- Reizgasinhalation, Zigarettenrauch
- Mechanisch durch akute Stimmüberlastung (lautes Sprechen, Singen)
- Gastroösophagealer Reflux.

Symptome und Diagnostik

Der Patient ist heiser oder völlig stimmlos (aphon). Oft hat er leichte Halsschmerzen, Hustenreiz und subfebrile Temperaturen.

Bei der Laryngoskopie (Kehlkopfspiegelung) zeigen sich gerötete, ödematös aufgetriebene Stimmlippen.

Therapie

Der Patient darf weder sprechen noch flüstern, sich räuspern oder rauchen. Medikamentös werden bei Reizhusten entsprechende Hustenmittel (z.B. Codipront®) und bei produktivem Husten schleimverflüssigende Substanzen (z.B. Fluimucil®) verabreicht. Antibiotika sind nur bei bakterieller Kehlkopfentzündung angezeigt.

12.6.7 Angina tonsillaris

Bei der Angina tonsillaris (Mandelentzündung, Tonsillitis) handelt es sich um eine akute Entzündung der Gaumenmandeln (Tonsillae palatinae). Meist wird sie durch β-hämolysierende Streptokokken der Gruppe A oder durch Viren hervorgerufen.

Symptome

Die Patienten entwickeln häufig innerhalb weniger Stunden hohes Fieber mit Schüttelfrost sowie Schluckbeschwerden und starken Halsschmerzen, die in die Ohrregion ausstrahlen können. Oft ist auch die Mundöffnung schmerzhaft. Der Allgemeinzustand ist deutlich reduziert. Bei extrem großen Tonsillen besteht manchmal eine „kloßige" Sprache.

Diagnostik

Bei der Inspektion fallen beidseits gerötete und geschwollene Tonsillen auf. Mitunter sind eitrige Beläge sichtbar (➤ Abb. 12.8). Oft sind die Kieferwinkel-Lymphknoten geschwollen und druckschmerz-

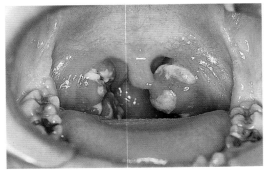

Abb. 12.8 Rachenbefund bei Angina tonsillaris. [M117]

haft. Mit dem Streptokokken-Schnelltest können die häufigsten Erreger schon innerhalb weniger Minuten identifiziert werden.

Therapie

Der Patient soll Bettruhe einhalten. Die Behandlung besteht in der oralen Gabe von Penicillin (z. B. Megacillin®), bei einer Penicillinallergie ersatzweise Erythromycin. Bei starken Schmerzen kann ein Analgetikum (z. B. Paracetamol) notwendig sein. Die Beschwerden können zusätzlich durch Halswickel und weiche Kost gelindert werden.

In der Regel heilt die Angina tonsillaris folgenlos ab. Wegen der Gefahr von Streptokokken-Zweiterkrankungen, z. B. einer Endokarditis oder Glomerulonephritis, muss der Patient ausdrücklich darauf hingewiesen werden, dass die Antibiotika über den gesamten vom Arzt verordneten Zeitraum eingenommen werden müssen und nicht eigenmächtig abgesetzt werden dürfen, wenn die Beschwerden nachlassen. Nach ungefähr zwei Wochen sollte eine Urinuntersuchung durchgeführt werden, um eine Streptokokken-Zweiterkrankung (Glomerulonephritis) auszuschließen.

Tonsillektomie

Kommt es in kurzen zeitlichen Abständen immer wieder zu eitrigen Anginen oder besteht eine chronische Tonsillitis, ist eine Tonsillektomie (operative Entfernung der Gaumenmandeln, kurz TE) notwendig. Diese Entscheidung sollte jedoch insbesondere bei kleineren Kindern gut überlegt werden, da die Tonsillen in diesem Alter für die Immunabwehr wichtig sind.

12.6.8 Adenoide

Bei den Adenoiden, auch adenoide Vegetationen oder Polypen genannt, handelt es sich um eine Vergrößerung der Rachenmandel (Tonsilla pharyngea). Sie treten praktisch nur bei Kindern auf.

Symptome

Die Kinder atmen durch den Mund, da die Nasenatmung erheblich behindert ist. Aufgrund der Mundatmung schnarchen sie typischerweise. Da die ver-größerte Rachenmandel die Mündung der Ohrtrompete im Nasopharynx verlegt und so zu Belüftungsstörungen des Mittelohrs führt, treten gehäuft Mittelohrentzündungen mit Paukenergüssen auf. Diese gehen meist mit einer Schwerhörigkeit einher, weshalb die Kinder eine Verzögerung der Sprachentwicklung zeigen können.

Therapie

Therapie der Wahl ist die Adenotomie (operative Entfernung der Rachenmandel). Häufig wird in gleicher Sitzung eine Parazentese (Trommelfellschnitt) durchgeführt, um begleitende Mittelohrergüsse abzulassen.

12.6.9 Tumoren des Nasopharynx

Gutartige Tumoren

Der häufigste gutartige Tumor des Nasopharynx (Nasenrachen) ist das **juvenile Nasenrachenfibrom,** von dem vor allem männliche Jugendliche betroffen sind. Dabei ist die Nasenatmung einseitig behindert und die Nase blutet häufig. Das Nasenrachenfibrom wird operativ entfernt.

Bösartige Tumoren

Bösartige Tumoren können als Frühsymptom eine einseitige Schwerhörigkeit verursachen, da sie die Mündung der Ohrtrompete verlegen und somit zu Belüftungsstörungen des Mittelohrs führen. Im fortgeschrittenen Stadium kann es zu behinderter Nasenatmung und Nasenbluten kommen.

Meist wird eine Strahlentherapie durchgeführt, da eine Operation wegen der Nähe zur Schädelbasis schwierig ist. Die Prognose dieser Tumoren ist in Abhängigkeit von der Histologie unterschiedlich schlecht.

12.6.10 Tumoren des Hypopharynx

Gutartige Tumoren des Hypopharynx (Kehlkopfrachen) sind Raritäten.

12

Dagegen treten **bösartige** Hypopharynx-Tumoren zunehmend häufiger auf, vor allem bei Patienten mit Alkohol- und Nikotinabusus.

Symptome und Diagnostik

Da diese Tumoren erst spät zu Symptomen wie z. B. Schluckbeschwerden führen, werden sie meist in fortgeschrittenen Stadien diagnostiziert und haben eine entsprechend schlechte Prognose. Die Diagnose erfolgt endoskopisch mit einer Biopsie.

Therapie

Kleine Tumoren lassen sich operativ entfernen. In manchen Fällen müssen jedoch auch Teile des Larynx entnommen werden. Häufig ist eine anschließende Bestrahlung notwendig. Fortgeschrittene Tumoren werden durch alleinige Strahlentherapie, evtl. in Kombination mit Chemotherapie, behandelt. Die Prognose von bösartigen Tumoren ist insgesamt schlecht.

12.6.11 Tumoren des Larynx

Gutartige Larynxtumoren

Gutartige Tumoren des Larynx (Kehlkopf) sind relativ häufig. Sie äußern sich frühzeitig durch Heiserkeit, wenn sie primär die Stimmlippen betreffen. Atemnot tritt nur bei großen Tumoren auf. Folgende Tumoren werden unterschieden.

Stimmbandpolyp und -knötchen

Stimmbandpolypen und -knötchen sind die häufigsten Veränderungen der Stimmbänder mit der Folge einer Stimmstörung. Häufige Ursache ist eine Stimmüberlastung. Leitsymptom der Erkrankung ist Heiserkeit und eine hauchige Stimme.

Wenn die Beschwerden länger als drei Wochen anhalten, sollte eine Laryngoskopie mit Entnahme eine Biopsie vorgenommen werden, um eine bösartige Erkrankung auszuschließen.

Therapeutisch sollte die Stimme geschont werden. Knötchen bilden sich häufig durch eine Stimm- und Sprechtherapie zurück. Stimmbandpolypen müssen meist mikrochirurgisch abgetragen werden. Anschließend muss der Patient 14 Tage Stimmruhe einhalten.

Intubationsgranulome

Intubationsgranulome können einige Wochen nach einer Intubation entstehen. Da es häufig zu einer spontanen Rückbildung kommt, sollte man zunächst abwarten. Gegebenenfalls muss das Granulom mikrochirurgisch oder laserchirurgisch abgetragen werden.

Juvenile Larynxpapillomatose

Die juvenile Larynxpapillomatose ist eine folgenschwere Erkrankung, die mit Heiserkeit im Kindesalter einhergeht. Die Papillome rezidivieren häufig und können zudem narbige Veränderungen (nach Operationen) oder bleibende Papillome nach sich ziehen. Als Ursache vermutet man eine Virusinfektion.

Die Kinder sind heiser und haben Hustenreiz. In schweren Fällen ist die Stimmritze fast völlig verlegt, sodass Atemnot auftritt.

Die Therapie besteht in der operativen Entfernung der Papillome, vorzugsweise durch CO_2-Laserung, oft in mehreren Sitzungen.

Bösartige Larynxtumoren

Bösartige Larynxtumoren (Larynxmalignome, Kehlkopfkrebs) machen ca. 40–50 % aller Karzinome im Kopf-Hals-Bereich aus und sind ein verhältnismäßig häufiges Krankheitsbild. Meist handelt es sich um Plattenepithelkarzinome. Männer sind ungefähr neunmal häufiger betroffen als Frauen. Der Altersgipfel liegt bei ca. 60 Jahren. Die wichtigsten Risikofaktoren sind hoher Zigaretten- und Alkoholkonsum. Weitere Risikofaktoren können Larynxpapillome oder eine chronische Laryngitis sein.

Symptome

Die Beschwerden der Patienten hängen von der Tumorlokalisation ab. Heiserkeit ist nur bei Stimmlippentumoren ein Frühsymptom. Entspringt der Tumor oberhalb (supraglottisch) oder unterhalb (sub-glottisch) der Stimmlippenebene (Glottis), kommt es erst durch das Einwachsen des Tumors in die Stimmlippen zu Heiserkeit. Auch Schluckstörungen, Husten und Schmerzen v. a. im Larynxbereich können auf ein Larynxmalignom hinweisen. Atemnot entsteht erst, wenn das Lumen des Larynx verlegt ist.

Diagnostik

Die Diagnose erfolgt durch eine Laryngoskopie mit Gewebebiopsien des Kehlkopfes. Blutuntersuchungen, CT oder MRT des Halses, Oberbauchsonografie, Thorax-CT und Skelettszintigrafie zeigen die Ausdehnung des Tumors und vorhandene Metastasen.

Therapie

Grundsätzlich ist die operative Entfernung des Tumors Therapie der Wahl. Bei kleinen Stimmlippentumoren ist eine Chordektomie (Stimmlippenentfernung) ausreichend. Häufig ist jedoch eine (teilweise) Entfernung des Kehlkopfes (Laryngektomie) und der regionalen Lymphknoten erforderlich. Bei nachgewiesenen Lymphknotenmetastasen wird der Patient postoperativ bestrahlt. Unter Umständen, z. B. bei Inoperabilität des Tumors, ist die Bestrahlung die primäre Behandlungsform, während die Chemotherapie bei der Behandlung von Larynxtumoren kaum eine Rolle spielt.

13.1 Anatomie und Physiologie der Haut

13.1.1 Anatomie

Abhängig von der Körpergröße beträgt die Hautoberfläche 1,5–1,8 m². Die Haut wird in Kutis und Subkutis (Unterhaut) unterteilt. Die Kutis wiederum besteht aus der Oberhaut (Epidermis) und der Lederhaut (Korium). Zwischen Oberhaut und Lederhaut liegt eine dünne Trennschicht, die Basalmembran (➤ Abb. 13.1).

Oberhaut

Die Oberhaut (Epidermis) ist ein mehrschichtiges, verhornendes Plattenepithel, das in mehrere Schichten unterteilt ist. Vom Körperinneren zur Oberfläche sind dies:

- **Regenerationsschicht** (Stratum germinativum), in der zahlreiche Mitosen (Zellteilungen) ablaufen. Die Regenerationsschicht liegt der Basalmembran auf. Sie wird nochmals unterteilt in die Basalzellschicht (Stratum basale) und die Stachelzellschicht (Stratum spinosum)
- **Verhornungsschicht** (Stratum granulosum), in der die Zellen verhornen
- **Hornschicht** (Stratum corneum) aus Keratinozyten, die die Hornsubstanz Keratin enthalten. Von der Hornschicht werden laufend Hornschuppen abgestoßen.

Lederhaut

Die Lederhaut (Korium) besteht aus Bindegewebe, in dem Gefäße und Nerven verlaufen. Sie wird unterteilt in:

- **Papillarschicht** (Stratum papillare), die mit zapfenartigen Ausziehungen in die Epidermis hineinragt und für deren Ernährung zuständig ist
- **Geflechtschicht** (Stratum reticulare), die der Haut ihre hohe Reißfestigkeit verleiht.

Unterhaut

Die Unterhaut (Subkutis) besteht aus lockerem Bindegewebe und verbindet die Haut mit den unter ihr liegenden Strukturen (Knochenhaut, Muskelscheiden). Sie dient als Fettpolster und Wärmeisolator und ermöglicht die Verschiebbarkeit der Haut. In ihr liegen zahlreiche Gefäße, Nerven, Drüsen und Haarwurzeln.

Hautanhangsgebilde

Haare
Nahezu die gesamte Haut außer Handteller und Fußsohle ist von Haaren bedeckt. Sie dienen dem

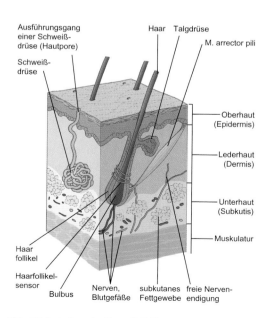

Ausführungsgang einer Schweißdrüse (Hautpore)

Schweißdrüse

Haar   Talgdrüse

M. arrector pili

Oberhaut (Epidermis)

Lederhaut (Dermis)

Unterhaut (Subkutis)

Muskulatur

Haarfollikel

Haarfollikelsensor

Bulbus

Nerven, Blutgefäße

subkutanes Fettgewebe

freie Nervenendigung

Abb. 13.1 Aufbau der Haut. [L190]

Wärmeschutz und der Tastempfindung. Das Haar wird in den sichtbaren, über der Epidermis gelegenen Haarschaft und die unter der Epidermis liegende Haarwurzel unterteilt.

Drüsen

Es werden verschiedene Hautdrüsen unterschieden, die spezifische Sekrete herstellen und absondern:

- **Schweißdrüsen** sind exokrine Drüsen, die in unterschiedlicher Dichte in allen Hautbezirken auftreten. Sie liegen zu Knäueln aufgewickelt an der Grenze zur Unterhaut und münden mit ihren Ausführungsgängen an der Hautoberfläche. Sie sondern Schweiß ab, der auf der Haut den Säureschutzmantel bildet. Er hemmt Bakterienwachstum und dient der Wärmeregulation (Verdunstung!)
- **Talgdrüsen** münden in die Haarwurzelscheiden, in die sie ihr Sekret, den Hauttalg, abgeben. Dieser macht die Haut geschmeidig und widerstandsfähig gegen Wasser. Außerdem glättet er die Haare und verleiht ihnen Glanz
- **Duftdrüsen** finden sich an wenigen Stellen des Körpers wie der Achselhöhle und dem Genitalbereich. Sie sezernieren mit Beginn der Pubertät ein fettiges alkalisches Sekret.

Nägel

Die Finger- und Zehennägel bestehen aus dachziegelartig verbackenen Hornschuppen. Sie bedecken und schützen die Endglieder von Fingern und Zehen.

13.1.2 Physiologie

Die Haut ist das Grenzorgan des Körpers zur Umwelt und hat zahlreiche Funktionen:

- Schutz des Körpers vor chemischen Substanzen und Mikroorganismen durch den Säureschutzmantel der Haut aus Schweiß- und Talgabsonderungen sowie durch die Hornbarriere und ortsständige Immunzellen
- Schutz vor UV-Licht: Die in der Basalzellschicht gelegenen Melanozyten reagieren auf UV-Licht mit der Bildung des Pigmentes Melanin, das sie an die Keratinozyten abgeben. Melanin absorbiert die schädliche Strahlung

- Schutz vor mechanischer Belastung durch die Hornschicht der Oberhaut und das Bindegewebe der Lederhaut
- Regulation des Wasserhaushalts und der Körpertemperatur: Die Abgabe von Körperwärme wird durch Vasodilatation der Hautgefäße und Schweißproduktion gesteigert. Die Wärmeabgabe wird durch Vasokonstriktion der Hautgefäße verringert
- Aufnahme von Sinneseindrücken wie Berührung, Temperatur, Schmerz.

Sinnesfunktion der Haut

In allen Schichten der Haut liegen Hautrezeptoren, die auf unterschiedliche Reize spezialisiert sind. Die Reize werden entweder über freie Nervenendigungen oder Nervenendkörperchen aufgenommen und über afferente Nervenfortsätze zum Gehirn geleitet.

Mechanorezeptoren

Mechanorezeptoren reagieren auf Empfindungen wie Berührung, Druck, Spannung, Vibration und Kitzel. Es werden unterschieden:

- Meissner-Tastkörperchen
- Merkel-Tastscheiben
- Vater-Pacini-Lamellenkörperchen
- Ruffini-Körperchen.

Thermorezeptoren

Thermorezeptoren reagieren auf unterschiedliche thermische Reize. Sie zeigen jedoch nicht wie ein Thermometer die absoluten Temperaturen an, sondern geben die Geschwindigkeit und das Ausmaß einer Temperaturänderung wieder. Sie liegen wahrscheinlich als freie Nervenendigungen in der Haut:

- Warmrezeptoren, die zwischen 30–45 °C aktiv sind
- Kaltrezeptoren, die zwischen 35–15 °C aktiv sind.

Schmerzrezeptoren

Die Schmerzrezeptoren informieren den Körper über schädigende Einflüsse. So üben sie eine Schutzfunktion aus. Schmerzrezeptoren sind freie Nervenendigungen. Sie können mechanisch oder thermisch gereizt werden, aber auch durch chemische körpereigene Substanzen, die u. a. bei Entzündungen freigesetzt werden (Prostaglandine, Histamin).

Schmerzrezeptoren befinden sich an verschiedenen Stellen des Körpers und registrieren verschiedene Schmerzformen: In der Haut vermitteln sie den somatischen Oberflächenschmerz. In Skelettmuskulatur, Bindegewebe, Knochen und Gelenken übertragen sie den somatischen Tiefenschmerz. Der viszerale oder Eingeweideschmerz tritt vor allem bei Dehnung oder krampfartigen Kontraktionen der glatten Muskulatur der Eingeweide auf, z. B. bei einer Gallenkolik.

13.2 Allergische Erkrankungen

13.2.1 Urtikaria und Quincke-Ödem

Bei der Urtikaria (Nesselsucht) bilden sich Quaddeln als Hautausschlag. Es liegt also eine Schwellung der Kutis vor. Das Quincke-Ödem (Angioneurotisches Ödem, Angioödem) hingegen ist eine anfallsartig auftretende Schwellung der Subkutis. Beide Erkrankungen können gemeinsam oder isoliert auftreten.

Ursachen

Je nach Auslösemechanismus werden unterschieden:
- Allergische Form als allergische Reaktionen vom Typ I oder III ($\succ$ 1.2.3). Häufige auslösende Allergene sind Insektengifte und Nahrungsmittel
- Pharmakologische Form als pseudoallergische Reaktion. Häufige Auslöser sind Röntgenkontrastmittel, ACE-Hemmer, Plasmaexpander (Dextrane), Acetylsalicylsäure (z. B. Aspirin®), Antibiotika, Zusatzstoffe, Konservierungs- und Farbstoffe in Lebensmitteln
- Physikalische Form als Reaktion auf Druck, Reibung, Kälte, Wärme oder Licht
- Infektallergische Form bei überschießender Immunreaktion bei Infekten, z. B. Tonsillitis, grippaler Infekt.

Symptome

Urtikaria
Innerhalb von Minuten nach Kontakt mit dem Fremdstoff oder Reiz entstehen leicht erhabene, meist rötliche Quaddeln von sehr unterschiedlicher Größe, die stark jucken. Je nach Dauer der Hauterscheinungen wird die akute Urtikaria (Dauer: Stunden bis Tage) von der chronischen Urtikaria (Dauer > sechs Wochen) unterschieden, bei der die Symptome andauern oder häufig wiederkehren. Als lebensbedrohliche Komplikation kann ein anaphylaktischer Schock ($\succ$ 1.2.3) auftreten.

Quincke-Ödem
Bevorzugt schwellen Augenlider, Lippen, Zunge und Rachen an. Sind die Schleimhäute der oberen Luftwege betroffen, besteht Erstickungsgefahr. Die Patienten klagen weniger über Juckreiz als über ein schmerzhaftes Spannungsgefühl in den entsprechenden Hautpartien. Die Symptome bilden sich innerhalb von 1–3 Tagen zurück.

Diagnostik

Der Auslöser wird durch Anamnese und Allergietests gesucht, bei Verdacht auf Nahrungsmittelallergien über Suchdiät oder Expositionstest. Oft bleibt der Auslöser jedoch unklar.

Therapie

- Bekannte Allergene meiden
- Bei leichter Urtikaria äußerlich kühlende Externa (z. B. Lotio alba), antihistaminikahaltige Gele (z. B. Systral®) oder Cremes mit Kortikosteroiden
- Antihistaminika oral als Dauertherapie
- Bei schweren Formen Antihistaminika intravenös, evtl. auch Kortikosteroide systemisch
- Ggf. Intubation bei Quincke-Ödem, Reanimation bei anaphylaktischem Schock.

13.2.2 Arzneimittelexantheme

Arzneimittelexantheme treten als Reaktion nach Einnahme bestimmter Medikamente auf. Der Schweregrad der verschiedenen Krankheitsbilder reicht von örtlichen Hauterscheinungen bis hin zu lebensbedrohlichen Allgemeinreaktionen.

Ursachen

Arzneimittelexantheme können durch alle vier Allergie-Typen sowie als toxische oder pseudoallergische Reaktionen entstehen. Meist ist das Zusammentreffen eines fieberhaften Infektes und der Medikamenteneinnahme Voraussetzung für die Reaktion.

Häufig wird ein Arzneimittelexanthem ausgelöst durch Sulfonamide, Ampicillin, Penicillin G, Cephalosporine, Salizylate und Barbiturate.

Symptome

Abhängig vom Erscheinungsbild und dem Auslöser werden folgende Exantheme unterschieden:
- **Fixes Exanthem:** Es treten ein oder mehrere einzelne gerötete Herde auf, die nach anfänglicher Rötung pigmentieren. Vorwiegend an den Füßen ist Blasenbildung möglich. Bei wiederholter Einnahme des Medikaments bildet sich meist an derselben (fixen) Stelle erneut ein geröteter Herd.
- **Makulopapulöses Exanthem:** Einige Tage nach Einnahme von Sulfonamiden, Ampillicin oder Penicillin findet sich am gesamten Körper ein masernähnliches (morbilliformes) Exanthem aus rötlichen Makulae und Papeln.
- **Urtikarielles Exanthem:** Dies entspricht der pharmakologischen Form der Urtikaria.
- **Erythema exsudativum multiforme (EEM):** Es bilden sich schubweise typische, scheibenförmige Herde mit bläulicher Mitte und hellrotem Rand, sog. Kokarden. In der Mitte der Herde können sich Blasen bilden. Es kommt häufig vor, besitzt einen gutartigen Verlauf und sein Auftreten wird mit einem rezidivierenden Herpes simplex-Infekt erklärt.
- **Stevens-Johnson-Syndrom:** Ein schwerer Verlauf mit Befall des gesamten Körpers und zusätzlich der Schleimhäute ist kennzeichnend. Auch innere Organe können befallen sein.
- **Lyell-Syndrom:** 50 % tödlicher Verlauf, Extremvariante eines blasenbildenden Arzneimittelexanthems. Es wird auch toxische epidermale Nekrolyse genannt. Es kommt zu großflächigen, blasigen Abhebungen der Oberhaut, die sehr schmerzhaft sind und Verbrühungen gleichen. Die Patienten haben hohes Fieber und sind schwer krank.
- **Erythema nodosum:** Es handelt sich um eine Überempfindlichkeitsreaktion auf Medikamente, Infekte (z. B. Tuberkulose, Streptokokkeninfekte) oder chronische Entzündungen (z. B. Sarkoidose, Morbus Crohn). Dabei finden sich überwiegend an den Streckseiten der Unterschenkel schmerzhafte, gerötete Knoten.

Diagnostik

Eine präzise Anamnese ist die wichtigste Voraussetzung, um den Auslöser des Exanthems zu finden. Beim urtikariellen oder fixen Exanthem kommen Prick- und Epikutanteste (verdächtiges Allergen wird auf oder in die Haut eingebracht) zum Einsatz. Ggf. werden Expositionstests (Einnahme einer kleinen Menge des vermuteten Allergens) durchgeführt. Sie dürfen nicht durchgeführt werden, wenn die Gefahr eines anaphylaktischen Schocks oder eines Lyell-Syndroms besteht. Bei Penicillinallergie werden zusätzlich die IgE-Antikörper im Serum bestimmt.

Therapie

Das auslösende Medikament wird abgesetzt und in Zukunft gemieden.
- Fixe, makulopapulöse und urtikarielle Exantheme: Antihistaminika und Kortikosteroide, bei schweren Verläufen auch intravenös
- Erythema exsudativum multiforme: Bei leichten Formen austrocknende und kortikosteroidhaltige Externa
- Bei schweren Formen und bei Stevens-Johnson-Syndrom: orale oder intravenöse Gabe von Kortikosteroiden, Ausgleich des Flüssigkeitsverlustes und Vorbeugen von Superinfektionen
- Lyell-Syndrom: Hochdosierte, intravenöse Gabe von Kortikosteroiden, intensivmedizinische Betreuung, Ausgleich des enormen Flüssigkeitsverlustes und Vorbeugen von Superinfektionen.

13.3 Ekzematöse Erkrankungen

Ekzeme oder auch Dermatitiden sind häufige Hauterkrankungen. Es handelt sich um Entzündungen, die die Epidermis und angrenzende Dermis betreffen. Sie sind nicht erregerbedingt und daher nicht ansteckend. Grundsätzlich entsprechen sich Ekzem und Dermatitis. Der Begriff Dermatitis wird jedoch eher für akute, der Begriff Ekzem eher für chronische Krankheitsverläufe benutzt.

Symptome

Das klinische Muster der Ekzemerkrankungen ist prinzipiell gleichartig: Zunächst bilden sich rote Makulae, Papeln und Bläschen, dann folgen Erosionen, Rhagaden sowie Schuppung und eine Verdickung der Hornschicht (Hyperkeratose). Aufgrund des Juckreizes sind zusätzlich Exkoriationen (Hautabschürfung, die das Corium erreicht) zu beobachten. Bei chronischen Verläufen vergröbert sich die Hautfelderung (Lichenifikation). Gewebedefekte und Narben entstehen nicht.

13.3.1 Kontaktekzem

Unterschieden werden das **allergische Kontaktekzem** und das häufigere **toxische Kontaktekzem.** Es gibt jeweils akute und chronische Verlaufsformen.

Ursachen

Toxisches Kontaktekzem
Hervorgerufen wird das toxische Kontaktekzem (➤ Abb. 13.2) durch Irritation bzw. direkt gewebeschädigende Substanzen (Toxine). Bei der phototoxischen Reaktion wird eine Substanz erst durch Lichteinwirkung toxisch. Solche Substanzen können z. B. in Gräsern (Wiesengräserdermatitis) oder in

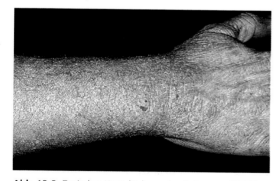

Abb. 13.2 Toxisches Kontaktekzem des Unterarms. [E939]

Kosmetika enthalten sein. Das Ausmaß und der Verlauf der Hautreaktion hängt von der Aggressivität und der Einwirkdauer des Toxins ab: Aggressive Lösungsmittel, Laugen und Säuren sowie phototoxische Substanzen lösen schon nach kurzem Kontakt akute Entzündungen aus, während Stoffe von geringer Aggressivität (z. B. Reinigungsmittel) erst nach langer Einwirkung zu chronischen Ekzemen führen, z. B. zum degenerativen Ekzem (Abnutzungsekzem, Hausfrauenekzem). Durch Einwirkung von Stuhl und Urin auf empfindliche Säuglingshaut in Verbindung mit einer Superinfektion mit Hefepilzkeimen entsteht die Windeldermatitis.

Allergisches Kontaktekzem
Zugrunde liegt eine Typ-IV-Reaktion, die zehn Stunden bis einige Tage nach dem Zweitkontakt mit dem Allergen auftritt. Häufige Allergene sind Chromate (z. B. in Zement), Nickel (z. B. Knöpfe, Modeschmuck, Brillen), Duft-, Farb- und Konservierungsstoffe (z. B. in dermatologischen Externa oder Kosmetika) sowie äußerlich anzuwendende Antibiotika (z. B. Neomycin). Bei der photoallergischen Reaktion wird eine Substanz durch Lichteinwirkung zum Allergen. Ein chronisches allergisches Kontaktekzem entsteht, wenn der Kontakt mit dem Allergen über einen längeren Zeitraum besteht.

> **!**
> Chronisch-toxische Kontaktekzeme begünstigen durch die Störung der Barrierefunktion der Haut die Entstehung von allergischen Kontaktekzemen.

Besonders gefährdet, ein Kontaktekzem zu entwickeln, sind Menschen mit einer atopischen Veranlagung und Personen in sog. Feuchtberufen. Zu diesen gehören z. B. Maurer, Friseure, Pflegefachpersonen sowie Laboranten. Durch Berufsstoffe ausgelöste Ekzeme können als Berufskrankheit anerkannt werden.

Symptome

Beim toxischen Kontaktekzem ist die Entzündungsreaktion typischerweise streng auf den Einwirkungsbereich des Toxins beschränkt. Beim allergischen Kontaktekzem entstehen durch ein Streuen des Allergens entlang der Lymphspalten oder über Blutgefäße auch Entzündungsherde außerhalb des Kontaktbereichs mit dem Allergen, sog. Streureaktionen.

Akute Form:

- Zunächst brennende Rötung, dann Schwellung und Bläschenbildung, Juckreiz (beim allergischen Kontaktekzem)
- Im weiteren Verlauf platzen die Bläschen und es entstehen nässende Erosionen, welche unter geringer Schuppenbildung abheilen. Erst in diesem Stadium tritt beim toxischen Kontaktekzem der Juckreiz hinzu.

Chronische Form:

- Rötung ohne Bläschenbildung und Erosionen, Juckreiz
- Festhaftende Schuppung, die Haut trocknet aus und es entstehen Rhagaden
- Im weiteren Verlauf Lichenifikationen.

Diagnostik und Therapie

- Identifikation des Toxins oder Allergens mit Hilfe von Anamnese und Epikutantest
- Kontakt mit bekannter Substanz meiden, ggf. Schutzkleidung (z. B. Handschuhe) verwenden. Kann bei der Ausübung eines Berufes der Kontakt mit dem Allergen nicht vermieden werden, muss eine Umschulung ins Auge gefasst werden. Menschen mit einer atopischen Veranlagung müssen bei der Berufswahl bedenken, dass für sie in Feuchtberufen eine Sensibilisierung auf Arbeitsstoffe vorprogrammiert ist
- Lokaltherapie:
  - Akute Form: Zunächst lokal Kortikosteroide, ggf. unter Okklusion, dann rückfettende Externa, bei nässenden Hautschädigungen feuchte Umschläge und Schüttelmixturen
  - Chronische Form: Zunächst lokal Kortikosteroide, danach Teersalben. Besonders wichtig ist die Pflege mit rückfettenden Salben. Schutzverbände werden angelegt, um Kratzen und Hautirritationen zu vermeiden
  - Windeldermatitis: Häufiger Windelwechsel, austrocknende Lösungen und schützende Zinkpasten, Antimykotika bei Superinfektion mit Hefepilzen.

13.3.2 Atopisches Ekzem

Das atopische Ekzem, auch **Neurodermitis** oder **endogenes Ekzem** genannt, ist eine meist im Kleinkindalter beginnende Hauterkrankung mit chronischem Verlauf. Die Erkrankung tritt familiär gehäuft auf und ist sehr verbreitet.

Das atopische Ekzem gehört gemeinsam mit der allergischen Rhinitis und dem allergischen Asthma bronchiale zum Formenkreis der Atopien.

Ursachen

Eine atopische Veranlagung ist Voraussetzung für die Krankheitsentstehung. Ob das Ekzem letztlich ausbricht, hängt von zusätzlichen Provokationsfaktoren wie klimatischen Einflüssen, Infekten, Hautbelastung und z. T. psychischen Belastungen ab. Diese Faktoren können sowohl den ersten Erkrankungsschub als auch nachfolgende Schübe auslösen. Bedingt durch die atopische Veranlagung entwickeln sich häufig Sensibilisierungen gegen Nahrungsmittel. Diese Stoffe lösen dann Ekzemschübe aus. Weiterhin entwickeln sich sehr häufig Sensibilisierungen gegenüber inhalativen Allergenen (Pollen, Hausstaubmilben, Schimmelpilze, Tierepithelien). Diese Sensibilisierung äußert sich in Heuschnupfen und Asthma.

Symptome

Das klinische Bild ist vielgestaltig. Charakteristisch sind:

- Symmetrisches Befallsmuster
- Starker Juckreiz
- Sehr trockene Haut.

Meist finden sich bereits im Säuglingsalter die ersten Hauterscheinungen: Schuppenkrusten auf gerötetem Grund, typischerweise im Gesicht und am behaarten Kopf. Wegen der Ähnlichkeit mit über dem Feuer eingetrockneter Milch werden diese Hauterscheinungen als Milchschorf bezeichnet.

Im Kleinkindes- und Kindesalter entwickeln sich dauerhafte Entzündungsflächen, auf denen Papeln vorherrschen. Die Haut ist sehr trocken und es zeigen sich erste Lichenifikationen. Typischerweise sind die Beugeseiten der Gelenke (Ellenbeugen, Kniekehlen) sowie Nacken, Hals und Hände befallen

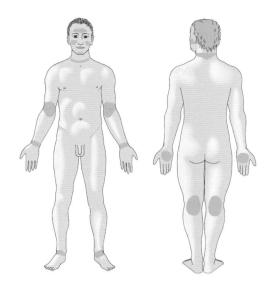

Abb. 13.3 Typisches Befallsmuster beim atopischen Ekzem. [L190]

(➤ Abb. 13.3). Häufig sind die Augenbrauen gelichtet und die Unterlidfalte ist gedoppelt. Die Kinder werden durch Juckreizattacken gequält und kratzen die betroffenen Hautareale auf. In den Wintermonaten verschlechtert sich das Bild, während es sich im Sommer sowie im Gebirge und an der See bessert. Textilien, wie z. B. Wolle, können die Situation verschlechtern.

Etwa ¼ der erkrankten Kinder leiden auch noch als Erwachsene unter Ekzemschüben, die allerdings milder verlaufen, z. B. als Handekzem. Bei allen Patienten bleibt lebenslänglich eine Überempfindlichkeit der Haut bestehen.

Komplikationen werden vor allem als Superinfektion der Hautschädigungen mit Staphylokokken oder Herpes-Viren beobachtet.

Diagnostik

- Familienanamese mit einer Häufung atopischer Erkrankungen
- Klinisches Bild mit weißem Dermographismus (auf starkes Bestreichen der Haut reagiert diese mit einer Blutleere)
- Bei einem Großteil der Patienten findet sich eine Erhöhung von IgE-Antikörpern im Serum; Prickteste sind häufig positiv

- Bei Nahrungsmittelunverträglichkeit wird die auslösende Substanz mit Hilfe von Suchdiäten und Expositionstests gesucht. Oft bleibt der Auslöser jedoch unklar.

Therapie

- Hautpflege mit wirkstofflosen Cremes und Salben sowie rückfettenden Ölbädern
- Zur Körper- und Händereinigung statt Seifen Syndets (Seifenersatzstoffe) oder Ölbäder verwenden
- Im akuten Schub werden Kortikosteroide und Immunsystem-Hemmstoffe angewendet
- Antihistaminika wirken gegen den Juckreiz
- Für die Dauerbehandlung eignen sich Harnstoffpräparate
- Physikalische Therapie: Sowohl bei Schüben als auch zwischen den Schüben Bestrahlung mit UV-Licht, Klimakuren an der See oder in den Bergen
- Lebensführung: Kleidung und Wäsche aus leichter, weicher Baumwolle, Diät nur im Falle nachgewiesener Nahrungsmittelunverträglichkeiten, psychologische Betreuung, keine Berufe mit häufigem Waschen und häufigem Allergenkontakt.

13.3.3 Seborrhoisches Ekzem

Das seborrhoische Ekzem tritt in den talgdrüsenreichen Hautarealen (Mittellinie des Körpers) auf. Die Erkrankung ist weit verbreitet, junge Männer sind bevorzugt betroffen. Die bei Säuglingen auftretende Form ist die seborrhoische Säuglingsdermatitis.

Ursachen

Lücken im Säureschutzmantel der Haut und der Pilz Pityrosporum ovale spielen eine wesentliche Rolle. Weiterhin haben klimatische und psychische Faktoren Einfluss auf die Erkrankung: Besserung im Sommer, in den Bergen und am Meer, Verschlechterung bei Stress.

Symptome

Erwachsenenform: Am behaarten Kopf, zwischen den Augenbrauen, neben den Nasenflügeln sowie in der vorderen und hinteren Schweißrinne findet sich

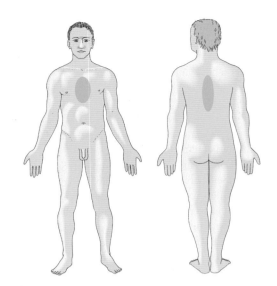

Abb. 13.4 Typisches Befallsmuster beim seborrhoischen Ekzem. [L190]

eine leichte, bräunliche Schuppung auf gerötetem Grund. Juckreiz ist meist gering ausgeprägt (> Abb. 13.4)

Seborrhoische Säuglingsdermatitis: Es treten gerötete und schuppende Hauterscheinungen in der Mittellinie des Körpers einschließlich des Gesichts sowie in den Leisten und Achseln auf. Wie bei der Windeldermatitis kann es zu einer Superinfektion mit Hefepilzen kommen.

Therapie

Oft spricht die Erkrankung auf Antimykotika an, die gegen Pityrosporum ovale wirksam sind. Kortikosteroidhaltige Lokaltherapeutika werden nur kurzfristig eingesetzt. Die Langzeitbehandlung erfolgt mit schwefelhaltigen Substanzen. An den Einfluss psychischer und klimatischer Faktoren muss gedacht werden.

13.3.4 Intertrigo

Bei der Intertrigo handelt es sich um ein in den Körperfalten (z. B. unter den Brüsten oder in der Analfalte) auftretendes Ekzem. Betroffen sind häufig Säuglinge und adipöse Menschen.

Ursachen sind Reibung und ein Aufweichen der Haut durch Feuchtigkeit.

Das klinische Bild und die Therapie entsprechen einem akuten toxischen Kontaktekzem, das mit Bakterien oder Hefepilzen superinfiziert ist.

13.4 Blasenbildende Erkrankungen

Durch Zerstörung von Bestandteilen der Keratinozyten, der Basalmembran oder der oberen Lederhaut verliert der Gewebeverband seinen Zusammenhalt. Die so entstandenen Spalträume füllen sich mit Gewebeflüssigkeit und es kommt zu Blasenbildung.

13.4.1 Pemphigus vulgaris

Der Pemphigus vulgaris ist eine seltene Autoimmunerkrankung, bei der sich Blasen auf gesunder Haut bilden. Er befällt vorwiegend Menschen im mittleren und höheren Lebensalter.

Ursachen

Ursache sind im Blut zirkulierende und in der Haut nachweisbare Antikörper gegen epidermale Desmosomen. Die dadurch ausgelöste Entzündungsreaktion führt zum Verlust der Zellverbindungen in der Epidermis mit nachfolgender Blasenbildung.

Symptome

Auf der zunächst nicht geröteten Haut und Schleimhaut finden sich schlaffe Blasen, die rupturieren und eine offene Stelle hinterlassen. Nachfolgend bilden sich Krusten. Wenn die Erosionen sehr ausgedehnt sind, nimmt die Erkrankung unbehandelt einen schweren, fast immer tödlichen Verlauf. Ein Pemphigus beginnt häufig mit oralen Läsionen, die zu starken Schluckstörungen führen.

Diagnostik

Das klinische Bild weist auf die Erkrankung hin. Daneben findet sich ein positives Nikolski-Phänomen: Das Verschieben der gesund aussehenden Haut in der Umgebung einer Hautschädigung führt zu Blasenbildung. Im Serum oder in einer Hautbiopsie können Autoantikörper nachgewiesen werden.

Therapie

Es werden hochdosiert systemisch Kortikosteroide gegeben. Sobald keine neuen Läsionen auftreten, wird die Dosis langsam über Monate reduziert. Austrocknende und antiseptische Externa werden angewendet, um eine Superinfektion zu verhindern.

13.4.2 Bullöses Pemphigoid

Das bullöse Pemphigoid ist eine seltene, schwer verlaufende Autoimmunerkrankung des höheren Lebensalters (> 60 Jahre), die mit Blasenbildung einhergeht.

Ursache

Beim bullösen Pemphigoid finden sich Antikörper gegen die Basalmembran. Dadurch entsteht ein Spalt zwischen Epidermis und Dermis mit Blasenbildung in dieser Zone. Ausgelöst werden kann ein bullöses Pemphigoid durch einen Tumor und verschiedene Medikamente.

Symptome

Im Unterschied zum Pemphigus vulgaris sind die Blasen beim bullösen Pemphigoid prall gefüllt und die Blasendecke ist stabiler. Die umliegende Haut ist unterschiedlich stark gerötet. Häufig kommt es zu Einblutungen in die Blasenhöhle, sodass nach ihrem Platzen dunkle Krusten zu sehen sind. $\frac{1}{3}$ der Patienten entwickeln Läsionen im Mund, die meist rasch abheilen. Die Patienten haben starken Juckreiz.

Diagnostik

Die Diagnose ergibt sich aus dem klinischem Bild, einer Hautbiopsie und dem Nachweis der Antikörper. Da ein bösartiges Tumorleiden hinter der Entstehung eines bullösen Pemphigoids stehen kann, werden die Patienten gründlich internistisch untersucht.

Therapie

Bei leichten Fällen wird lokal mit Kortikosteroiden therapiert, ansonsten werden Kortikosteroide hochdosiert und systemisch gegeben. Es werden austrocknende und antiseptische Externa angewendet, um eine Superinfektion zu verhindern. Wenn ein eventuell auslösender Tumor erfolgreich behandelt werden kann, verschwindet auch das Pemphigoid.

13.5 Psoriasis

Die Psoriasis (Schuppenflechte) ist eine erbliche, entzündliche Verhornungsstörung der Haut. Die Erkrankung verläuft in wiederkehrenden Schüben und ist sehr häufig: 2–5 % der Europäer sind betroffen.

Ursachen

Die Bildungsrate von Keratinozyten in der Basalschicht der Epidermis ist stark erhöht und die folgenden Hautschichten werden in einer stark verkürzten Zeit von den Zellen durchlaufen. Die Folge ist eine übermäßige Abschilferung von unreifen Hornlamellen, die sog. parakeratotische Schuppung.

Sowohl in den Papillen der Lederhaut als auch in der Oberhaut sammeln sich Leukozyten an und es bilden sich sterile Pusteln (oft klinisch nicht sichtbar).

Die genaue Ursache für diese Vorgänge ist letztlich unklar. Eine erbliche Veranlagung konnte in vielen Fällen nachgewiesen werden. Ähnlich wie beim atopischen Ekzem sind allerdings auslösende Faktoren für den Ausbruch der Krankheit Voraussetzung. Hierzu zählen z. B. Infekte, Verletzungen, Medikamente oder psychische Belastungen. Jahreszeitliche (Sommer) und klimatische Faktoren (Sonne, Meer) können die Psoriasisschübe hemmen.

Symptome und Einteilung

Psoriasis vulgaris: Häufigste Form der Psoriasis. Dabei finden sich im akuten Schub typischerweise an den Streckseiten beider Ellenbogen- und Kniegelenke, am Kreuzbein und am behaarten Kopf erythematöse, scharf begrenzte Papeln und Plaques (> Abb. 13.5). Im weiteren Verlauf entstehen auf diesen Papeln und Plaques charakteristische, silbrig glänzende Schuppungen. Es kann zu Juckreiz kommen. Bei Befall von Finger- und Fußnägeln werden punktförmige Einziehungen der Nagelplatte (Tüpfelnägel) und fleckige, rot-braune Verfärbungen des Nagelbettes (psoriatischer Ölfleck) beobachtet. Wird die Nagelplatte vollständig zerstört, finden sich die sog. Krümelnägel.

Psoriasis pustulosa: Durch die Ansammlung von Leukozyten bilden sich hauptsächlich an Händen und Füßen Pusteln.

Die Hauterscheinungen können den gesamten Körper befallen (psoriatische Erythrodermie). Dies kann lebensbedrohlich sein. In manchen Fällen kommt es zu einem Übergriff des entzündlichen Geschehens auf die Gelenke (Psoriasis arthropathica) mit starken Schmerzen sowie Zerstörung und Verformung des Gelenks. Erhebliche Einschränkungen der Beweglichkeit sind die Folge.

Diagnostik

Die Familienanamnese und das klinische Bild mit der charakteristischen Verteilung der Herde weisen auf eine Psoriasis hin. Daneben können die typischen Psoriasisphänomene nachgewiesen werden:
- Kerzenwachsphänomen: vorsichtiges Kratzen an der Oberfläche eines Herdes → silbrige Schüppchen (ähneln abgeschabtem Kerzenwachs)

- Phänomen des letzten Häutchens: Werden diese Schüppchen durch weiteres Kratzen entfernt, kommt darunter ein glänzendes Häutchen (Basalmembran) zum Vorschein
- Phänomen des blutigen Taus (Auspitz-Phänomen): Wird auch dieses Häutchen abgekratzt, entstehen punktförmige Blutungen
- Isomorpher Reizeffekt (Köbner-Phänomen): Reizung eines äußerlich gesunden Hautareals (z. B. durch Kratzen) kann nach ca. 2 Wochen zu Psoriasis-Effloreszenzen führen.

Therapie

Lokale Therapie

Zunächst werden Schuppenauflagerungen mit Hilfe von Keratolytika entfernt. Danach setzt eine spezifische Lokaltherapie mit Cignolin- und teerhaltigen Salben ein. Kortikosteroide werden nur im akuten Schub angewendet. Hilfreich ist auch die Photochemotherapie (PUVA), bei der zunächst eine lichtsensibilisierende Substanz aufgetragen und die Haut danach mit UV-A-Licht bestrahlt wird. So wird ein wachstumshemmender Effekt erzielt. Zwischen den Schüben kann die Haut mit Ölbädern gepflegt werden. Eine Klimabehandlung mit Sonnenbädern, v. a. am Meer oder im Gebirge, ist empfehlenswert.

Systemische Behandlung

Bei psoriatischer Erythrodermie sowie Psoriasis pustulosa und Psoriasis arthropathica werden Retinoide (z. B. Tigason), Zytostatika (z. B. Methotrexat) oder Immunsuppressiva (z. B. Cyclosporin) angewendet.

13.6 Tumoren der Haut

13.6.1 Pigmentnävi

Eine allgemein akzeptierte Definition des Begriffs Nävus ist bisher nicht gelungen. Gewöhnlich versteht man unter Nävi (Male) pigmentierte, umschriebene und gutartige Fehlbildungen der Haut, bestehend aus pigmentproduzierenden Melanozyten oder Nävuszellen. Es gibt sowohl vererbte als auch nicht vererbte Formen. Sie können schon bei

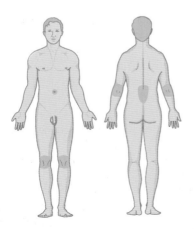

Abb. 13.5 Typisches Befallsmuster bei der Psoriasis. [L190]

der Geburt vorhanden sein oder erst im Verlauf des Lebens auftreten. Manche Nävi bilden sich spontan zurück, andere neigen zu maligner Entartung.

Die Einteilung der Nävi richtet sich nach dem Gewebe, von dem sie abstammen.

Symptome und Einteilung

Angeborener Nävuszellnävus: Das Erscheinungsbild ist vielgestaltig. Häufig handelt es sich um unregelmäßig pigmentierte Herde, oft mit papulöser Oberfläche. Kleine Nävi kommen ebenso vor wie solche, die ganze Körperregionen bedecken. Auch können sie mit Haaren besetzt sein. Je ausgedehnter die Nävi sind, desto größer ist das Risiko der Entartung zum malignen Melanom.

Erworbener Nävuszellnävus: Besonders im Kindes- und jungen Erwachsenenalter bilden sich kleine (ca. 5 mm Durchmesser) bräunliche Flecken, die sich zu leicht erhabenen Knötchen wandeln. Die meisten bilden sich später wieder zurück. Eine hautfarbene Papel kann bestehen bleiben.

Atypischer Nävus (dysplastischer Nävus): Für diesen gibt es folgende Kriterien:
- Schnelle Größenzunahme des Herdes
- Durchmesser von über 5 mm
- Unregelmäßige Begrenzung und Pigmentierung, sehr dunkle Pigmentierung
- Entzündlich geröteter Rand.

Syndrom der dysplastischen Nävuszellnävi: Bei den betroffenen Patienten finden sich mehr als zehn atypische Nävi gleichzeitig, bei manchen über 100. Hauptsächlich befallene Körperbereiche sind Stamm, Gesäß und Kopf. Unbehandelt entwickeln sich fast immer maligne Melanome, häufig schon zwischen dem 20.–40. Lebensjahr.

Melanozytärer Nävus: Sommersprossen (Epheliden) treten bereits bei Kindern in Erscheinung. Je nach Sonneneinwirkung wechseln die kleinen, unregelmäßig geformten Flecken die Intensität ihrer bräunlichen Pigmentierung. Es besteht kein Risiko einer malignen Entartung.

Diagnostik

Die genaue Anamnese und die Beurteilung des klinischen Bildes des Nävus sind Grundlage der Diagnose. Ggf. wird eine Lupe, ein Dermatoskop (Beleuch-

tung der Haut mit 10-facher Vergrößerung) oder ein Auflichtmikroskop (bis 40-fache Vergrößerung bei Beleuchtung der Haut) zur Beurteilung verwendet. Bei Verdacht auf ein malignes Melanom wird keine Probeexzision durchgeführt, da eine inkomplette Entnahme von Melanomgewebe eine Metastasierung begünstigt. Stattdessen wird der gesamte Herd exzidiert und histologisch untersucht.

Therapie

- Angeborene Nävuszellnävi: Falls der Durchmesser größer als 2 cm ist, wird der Nävus regelmäßig beobachtet. Bei auffälligen Veränderungen sollte er entfernt werden. Bei großflächigen Nävi wird ggf. eine Dermabrasio oder Lasertherapie in den ersten Lebenstagen durchgeführt
- Atypische, erworbene Nävi und Syndrom der dysplastischen Nävuszellnävi: Überwachung durch ständige Selbstkontrolle der Patienten und regelmäßige ärztliche Untersuchung. Schreitet die Atypie fort oder verändern sich die Nävi, werden sie vorsorglich im Ganzen entfernt.

13.6.2 Vaskuläre Läsionen

Vaskuläre Läsionen (Feuermale, Nävus flammeus) sind angeborene Fehlbildungen oder Neubildungen von Blutgefäßen.

Symptome und Einteilung

Storchenbiss: Bei der Geburt oder kurz danach zeigt sich in der Mittellinie des Körpers – meist im Nacken oder an der Stirn – ein einzelner, hellroter, unregelmäßig begrenzter, nicht erhabener Gefäßnävus von unterschiedlicher Größe. Während des 2. Lebensjahres blasst er ab und kann später ganz verschwinden.

Spinnennävus (Spider nävus): Um ein hellrotes Knötchen (Zentralgefäß) sind erweiterte Hautgefäße sternförmig angeordnet (Durchmesser z. T. bis 1 cm). Bei Erwachsenen mit Lebererkrankungen treten sie gehäuft und meist am Oberkörper auf.

Kavernöses Hämangiom (Blutschwamm): Kurz nach der Geburt bilden sich blaurote Flecken, die innerhalb des ersten Lebensjahres zu rötlichen Tumoren unterschiedlicher Größe (erbsen- bis faustgroß) heranwachsen. Im späteren Verlauf bilden sie sich zurück.

Seniles Angiom (Angioma senile): Nach dem 20. Lebensjahr entstehen an der Brustwand stecknadelkopfgroße Tumoren von hellroter Farbe. Genetisch bedingt können diese in großer Zahl auftreten. Für die Diagnose ist das klinische Bild ausschlaggebend.

Therapie

Größere Gefäßnävi können mit dem Laser oder durch Elektrokoagulation mit dem Kauter entfernt werden.

Bei Hämangiomen wird meist die spontane Rückbildung abgewartet. Bleiben Hauterscheinungen zurück, können diese nach dem 10. Lebensjahr operativ entfernt werden. Hämangiome, die Organe verdrängen (z. B. den Augapfel oder die Luftröhre), werden frühzeitig exzidiert. Alternativ können sie mit Kryo- bzw. Lasertherapie sowie systemisch mit Kortikosteroiden behandelt werden.

Bei senilen Angiomen besteht kein Behandlungsbedarf.

13.6.3 Weitere gutartige Tumoren der Haut

Zysten

Zysten sind mit Epithel ausgekleidete Hohlräume. Eine in der Oberhaut auftretende Zystenform sind die sog. **Milien,** die meist im Gesicht als stecknadelkopfgroße, mit Horn gefüllte, weißliche Knötchen erscheinen. Sie werden angeritzt und können dann entleert werden.

Eine weitere Zystenform ist das **Atherom** (Grützbeutel, Talgretentionszyste). Es entsteht meist an Kopf oder Stamm, wenn der Ausführungsgang einer Talgdrüse verstopft ist. Dabei zeigen sich prallelastische, halbkugelige Knoten, die Talg und Hornmaterial enthalten und faustgroß werden können. Sie werden hautchirurgisch entfernt.

Seborrhoische Warzen

Seborrhoische Warzen (Alterswarzen, seborrhoische Keratosen) sind sehr häufige, gutartige Tumo-

ren der Oberhaut, die v. a. bei älteren Menschen auftreten. Ein Risiko der bösartigen Entartung besteht nicht. Klinisch finden sich vornehmlich am Stamm gelbbraune bis schwärzliche, breit aufsitzende knospenförmige Tumoren. Oft haben sie eine fettig-glänzende Oberfläche. Sie werden mittels Kürettage (Entfernung mit einem scharfen Löffel) entfernt.

Fibrome

Ein Fibrom entsteht durch die überschießende Bildung von Bindegewebe. Eine bei Erwachsenen jeder Altersklasse häufig vorkommende Fibromart ist das pendulierende Fibrom. Es ist harmlos und tritt meist zu mehreren am Hals, an den Augenlidern oder in den Achselhöhlen als weiches, hautfarbenes, gestieltes Knötchen auf. Es wird mit einer Schere entfernt.

Narbenkeloide

Ein Narbenkeloid entsteht durch überschießendes Wachstum von Narbengewebe. Dies kann sich auf den Bereich der ursprünglichen Hautverletzung beschränken oder auch auf die unverletzte Haut der Umgebung übergreifen.

Zunächst zeigt sich eine mit Juckreiz einhergehende Rötung. Später entstehen hautfarbene, knotige oder strangförmige Gewebswülste. Diese können bei entsprechender Lokalisation zu erheblichen Einschränkungen der Beweglichkeit führen.

Druckverbände vermindern das überschießende Wachstum ebenso wie lokal angewandte Kortikosteroide und Kryotherapie. Bei umschriebenen Keloiden können Kortikosteroide direkt in den Herd injiziert werden.

13.6.4 Präkanzerosen der Haut

Präkanzerosen sind eine Gruppe verschiedener (Haut-)Veränderungen, von denen man aus klinischer Erfahrung weiß, dass sie ein sehr hohes Risiko aufweisen, nach einiger Zeit zu entarten. Ein infiltrierendes Wachstum findet somit zunächst nicht statt, entwickelt sich jedoch mit großer Wahrscheinlichkeit.

Eine pigmentierte Präkanzerose der Haut ist die Lentigo maligna. Die nicht pigmentierten Präkanzerosen umfassen die aktinische Keratose und den Morbus Bowen.

Lentigo maligna

Bei der Lentigo maligna (melanotische Präkanzerose) handelt es sich um einen Tumor aus atypischen Melanozyten. Sie kommt meist bei über 50-Jährigen vor und geht häufig in das Lentigo-maligna-Melanom über. Prädisponierend sind ein heller Hauttyp und langjährige Einwirkung von UV-Strahlen.

Symptome

Hauptsächlich dem Licht ausgesetzte Hautbezirke sind betroffen. Es zeigen sich unscharf begrenzte, unregelmäßig braun bis schwarz pigmentierte Flecken mit einem Durchmesser von wenigen Millimetern bis mehreren Zentimetern. Je größer der Herd ist, desto unregelmäßiger ist die Pigmentierung. Erhebt sich der Herd knotig über das Hautniveau, so ist meist die Basalmembran infiltriert. Damit liegt ein Lentigo-maligna-Melanom vor.

Diagnostik

Die Diagnose wird über das klinische Bild gestellt. Eine diagnostische Probeexzision darf aufgrund der Gefahr der Metastasierung nicht vorgenommen werden.

Therapie

Der Herd wird im Ganzen entfernt. Geschieht dies im Stadium der Präkanzerose und die Basalmembran ist nicht infiltriert, ist der Patient geheilt.

Aktinische Keratose

Die aktinische Keratose (Keratosis solaris) ist eine Präkanzerose und kommt gehäuft bei über 50-Jährigen mit hellem Hauttyp vor. Aus bis zu ¼ der aktinischen Keratosen entwickelt sich ein Spinaliom. Risikofaktoren sind ein heller Hauttyp und Einwirkung von UV-Strahlen.

Symptome und Diagnostik

Betroffen sind häufig dem Licht ausgesetzte Hautbezirke wie Stirn, Nasenrücken und Kopfglatze. Hier zeigt sich zunächst eine Rötung. Es folgen Hyperkeratosen, gelbliche Schuppungen und Übergang zum Spinaliom (Plattenepithelkarzinom). Bei unsicherer Diagnose wird eine Probeexzision vorgenommen.

Therapie

Vorsorgliche Entfernung des Herdes z. B. durch Kürettage oder Exzision. Bei regelmäßiger Kontrolle ist die Prognose gut.

Morbus Bowen

Der Morbus Bowen (Bowenoide Präkanzerose) tritt jenseits des 40. Lebensjahres auf. Er ist weniger häufig als die aktinische Keratose und tritt bei allen Hauttypen auf. Wird die Basalmembran überschritten, liegt ein Bowen-Karzinom vor.

Symptome und Diagnostik

Klinisch zeigen sich einzelne gerötete, schuppende Herde. Diese sind flach, scharf begrenzt und bizarr geformt. Befallen sind meist Gesicht, Rumpf und Hände. Der Einzelherd kann Ähnlichkeiten mit der Psoriasis aufweisen.

Besteht der Verdacht eines Morbus Bowen, wird eine Probeexzision durchgeführt.

Therapie

Exzision des betroffenen Hautareals. Ist dies nicht möglich, Behandlung mit 5-Fluorouracil.

13.6.5 Malignes Melanom

Das maligne Melanom (> Abb. 13.6) geht von den melaninbildenen Zellen (Melanozyten) aus. Es findet sich meist an der Haut, selten im Bereich der Schleimhäute, Hirnhäute oder des Auges. Es ist der bösartigste Hauttumor. Schon sehr früh infiltriert es die Basalmembran der Epidermis sowie Blut- und

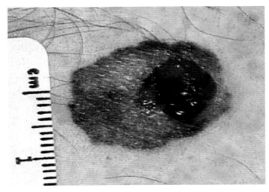

Abb. 13.6 Malignes Melanom. [A400]

Tab. 13.1 Risikofaktoren und Wahrscheinlichkeit der Entstehung eines malignen Melanoms.

Risikofaktoren	Wahrscheinlichkeit
Heller Hauttyp in Verbindung mit UV-Licht	Erhöht
Hohe Anzahl (> 30) von Pigmentnävi	Erhöht
Ausgedehnte (> 2 cm) angeborene Pigmentnävi	Stark erhöht
hohe Anzahl (> 10) von atypischen Pigmentnävi	Sehr stark erhöht
Lentigo maligna	Sicher (nach jahrelangem Verlauf)

Lymphgefäße, wodurch rasch Metastasen gesetzt werden.

Ursachen und Einteilung

Risikofaktoren sind häufige Sonnenbrände – besonders in der Kindheit, familiäre Belastung, heller Hauttyp und viele Muttermale (Nävi, ➤ Tab. 13.1). Frauen sind doppelt so häufig betroffen wie Männer.

Klinisch werden vier Typen unterschieden:
- Superfiziell spreitendes (sich ausbreitendes) Melanom (60 %)
- Lentigo-maligna-Melanom (15 %)
- Noduläres Melanom (15 %)
- Akrolentiginöses Melanom (5 %).

Metastasierung

Das Metastasierungsrisiko hängt ab von den feingeweblichen Kriterien, der Gesamttumordicke und der Eindringtiefe des Tumors ins Gewebe (Clark-Level). Beim nodulären Melanom kommt es sehr früh zur Bildung von Metastasen, die zunächst in den regionären Lymphknoten, bald darauf in Lunge, Leber, Gehirn und Knochen auftreten.

Symptome

Ein Melanom unterscheidet sich vom einfachen Nävus häufig durch folgende Merkmale (**ABCDE-Regel**):
- **A**symmetrie des Herdes
- **B**egrenzung unscharf
- **C**olorierung (Färbung) unregelmäßig, insbesondere blauschwarze und tiefbraune Anteile
- **D**urchmesser ungleich groß, > 5 mm
- **E**rhaben über dem Hautniveau, > 1 mm.

Weiterhin wächst das Melanom meist schnell und kann bluten und jucken.

Diagnostik

Die Diagnose, und damit die Indikation für einen hautchirurgischen Eingriff, muss so früh wie möglich gestellt werden. Da wegen der Gefahr der Metastasierung eine Probeexzision unterbleiben muss, ist das klinische Bild ausschlaggebend.

Die Ausbreitung des Tumors wird unter Einbeziehung der angrenzenden Lymphknoten untersucht, die Suche nach Metastasen erfolgt mittels Sonografie, CT, PET und MRT.

Therapie

Alle verdächtigen Herde müssen operativ im Ganzen entfernt werden. Bei klinisch eindeutiger Diagnose sollte gleich ein ausreichender Sicherheitsabstand von 3 cm gewählt werden. Bei fraglicher Diagnose in problematischer Lokalisation ist eine Schnellschnittuntersuchung und ggf. erweiterte Exzision anzustreben.

13.6.6 Basaliom

Das Basaliom (Basalzellkarzinom) geht von entarteten Keratinozyten der Basalzellschicht aus. Es wächst zwar infiltrierend, setzt aber außer bei sehr langem Bestehen und aggressivem Wachstum keine Metastasen. Meist sind Menschen über 40 Jahren betroffen. Zu den nachgewiesenen Risikofaktoren gehört ein heller Hauttyp in Verbindung mit jahrelanger Einwirkung von UV-Strahlen.

Symptome

Hauptsächlich auf den „Lichtterrassen" Gesicht, Ohren sowie Unterarm und Handrücken entwickeln sich hautfarbene Knötchen, die in einem perlschnurartigen Saum angeordnet sind. Ihre Oberfläche ist glänzend. Häufig finden sich Teleangiektasien (erweiterte Hautgefäße). In der Mitte des Herdes können sich Ulzerationen bilden. Die Läsion wächst sehr langsam. Später werden auch benachbarte knorpelige oder knöcherne Strukturen angegriffen und zerstört.

Diagnostik und Therapie

Das klinische Bild ist richtungsweisend. Die Diagnose wird durch eine Probeexzision gesichert.

Der Tumor wird im Ganzen entfernt und die Entnahmestelle regelmäßig kontrolliert.

13.6.7 Spinaliom

Das Spinaliom (spinozelluläres Karzinom, Plattenepithelkarzinom) ist ein maligner Tumor, der von entarteten Keratinozyten der Stachelzellschicht ausgeht. Bei langjährigem Bestehen kann es metastasieren. Es kann auch an den Schleimhäuten auftreten. Meist sind Menschen jenseits des 60. Lebensjahres betroffen, Männer dreimal so häufig wie Frauen.

Ursachen

Risikofaktoren sind UV-Strahlung, Vorbestehen einer aktinischen Keratose, Verbrennungsnarben und chronische Ulzera. Risikofaktoren v. a. für Schleimhautspinaliome der Lippen, Mundhöhle, Nasopharynx, Kehlkopf und Speiseröhre sind Rauchen und Alkohol.

Symptome

An der äußeren Haut sind die dem Licht ausgesetzten Hautbezirke bevorzugt betroffen (Stirn, Nasenrücken und Kopfglatze), an den Schleimhäuten Lippen, Zunge, Anus, Vulva und Penis. Dabei zeigen sich zunächst hautfarbene bis gelb-bräunliche, schuppende Plaques. Dann bilden sich rötliche Knoten. Häufig kommt es zu Ulzerationen und übermäßiger Hornbildung. Metastasierung meist spät.

Diagnostik und Therapie

Die Diagnose wird durch eine Probeexzision gesichert.

Therapie: Entfernung des Spinalioms und ggf. befallener Lymphknoten.

13.7 Akne und Rosazea

13.7.1 Akne vulgaris

Die Akne ist eine Erkrankung der Talgdrüsen und findet sich damit in talgdrüsenreichen Hautregionen wie Gesicht, vorderer und hinterer Schweißrinne in der Mittellinie von Brust und Rücken. Sie ist eine der häufigsten Hauterkrankungen und tritt während der Pubertät auf. Männliche Jugendliche zeigen häufiger schwere Verlaufsformen.

Ursachen

Durch die ab der Pubertät vermehrt gebildeten Androgene (männliche Sexualhormone) wird die Sekretbildung in den Talgdrüsen stimuliert. Bei erblicher Veranlagung verhornen die Ausführungsgänge der Drüsen → Rückstau von Talg im Ausführungsgang. Talgspaltende Bakterien (Propionibakterien) der Hautflora spalten die Neutralfette des primär sterilen Talges in freie Fettsäuren → die freigesetzten inflammatorischen Fettsäuren rufen starke Entzündungsreaktion hervor.

Symptome

Es werden drei klinische Verlaufsformen sowie Mischformen unterschieden:
* **Komedonenakne** mit halbkugeligen milienartigen Hauterscheinungen, Komedonen (Hornpfropf, Mitesser). Unter Druck entleert sich eine weißliche Masse. Aus den geschlossenen werden

offene Komedonen mit einem schwarzen Mittelpunkt durch Melanineinlagerung
- **Akne papulopustulosa** mit Papeln und Pusteln als Ausdruck der Entzündungsreaktion
- **Akne conglobata:** Die Talgdrüsenwände platzen und es entstehen entzündliche Knoten und Abszesse. Die entzündlichen Knoten können primär oder sekundär aus Komedonen entstehen.

Bis zum 25. Lebensjahr klingt die Akne meist spontan ab, bei Komedonenakne und Akne papulopustulosa ohne Narbenbildung. Bei der Akne conglobata können entstellende Narben oder Keloide zurückbleiben.

Therapie

Ziel der Therapie ist die Prophylaxe von Narbenbildungen. Eine gründliche Reinigung und Entfettung der Haut mit Syndets und alkoholischen Lösungen unterstützt die Therapie, bei der je nach Krankheitsstadium und -aktivität folgende Prinzipien angewandt werden:
- Lokaltherapie: Bei Komedonenakne werden schälende Lokaltherapeutika, in erster Linie Benzoylperoxid oder Vitamin-A-Säure, angewendet. Im papulopustulösen Stadium werden lokale Antiseptika und Antibiotika (z. B. Erythromycin) gegeben
- Systemische Therapie: Bei starker Pustelbildung werden orale Tetrazykline gegeben. Um die Sekretproduktion der Talgdrüsen zu verringern, können bei Frauen Antiandrogene (hormonelle Kontrazeptiva) eingesetzt werden. Der Vitamin A-Abkömmling Isotretinoin (z. B. Roaccutan®) hemmt die Erkrankung stark, wird aber aufgrund ausgeprägter Nebenwirkungen nur bei schweren Akneformen eingesetzt (bei Frauen sicherer Konzeptionsschutz erforderlich, da Isotretinoin fruchtschädigend ist)
- Manuell-physikalische Therapie: Unterstützende manuelle Entleerung der Komedonen, bei einschmelzenden Knoten und Abszessen chirurgische Spaltung und Entleerung

- Phototherapie: UV-A/B-Bestrahlung unterstützen die lokale und systemische Behandlung.

13.7.2 Rosazea

Die Rosazea (Akne rosacea) ist eine sehr häufige, entzündliche Hauterkrankung des Gesichts. Meist sind Menschen > 30. Lebensjahres betroffen, Frauen häufiger als Männer. Die Ursache ist nicht geklärt.

Symptome

Schubweise kommt es zu flüchtigen Gesichtserythemen. Im Verlauf entwickeln sich auf beiden Seiten der Nase Papeln und bleibende Erytheme. Teleangiektasien und Pusteln können hinzutreten. Manchmal entstehen große, entzündliche Knoten. Im Gegensatz zur Akne heilen die Knoten ohne Narbenbildung ab. Die Hauterscheinungen werden durch den Genuss von Alkohol oder Gewürzen sowie durch Kälte, Hitze und Sonnenlicht verstärkt.

Bei Beteiligung der Augen kommt es zur Ophtalmorosazea mit trockener Bindehaut und Blendempfindlichkeit. Fast ausschließlich bei Männern kann sich durch eine massive Vergrößerung der Talgdrüsen ein Rhinophym (Knollennase) ausbilden.

Therapie

- Betroffene Areale mit milden Seifen oder Syndets reinigen (Entfettung)
- Täglicher konsequenter Lichtschutz (Gel oder Lotio, LSF 10–20)
- Lokale oder orale Gabe von Antibiotika und ggf. Isotretinoin, Nebenwirkungen beachten
- Bei Teleangiektasien Laserbehandlung
- Rhinophym: Chirurgisch abtragen
- Bei Ophtalmorosazea werden künstliche Tränen und eine getönte Brille verordnet.

14 Erkrankungen des Bewegungsapparates und des Bindegewebes

14.1 Anatomie und Physiologie des Bewegungsapparates

Der Bewegungsapparat setzt sich aus dem Skelett (➤ Abb. 14.1) und der Muskulatur zusammen.

14.1.1 Skelett

Der Mensch besitzt über 200 verschiedene Knochen. Die Gesamtheit dieser Knochen wird als Skelettsystem bezeichnet. Das Skelett gibt dem menschlichen Körper seine Form und übt wichtige Stützfunktionen aus. Daneben schützt es innere Organe vor Verletzungen, speichert lebensnotwendige Mineralien, insbesondere Kalzium und Phosphat. Gemeinsam mit Muskeln, Sehnen und Gelenken ermöglicht es die Beweglichkeit des menschlichen Körpers.

Das Skelett kann folgendermaßen eingeteilt werden:
- Schädel mit Gesichts- und Hirnschädel
- Rumpf mit Brustraum (Thorax) und Bauchraum (Abdomen)
- Schultergürtel
- Obere Extremitäten
- Becken
- Untere Extremitäten.

14.1.2 Muskulatur, Gelenke, Sehnen

Die **Muskulatur** bewegt die einzelnen Skelettteile gegeneinander oder fixiert sie in einer bestimmten Stellung. So ermöglicht sie die aufrechte Haltung des Körpers sowie seine aktiven Bewegungen. Für eine kontrollierte Bewegung ist meist das Zusammenspiel zweier gegensätzlich wirkender Muskeln notwendig: Der Agonist (Spieler) führt die Bewegung aus, während der Antagonist (Gegenspieler) für die entgegengesetzte Bewegung verantwortlich ist.

Ein Skelettmuskel zieht sich über ein oder mehrere **Gelenke.** Die Gelenke ermöglichen die verschiedenen Bewegungen des Körpers. Je nach Form ihrer Gelenkoberfläche sind Bewegungen um bis zu drei Bewegungsachsen möglich.

Mit den jeweiligen Knochen ist der Muskel über **Sehnen** verbunden. Diese übertragen die Kräfte, die bei einer Kontraktion des Muskels entstehen. Es kommt zu einer Bewegung im betroffenen Gelenk.

14.2 Anatomie und Physiologie des Binde- und Stützgewebes

Das Binde- und Stützgewebe ist entscheidend an der Formgebung und Gestaltung des menschlichen Organismus beteiligt. Es besteht aus Bindegewebszellen (z. B. Fibroblasten, Chondrozyten, Osteozyten, Leukozyten, Plasmazellen, Makrophagen, Mastzellen) und Interzellularsubstanz (Zwischenzellsubstanz, z. B. Kollagenfasern, elastische Fasern, retikuläre Fasern, Grundsubstanz, interstitielle Flüssigkeit). Bindegewebszellen und Interzellularsubstanz liegen je nach Gewebetyp in unterschiedlicher Menge und Anordnung vor.

Bindegewebe

Das Bindegewebe wird in lockeres, straffes und retikuläres Bindegewebe sowie Fettgewebe unterteilt:
- **Lockeres Bindegewebe** besteht aus Kollagenfasern, viel Grundsubstanz und freien Bindegewebszellen. Es füllt im Körper Hohlräume zwischen verschiedenen Organen sowie innerhalb eines Organs aus und umhüllt Nerven, Blut- und

14

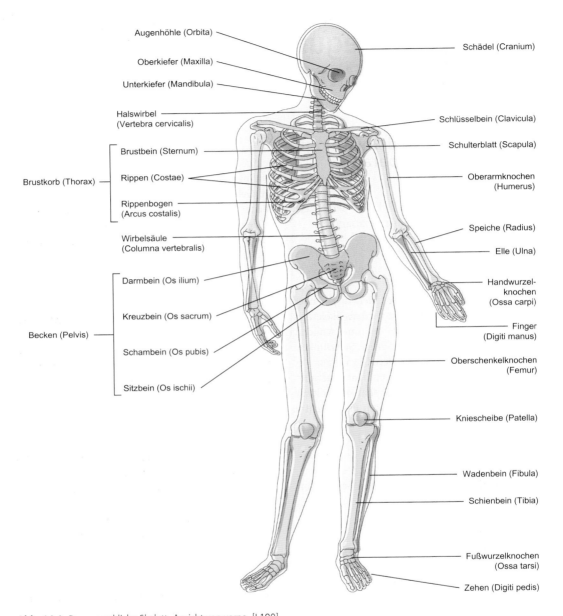

Augenhöhle (Orbita)

Oberkiefer (Maxilla)

Unterkiefer (Mandibula)

Halswirbel
(Vertebra cervicalis)

Brustbein (Sternum)

Rippen (Costae)

Brustkorb (Thorax)

Rippenbogen
(Arcus costalis)

Wirbelsäule
(Columna vertebralis)

Darmbein (Os ilium)

Kreuzbein (Os sacrum)

Becken (Pelvis)

Schambein (Os pubis)

Sitzbein (Os ischii)

Schädel (Cranium)

Schlüsselbein (Clavicula)

Schulterblatt (Scapula)

Oberarmknochen
(Humerus)

Speiche (Radius)

Elle (Ulna)

Handwurzel-
knochen
(Ossa carpi)

Finger
(Digiti manus)

Oberschenkelknochen
(Femur)

Kniescheibe (Patella)

Wadenbein (Fibula)

Schienbein (Tibia)

Fußwurzelknochen
(Ossa tarsi)

Zehen (Digiti pedis)

Abb. 14.1 Das menschliche Skelett, Ansicht von vorne. [L190]

Lymphgefäße. Außerdem dient es sowohl als Verschiebeschicht als auch als Wasserspeicher und ist wichtig bei Abwehrvorgängen

- **Straffes Bindegewebe** besteht überwiegend aus Kollagenfasern, weniger aus Zellen und Grundsubstanz. Es findet sich aufgrund seiner hohen mechanischen Belastbarkeit vor allem in Sehnen, Bändern und Organkapseln

- **Retikuläres Bindegewebe** besteht aus retikulären Fasern und Retikulumzellen, die mit ihren langen Ausläufern ein weitmaschiges Netzwerk bilden. Es kommt vor allem in blutbildenden und lymphatischen Organen vor

- **Fettgewebe** ist eine Sonderform des retikulären Bindegewebes. Es besteht aus Fettzellen, die Fett speichern, und retikulären Fasern, die die Fettzellen umgeben. Fettgewebe hat mechanische Aufgaben, füllt den Raum zwischen den Organen und dient als Kaloriendepot und Kälteschutz. 15–20 % des menschlichen Organismus bestehen aus Fettgewebe.

Stützgewebe

Zum Stützgewebe zählen Knorpel und Knochen:
- **Knorpel** besteht aus Knorpelzellen (Chondrozyten) und Interzellularsubstanz. Er ist gefäß- und nervenfrei und hat eine geringe Regenerationsfähigkeit. Aufgrund seiner Festigkeit zählt Knorpel zum Stützgewebe. Durch Druck und Zug verformt er sich, kehrt jedoch beim Nachlassen dieser Kräfte in seine Ausgangsform zurück. Je nach Zusammensetzung werden drei Knorpelarten unterschieden: Hyaliner Knorpel (z. B. Luftröhre, Bronchien, Gelenke), elastischer Knorpel (z. B. Ohrmuschel, Kehlkopfdeckel), Faserknorpel (z. B. Bandscheiben, Meniskus)
- **Knochen** lassen sich abhängig von ihrer Form in Röhrenknochen (z. B. Oberschenkel-, Oberarmknochen), kurze Knochen (z. B. Wirbelkörper, Handwurzelknochen) und platte Knochen (z. B. Brustbein, Schulterblatt, Rippen, Schädelknochen) unterscheiden. Sie bestehen aus:
  - Knochengewebe (Kompakta und Spongiosa) mit Knochenzellen und Interzellularsubstanz: Die Knochenzellen (Osteoblasten, Osteoklasten) sind für den Umbau, d. h. Auf- und Abbau des Knochens, zuständig. Die Interzellularsubstanz enthält Kollagenfasern und eingelagerte Kalksalze (Kalzium und Phosphat), die u. a. für die Härte des Knochens verantwortlich sind
  - Knochenmark: Das rote Knochenmark enthält viele rote Blutkörperchen und deren Vorstufen. Es ist für die Blutbildung (➤ 4.1) verantwortlich und kommt beim Erwachsenen in den kurzen und platten Knochen sowie in den Epiphysen der Röhrenknochen vor. Das gelbe Knochenmark ist reich an gelben Fettzellen und nicht an der Blutbildung beteiligt. Es findet sich in den Diaphysen der Röhrenknochen
  - Knochenhaut (Periost) umgibt den Knochen strumpfartig und besteht aus zwei Bindegewebsschichten. Die dem Knochengewebe un-

mittelbar anliegende Schicht ist nerven- und gefäßreich und an der Ernährung des Knochens beteiligt.

14.3 Degenerative Knochen- und Gelenkerkrankungen

14.3.1 Osteoporose

Bei der Osteoporose schwinden allmählich Masse und Struktur des Knochens, der dadurch an Stabilität verliert. In der Folge kommt es vermehrt zu Knochenbrüchen.

Ursachen

Die primäre Osteoporose tritt mit 95 % weitaus häufiger auf als die sekundäre (5 %). Zu etwa 80 % sind Frauen nach den Wechseljahren betroffen (postmenopausale Osteoporose). Die **primäre Osteoporose** kann folgende Ursachen haben:
- Altersbedingte Abnahme der Knochenmasse (senile Osteoporose)
- Postmenopausale Osteoporose
- Idiopathisch bei jungen Menschen.

Die **sekundäre Osteoporose** entwickelt sich immer als Folge einer anderen Grunderkrankung:
- Langzeittherapie mit Kortikosteroiden, Heparin
- Immobilisation
- Morbus Cushing, Hyperthyreose
- Malabsorption mit Mangel an Kalzium/Vitamin D.

Symptome

Aufgrund der abnehmenden Knochenmasse und -festigkeit ist die Frakturneigung erhöht: Bereits bei minimalen Belastungen oder auch spontan kann es zu Knochenbrüchen kommen, von denen insbesondere der Oberschenkelhals, der Unterarm und die Wirbelkörper betroffen sind. Es treten Knochenschmerzen vor allem im Rücken auf. Die Wirbelkörper brechen ein, sodass ein Rundrücken entsteht und die Patienten durch Rumpfverkürzung kleiner werden (sog. „Witwenbuckel").

Diagnostik

Im Röntgenbild zeigt sich eine Osteoporose erst, wenn die Knochenmasse bereits um 30 % verringert ist. Daher sollte bei Risikopatienten und Verdacht auf eine Osteoporose eine **Knochendichtemessung** (Osteodensitometrie) durchgeführt werden. Sie gibt Informationen über den Mineralgehalt des Knochens und die Knochenmasse. Gemessen wird an der LWS und am Oberschenkelhals. Eine primäre Osteoporose darf erst diagnostiziert werden, wenn alle anderen möglichen Krankheiten ausgeschlossen worden sind (Ausschlussdiagnose).

Prävention und Therapie

Gefährdete Patienten müssen auf kalziumreiche Kost (v. a. Milchprodukte) achten und regelmäßig Sport treiben (Gymnastik, Wandern, jedoch keine verletzungsträchtigen Sportarten), da durch Belastung der Knochenabbau verlangsamt wird. Unterstützend kann Kalzium und Vitamin D substituiert werden. Stürze sollten durch den Einsatz von Hilfsmitteln (z. B. Rollator), Überprüfung des Visus u. a. unbedingt vermieden werden.

Ist eine Osteoporose diagnostiziert, müssen weiterer Knochenabbau und Knochenbrüche verhindert werden. Therapiert wird mit Kalzium und Vitamin D$_3$. Zusätzlich kommen Bisphosphonate (z. B. Alendronsäure als Fosamax®), Teriparatid (Forsteo®), selektive Östrogenrezeptor-Modulatoren (Raloxifen als Evista®), das auf den Knochen wirkt wie Östrogen, Parathormon oder der monoklonale Antikörper Denosumab (Prolia®) zum Einsatz. Alle genannten Medikamente fördern entweder die Knochenbildung oder hemmen den Knochenabbau. Schmerzen werden z. B. mit nichtsteroidalen Antirheumatika behandelt.

14.3.2 Arthrose

Die Arthrose ist eine degenerative Erkrankung eines oder mehrerer Gelenke, die durch vermehrte Abnutzung hervorgerufen wird. Sie beginnt mit der allmählichen Zerstörung des Gelenkknorpels. Im weiteren Verlauf verändert sich die Knochenstruktur und die Gelenke deformieren. Nachfolgend kann es zu einer Entzündung des geschädigten Gelenks kommen, einer **aktivierten Arthrose.** Häufig betroffen sind Hüftgelenk (Coxarthrose) und Kniegelenk (Gonarthrose).

Ursachen

Die Arthrose ist ein natürlicher Alterungsprozess. Sie wird begünstigt durch Fehl- und Überbelastungen eines Gelenks, z. B. durch:
- Knochenfehlstellungen wie X-, O-Beine
- Bestimmte Sportarten oder Berufe, z. B. Überlastung des Kniegelenks bei Fußballspielern und Fliesenlegern
- Übergewicht
- Frakturfolgen
- Folge einer rheumatischen Grunderkrankung.

Im Alter vermindert sich zusätzlich der Wassergehalt des Knorpels, er wird rau und reißt ein. Da Knorpel kaum stoffwechselaktiv ist, können Knorpeldefekte nicht repariert werden und der Gelenkspalt verschmälert sich.

Symptome und Diagnostik

Die Arthrose beginnt mit einem Steifigkeitsgefühl und Schmerzen in dem betroffenen Gelenk. Typisch sind Anlauf-, Ermüdungs- und Belastungsschmerz. Auf ein fortgeschrittenes Stadium der Erkrankung weisen Ruheschmerzen, nächtliche Schmerzen und Muskelschmerzen hin. Dann kommt es auch zu Bewegungseinschränkungen, Deformierungen und Instabilität des Gelenks. Bei einer aktivierten Arthrose ist das Gelenk schmerzhaft und überwärmt.

Im Röntgenbild (➤ Abb. 14.2) ist der Gelenkspalt verschmälert und evtl. sklerosiert, es zeigen sich Knochenausziehungen, sog. Osteophyten, und im fortgeschrittenen Stadium auch Zysten im angrenzenden Knochen. Bei einer Entzündung lässt sich in der Sonografie zusätzlich ein Gelenkerguss nachweisen.

Therapie

Ziel der Therapie ist es, die Funktion des Gelenks zu erhalten und die Schmerzen zu lindern:
- Überlastung des betroffenen Gelenks vermeiden, z. B. durch Abbau von Übergewicht, Verzicht auf bestimmte Sportarten

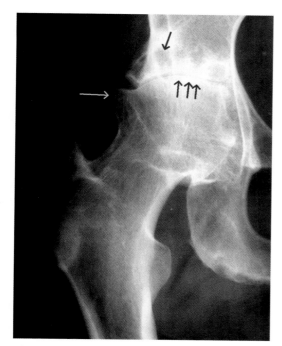

Abb. 14.2 Coxarthrose mit verschmälertem Gelenkspalt, Sklerose des subchondralen Knochens, Zysten und Osteophyten. [M614]

- Physikalische Therapie: Isometrisches Muskeltraining, Gehschule, Wärmeanwendungen, bei Entzündungen jedoch Kältebehandlung
- Orthopädie-Technik: Schuhe mit Pufferabsätzen, Abrollhilfen usw.
- Gabe von nichtsteroidalen Antirheumatika (Voltaren®, Felden®) als Gel (nur bei kleinen Gelenken sinnvoll) bzw. Tabletten (möglichst niedrig dosiert) zur Schmerzbehandlung, jedoch nicht als Dauertherapie
- Zur Entzündungshemmung bei aktivierter Arthrose können Kortikosteroide in den Gelenkspalt gespritzt werden
- Bleiben diese Maßnahmen erfolglos, können viele Gelenke operativ durch künstliche Gelenke (Endoprothesen) ersetzt werden

14.4 Entzündlich-rheumatische Gelenkerkrankungen

14.4.1 Rheumatoide Arthritis

Die rheumatoide Arthritis, auch **chronische Polyarthritis** (CP), ist eine entzündlich-rheumatische Erkrankung, die zu den Autoimmunerkrankungen zählt. Sie manifestiert sich an Synovia (Innenhaut von Gelenken), Schleimbeuteln und Sehnenscheiden. Eine **Synovialitis** (Entzündung der Synovia) führt dann zur Arthritis. Die Krankheit verläuft chronisch, meist schubweise. Man bezeichnet die rheumatoide Arthritis als systemische Erkrankung, da neben den Gelenken noch zahlreiche andere Organe (siehe unten) betroffen sein können. Es sind 1–2 % der Bevölkerung betroffen, Frauen dreimal häufiger als Männer.

Ursachen

Die rheumatoide Arthritis ist eine Autoimmunerkrankung und tritt familiär gehäuft auf. Unbekannte Faktoren (virale, bakterielle Infekte?) lösen eine Autoimmunreaktion aus, bei der Autoantikörper gegen einen Bestandteil des Immunglobulin G (IgG) gebildet werden. Diese Autoantikörper heißen **Rheumafaktoren.** Sie lösen entzündliche Gewebsreaktionen aus, in deren Verlauf u. a. knorpelaggressive Enzyme freigesetzt werden. Der Gelenkknorpel wird zunehmend zerstört. Die Gelenke verformen sich und ihre Beweglichkeit nimmt ab – u. U. bis zur völligen Versteifung.

Symptome

- Allgemeinsymptome in der Initialphase: Abgeschlagenheit, Schwitzen, Muskelschmerzen
- Symmetrischer Gelenkbefall beider Körperhälften: Zuerst meist kleine Gelenke der Finger oder Zehen (➤ Abb. 14.3)
- Frühsymptom ist die Morgensteifigkeit der Fingergrund- und -mittelgelenke über mindestens 30 Minuten. Die Gelenke sind geschwollen, überwärmt und druckschmerzhaft; typisch ist der schmerzhafte Händedruck
- Später erkranken oft auch große Gelenke wie Ellbogen-, Schulter-, Knie- bzw. Hüftgelenk. Es

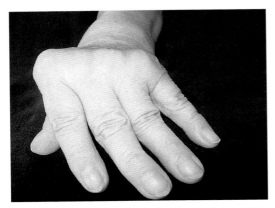

Abb. 14.3 Typische Deformierung der Hände bei rheumatoider Arthritis: Die Finger knicken in Richtung Kleinfinger ab (Ulnardeviation). Die Fingermittelgelenke sind überstreckt, die Endgelenke gebeugt (Schwanenhalsdeformität). [M614]

kommt zu charakteristischen Gelenkdeformitäten an den Händen. Das Endstadium stellen Gelenkzerstörung und Versteifung dar

- Ist die Halswirbelsäule betroffen, besteht die Gefahr von Verrenkungen mit Kompression des Rückenmarks (atlanto-axiale Subluxation); thorakale und sakrale Wirbelkörper sind in der Regel nicht betroffen
- Rheumaknoten: unter der Haut oder in den Sehnen gelegene Knötchen, besonders an den Streck-

seiten der Gelenke (v. a. am Ellbogen), die aber harmlos sind
- Entzündungen von Sehnenscheiden (Tendovaginitis) und Schleimbeuteln (Bursitis)
- Karpaltunnelsyndrom (➤ 10.13.1)
- Mögliche Symptome, die nicht die Gelenke betreffen (➤ Abb. 14.4):
  - Herz: Perikarditis, Herzklappenveränderungen
  - Lunge: Pleuritis, Lungenfibrose
  - Gefäße: Arteriosklerose, Vaskulitis mit Fingerkuppennekrose (selten), Vaskulitis der Gefäße, welche die Nerven versorgen mit Polyneuropathie
  - Leber: Leberenzymerhöhung
  - Auge: Skleritis (Entzündung der Lederhaut des Auges), Sjögren-Syndrom
  - Baker-Zyste (Hernie der Kniegelenkskapsel, in der Kniekehle tastbar).

Diagnostik

Die Anamnese und der klinische Befund erhärten die Verdachtsdiagnose. Bei 70–80 % der Patienten ist im Blut der Rheumafaktor nachweisbar (seropositive rheumatoide Arthritis). Bei ebenfalls 80 % der Patienten sind Antikörper gegen citrulliniertes Peptid nachweisbar, teils schon Jahre vor der Manifestation der Krankheit. Seltener finden sich Antikörper gegen Bestandteile der körpereigenen Zellkerne, sog. antinukleäre Antikörper (ANA). BSG und CRP sind als Entzündungsparameter erhöht.

Knorpel- und Gelenkveränderungen lassen sich im Röntgenbild, in der Gelenksonografie und im MRT nachweisen. Die Gelenkentzündung wird am sichersten mittels einer Weichteilszintigrafie mit ^{99m}Technetium-Phosphonat beurteilt. Während einer Mini-Arthroskopie kann eine Synoviabiopsie entnommen und anschließend analysiert werden.

Therapie

Physikalische Therapie

Jede Immobilität und Ruhigstellung der Gelenke muss vermieden werden, da die Gelenkkapseln schrumpfen und die Muskeln atrophieren.
- Täglich aktive und passive Bewegungstherapie, Ergotherapie

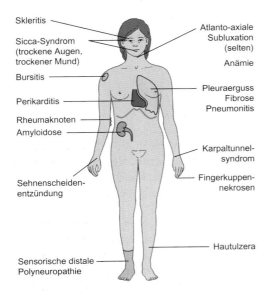

Skleritis
Sicca-Syndrom (trockene Augen, trockener Mund)
Bursitis
Perikarditis
Rheumaknoten
Amyloidose
Sehnenscheidenentzündung
Sensorische distale Polyneuropathie

Atlanto-axiale Subluxation (selten)
Anämie
Pleuraerguss Fibrose Pneumonitis
Karpaltunnelsyndrom
Fingerkuppennekrosen
Hautulzera

Abb. 14.4 Mögliche extraartikuläre Symptome der rheumatoiden Arthritis. [L157]

- Kälteanwendung bei akut entzündeten Gelenken, Wärmeanwendung zwischen entzündlichen Schüben
- Massage-, Hydro-, Elektrotherapie.

Medikamentöse Therapie

- **Kortikosteroide** können kurzfristig bis zum Wirkungseintritt der Basistherapeutika gegeben werden oder in niedriger Dosierung auch längerfristig bei einem hochaktiven Krankheitsverlauf
- **Basistherapie** mit krankheitsmodifizierenden Mitteln (DMARD). Ihre Wirkung setzt verzögert nach Wochen bis Monaten ein. Sie sind bei etwa 70 % der Patienten wirksam. Da sie einer Gelenkzerstörung entgegenwirken, sollten sie frühzeitig eingesetzt werden. Vielfältige Nebenwirkungen machen regelmäßige klinische Kontrollen und Laboruntersuchungen erforderlich. Folgende Basistherapeutika werden unterschieden:
  - Methotrexat (MTX): Folsäureantagonist mit immunsuppressiver Wirkung
  - Weitere Immunsuppressiva sind Azathioprin, Ciclosporin A, Leflunomid
  - Alkylantien (z. B. Cyclophosphamid)
  - Sulfasalazin (z. B. Azulfidine RA®)
  - Hydroxychloroquin (Quensyl®)
- Biologicals als monoklonale Antikörper gegen Tumornekrosefaktor-α (TNF-α): Infliximab, Adalimumab, Etanercept
- Andere Biologicals: Tocilizumab, Anakinra (Interleukin-1-Rezeptorantagonist), Rituximab
- **Nichtsteroidale Antirheumatika** (NSAR, nichtsteroidale Antiphlogistika) haben keinen Einfluss auf den Krankheitsverlauf. Sie wirken über eine Hemmung der Cyclooxygenase 1 und 2 (COX 1 und 2) entzündungshemmend (antiphlogistisch), schmerzlindernd (analgetisch) und fiebersenkend (antipyretisch). Zur Gruppe der NSAR gehören u. a. Diclofenac (z. B. Voltaren®), Ibuprofen (z. B. Brufen®), Indometacin (z. B. Amuno®) und selektive COX-2-Inhibitoren (Celebrex®). Zahlreiche Nebenwirkungen, vor allem von Seiten des Magen-Darm-Trakts, können zum Absetzen zwingen.

Chirurgische Therapie

- Radiosynoviorthese: Radioaktive Substanzen werden in die schmerzhaft entzündeten Gelenke gespritzt
- Synovektomie: Arthroskopisch oder chirurgisch wird die Gelenkinnenhaut entfernt.

Komplikationen

- Funktionsverlust und Fehlstellung der Gelenke mit drohender Berufsunfähigkeit
- Bei etwa 5 % der Patienten tritt eine sekundäre Amyloidose auf
- Weitere Komplikationen sind Nebenwirkungen der antirheumatischen Therapie: z. B. Magen- und Duodenalulzera, Nierenschäden, Blutbildveränderungen.

14.4.2 Seronegative Spondylarthritiden

Seronegative Spondylarthritiden (SPA) sind chronische Entzündungen der Gelenke, bei denen im Serum kein Rheumafaktor nachweisbar ist (seronegativ). Es ist vorwiegend die Wirbelsäule betroffen. Zu den SPA gehören:
- Morbus Bechterew (ankylosierende Spondylitis)
- Reaktive Arthritis (früher Reiter-Syndrom)
- Psoriasis-Arthritis (Arthritis psoriatica)
- Arthritis bei chronisch-entzündlichen Darmerkrankungen, z. B. Morbus Crohn, Colitis ulcerosa, Morbus Whipple
- Undifferenzierte Spondylarthritis.
Sie treten familiär gehäuft auf.

Symptome

Die verschiedenen seronegativen Arthritiden haben folgende Symptome gemeinsam:
- Rückenschmerzen aufgrund einer Sakroiliitis (Entzündung der Kreuz-Darmbein-Gelenke) und Befall der Wirbelsäule
- Asymmetrischer Befall weniger Gelenke, häufig Kniegelenk
- Entzündung der Sehnenansätze und Bänder
- Iritis oder Iridozyklitis (Entzündung der Regenbogenhaut bzw. des Ziliarkörpers im Auge)
- HLA-B27 positiv: HLA (**h**uman **l**eucocyte **a**ntigen = Histokompatibilitätsantigene) befinden sich auf allen kernhaltigen Körperzellen eines Individuums. Sie verändern sich im Laufe des Lebens

14

nicht. Bestimmte Histokompatibilitätsantigene werden bei bestimmten Erkrankungen häufiger nachgewiesen, wie das HLA-B27 bei seronegativen Arthritiden.

Daneben entwickelt jede SPA ihre eigenen Symptome:

Morbus Bechterew

Männer erkranken dreimal so häufig an einem Morbus Bechterew (ankylosierende Spondylitis) als Frauen. Erste Symptome treten meist im jungen Erwachsenenalter auf. Die Erkrankung betrifft hauptsächlich die Wirbelsäule und führt im Endstadium häufig zu ihrer Versteifung (Ankylose), sog. „Bambusstab"-Wirbelsäule. Die Brustwirbelsäule ist dabei in ausgeprägter Beugestellung (Kyphose) fixiert, sodass die Atmung behindert wird.

Reaktive Arthritis (Reiter-Syndrom)

Die Erkrankung tritt meist zwei bis sechs Wochen nach einem akuten urogenitalen oder gastrointestinalen bakteriellen Infekt auf. Typischerweise kommt es zu Arthritis, Urethritis (Entzündung der Harnröhre), Konjunktivitis (Entzündung der Augenbindehaut) und Hautveränderungen (Reiter-Dermatose). Die Prognose ist gut. Nur 20 % der Fälle gehen in eine chronische Verlaufsform über.

Psoriasis-Arthritis

10–20 % der Patienten mit einer Psoriasis (Schuppenflechte) leiden unter einer langsam fortschreitenden Arthritis. Es werden verschiedene Formen des Gelenkbefalls unterschieden (symmetrische Polyarthritis, asymmetrische Oligoarthritis, Spondylarthritis mit Sakroiliitis). Typisch ist auch der Befall aller drei Gelenke eines Fingers (sog. Strahlbefall) oder aller Fingermittelgelenke einer Hand (sog. Transversalbefall).

Therapie

Die Behandlung besteht aus physikalischer Therapie, nichtsteroidalen Antirheumatika und im akuten Schub vorübergehend aus Kortikosteroiden. Bei chronischem Verlauf können Sulfasalazin (z. B. Azulfidine RA®) und bei schweren Verläufen auch Immunsuppressiva (Methotrexat, Ciclosporin A) und Biologicals eingesetzt werden. Beim Reiter-Syndrom werden nachgewiesene Erreger gezielt antibiotisch behandelt.

14.5 Kollagenosen

Kollagenosen sind Erkrankungen des Bindegewebes. Meist handelt es sich um Entzündungen, die den gesamten Organismus betreffen, sog. **Systemerkrankungen,** deren Ursache nicht-organspezifische Autoantikörper sind. Dementsprechend kommen Überlappungen zwischen den klinischen Symptomen verschiedener Kollagenosen vor. Die Kollagenosen zählen zu den Autoimmunerkrankungen. Frauen erkranken wesentlich häufiger als Männer.

14.5.1 Lupus erythematodes

Der Lupus erythematodes ist eine Autoimmunerkrankung, die die Haut und das Bindegewebe zahlreicher Blutgefäße in Form einer Vaskulitis betrifft.

Ursachen

Beim Lupus erythematodes findet sich häufig eine genetische Veranlagung. Die Ursache der Erkrankung ist nicht bekannt; Auslöser ist wahrscheinlich ein Virusinfekt. Aufgrund einer Störung der Immunregulation werden von den B-Lymphozyten vielfältige Autoantikörper produziert. Es bilden sich Immunkomplexe, bestehend aus DNS, Fibrin u. a., die sich im Gewebe zahlreicher Organe ablagern.

Aber auch Medikamente können einen Lupus erythematodes hervorrufen, z. B. Antiepileptika (Phenytoin), Neuroleptika oder Procainamid. Diese Form verschwindet, wenn die auslösenden Medikamente abgesetzt werden.

Symptome und Einteilung

Es werden folgende Verlaufsformen unterschieden:
- **Kutaner Lupus erythematodes (DLE):** Er befällt nur die Haut und hat eine günstige Prognose
  - Scheibenförmige gerötete und schuppende Plaques, die von ihrer Mitte aus nach außen wachsen (zentrifugal); zentral finden sich Hautatrophien
- **Chronisch diskoider Lupus erythematodes:** Er tritt in lokalisierter Form meist am Kopf oder in disseminierter Form an Körperstamm und Extre-

mitäten auf. In 95 % der Fälle alleinige Hautbeteiligung mit guter Prognose

- **Subakuter kutaner Lupus erythematodes:** Zwischenform hinsichtlich der Beschwerden und der Prognose
- **Systemischer Lupus erythematodes (SLE):** Es finden sich Krankheitssymptome an fast allen Organen
  - Allgemeinsymptome wie Fieber, Schwäche, Gewichtsverlust, seltener Lymphknotenschwellungen
  - Schmetterlingserythem mit Rötung des Nasenrückens und der Wangen; Empfindlichkeit der Haut gegenüber UV-Licht
  - Geschwüre im Mund und in der Nase
  - Diskoider Lupus erythematodes: Leuchtend rote Papeln mit Schuppenbildung und vermehrter Hornbildung
  - Myositis (Muskelentzündung) mit Muskelschwäche
  - Arthritis
  - Perikarditis, Pleuritis
  - Lupusnephritis, die sich u. a. äußern kann als nephrotisches Syndrom, rapid progressive Glomerulonephritis, chronische Niereninsuffizienz, Hämaturie/Proteinurie
  - Neurologische Symptome wie epileptische Anfälle, Kopfschmerzen, Depressionen, Hirninfarkt oder Verläufe ähnlich Multipler Sklerose.

Für die Prognose ist vor allem das Ausmaß der Nierenbeteiligung maßgebend.

Diagnostik

Die Diagnose eines kutanen Lupus erythematodes wird mit Hilfe einer Hautbiopsie bestätigt.

Für die Diagnose eines systemischen Lupus erythematodes sind neben den klinischen Symptomen immunologische Befunde wegweisend:

- Autoantikörper gegen Bestandteile der Zellkerne (antinukleäre Antikörper = ANA); spezifischer sind Antikörper gegen doppelsträngige DNS und gegen ein Glykoprotein der Zellkerne (Sm-Antigen), Antiphospholipid-Antikörper (APA)
- Blutbildveränderungen aufgrund von Autoantikörpern: Anämie, Leukopenie, Thrombopenie
- Zirkulierende Immunkomplexe
- BSG ↑, CRP ↑ (unspezifisch).

Therapie

Beim kutanen Lupus erythematodes werden starke Lichtschutzpräparate und lokal Kortikosteroide eingesetzt.

Eine ursächliche Behandlung des systemischen Lupus erythematodes existiert nicht. Ziel ist es, die Entzündung so weit wie möglich einzudämmen und damit einer Organzerstörung entgegenzuwirken. Dabei richtet sich die Therapie nach der Schwere des Krankheitsbildes. In leichten Fällen ohne Beteiligung innerer Organe werden nichtsteroidale Antirheumatika evtl. in Kombination mit Hydroxychloroquin (und bei entzündlichen Schüben zeitlich begrenzt auch Kortikosteroide gegeben). Bei Beteiligung lebenswichtiger Organe bzw. im akuten Schub werden Kortikosteroide hochdosiert evtl. in Kombination mit Immunsuppressiva (Azathioprin, Cyclophosphamid) eingesetzt. Eine optimale Therapie eines evtl. bestehenden Bluthochdrucks ist für den Erhalt der Nierenfunktion wichtig. Immer sollten sich Patienten vor UV-Licht schützen.

14.5.2 Progressive systemische Sklerose

Die progressive systemische Sklerose (PSS) oder systemische Sklerodermie ist eine seltene Erkrankung des Bindegewebes, die durch Fibrosen und nachfolgende Verhärtung und Schrumpfungsprozesse von Haut und inneren Organen gekennzeichnet ist. Zusätzlich kommt es durch die Fibrosierung kleiner Blutgefäße zu Haut- und Organinfarkten.

Eine auf die Haut beschränkte Verlaufsform ohne Beteiligung anderer Organe ist die **zirkumskripte Sklerodermie.** Die PSS tritt viermal häufiger bei Frauen als bei Männern auf.

Ursachen

Patienten mit PSS besitzen eine genetische Veranlagung zu dieser Erkrankung; die genauen Ursachen sind jedoch nicht bekannt. Die Symptome beruhen einerseits auf der übermäßigen Produktion von Kollagen durch die Bindegewebszellen (Fibroblasten), andererseits auf Gefäßverschlüssen mit Durchblutungsstörungen und Organinfarkten.

14

Symptome

Der Verlauf der PSS ist sehr variabel. Sie beginnt mit Hautsymptomen, bevor die inneren Organe befallen werden:

- 90 % der Patienten entwickeln ein sekundäres **Raynaud-Syndrom** (sprich: „räno"), d. h. anfallsartige Durchblutungsstörungen der Finger. Diese blassen durch Gefäßspasmen zuerst ab, verfärben sich dann bläulich und später rot. Im Krankheitsverlauf wird die Haut zunehmend straff und gespannt. An den Fingerspitzen können Nekrosen (sog. Rattenbissnekrosen) und Ulzera auftreten. Das Raynaud-Syndrom kann bei Gesunden auch durch Kälte ausgelöst werden. Dann ist es harmlos und es treten keine bleibenden Hautveränderungen auf
- Verkleinerung der Mundöffnung (Mikrostomie) mit Auftreten von Falten um den Mund (Tabaksbeutelmund), einer Verkürzung des Zungenbändchens und Ausdrucksarmut des Gesichtes
- Arthritis, Arthralgien (fortschreitende Hautschrumpfungen führen zu eingeschränkter Gelenkbeweglichkeit)
- Durch Wandstarre des Ösophagus kommt es zu Schluckstörungen und Refluxösophagitis
- Lungenfibrose mit restriktiver Atemstörung und Rechtsherzbelastung, u. U. bis hin zum Cor pulmonale
- Myokarditis, Herzrhythmusstörungen
- Die Nierenbeteiligung beruht auf Durchblutungsstörungen und äußert sich in Niereninfarkten und renaler Hypertonie.

Diagnostik

Die Diagnose einer PSS wird anhand der klinischen Symptome, insbesondere der Hautveränderungen, gestellt. Im Blut können Autoantikörper gegen Zellkernbestandteile (ANA, Scl70-Antikörper, anticentromere Antikörper = ACA) nachweisbar sein. Die Kapillaren des Nagelfalzes lassen sich mit einem Lichtmikroskop beurteilen (Kapillarmikroskopie). Sie zeigen bei der PSS typische Veränderungen, die vom Verlauf der Erkrankung abhängig sind. Um die Beteiligung innerer Organe zu beurteilen, werden entsprechende Untersuchungen durchgeführt.

Therapie

Eine ursächliche Behandlung der PSS existiert nicht. Verschiedene Medikamente können jedoch die Fibrosierung der Haut und der inneren Organe zumindest teilweise verhindern. Im Frühstadium werden Kortikosteroide gegeben, bei schwereren Verläufen Immunsuppressiva. Wichtig ist die physikalische Therapie (Öl- und Paraffinbäder, Dehnübungen), um Gelenkkontrakturen vorzubeugen. Ein Raynaud-Syndrom wird mit Kalziumantagonisten oder Prostaglandinanaloga (Iloprost, Alprostadil) behandelt. Bei Gelenkschmerzen kommen nichtsteroidale Antirheumatika zum Einsatz. Ein erhöhter Blutdruck kann mit ACE-Hemmern gesenkt werden, die gleichzeitig nephroprotektiv wirken.

14.5.3 Polymyositis und Dermatomyositis

Die Polymyositis ist eine entzündliche Systemerkrankung der Skelettmuskulatur. Ist zusätzlich die Haut betroffen, liegt eine Dermatomyositis vor. Beide Krankheiten sind sehr selten.

Es treten Formen auf, deren Ursachen nicht bekannt sind, sog. idiopathische Poly- bzw. Dermatomyositiden. Beide Erkrankungen können jedoch auch im Zusammenhang mit einem malignen Tumor oder einer anderen Kollagenose auftreten.

Symptome

- Muskelschwäche und -schmerzen vor allem im Schulter- und Beckengürtel; den Patienten fällt es schwer, aufzustehen oder die Arme über den Kopf zu heben, wie z. B. beim Kämmen
- Beteiligung innerer Organe: Beispielsweise Befall des Ösophagus mit Schluckstörungen, Myokarditis mit Herzrhythmusstörungen, Lungenfibrose
- Bei der Dermatomyositis treten zusätzlich Hautveränderungen auf: Schwellungen und lilafarbene Verfärbungen um die Augen, blassrosa Papeln an den Fingerstreckseiten, Rötung und Rhagaden an Handflächen und Fingerkuppen.

Diagnostik

Die Diagnose wird anhand der klinischen Symptome gestellt. Im Blut sind die Muskelenzyme CK, LDH sowie unspezifische Entzündungsparameter (BSG, CRP, Leukozyten) erhöht. Häufig lassen sich Autoantikörper (z. B. ANA) nachweisen. Das Elektromyogramm (EMG, Ableitung der elektrischen Potenziale des Muskels) und eine Muskelbiopsie zeigen pathologische Veränderungen des Muskels.

Da die Poly- und die Dermatomyositis auch im Zusammenhang mit malignen Tumoren auftreten, muss das Vorliegen eines solchen immer definitiv abgeklärt werden.

Therapie

Es werden hochdosiert Kortikosteroide eingesetzt. Schlägt diese Therapie nicht an, werden zusätzlich Immunsuppressiva (z. B. Azathioprin, Ciclosporin A) verordnet. Zeigen diese Maßnahmen keinen Erfolg, so kann eine hochdosierte i. v. Gabe von Immunglobulinen zumindest zeitweise für Besserung sorgen. Liegt ein Tumor vor, bessert sich die Symptomatik häufig nach Entfernung des Tumors.

14.5.4 Sharp-Syndrom

Das Sharp-Syndrom wird synonym auch als mixed connective tissue disease (MCTD = gemischte Kollagenose) bezeichnet: Es zeigt sowohl Symptome des systemischen Lupus erythematodes, der progressiven systemischen Sklerose, der Polymyositis als auch der rheumatoiden Arthritis, lässt sich jedoch keinem dieser Krankheitsbilder exakt zuordnen. Da eine Beteiligung von Nieren, Herz und ZNS sehr selten ist, hat das Sharp-Syndrom meist einen gutartigen Verlauf. Es wird mit nichtsteroidalen Antirheumatika, Kortikosteroiden und Immunsuppressiva therapiert.

14.5.5 Sjögren-Syndrom

Hierbei handelt es sich um eine chronische Entzündung der Tränen- und Speicheldrüsen, die meist bei Frauen zwischen dem 20. und 30. Lebensjahr sowie nach dem Klimakterium auftritt. Folgende Symptome kennzeichnen das Sjögren-Syndrom:

- Trockene Augen, da zu wenig Tränenflüssigkeit produziert wird (Keratokonjunktivitis sicca); dadurch Gefahr von Hornhautulzerationen
- Trockener Mund aufgrund mangelnder Speichelproduktion (Xerostomie), Karies, Parotisschwellung
- Raynaud-Syndrom (40 %)
- Arthritis
- Lymphadenopathie
- Neigung zu Allergien und glutensensitiver Sprue (Zöliakie).

Das Sjögren-Syndrom kann allein (primär) auftreten oder im Zusammenhang mit einer rheumatoiden Arthritis, einer Kollagenose, einer Hepatitis B oder C oder einer primär biliären Leberzirrhose (sekundär). Im Blut sind bei 50 % der Patienten der Rheumafaktor sowie verschiedene Autoantikörper nachweisbar.

Die Therapie ist symptomatisch, solange sich die Erkrankung auf die Drüsen beschränkt: Den Patienten werden künstlicher Speichel und Augentropfen verordnet. Es muss auf ausreichende Flüssigkeitszufuhr und Schutz der Augen vor Austrocknung durch Zugluft oder Wind geachtet werden. Bei einem sekundären Sjögren-Syndrom wird die Grundkrankheit behandelt.

15 Infektionskrankheiten

15.1 Das Abwehrsystem des menschlichen Organismus

In der Umgebung kommen eine Vielzahl von Mikroorganismen vor, die im menschlichen Organismus eine Krankheit auslösen können (z. B. Bakterien, Viren, Pilze). Dieser reagiert auf das Eindringen eines Krankheitserregers mit verschiedenen Abwehrmechanismen, um den Erreger zu zerstören.

Beim Versuch, in den Körper einzudringen, stoßen Krankheitserreger auf unterschiedliche Schutzbarrieren (➤ Abb. 15.1). Sind diese Hindernisse überwunden, werden Leukozyten in Blut und Gewebe (zellulär) sowie in Flüssigkeit gelöste körpereigene Substanzen (humoral) aktiv (➤ 4.1.2). Zum Ablauf einer Entzündung ➤ 1.3.

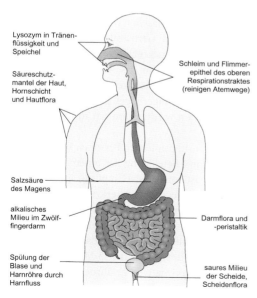

Lysozym in Tränenflüssigkeit und Speichel

Säureschutzmantel der Haut, Hornschicht und Hautflora

Schleim und Flimmerepithel des oberen Respirationstraktes (reinigen Atemwege)

Salzsäure des Magens

alkalisches Milieu im Zwölffingerdarm

Darmflora und -peristaltik

Spülung der Blase und Harnröhre durch Harnfluss

saures Milieu der Scheide, Scheidenflora

Abb. 15.1 Schutzbarrieren des menschlichen Organismus gegen Krankheitserreger. [L190]

15.2 Virale Infektionen

Viren benötigen aufgrund ihrer Zellstruktur und des fehlenden Stoffwechsels einen Wirt, um sich zu vermehren. Nach ihren Eigenschaften und ihrer Bauweise werden Viren in Familien eingeteilt. Eine für den Menschen bedeutende Viren-Familie ist die Herpes-Familie, zu der u. a. das Herpes-simplex-Virus, Varizella-zoster-Virus, Epstein-Barr-Virus und das Zytomegalie-Virus gehören.

Weitere Infektionen werden in den jeweiligen Organkapiteln besprochen: Influenza, Hepatitis.

15.2.1 Herpes-simplex-Infektionen

Beim **Herpes-simplex-Virus** werden die Typen **HSV-1** und **HSV-2** unterschieden. Die Primärinfektion verläuft bei beiden Typen für den Patienten meist unbemerkt und wird entweder oral (HSV-1) oder sexuell (HSV-2) übertragen. Beide Viren persistieren lebenslang in den regionalen Nervenganglien und können erneut aktiviert werden, z. B. durch Infektionen, Sonnenbestrahlung, Immunschwäche oder hormonelle Veränderungen wie in der Schwangerschaft. Im Erwachsenenalter sind ≥ 95 % der Bevölkerung mit HSV-1 infiziert, mit HSV-2 sind 10–30 % infiziert. Das HSV-1 ruft bei Reaktivierung das Krankheitsbild **Herpes labialis** hervor, das HSV-2 **Herpes genitalis.** Etwa ⅓ der Bevölkerung leidet unter Herpes labialis.

Symptome und Diagnostik

Herpes-simplex-Viren rufen Hauterkrankungen mit gruppierten Bläschen hervor, die hochinfektiös sind: **Herpes labialis** beginnt mit Juckreiz in der Umgebung des Mundes (perioral); anschließend treten die typischen Bläschen auf. Diese verschorfen und heilen nach 5–10 Tagen ohne Narben ab. Beim **Herpes genitalis** bilden sich Bläschen in der Genital- und Analregion. Manche Patienten haben leichtes Fieber.

Die Diagnose wird anhand der klinischen Symptome gestellt; das Virus kann im Bläscheninhalt nachgewiesen werden.

Therapie

Bei unkomplizierter Herpes-Infektion erfolgt eine antiseptische und austrocknende Lokaltherapie. Aciclovir (z. B. Zovirax® Creme) kann auf die betroffene Haut aufgetragen werden. Bei generalisierten Infektionen oder Komplikationen wird Aciclovir systemisch verabreicht.

Komplikationen

- Herpes-Enzephalitis mit einer Letalität von > 80 %
- Herpetische Keratokonjunktivitis (Entzündung von Horn- und Bindehaut des Auges)
- Generalisierte Herpes-Infektion bei immungeschwächten Patienten
- Bei Patienten mit atopischer Dermatitis kann eine großflächige Superinfektion des Ekzems auftreten (Ekzema herpeticatum)
- Herpes-Sepsis bei Neugeborenen durch direkten Kontakt des Kindes mit einem Herpes genitalis der Mutter während der Geburt.

15.2.2 Varizella-zoster-Infektionen

Varizellen (Windpocken) und Herpes zoster (Gürtelrose) sind verschiedene Erkrankungen, die durch das gleiche Virus, das **Varizella-zoster-Virus** (VZV), hervorgerufen werden.

Varizellen

Varizellen treten meist bei Kindern unter 10 Jahren auf. Sie sind hochinfektiös und werden durch Tröpfchen von Kind zu Kind übertragen. Die Infektiosität (Gefahr der Ansteckung) besteht einen Tag vor bis zum Abfall der Krusten der Bläschen. Die Inkubationszeit beträgt 1–4 Wochen.

Symptome

Die Kinder haben anfangs meist leichtes bis mäßiges Fieber. Schubweise zeigt sich ein Exanthem an Haut, behaartem Kopf und angrenzenden Schleimhäuten, meist unter Aussparung von Handtellern und Fußsohlen. Das typische Bild zeigt Effloreszenzen (Hauterscheinungen) in verschiedenen Stadien und wird daher „Sternenhimmel" genannt: Zuerst bilden sich Roseolen (linsengroße, rötliche Flecken), die über Papeln in Bläschen übergehen und als letztes Stadium Krusten zeigen: Roseolen → Papeln → Bläschen → Krusten.

Die Patienten leiden unter Juckreiz, sind in ihrem Allgemeinbefinden jedoch wenig beeinträchtigt. Narben entstehen nur bei bakterieller Superinfektion von Bläschen oder bei ständigem Aufkratzen.

Selten kommt es zu einer Kleinhirnentzündung, einer Pneumonie oder Mittelohrentzündung. Bei Erwachsenen ist der Verlauf meist schwerer als bei Kindern. Bei erkrankten Neugeborenen kommt es zu schweren Verläufen mit einer Letalität von 30 %.

Bei der Infektion einer Schwangeren vor der 20. Schwangerschaftswoche kann eine Embryopathie auftreten.

Therapie

Die Abheilung der Bläschen wird gefördert durch lokale Pinselung mit Gerbstoffen, z. B. Tannosynt® Lotio. Gegen den Juckreiz können Antihistaminika verordnet werden. Um das Auftreten von Narben durch häufiges Kratzen zu vermeiden, sollte bei Kindern auf kurze Fingernägel geachtet werden. Bei Komplikationen wird systemisch mit Aciclovir behandelt.

Bei immunsupprimierten Personen können schwere Verläufe mit Beteiligung der inneren Organe auftreten. Hier ist eine passive Impfung angezeigt. Weiterhin sollten Neugeborene erkrankter Mütter und Schwangere nach Exposition passiv geimpft werden.

Eine aktive Impfung mit einem abgeschwächten Lebendimpfstoff gehört zur Standardimpfung für alle Kinder im Alter von 12 bis 15 Monaten. Daneben sollten alle seronegativen gefährdeten Personen geimpft werden, z. B. Frauen im gebärfähigen Alter, Patienten mit malignen Tumor, atopischer Dermatitis oder vor Organtransplantation.

Herpes zoster

Die Varizella-zoster-Viren verbleiben nach einer Varizellen-Erkrankung in den Spinalganglien nahe am Rückenmark. Werden sie erneut aktiviert, tritt ein Herpes zoster auf: Die Viren wandern entlang der Spinalnerven zu dem dazugehörigen, sensibel innervierten Hautbezirk (Dermatom). Meist sind die Thorakalnerven betroffen, deren Dermatome von der Wirbelsäule gürtelförmig bis zur Mittellinie des Brustkorbes reichen (**Gürtelrose**) (➤ Abb. 15.2). Ist der N. trigeminus (sensibler Gesichtsnerv) betroffen, wird von **Gesichtsrose** gesprochen.

Symptome und Diagnostik

Der Herpes zoster tritt meist bei älteren oder immunsupprimierten Patienten auf. Sonne und Stress wirken begünstigend. Er beginnt mit allgemeinem Krankheitsgefühl, manchmal auch mit Fieber. Im Bereich des betroffenen Dermatoms treten stärkste, brennende, wochenlang anhaltende Schmerzen auf; wenig später sind auf geröteter Haut Bläschen zu sehen. Betroffen sind meist ein bis drei Dermatome auf einer Seite (unilateral), selten auf beiden Seiten (bilateral).

Die Diagnose eines Herpes zosters wird klinisch gestellt.

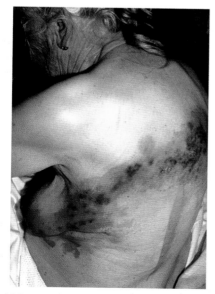

Abb. 15.2 Ausgeprägte Gürtelrose am linken Brustkorb. [T195]

Therapie

Lokal wird mit austrocknenden Lotionen (Lotio alba) gepinselt. Systemisch werden Aciclovir oder andere antivirale Substanzen gegeben. Bei schweren Verläufen können auch Hyperimmunglobulin oder Interferon-β gegeben werden. Postzosterische Neuralgien werden mit Analgetika und ggf. mit Carbamazepin therapiert.

Komplikationen

- Postzosterische Neuralgien: Noch Wochen nach Abheilen der Bläschen können in dem betroffenen Hautareal starke Schmerzen bestehen
- Zoster ophthalmicus: Ein Befall des Augenastes (Ramus ophthalmicus) des N. trigeminus birgt die Gefahr von Hornhautulzerationen und nachfolgender Hornhauttrübung
- Zoster oticus: Bei Befall des Ohrs besteht die Gefahr eines Übergreifens auf den motorischen Gesichtsnerv (N. facialis) mit Gesichtsmuskellähmungen (Fazialisparese) oder auf den Hörnerv (N. statoacusticus/N. vestibulocochlearis) mit Hörverlust
- Zoster generalisatus: Ein generalisierter Zoster, der auch die inneren Organe betrifft, kommt insbesondere bei immungeschwächten Patienten vor.

15.2.3 Infektiöse Mononukleose

Das **Epstein-Barr-Virus** (EBV) ruft die infektiöse Mononukleose (Pfeiffer-Drüsenfieber) hervor. Da das Virus durch Speichel übertragen wird, ist die Erkrankung auch als „kissing disease" (Kusskrankheit) bekannt. In erster Linie sind junge Erwachsene betroffen. Die Inkubationszeit beträgt 10–14 Tage.

Symptome und Diagnostik

- Allgemeinsymptome wie Müdigkeit, Appetitlosigkeit, Schlaflosigkeit
- Pharyngitis (Rachenentzündung), Angina tonsillaris (Mandelentzündung) mit starken Halsschmerzen
- Fieber, das bis zu drei Wochen und länger anhalten kann

- Lymphknotenschwellungen
- Hepatosplenomegalie (Milz- und Lebervergrößerung)
- Exanthem (selten).

Die Diagnose wird über das klinische Bild und die Laborwerte gestellt. Im Blut findet sich eine Leukozytose mit atypischen Lymphozyten, den sog. Virozyten oder Pfeiffer-Zellen. Weiterhin können entsprechende Antikörper nachgewiesen werden.

Therapie

Die Therapie ist symptomatisch. Die Patienten sollen Bettruhe einhalten und erhalten schmerz- und fiebersenkende Medikamente.

Komplikationen

- Meningoenzephalitis (Entzündung von Hirnhäuten und Gehirn)
- Blutbildveränderungen: Granulozytopenie, Thrombozytopenie
- Bei ausgeprägter Splenomegalie besteht Gefahr der Milzruptur
- Myokarditis
- Übergang in eine chronische Verlaufsform mit persistierender Schwäche, Gewichtsverlust, leichtem Fieber, Milz-, Leber- und Lymphknotenschwellungen
- AIDS-Patienten und andere immungeschwächte Personen erkranken im Zusammenhang mit dem EBV häufiger an B-Zell-Lymphomen
- In Tumorzellen des Nasopharynxkarzinoms und des Burkitt-Lymphoms findet sich das EBV.

15.2.4 Zytomegalie

Das Zytomegalie-Virus (CMV) wird durch Schmierinfektionen, Bluttransfusionen und sexuellen Kontakt übertragen. Diaplazentar (über die Plazenta) kann es von der Mutter auf den Fetus übergehen. Nach der Erstinfektion persistiert es im Körper und kann bei einer Abwehrschwäche wieder aktiviert werden. Die Zytomegalie (Einschlusskörperchenkrankheit) ist eine häufige Infektion mit sehr unterschiedlichem Krankheitsverlauf. Die Inkubationszeit ist nicht sicher bekannt, wahrscheinlich 3–6 Wochen.

Symptome und Diagnostik

Bei gesunden Personen verläuft eine CMV-Infektion in ≥ 90 % der Fälle unbemerkt. Evtl. kommt es zu einer leichten Lymphknotenschwellung und/oder einer Hepatitis mit Grippe- bzw. Mononukleose-ähnlichen Beschwerden. Bei immungeschwächten Patienten kann die Zytomegalie sehr viel schwerer verlaufen: ZNS-Befall, Retinitis (Netzhautentzündung), interstitielle Pneumonie oder Ulzerationen des Magen-Darm-Trakts. Die **konnatale Zytomegalie** (vorgeburtlich erworben) führt oft zu bleibenden Schäden wie neurologischen Störungen oder Hörverlust.

Die Diagnose wird anhand der Symptome gestellt. Im Blut des Patienten können Antikörper gegen CMV nachgewiesen werden; in Blut, Urin und bronchoalveolärer Lavage Antigene des CMV.

Therapie

Es werden Patienten mit schweren Verläufen therapiert. Sie erhalten systemisch Ganciclovir (Cymeven®) und CMV-Immunglobulin. Infizierte Schwangere und Schwangere, die in Kontakt mit einer infektiösen Person standen, erhalten CMV-Immunglobulin.

15.2.5 Warzen

Warzen durch Humane Papillomaviren

Warzen sind gutartige Gewebsneubildungen der Oberhaut, ausgelöst durch Infektionen mit dem Humanen Papillomavirus (HPV). Voraussetzungen sind eine verminderte Immunabwehr und Verletzungen der Haut sowie die Anwesenheit des Virus. Da die Immunabwehr der Haut u. a. durch eine erniedrigte Körpertemperatur herabgesetzt wird, treten Warzen sehr häufig an Händen und Füßen auf.

Symptome und Einteilung

- **Plantarwarzen** (Verrucae plantares, Dornwarzen) (➤ Abb. 15.3): Bedingt durch ihren Sitz an den Druckstellen des Fußes sind diese Warzen entweder sehr flach oder wachsen nach innen. Von der eigentlichen Warze ist dann nur ein bräunlicher Punkt sichtbar. Durch den Druck auf

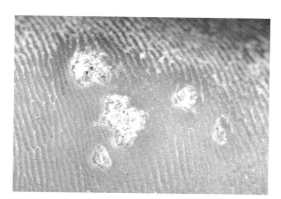

Abb. 15.3 Plantarwarzen an der Fußsohle. [M123]

die tief in das Gewebe reichenden Hornmassen können diese Warzen äußerst schmerzhaft sein

- **Spitze Kondylome** (Condylomata acuminata, Feigwarzen, ➤ 9.9.4)
- **Gewöhnliche Warzen** (Verrucae vulgares): Es handelt sich um Papeln mit hyperkeratotischer, höckeriger Oberfläche.

Therapie

Viruswarzen heilen nach einigen Monaten bis Jahren auch ohne Therapie ab (Spontanheilung). Um der Ausbreitung vorzubeugen, sollten einzelne Warzen entfernt werden: Salicylsäurehaltige Lösungen weichen die Warze auf, die dann mit einem Hornhauthobel oder einer Kürettage abgetragen wird. Alternativ kann eine Kryotherapie durchgeführt werden.

Dellwarzen

Dellwarzen (Mollusca contagiosa) werden durch Viren aus der Gruppe der Pockenviren hervorgerufen und durch Schmierinfektion übertragen. Sie treten hauptsächlich bei Kindern (besonders Atopikern) und Immungeschwächten auf. Häufig findet man sie im Gesicht und am Hals sowie in den Achselhöhlen und im Genitalbereich.

Symptome und Therapie

Es finden sich rundliche, kleine Papeln mit glänzender Oberfläche. In deren Mitte befinden sich eine Delle und eine Öffnung, durch die sich eine weißli-

che, breiige Masse nach außen entleeren lässt. In den meisten Fällen heilen die Papeln nach einigen Monaten spontan ab. Bei jahrelangem Verlauf werden sie mit gebogener Pinzette oder Kürettage ausgedrückt. Danach wird eine desinfizierende Lösung aufgetragen.

15.2.6 Tollwut

Tollwut (Rabies) ist eine Infektion des ZNS durch das Tollwut-Virus. Die Inkubationszeit beträgt zwischen 10 Tagen und 10 Monaten (meist 1–3 Monate).

Ursachen

Das Tollwut-Virus wird mit dem Speichel infizierter Tiere (z. B. Hund, Katze, Fuchs) übertragen. Der Mensch infiziert sich durch den Biss eines erkrankten Tieres. Die Viren wandern entlang der Nerven zum Gehirn und rufen dort eine akute Entzündung hervor.

Symptome

Tollwut beginnt mit unspezifischen Allgemeinsymptomen wie leichtem Fieber, Kopfschmerzen, Abgeschlagenheit und Übelkeit. Der Patient ist abnorm reizbar, extrem licht- und geräuschempfindlich und neigt zu Krämpfen. Er leidet unter Speichelfluss und schmerzhaften Schluckkrämpfen beim Versuch zu trinken. Später treten Lähmungen und Bewusstseinsverlust auf.

Diagnostik

Das verdächtige Tier sollte beobachtet werden. Stirbt es nicht innerhalb von 10 Tagen, ist das Vorliegen von Tollwut unwahrscheinlich. Beim Tod des Tieres wird sein Gehirn histologisch auf Tollwut untersucht. Die Diagnose kann auch durch eine PCR von Liquor, Speichel oder Gewebe gestellt werden. In Serum und Liquor können Antikörper nachgewiesen werden.

Therapie

Bei Verdacht auf eine Infektion mit dem Tollwut-Virus (Biss durch ein verdächtiges Tier) wird der

15

Patient mehrfach aktiv und zusätzlich am ersten Tag passiv mit Hyperimmunglobulin geimpft (postexpositionelle Prophylaxe). Die Erkrankung selbst kann lediglich symptomatisch therapiert werden mit Sedierung, parenteraler Ernährung und ggf. künstlicher Beatmung.

Der postexpositionellen Impfprophylaxe kommt größte Bedeutung zu, da eine manifeste Tollwut in der Regel tödlich endet.

15.2.7 HIV-Infektion und AIDS

AIDS (**a**cquired **i**mmune **d**eficiency **s**yndrome = erworbenes Immundefektsyndrom) wird durch eine Infektion mit **HIV** (**h**uman **i**mmunodeficiency **vi**rus) hervorgerufen. Das Virus ist ein RNS-haltiges Retrovirus, von dem verschiedene Typen und Subtypen bekannt sind. Ende 2013 waren weltweit 40 Millionen Menschen mit dem Virus infiziert, davon ca. 70 % in Afrika südlich der Sahara.

Meldepflichtig ist der Labornachweis des Virus ohne Namensangabe des Betroffenen. Die Inkubationszeit liegt im Mittel beim Erwachsenen bei zehn Jahren, d. h. 50 % der Infizierten sind nach zehn Jahren an AIDS erkrankt.

Ursachen

Das Virus wird über Körpersekrete (vor allem Blut, Sperma, Vaginalsekret, Flüssigkeitsfilm der Darmschleimhaut) von Infizierten übertragen (Prozentangaben beziehen sich auf Deutschland):
* Sexuell: Homo- und bisexuelle Männer (ca. 68 %), heterosexuelle Personen (ca. 28 %, Anzahl steigend)
* Parenteral:
  – I. v.-Drogenmissbrauch (3–4 %), bei gemeinsamem Gebrauch von Nadeln
  – Therapie mit Blut/-produkten, z. B. bei Hämophilie-Patienten. Neuinfektionen auf diesem Weg sind inzwischen sehr selten, da seit 1985 alle Blutprodukte durch einen HIV-Antikörpertest überprüft werden
  – Verletzungen im medizinischen Bereich (sehr selten)
* Prä-/perinatal: Von einer HIV-infizierten Mutter auf das Kind (≤ 1 %); das Übertragungsrisiko

liegt unbehandelt bei 15–20 %, unter antiretroviraler Therapie bei ca. 2 %.

Krankheitsentstehung

HI-Viren bauen ihre Erbsubstanz hauptsächlich in die CD4$^+$-Lymphozyten (auch T$_4$-Lymphozyten oder T-Helferzellen genannt), Monozyten, Makrophagen, Langerhans-Zellen der Epidermis und Mikroglia des Infizierten ein. Der Körper bildet zwar Antikörper gegen die Viren, kann sie jedoch nicht erfolgreich bekämpfen. Nach einer meist jahrelangen Latenzzeit sinkt die Anzahl der CD4$^+$-Lymphozyten. Die daraus resultierende Immunschwäche führt zu folgenden Krankheitsbildern:
* Allgemeinsymptome, AIDS-Related Complex
* Infektionen mit opportunistischen, d. h. für Gesunde wenig gefährliche Keime, z. B. Zytomegalie-Viren oder Toxoplasmen
* Tumoren, z. B. Kaposi-Sarkom
* Neurologische Krankheitsbilder, die direkt durch den HIV-Befall hervorgerufen werden.

Symptome und Einteilung

Die HIV-Infektion wird anhand ihrer klinischen Symptome (➤ Abb. 15.4) in drei Kategorien eingeteilt. Sie verläuft langsam fortschreitend.

Kategorie A
* Bei ca. 30 % aller Infizierten entwickelt sich eine akute HIV-Erkrankung: Mononukleose-ähnliches Bild mit Fieber, Hautausschlag, Lymphknotenschwellungen, Splenomegalie, Myalgien und Pharyngitis
* Asymptomatische HIV-Infektion (Latenzphase) über Monate bis > 10 Jahre. Im lymphatischen Gewebe findet eine Virusvermehrung statt
* Persistierende generalisierte Lymphadenopathie (LAS): Lymphknotenschwellung an zwei extrainguinalen Stellen länger als drei Monate, 30 % der Patienten entwickeln eine seborrhoische Dermatitis.

Kategorie B
* Erkrankungen, die der HIV-Infektion ursächlich zuzuordnen sind oder auf eine Störung der zellulären Immunabwehr hinweisen und nicht der Kategorie C angehören:

Folgen der HIV-Infektion

HIV-Enzephalopathie (direkter Gehirnbefall durch das Virus), Hirnbefall mit Protozoen, Pilzen oder Viren, Zytomegalie, Netzhautentzündung

Pilzbefall von Mundhöhle, Rachen und Speiseröhre

Hauttumoren (Kaposi-Sarkom), Gürtelrose, Warzen, gehäufte Hautinfektionen z.T. mit Abszessbildung

Lungeninfektionen durch Pilze, Bakterien, Viren

Darminfektionen durch Salmonellen, Staphylokokken, verschiedene Viren, Hefepilze, Kryptosporidien

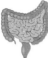

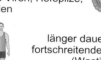

länger dauerndes Fieber, fortschreitende Abmagerung (Wasting-Syndrom), Lymphome

Abb. 15.4 Symptome bei AIDS. [L190]

– Oropharyngeale und vulvovaginale Candida-Infektion
– Orale Haarleukoplakie (weißliche, nicht abstreifbare Beläge am Zungenrand)
– Herpes zoster mit Befall mehrerer Dermatome
– Subfebrile Temperaturen oder chronische Diarrhö
– HIV-assoziierte periphere Neuropathie
– Listeriose.

Kategorie C

AIDS („Vollbild") als letztes Stadium der HIV-Erkrankung: Die zelluläre Immunabwehr versagt und opportunistische Infektionen und Tumorerkrankungen treten auf.
- Opportunistische Infektionen, die AIDS definieren:
  – Infektionen mit Protozoen, z. B. Toxoplasmose-Enzephalitis, Kryptosporidiose
  – Infektionen durch Pilze, z. B. Pneumocystis jiroveci-Pneumonie (früher Pneumocystis cari-

nii-Pneumonie, PCP), Kryptokokkose, Candida-Infektion mit Befall von Ösophagus, Bronchien, Trachea oder Lungen, Histoplasmose
  – Bakterielle Infektionen: Tbc, disseminierte oder extrapulmonale Infektionen mit atypischen Mykobakterien, rezidivierende Salmonellen-Septikämien, rezidivierende bakterielle Pneumonien
  – Virale Infektionen, z. B. CMV-Infektion, chronische Herpes-simplex-Ulzera sowie Herpes-Bronchitis, -Pneumonie oder -Ösophagitis, Varizella-zoster-Infektion
- Malignome: Kaposi-Sarkom (violette Makulae oder Tumorknoten, bevorzugt in den Spaltlinien der Haut oder an den Beinen; es können auch Gastrointestinaltrakt, Lunge oder Lymphknoten betroffen sein), Non-Hodgkin-Lymphome (z. B. Burkitt-Lymphom), ZNS-Lymphome, invasives Zervix-Karzinom
- HIV-Enzephalopathie
- Wasting-Syndrom (Gewichtsverlust > 10 % des Ausgangsgewichts) und chronische Diarrhö oder Fieber/Abgeschlagenheit.

Immunologischer Status

Nach dem immunologischen Status (Anzahl der $CD4^+$-Lymphozyten) erfolgt eine weitere Unterteilung der Kategorien A, B und C (CDC-Stadieneinteilung):
- Stadium 1: ≥ 500/µl
- Stadium 2: 200–499/µl
- Stadium 3: < 200/µl.

Danach ergeben sich die Stadien A1, A2, A3, B1, B2, B3, C1, C2, C3. Beispiel: Ein Patient mit Kaposi-Sarkom und 362 $CD4^+$-Lymphozyten befindet sich im Stadium C2.

Diagnostik

- Bestimmung der HIV-Antikörper und HIV-p24-Antigen (Screeningtest der 4. Generation): Können im Blut des Patienten etwa sechs Wochen nach der Infektion nachgewiesen werden; erst dann hat eine sog. Serokonversion stattgefunden. Antikörper werden z. B. mittels ELISA nachgewiesen. Der Betroffene muss dazu sein Einverständnis geben. Fällt der Test positiv aus, wird das Ergebnis mit einer zweiten Methode (Wes-

15

ternblot-Test) überprüft, um ein falsch positives Ergebnis sicher auszuschließen
- Nachweis von Virusbestandteilen (Nukleinsäurenachweis-Test, NAT): Nach elf Tagen kann mittels Polymerase Chain Reaction (PCR) in Lymphozyten DNA des HI-Virus nachgewiesen werden
- Bestimmung der $CD4^+$-Lymphozyten zur Abschätzung des Ausmaßes des Immundefekts
- Virusquantifizierung: Es werden die Virusäquivalente/ml Plasma bestimmt. Ihre Zahl ist ein Prognoseparameter und dient der Therapie- und Verlaufskontrolle
- HIV-assoziierte Erkrankungen und Infektionen werden durch weitergehende Untersuchungen nachgewiesen.

Therapie

Nach derzeitigem Stand der Forschung gibt es keine kurative Therapie gegen eine HIV-Infektion. Zurzeit existieren lediglich Medikamente, die den Verlauf einer HIV-Infektion verzögern, indem sie die Vermehrung der HI-Viren hemmen, ohne sie allerdings zu eliminieren. Um Resistenzen vorzubeugen und die Viruslast zu reduzieren, sollten mindestens drei Substanzen miteinander kombiniert werden (ART, antiretrovirale Therapie). Folgende Substanzklassen stehen zur Verfügung:
- Nukleosidanaloga (NRTI = Nuklosidische Reverse-Transkriptase-Hemmer): z. B. Zidovudin als Retrovir®, Zalcitabin als Hivid®, Didanosin als Videx®
- Nukleotidanaloga (NtRTI = Nukleotidische Reverse-Transkriptase-Inhibitoren): z. B. Tenofovir als Viread®
- Nicht-nukleosidische Reverse-Transkriptase-Hemmer (NNRTI): Nevirapin als Viramune®
- Protease-Hemmer (Protease-Inhibitoren, PI): z. B. Saquinavir als Invirase®, Indinavir als Crixivan®
- Entry-Inhibitoren: Attachment-Inhibitoren, Korezeptorantagonisten, Fusionsinhibitoren
- Integrase-Hemmer (Integrase-Inhibitoren).

Als Nebenwirkungen treten Veränderungen des Blutbildes, periphere Nervenschädigungen, Pankreatitiden, Myositiden u. a. auf. Bekannte Langzeitenbenwirkungen sind kardiovaskuläre Erkrankungen und das Lipodystrophiesyndrom (Fettumverteilung

mit magerem Gesicht und Extremitäten sowie intraabdomineller Fettansammlung in Kombination mit Glukoseintoleranz und Fettstoffwechselstörung).

Um den Ausbruch der Erkrankung hinauszuschieben, sollten die Infizierten eine gesunde Lebensführung einhalten: Alkohol und Drogen vermeiden, ausreichende Versorgung mit Vitaminen und Nährstoffen.

HIV-assoziierte Infektionen und Erkrankungen werden erregerspezifisch behandelt, andere assoziierte Erkrankungen wie Enzephalopathie oder Wasting-Syndrom symptomatisch.

Prophylaxe

- Aufklärung der Bevölkerung über Infektionswege
- Gebrauch von Kondomen beim Geschlechtsverkehr
- Eigenblutspende bei planbaren Operationen
- Screening von Blutspendern auf HIV-Infektion (obligat)
- Medizinisches Personal: Tragen von Latexhandschuhen (u. U. auch Mundschutz und Schutzbrille) beim Arbeiten mit Körperflüssigkeiten, sichere Entsorgung gebrauchter Kanülen
- Die Impfstoffentwicklung ist aufgrund zahlreicher Mutationen des Virus erschwert.

15.3 Bakterielle Infektionen

15.3.1 Infektionen durch Staphylokokken und Streptokokken

Staphylokokken und Streptokokken sind grampositive Kugelbakterien. Staphylokokken lagern sich meist in Haufen zusammen, Streptokokken reihen sich oft kettenförmig aneinander. Abhängig vom Bakterium führen Infektionen zu verschiedenen, meist eitrigen Entzündungen.

Symptome

Staphylokokken

Staphylokokken können fast jedes Organ oder Gewebe befallen. Werden sie in die Blutbahn eingeschwemmt, kommt es zur Sepsis und evtl. zur Endokarditis. Besonders gefürchtet ist **Staphylococcus aureus,** der häufig schwer therapierbare Krankenhausinfektionen (nosokomiale Infektionen) hervorruft. Oft handelt es sich um abgekapselte Prozesse verbunden mit Eiterbildung. Folgende Krankheitsbilder werden z. B. durch Staphylokokken verursacht:

- **Follikulitis, Furunkel, Karbunkel** (➤ Abb. 15.5): Entzündungen der Haarfollikel mit unterschiedlicher Tiefenausdehnung, häufig betroffen sind die Bartgegend, Oberschenkel und Gesäß. Therapeutisch wird die Eiterhöhle eröffnet, es folgt eine Behandlung lokal mit Antiseptika und evtl. mit Antibiotika
- **Impetigo contagiosa:** Eitrige Hautentzündung mit Bläschen und Pusteln, die platzen und eine goldgelbe Kruste bilden. Betroffen ist meist das Gesicht, v. a. bei Kindern. Mangelnde Hygiene begünstigt die Infektion. Therapeutisch werden die Krusten entfernt und äußerlich Antibiotika sowie desinfizierende und austrocknende Farbstoffe aufgetragen. In schwereren Fällen werden systemisch Antibiotika verabreicht
- Syndrom der verbrühten Haut (staphylogenes Lyell-Syndrom)

- Mastitis puerperalis (➤ 9.6.1): Entzündung der Brustdrüse in der Stillzeit
- Osteomyelitis: Knochenmarkentzündung
- Lebensmittelvergiftung durch Staphylokokkentoxin
- Toxisches Schocksyndrom.

MRSA

MRSA (Methicillin resistenter Staphylococcus aureus) ist eine durch den breiten Einsatz von Antibiotika zunehmend auftretende multiresistente Staphylokokkenart, die die im Krankenhaus gefürchteten nosokomialen Infektionen hervorrufen kann. Der Keim ist resistent gegen Penicilline, Cephalosporine und Fluorchinolone.

Zur Reduktion von MRSA-Infektionen sollten folgende Maßnahmen eingesetzt werden:
- Risikopatienten auf MRSA mittels Nasen-Rachen-Abstrich screenen
- Isolation von MRSA-Trägern im Krankenhaus, Sanierung von MRSA-Trägern mit Mupirocin-Nasensalbe, desinfizierenden Ganzkörperwaschungen, antiseptischen Mundspüllösungen u. a.
- Restiktiver Einsatz von Antibiotika
- Hygieneregeln beachten, Hauptübertragungsweg von MRSA sind Hände.

Streptokokken

Auch Streptokokken rufen verschiedene Krankheitsbilder hervor. Nach ihrer Fähigkeit, Hämoglobin aufzulösen, werden sie in drei Gruppen eingeteilt: α-, β- und γ-hämolysierende Streptokokken. 95 % aller Erkrankungen werden durch β-hämolysierende Streptokokken hervorgerufen. Zu den Streptokokkenerkrankungen gehören u. a.:

- Angina tonsillaris: Akute Gaumenmandelentzündung
- **Scharlach:** Kinderkrankheit mit Angina tonsillaris (Mandelentzündung), Pharyngitis (Rachenentzündung), hohem Fieber, Erbrechen, Kopf- und Bauchschmerzen. Am 2.–3. Tag entwickelt sich ein feinfleckiges Exanthem. Gefürchtet sind Streptokokken-allergische Folgeerkrankungen wie rheumatisches Fieber, Endokarditis, Glomerulonephritis
- **Erysipel:** Erreger gelangen über kleine Hautdefekte in die Lymphspalten der Haut, an denen entlang sie sich flächenhaft ausbreiten und eine Entzündung der Kutis verursachen. Es treten Fieber mit Schüttelfrost und schwerem Krankheitsgefühl auf. Die Haut ist gerötet, geschwollen und

Furunkel

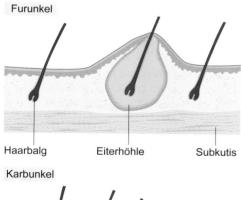

Haarbalg   Eiterhöhle   Subkutis

Karbunkel

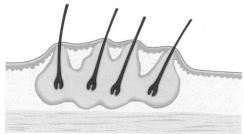

Abb. 15.5 Furunkel-Karbunkel-Schema. [L190]

druckschmerzhaft. Die regionalen Lymphknoten sind vergrößert. Therapeutisch werden feuchte antiseptische Umschläge gemacht, Antibiotika gegeben und die Eintrittspforte saniert

- **Phlegmone:** Abszedierender Entzündungsprozess der tieferen Hautschichten, der sich entlang der Sehnen und Faszien ausbreitet und nicht an Haarfollikel gebunden ist. Die Haut ist bläulich verfärbt, geschwollen und äußerst druckschmerzhaft. Eine Phlegmone sollte antibiotisch therapiert werden. Unter Umständen ist eine chirurgische Spaltung notwendig
- Pneumonie durch Streptococcus pneumoniae (Pneumokokken)
- Bakterielle Endokarditis, rheumatisches Fieber
- Akute Glomerulonephritis.

Diagnostik

Staphylokokken und Streptokokken können je nach Erkrankung im Rachenabstrich, in der Sputum- oder Blutkultur bakteriologisch nachgewiesen werden. Wegen Resistenzentwicklung muss über ein Antibiogramm die individuelle Empfindlichkeit der Erreger gegen verschiedene Antibiotika getestet werden.

Therapie

Staphylokokkeninfekte werden mit speziellen Staphylokokkenpenicillinen (z. B. Stapenor®, Staphylex®) oder staphylokokkengeeigneten Cephalosporinen behandelt. Streptokokkeninfekte sprechen meist gut auf Penicillin an.

15.3.2 Borreliose und FSME

Borreliose

Die Borreliose (Lyme-Krankheit) wird durch Borrelia burgdorferi verursacht, ein Bakterium, das zu den Spirochäten gehört. Die Inkubationszeit beträgt für das 1. Stadium der Erkrankung 1–6 Wochen.

Ursachen

Borrelien werden durch den Stich einer infizierten Zecke übertragen. Die Infektionsrate nach dem Stich einer infizierten Zecke beträgt lediglich 4 %, die Erkrankungsrate 1 %. Besonders gefährdet sind Personen, die sich viel im Wald aufhalten. Häufig tritt die Borreliose in den Monaten Juli und August auf.

Symptome und Einteilung

Es lassen sich drei Stadien der Borreliose unterscheiden, wobei nicht jedes Stadium durchlaufen werden muss. Die Erkrankung kann sich zu jedem Zeitpunkt bemerkbar machen.

1. Stadium: Grippeähnliche Symptome und ein Erythema migrans, ein Hautausschlag, der sich ringförmig um den Zeckenstich ausbreitet und zur Mitte hin langsam abblasst. Die Infektion kann ohne Behandlung abheilen, die Borrelien können aber auch im Körper überdauern und andere Hautareale oder Organe befallen.

2. Stadium: Meningoradikulitis Bannwarth (Entzündung der Hirnhäute und der Nervenwurzeln am Rückenmark mit starken, brennenden Schmerzen), eventuell mit Fazialisparese (Schädigung des VII. Hirnnerven mit Lähmung der Gesichtsmuskeln), Meningoenzephalitis, Myokarditis, Arthritis insbesondere des Ellenbogen- und Kniegelenks.

3. Stadium: Acrodermatitis chronica atrophicans („Pergamenthaut"), die durch Rötung, Atrophie und zigarettenpapierartige Fältelung der Haut – häufig an den Streckseiten der Arm- und Beingelenke – gekennzeichnet ist. Selten kommt es zu einer chronischen Neuroborreliose mit Enzephalomyelitis (Entzündung von Gehirn und Rückenmark), Polyneuropathie oder zerebraler Vaskulitis.

Diagnostik

Hinweise auf eine Borreliose geben ein Zeckenstich sowie das Erythema chronicum migrans. Im Blut können meist Antikörper gegen die Borrelien nachgewiesen werden. Die Diagnose sollte nur gestellt werden, wenn IgM positiv sind oder ein Titeranstieg nachgewiesen werden kann. In späteren Stadien kann Borrelien-DNS auch im Urin, Liquor, in der Synovia von Gelenken und einer Hautbiopsie nachgewiesen werden.

Therapie und Prophylaxe

Es wird mit Antibiotika therapiert, im 1. Stadium der Erkrankung wird Doxycyclin oder Amoxicillin gegeben, in späteren Stadien Ceftriaxon i. v. (Rocephin®).

Zur Prophylaxe kann einmalig Doxycyclin eingenommen werden.

FSME

Ebenfalls durch den Stich einer infizierten Zecke wird das **FSME-Virus** übertragen, das die FSME (Frühsommer-Meningoenzephalitis) hervorruft. Gefährdete Gebiete in Deutschland sind insbesondere Bayern und Baden-Württemberg.

70–90 % der Infizierten entwickeln keinerlei Beschwerden. Bei 10–30 % kommt es zu grippeähnlichen Symptomen. Es folgt eine fieberfreie Woche, danach treten bei 10 % der Erkrankten Meningitis, Meningoenzephalitis, Myelitis oder Radikulitis auf. Die Diagnose wird durch den Nachweis von Antikörpern oder des Erregers selbst im Blut gestellt. Die Therapie kann nur symptomatisch erfolgen.

Eine Prophylaxe ist durch aktive Schutzimpfung möglich.

Prophylaxe

Um sich vor einem Zeckenstich zu schützen, sollte in gefährdeten Gebieten Kleidung getragen werden, die einen möglichst großen Teil der Hautoberfläche bedeckt. Zecken verweilen im Gebüsch und Gras und bleiben bei Kontakt an der Kleidung haften. Nach Spaziergängen sollte man daher die Kleidung wechseln, ausschütteln und seinen Körper auf Zeckenstiche inspizieren. Hat doch eine Zecke Erfolg gehabt, sollte sie schnellstmöglich ohne Quetschen im Ganzen aus der Haut entfernt werden. Manipulationen mit Öl oder Klebstoff fördern nur die Entleerung des infektiösen Darminhaltes der Zecke. Abschließend wird die Stichstelle desinfiziert.

15.3.3 Tetanus

Tetanus (Wundstarrkrampf) wird ausgelöst durch das Toxin Tetanospasmin des anaeroben Bakteriums Clostridium tetani. Dieser Erreger ist ubiquitär (überall vorkommend) und gelangt meist über verschmutzte Wunden in den Körper. Das Toxin gelangt durch retrograden axonalen Transport zu den Vorderhornzellen des Rückenmarks und blockiert dort bestimmte Neurotransmitter. Die Folgen sind unkontrollierte Muskelkontraktionen.

Symptome

Nach unspezifischen Prodromi wie Kopfschmerzen, Mattigkeit und Schwitzen zeigen sich unterschiedlich lokalisierte Muskelkrämpfe, die durch äußere Reize wie Licht und Lärm ausgelöst werden:

- Trismus (Kieferklemme) und typischer Risus sardonicus („teuflisches Grinsen" durch Verkrampfung der mimischen Muskulatur)
- Streckkrampf der Extremitäten mit Opisthotonus (extreme Beugung ins Hohlkreuz)
- Generalisation der Muskelspasmen bei erhaltenem Bewusstsein
- Tod durch Ateminsuffizienz möglich.

Diagnostik

Im EMG (Elektromyogramm) zeigen sich typische Aktivitätsmuster, die durch akustische oder taktile Reize verstärkt werden. Ein Toxinnachweis gelingt mittels Tierversuch.

Therapie und Prophylaxe

Der Patient muss intensivmedizinisch betreut werden:
- Gabe von Tetanus-Hyperimmunglobulin (Antikörper gegen Tetanospasmin, Tetagam®)
- Chirurgische Sanierung der Eintrittspforte
- Reizabschirmung mit Sedierung und Muskelrelaxation.

Eine aktive Immunisierung mit Tetanustoxoid (Tetanol®) verhindert die Erkrankung. Bei unvollständigem Impfschutz wird bei Verletzungen zusätzlich passiv mit Tetanus-Hyperimmunglobulin geimpft.

15.3.4 Diphtherie

Erreger der Diphtherie ist das keulenförmige Corynebacterium diphtheriae. Die Keime werden durch

Tröpfchen übertragen und bilden ein Toxin, welches in erster Linie für die Krankheitssymptome verantwortlich ist. Die Inkubationszeit beträgt 2–7 Tage.

Symptome und Diagnostik

Die Diphtherie beginnt langsam mit Schluckbeschwerden und Fieber. Es folgt eine Angina tonsillaris mit festhaftenden weißen Belägen, die unter Bluten entfernt werden können, sog. Pseudomembranen; oft tritt süßlicher Mundgeruch – ähnlich faulen Äpfeln – auf. Die Halslymphknoten sind geschwollen. Bellender Husten, Heiserkeit und Luftnot weisen auf eine Beteiligung des Kehlkopfes hin. Dann besteht durch die Verlegung der Atemwege Erstickungsgefahr.

Die Diagnose wird anhand des klinischen Bildes gestellt. Durch einen Nasen-Rachen-Abstrich unter den Pseudomembranen lässt sich der Erreger nachweisen.

Therapie

Die Patienten werden isoliert und müssen für 6–8 Wochen Bettruhe einhalten. Noch vor dem Erregernachweis wird mit Diphtherieantitoxin und Penicillin therapiert.

Komplikationen

Bei starker Beteiligung des Kehlkopfes und zunehmender Dyspnoe ist im Extremfall ein Luftröhrenschnitt (Tracheotomie) erforderlich. In schweren Fällen verläuft die Diphtherie mit hohem Fieber und Tachykardie. Die Patienten werden stuporös und es kann zum Kreislaufversagen kommen.

Häufigste Komplikation ist eine Myokarditis durch die Toxinwirkung: Sie kann 8–10 Tage nach Krankheitsbeginn als Frühmyokarditis oder nach 4–8 Wochen als Spätmyokarditis auftreten und zum Herzversagen führen. Weiterhin kommen Polyneuropathien und Nierenschäden mit akutem Nierenversagen vor.

Prophylaxe

Alle Personen sollten aktiv gegen Diphtherie geimpft werden: Bei Säuglingen und Kleinkindern erfolgt dies über eine Kombinationsimpfung mit Tetanus und Keuchhusten. Ab dem 6. Lebensjahr wird der Diphtherie-Impfstoff lediglich mit dem Tetanus-Impfstoff kombiniert. Auffrischimpfungen sollten alle zehn Jahre durchgeführt werden. Gesunde Kontaktpersonen sollten prophylaktisch Antibiotika erhalten und aktiv immunisiert werden, falls kein Impfschutz besteht. Andernfalls sollte die Auffrischung bereits nach 5 Jahren erfolgen.

15.3.5 Salmonellen-Gastroenteritis

Die akute Salmonellen-Gastroenteritis ist eine der häufigsten Darminfektionen. Sie wird durch verschiedene Salmonellenarten hervorgerufen, z. B. Salmonella enteritidis, Salmonella typhimurium. Die Inkubationszeit beträgt 5–72 Stunden.

Ursachen

Salmonellen werden über kontaminierte (verunreinigte) Nahrung (v. a. Tierprodukte wie Eier, Geflügel, Muscheln, rohes Schweinefleisch) aufgenommen. Die Patienten scheiden Salmonellen während der Infektion mit dem Stuhl aus.

Symptome und Komplikationen

Salmonellen produzieren Toxine, die im Dünndarm des Menschen eine Entzündung hervorrufen. Es kommt zu heftigen Brechdurchfällen, Bauchkrämpfen, Fieber und Kopfschmerzen. Die Erkrankung dauert im Durchschnitt drei Tage. Durch den massiven Flüssigkeitsverlust kann es vor allem bei alten Menschen und Kleinkindern zur Exsikkose mit Kreislaufkollaps kommen. Immungeschwächte Patienten sind durch eine Salmonellensepsis gefährdet.

Salmonellen-Dauerausscheider, die die Erreger länger als zehn Wochen aus der Gallenblase oder dem Dünndarm ausscheiden, sind sehr selten.

Diagnostik

Stuhl, die verdächtigen Speisereste und ggf. Erbrochenes des Patienten werden auf Salmonellen untersucht.

Therapie

Wasser- und Elektrolythaushalt der Patienten müssen ausgeglichen werden. Antibiotika werden nur in schweren Fällen verordnet, da sie die Dauerausscheidung von Salmonellen begünstigen.

Prophylaxe

- Wichtig ist eine konsequente Lebensmittelhygiene mit ausreichendem Erhitzen von Geflügel, Eiern, Eiprodukten u. ä.; zubereitete Speisen sollten kühl gelagert und bald verzehrt werden
- Personen, die in der Lebensmittelverarbeitung tätig sind, werden über die gesundheitlichen Anforderungen belehrt.

15.3.6 Typhus und Paratyphus

Typhus wird durch Salmonella typhi, Paratyphus durch Salmonella paratyphi hervorgerufen. In Deutschland sind diese Erkrankungen sehr selten und werden meist aus sub-/tropischen Ländern eingeschleppt. Die Inkubationszeit beträgt für Typhus gewöhnlich 8–14 Tage, für Paratyphus 1–10 Tage; je mehr Bakterien aufgenommen werden, desto kürzer ist die Inkubationszeit.

Ursachen

Wichtigste Infektionsquelle sind scheinbar gesunde Patienten, die die Typhusbakterien mit dem Stuhl ausscheiden, sog. Dauerausscheider. Die Bakterien werden entweder direkt vom Anus zum Mund übertragen oder über kontaminierte Lebensmittel bzw. Trinkwasser aufgenommen.

Symptome und Komplikationen

Typhus und Paratyphus zeigen meist gleichartige Symptome, wobei Paratyphus in der Regel etwas milder und kürzer verläuft als Typhus. Typhus beginnt langsam mit Fieber bis 40 °C bei relativer Bradykardie, Bauch- und Kopfschmerzen. Die Milz ist vergrößert, auf der Bauchhaut finden sich Roseolen (linsengroße rötliche Flecken). Zu Beginn fällt eine

Obstipation auf, bevor nach etwa einer Woche erbsbreiartiger Durchfall auftritt.

Da die Bakterien aus dem Darm in alle Organe gelangen können, sind vielfältige Komplikationen möglich: Kreislaufversagen, Meningitis, Darmblutungen und -perforationen, Myokarditis, Thrombosen, Abszesse in Knochen und Gelenken.

1–2 % aller Patienten werden zu Dauerausscheidern, die die Salmonellen länger als zehn Wochen aus der Gallenblase oder dem Dünndarm ausscheiden.

Diagnostik

In der ersten Woche der Erkrankung kann der Erreger im Blut nachgewiesen werden, ab der zweiten Woche in Stuhl oder Urin. Weiterhin liegen – für eine bakterielle Infektion ungewöhnlich – eine Leukopenie sowie eine Aneosinophilie (Fehlen von eosinophilen Granulozyten) vor. Die Patienten haben eine typische Reiseanamnese.

Therapie

Die Therapie erfolgt mit Ciprofloxacin, alternativ mit Cephalosporinen, beispielsweise Cefotaxim. Reisende in gefährdete Länder können aktiv geimpft werden (Typhoral L®), jedoch ist der Impfstoff nur zu 60 % wirksam, das heißt eine vorangegangene Impfung schließt eine Typhuserkrankung nicht aus.

15.3.7 Shigellose

Verschiedene Shigellenarten verursachen die Shigellose (bakterielle Ruhr). Sie tritt unter schlechten hygienischen Verhältnissen auf und wird über infiziertes Wasser und Nahrungsmittel übertragen. Die Inkubationszeit beträgt 1–4 Tage.

Symptome und Komplikationen

Leitsymptom der Shigellose ist blutig-schleimig-eitriger Durchfall. Weiterhin treten Fieber und Darmkrämpfe auf. Die Stuhlentleerungen sind schmerzhaft. Es kann zu Darmblutungen bzw. -perforationen kommen.

Diagnostik und Therapie

Der Erreger wird durch einen Rektalabstrich nachgewiesen.

Die Stuhlprobe muss auf einem Spezialnährboden noch warm ins Labor gebracht werden.

Therapeutisch müssen der Wasser- und Elektrolythaushalt ausgeglichen sowie Chinolone oder Azithromycin gegeben werden.

15.3.8 Cholera

Erreger der Cholera ist Vibrio cholerae, von dem verschiedene Erregervarianten existieren. Die Inkubationszeit beläuft sich auf Stunden bis Tage.

Ursachen

Die Cholera wird über infizierte Nahrungsmittel und Trinkwasser übertragen. Die Vibrionen produzieren sog. Enterotoxine (auf den Magen-Darm-Trakt wirkende Gifte), die die Schleimhaut des Dünndarms schädigen. Die Cholera ist eine „Armutserkrankung", die meist bei unterernährten Personen auftritt. Touristen, die in betroffene Länder (Endemiegebiete) reisen, infizieren sich nur selten.

Symptome und Komplikationen

In Endemiegebieten sind viele Personen infiziert, die jedoch oft keine Symptome zeigen. Bei 90 % der Erkrankten verläuft die Cholera leicht und es ist schwierig, sie von anderen infektiösen Durchfallerkrankungen zu unterscheiden. Bei der schweren Verlaufsform kommt es pro Tag zu 20–30 sehr wässrigen Durchfällen, sog. Reiswasserstühlen, mit Erbrechen. Die Patienten sind akut gefährdet durch Exsikkose und Anurie. Die Körpertemperatur kann auf 20 °C absinken. Unter Umständen kommt es innerhalb weniger Stunden zum Tod.

Diagnostik und Therapie

Bei Verdacht auf Cholera wird ein Stuhlabstrich in Peptonlösung ins Labor gebracht. Der Patient muss sofort isoliert werden. Wichtigste Behandlungsmaßnahme ist der orale bzw. intravenöse Ausgleich der Wasser- und Elektrolytverluste. Unterstützend können Chinolone oder Makrolid-Antibiotika verabreicht werden.

Eine Impfung gegen Cholera wird nur vorgenommen, wenn es vom Einreiseland gefordert wird. Reisende in Endemiegebiete müssen entsprechende Hygienemaßnahmen einhalten.

15.3.9 Andere infektiöse Durchfallerkrankungen

Weitere infektiöse Durchfallerkrankungen werden u. a. von Bakterien aus der Gruppe der Staphylokokken, Campylobacter, Yersinien und Escherichia coli sowie Viren (Noroviren, Rotaviren) ausgelöst. Weniger häufig kommen Infektionen mit Protozoen (Giardia lamblia, Entamoeba histolytica, Kryptosporidien) und Pilzen (Candida, Aspergillus) vor.

Staphylococcus aureus

Staphylococcus aureus produziert ein Toxin, das über verdorbene Nahrungsmittel aufgenommen wird und zu einer Lebensmittelvergiftung führt. Das Toxin wird selbst durch 30-minütiges Erhitzen auf 100 °C nicht zerstört. Nach nur 1–6 Stunden treten Durchfall, Übelkeit, Erbrechen und Bauchschmerzen auf. Meist erkranken mehrere Personen gleichzeitig (z. B. Besucher einer Kantine oder Bewohner in Heimen). Die Diagnose wird anhand des klinischen Bildes gestellt. Das Toxin kann ggf. in Lebensmittelresten nachgewiesen werden. Therapeutisch werden Wasser- und Elektrolytverluste ausgeglichen. Die Symptome verschwinden meist nach 1–2 Tagen.

Auch Toxine anderer Bakterien wie Clostridium perfringens oder Bacillus cereus rufen Lebensmittelvergiftungen hervor.

Escherichia coli

Escherichia coli (E. coli) existiert in zahlreichen verschiedenen Typen, die z. T. in der normalen Darmflora des Menschen vorkommen. Enterohämorrhagische E. coli (EHEC) bilden Shigatoxin, das am Darm blutig-wässrige Durchfälle hervorruft. Zahlreiche Komplikationen wie das hämolytisch-urämische Syndrom, zerebrale Krampfanfälle, Niereninsuffizienz u. a. können auftreten. Die Therapie besteht aus Flüssigkeits- und Elektrolytersatz. Es werden keine Antibiotika gegeben.

Campylobacter jejuni

Campylobacter jejuni wird über kontaminierte Lebensmittel (v. a. Rohmilch und Geflügel) übertragen: Nach einer Inkubationszeit von 2–5 Tagen kommt es zu wässrigem, oft auch blutigem Durchfall mit Bauchschmerzen, Übelkeit, Fieber, Kopf- und Gliederschmerzen. Der Erreger ist im Stuhl nachweisbar. Bei den Patienten werden Wasser- und Elektrolytverluste ausgeglichen, lediglich bei sehr schweren Verläufen wird ein Makrolid-Antibiotikum verordnet.

Yersinia enterocolitica

Yersinia enterocolitica wird über infizierte tierische Lebensmittel und Tiere, selten durch Bluttransfusionen übertragen und ruft eine **Yersiniose** hervor: Nach einer Inkubationszeit von 10 Tagen tritt Durchfall mit kolikartigen Unterbauchschmerzen auf. Nachfolgend kann sich eine Arthritis oder auch ein Erythema nodosum entwickeln. Der Erreger lässt sich im Stuhl nachweisen. Therapeutisch werden Wasser- und Elektrolytverluste oral ersetzt.

Zur gleichen Bakterien-Familie gehören auch Yersinia pseudotuberculosis, die eine Entzündung der Lymphknoten des Bauchraums mit Durchfall hervorruft, die **Pseudotuberkulose,** und Yersinia pestis, der Erreger der **Pest.**

15.3.10 Brucellose

Die Brucellose wird durch stäbchenförmige Bakterien, die **Brucellen,** verursacht. Am häufigsten kommt es zur Infektion durch Brucella melitensis, die zum **Maltafieber** führt. Die Inkubationszeit ist sehr variabel; sie beträgt 5–60 Tage.

Ursachen

Der Mensch steckt sich über kontaminierte Tierprodukte (nicht-pasteurisierte Milchprodukte von Schafen, Kühen und Ziegen) oder durch direkten Kontakt mit den Tieren an. Dabei gelangen die Erreger über kleinste Verletzungen der Haut oder über die Schleimhäute in den menschlichen Organismus. Gefährdet sind vorwiegend Landwirte, Schäfer und Tierärzte. Der Viehbestand in Deutschland gilt jedoch als brucellosefrei, sodass die Erkrankung meist aus dem Ausland eingeführt wird.

Symptome und Diagnostik

90 % aller Infektionen verlaufen nahezu symptomlos. Die symptomatische Brucellose beginnt mit unspezifischen Beschwerden, es folgen Fieber bei verlangsamtem Puls und Schweißausbrüche. Leber und Milz sind vergrößert, Lymphknoten geschwollen. Es kommt zu Kopf-, Muskel- und Gelenkschmerzen. Jedes Organ kann betroffen sein.

Die Diagnose wird anhand der Anamnese und der klinischen Symptome gestellt. Der Erreger kann im Blut und anderen Körperflüssigkeiten sowie durch Knochenmark- oder Lymphknotenbiopsie nachgewiesen werden. Ebenso können die vom Körper gebildeten Antikörper nachgewiesen werden.

Therapie

Therapiert wird über sechs Wochen mit Doxycyclin und Rifampicin.

Komplikationen

Möglich sind schwerwiegende Komplikationen wie Endokarditis, Osteomyelitis oder Enzephalomyelitis. Es kann zu chronischen Verläufen kommen, bei denen die Brucellose auch noch nach Jahren immer wieder aufflammt.

15

15.4 Infektionen durch Pilze

Drei Gruppen pathogener Pilze, die neben oberflächlichen Infektionen auch zu **Systemmykosen** (systemische Pilzinfektionen) führen können, sind in Europa klinisch von Bedeutung:

- **Dermatophyten:** Sie befallen die Haut und deren Anhangsgebilde und rufen dort z. B. Fußpilz oder Nagelpilz hervor
- **Hefepilze** (Sprosspilze): Beispielsweise Candida-Arten → Candidiasis, Cryptococcus neoformans → Kryptokokkose
- **Schimmelpilze:** Beispielsweise Aspergillus-Arten → Aspergillose.

Aus außereuropäischen Ländern können u. a. folgende Systemmykosen eingeschleppt werden: Histoplasmose, Blastomykose, Kokzidioidomykose.

15.4.1 Tinea pedis

Erreger des Fußpilzes, der Tinea pedis, sind verschiedene Dermatophytenarten, die eine feuchtwarme Umgebung bevorzugen. Die Übertragung erfolgt v. a. in Schwimmbädern und öffentlichen Duschen.

Symptome

Die Symptome beginnen meist in den Zehenzwischenräumen mit Rötung und starkem Juckreiz. Im weiteren Verlauf verdickt sich die Haut und quillt aufgrund der feuchten Umgebung auf. Dadurch erscheint sie weißlich und teigig. Weiterhin entstehen Schuppen und Bläschen. Wenn sich die aufgequollene Haut auflöst oder die Bläschen platzen, entstehen schmerzende Rhagaden.

Therapie

Die betroffenen Hautareale werden lokal mit Antimykotika behandelt. Es ist ratsam, auch das Schuhwerk mit antimykotischen Sprays zu desinfizieren, um eine Reinfektion zu vermeiden.

15.4.2 Nagelmykose

Voraussetzung einer Nagelmykose (➤ Abb. 15.6) (Onychomykose) ist eine Störung des Nagelwachstums, z. B. durch einengendes Schuhwerk oder eine Mangelernährung des Nagels bei Durchblutungsstörungen (periphere arterielle Verschlusskrankheit, Diabetes mellitus). Besiedeln zusätzlich Pilze wie Dermatophyten oder Spross- und Schimmelpilze den Bereich, kommt es zur Nagelmykose.

Symptome

Die Nägel sind verformt und verdickt. In der Nagelplatte bildet sich ein weißliches Netz, der Nagel verfärbt sich zunächst gelblich und erscheint später graubraun und lockert auf. Darunter lagern sich bröckelige Nagelreste ab.

Therapie

Sofern nur Teile der Nageloberflächen betroffen sind eignen sich lokale Maßnahmen wie antimykotischer Nagellack. Bei ausgeprägtem Befall oder gleichzeitigem Befall mehrerer Nägel kann eine systemische Therapie mit Antimykotika (z. B. Fluconazol) erwogen werden.

15.4.3 Candidiasis

Die Candidiasis oder Candidose wird in 80 % der Fälle durch den Hefepilz **Candida albicans** hervor-

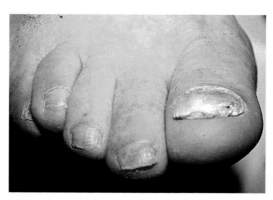

Abb. 15.6 Nagelmykose der Zehennägel. [F664]

gerufen. Es gibt jedoch auch eine Vielzahl weiterer Candida-Arten, die pathogen sein können.

Ursachen

Candida-Pilze kommen physiologisch in geringen Konzentrationen auf der Haut, im Mund-Rachen-Raum, in der Vagina und im Stuhl vor. Krankheitswert erhalten sie erst, wenn die Abwehrlage des Patienten geschwächt ist, z. B. bei Diabetes mellitus, Langzeittherapie mit Kortikosteroiden oder Zytostatika, Leukämie oder bei AIDS.

Symptome

Je nach Lokalisation sind die Symptome typisch:
- Haut: Scharf begrenzte flächige Rötung, häufig in den Körperfalten
- Schleimhaut (> Abb. 15.7): Weißliche Beläge, die beim Abstreifen eine blutende Schleimhautwunde hinterlassen
- Ösophagus: Dysphagie
- Harnwege: Symptome eines Harnwegsinfektes, ggf. mit weißlichen Belägen um die Harnwege
- Vagina: Scheidenausfluss, Juckreiz im Genitalbereich. Der Vaginalsoor tritt oft auch ohne allgemeine Abwehrschwäche aufgrund von Einflüssen auf, die das Scheidenmilieu verändern, z. B. während einer Schwangerschaft oder bei Einnahme von Kontrazeptiva („Pille")

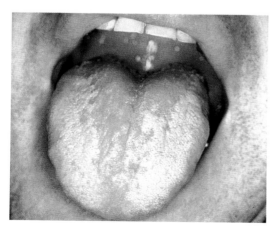

Abb. 15.7 Mundsoor mit Schleimhautbefall der Zunge. [U136]

- Insbesondere Patienten mit vorbestehender Neutropenie oder längerer immunsuppressiver Therapie sind durch eine Candida-Sepsis mit Befall von Darm, Nieren, Endokard, Lungen und/oder Augenhintergrund gefährdet.

Diagnostik

Candida wird in Abstrichen der erkrankten Haut, Schleimhaut oder im Urin nachgewiesen. Bei systemischem Befall ist der Keim auch im Blut nachweisbar und der Antikörpertiter um mindestens das Vierfache erhöht.

Therapie

Die Grunderkrankung muss nach Möglichkeit therapiert werden. Bei einer lokalen Candidiasis werden örtlich Antimykotika eingesetzt (z. B. Nystatin als Moronal®). Tritt eine Candida-Sepsis mit Nachweis von Candida im Blut auf, richtet sich die Therapie nach Kreislauf- und Immunstatus des Patienten. Stabile Patienten (kein Schock, keine Organherde, ausreichend Granulozyten) erhalten Fluconazol als Mittel der 1. Wahl. Instabile Patienten (Befall der inneren Organe, Schock, schwere Immunsuppression, Neutropenie, vorherige Fluconazol-Prophylaxe) werden mit einem Echinocandin (z. B. Caspofungin) als Mittel der 1. Wahl behandelt.

15.4.4 Aspergillose

Die Aspergillose wird durch den Schimmelpilz Aspergillus fumigatus verursacht, dessen Sporen mit der Luft eingeatmet werden.

Symptome

Eine Erkrankung durch Aspergillus tritt bei Patienten mit entsprechenden Vorerkrankungen auf und betrifft in erster Linie die Lunge:
- **Aspergillus-Pneumonie** bei immungeschwächten Patienten
- **Aspergillom:** Die Sporen besiedeln eine vorbestehende Lungenkaverne, z. B. nach einer Tuberkulose. Die Patienten husten häufig Blut, können jedoch auch symptomfrei sein

- **Allergische bronchopulmonale Aspergillose (ABPA)** mit Asthma bronchiale, exogen allergischer Alveolitis, Bronchiektasen.

Extrapulmonale Manifestationen sind in Form einer Sinusitis (Nasennebenhöhlenentzündung), Keratitis (Entzündung der Hornhaut des Auges) oder Endokarditis möglich.

Diagnostik

Aspergillus fumigatus wird im Blut, Sputum oder Bronchialsekret nachgewiesen. Die Aspergillus-Pneumonie zeigt sich im Röntgenbild des Thorax mit fleckförmigen Verschattungen ähnlich einer Bronchopneumonie anderer Ursache. Ebenfalls im Röntgenbild wird das Aspergillom nachgewiesen, das einen Rundherd, gelegentlich mit einer Luftsichel, bildet.

Therapie

Therapiert wird mit Antimykotika: Voriconazol oder Itraconazol, alternativ wird Amphotericin B eingesetzt. Besteht eine allergisch bronchopulmonale Aspergillose, werden Kortikosteroide gegeben.

15.5 Infektionen durch Würmer

15.5.1 Infektionen durch Bandwürmer

Bandwürmer durchlaufen einen Entwicklungszyklus, an dem der Mensch und verschiedene Tiere beteiligt sind. Zu unterscheiden sind dabei **Endwirte,** in deren Darm sich die Larven zu Würmern entwickeln und demnach die ausgereiften Würmer leben, von **Zwischenwirten,** in deren Gewebe sich bestimmte Entwicklungsformen ansiedeln und vermehren. Zwischenwirte erkranken in der Regel schwerer als Endwirte, da der Parasit an den Endwirt besser angepasst ist; schließlich ist sein eigenes Ausreifen und Leben nur mit dem Überleben des Wirts gewährleistet.

Schweine-, Rinder- und Fischbandwurmbefall

Für Schweine-, Rinder- und Fischbandwurm (Taenia solium, Taenia saginata und Diphyllobothrium latum) ist der Mensch Endwirt. Gelangen Finnen in den Darm des Menschen, wachsen dort geschlechtsreife Würmer heran. Mit dem Stuhl scheidet der Mensch eierhaltige Bandwurmglieder (Proglottiden) aus. Die Eier gelangen mit dem Abwasser auf Weiden und in Gewässer, wo sie von Schwein, Rind oder Fisch aufgenommen werden. Im Darm des Wirtstieres, des Zwischenwirtes, schlüpfen aus den Wurmeiern Larven. Sie wandern über den Blutweg in die Muskulatur, wo sie sich zu Finnen (zystische Gebilde mit einer Kopfanlage) entwickeln. Bei Verzehr von rohem, finnenhaltigem Fleisch infiziert sich der Mensch. Damit ist der Entwicklungszyklus des Bandwurmes geschlossen.

Der Mensch dient aber dem Schweinebandwurm auch als Zwischenwirt: Gelangen die aus den Wurmeiern entstehenden Larven ins Gefäßsystem und damit in Organe des Menschen (statt des Schweins, Rindes, Fisches) entwickeln sich dort Finnen, es kommt zur **Zystizerkose.**

Symptome

Der Bandwurmbefall des Darms ruft meist nur geringe Symptome wie Oberbauchbeschwerden und Gewichtsverlust, manchmal mit gesteigertem Appetit hervor. Anders ist es bei der Zystizerkose: Abhängig von der Lokalisation der Finnen treten Muskelbeschwerden durch Finnen in der Muskulatur, Sehstörungen durch Finnen im Auge, Krampfanfälle und erhöhter Hirndruck durch Finnen im Gehirn auf. Im Gegensatz zum reinen Bandwurmbefall ist die Zystizerkose eine gefährliche Erkrankung, die tödlich verlaufen kann.

Diagnostik und Therapie

Diagnostisch können die Eier des Bandwurmes im Stuhl nachgewiesen werden, die sich z. T. in den Proglottiden befinden. Therapiert wird mit Antihelminthika wie Niclosamid (Yomesan®) oder Praziquantel (Celsol®). Finnen müssen oft operativ entfernt werden.

Echinokokkose

Für den Hundebandwurm (Echinococcus granulosus) und den Fuchsbandwurm (Echinococcus multilocularis) stellt der Mensch den Zwischenwirt dar. Hunde bzw. Füchse als Endwirte scheiden die eihaltigen Proglottiden mit dem Kot aus. Der Mensch nimmt die Eier dann z. B. über ungewaschene Waldbeeren auf. Die im Darm geschlüpften Larven dringen in alle Organe ein und bilden dort Zysten, die schwere Krankheitserscheinungen hervorrufen. Dieser Befall wird Echinokokkose genannt. Echinococcus granulosus bildet dabei größere Blasen, Echinococcus multilocularis hingegen meist kleinblasige Konglomerate, die tumorähnlich infiltrierend ins Gewebe eindringen und operativ sehr schwer zu entfernen sind. Die Inkubationszeit ist sehr variabel und kann mehrere Monate bis zu vielen Jahren betragen.

Symptome

- Leber: Flüssigkeitsgefüllte Zysten, die zu Druckgefühl oder Schmerzen führen; werden Gallenwege komprimiert, tritt ein Ikterus auf
- Lunge: Husten
- ZNS: Krampfanfälle, erhöhter Hirndruck mit Kopfschmerzen.

Diagnostik und Therapie

Die Zysten sind in Sonografie und CT zu erkennen. Meist lassen sich auch spezifische Antikörper bestimmen.

Große Zysten, meist die des Hundebandwurms, werden operativ reseziert. Kleinblasige Herde in der Leber lassen sich u. U. durch Teilresektion der Leber entfernen. Es folgt eine Dauertherapie mit Albendazol (Eskazole®). Die Prognose der Erkrankung ist schlecht, wenn nicht alle Zysten komplett entfernt werden können.

15.5.2 Infektionen durch Madenwürmer

Die Madenwurminfektion (Oxyuriasis) wird durch den 12 mm langen fadenförmigen Madenwurm Enterobius vermicularis hervorgerufen. Sie ist die häufigste Wurmerkrankung und betrifft meist Kinder. Die Madenwürmer leben im unteren Dünndarm, im Appendix und im Kolon. Nachts legen die Weibchen in der Analgegend ihre Eier ab. Beim Kratzen aufgrund des Juckreizes bleiben sie an den Fingern hängen, gelangen an Kleidung, Einrichtung oder Spielzeug. Von dort werden die Eier über Hände und Mund auf einen neuen Wirt übertragen.

Symptome

Häufig treten keine Beschwerden auf. Einige Betroffene verspüren Juckreiz am After, besonders nachts. Manchmal tritt zusätzlich eine Entzündung von Vulva und Vagina auf.

Diagnostik und Therapie

Die Würmer werden im Stuhl nachgewiesen. Sicherer gelingt das Auffinden der Eier mit Hilfe der Klebestreifenmethode: Ein Klebestreifen wird morgens auf die Perianalhaut geklebt und wieder abgezogen. Unter dem Mikroskop sind die Wurmeier dann zu erkennen.

Behandelt wird mit Mebendazol (Vermox®).

15.6 Infektionen durch Protozoen

Protozoen sind tierische Einzeller, sog. „Urtierchen". Zu den durch Protozoen verursachten Krankheiten zählen u. a. Toxoplasmose und Malaria.

15.6.1 Toxoplasmose

Die Toxoplasmose wird durch Toxoplasma gondii hervorgerufen. Die Inkubationszeit beträgt 4–21 Tage.

Ursachen

Der Mensch steckt sich an, wenn er rohes Fleisch von Schwein, Rind oder Schaf isst, in dem sich infektiöse Zysten befinden (Schweinemett ist bis zu 25 %

mit Zysten infiziert). Weiterhin werden Zysten von Katzen mit dem Kot ausgeschieden. Am Fell haftende Zysten gelangen beim Streicheln des Tieres an die Hände und können bei mangelndem Händewaschen in den Mund gelangen.

Symptome

Beim Gesunden verläuft die Infektion meistens asymptomatisch und harmlos. Gelegentlich kommt es zu Lymphknotenschwellungen, Fieber, Kopf- und Muskelschmerzen. Schwerer verläuft die Toxoplasmose bei Immunsupprimierten und bei AIDS-Patienten. Hier kann es zu Enzephalitis, Myokarditis, interstitieller Pneumonie und Augenbefall (Chorioretinitis) kommen.

Bei der Infektion einer Schwangeren besteht die Gefahr, dass die Toxoplasmen diaplazentar übertragen werden. In ca. 50 % der Fälle führt dies zur Infektion des Feten, wobei jedoch nur 10 % symptomatisch werden. Folgen sind in der Frühschwangerschaft meist ein Abort, später schwere bleibende Schäden des Kindes wie Hirnverkalkung, Hydrozephalus und Chorioretinitis. Die Infektion ist für die Mutter meist symptomlos.

Diagnostik

Erreger und Antikörper können im Blut nachgewiesen werden. Bei Verdacht auf eine Beteiligung des Gehirns wird ein CT bzw. MRT durchgeführt, in dem sich ringförmige Strukturen zeigen.

Therapie

Die leichte Toxoplasmose mit Lymphknotenschwellung heilt meist ohne Therapie aus. Auch chronische Toxoplasmenträger werden nicht behandelt. Patienten mit klinischen Symptomen, Schwangere und Immunsupprimierte erhalten eine antibiotische Kombinationstherapie.

15.6.2 Malaria

Erreger der Malaria (Wechselfieber) sind Plasmodien, die durch die Anophelesmücke auf den Men-

schen übertragen werden. Malaria gehört zu den häufigsten Erkrankungen der tropischen Regionen in Asien, Afrika und Südamerika. Durch zunehmende Reisetätigkeit kommen jährlich etwa 500 Infektionen in Deutschland vor.

Ursachen

Plasmodien durchlaufen in der Anophelesmücke eine geschlechtliche Vermehrung: Aus den Eiern schlüpfen Sporozoiten, die durch den Mückenstich auf den Menschen übertragen werden. Die Sporozoiten erreichen auf dem Blutweg die Leber des Menschen und wandeln sich dort in Merozoiten um. Dieses Krankheitsstadium ist asymptomatisch und dauert Tage bis Monate (Inkubationszeit). Die Merozoiten dringen in Erythrozyten ein, vermehren sich dort ungeschlechtlich und zerstören sie. Es kommt zur Anämie. Je nach Dauer des Vermehrungszyklus kommt es zu rhythmischen Fieberanfällen (intermittierendes Fieber), wenn die Merozoiten die zerstörten Erythrozyten verlassen.

Erreger der Malaria sind vier verschiedene Arten von Plasmodien:

- Plasmodium malariae ruft die relativ gutartige **Malaria quartana** hervor mit Fieber an jedem 3. Tag. Inkubationszeit: 21–42 Tage
- Plasmodium vivax und Plasmodium ovale sind die Erreger der ebenfalls relativ gutartigen **Malaria tertiana** mit Fieber an jedem 2. Tag. Inkubationszeit: 10–21 Tage
- Plasmodium falciparum verursacht die bösartige **Malaria tropica** ohne regelmäßigen Fieberrhythmus. Inkubationszeit: 7–20 Tage.

Symptome

- Uncharakteristischer Beginn wie bei einem grippalen Infekt
- Fieberschübe bis 40 °C, nicht immer mit dem jeweils typischen Fieberrhythmus
- Kopf- und Gliederschmerzen
- Übelkeit, Erbrechen, Durchfall
- Leber- und Milzvergrößerung
- Hämolytische Anämie, Leuko- und Thrombopenie. Je schwerer die Malaria-Erkrankung, desto ausgeprägter die Thrombopenie.

Diagnostik

Bei einem fiebernden Patienten mit entsprechender Auslandsanamnese muss immer an Malaria gedacht werden. Die Plasmodien können im Blutausstrich und im „dicken Tropfen" unter dem Mikroskop mit Hilfe der Giemsa-Färbung in den Erythrozyten erkannt werden. Zum Ausschluss einer Malaria muss mindestens zweimal täglich an zwei aufeinanderfolgenden Tagen Blut untersucht werden.

Die Malaria tropica kann durch Nachweis von Plasmodium-falciparum-histidinreichem Protein-2 (PfHRP-2) diagnostiziert werden. Mittels PCR kann Plasmodien-DNA nachgewiesen werden.

Therapie

Malaria tertiana wird mit einer Kombination aus Atemether und Lumefantrin (Riamet®) oder Atovaquon und Proguanil (Malarone®) und im Anschluss daran mit Primaquin (Primaquin®) therapiert. Bei der Malaria quartana wird Chloroquin (Resochin®) gegeben.

Die Behandlung der Malaria tropica ist weitaus komplizierter, da mehr und mehr Resistenzen von Plasmodium falciparum gegen die Chemotherapeutika auftreten. Es empfiehlt sich grundsätzlich eine Beratung durch ein tropenmedizinisches Institut. Je nach Region, in der der Patient sich infiziert hat, werden Atovaquon kombiniert mit Proguanil oder Mefloquin (Lariam®) sowie Artemether kombiniert mit Lumefantrin angewandt. Bei komplizierter Malaria tropica kann Chinin i. v. plus Doxycyclin gegeben werden; allerdings ist diese Therapie mit erheblichen Nebenwirkungen verbunden. Zudem müssen Herz-Kreislauf-Funktion sowie Wasser- und Elektrolyt-Haushalt überwacht, ggf. unterstützt und ausgeglichen werden.

Komplikationen

Komplikationen sind hauptsächlich bei der Malaria tropica zu befürchten. Diese sind bedingt durch den ausgeprägten Erythrozytenbefall durch die Plasmodien, durch Zirkulationsstörungen in den kleinen Blutgefäßen und nachfolgende Ischämien:
- Zerebrale Malaria: Bewusstseinsstörungen, Verwirrtheit, Koma

- Lungenödem
- Kreislaufschock
- Akutes Nierenversagen
- Ikterus
- Schwere Anämie.

Prophylaxe

Zum Schutz vor der Anophelesmücke sollte hautbedeckende Kleidung getragen werden, unbedeckte Körperstellen mit einem insektenabweisenden Mittel eingerieben werden und nachts unter einem Moskitonetz geschlafen werden. Der Aufenthalt im Freien während der Dämmerung und nachts sollte vermieden werden, da die Mücken v. a. zu dieser Zeit stechen.

Vor Antritt einer Reise in betroffene Gebiete sollte eine Prophylaxe mit Chemotherapeutika erfolgen. Aktuelle Informationen zu Verbreitung und entsprechenden Medikamenten erteilt jedes tropenmedizinische Institut.

15.7 Erkrankungen durch Epizoen

Epizoen sind mehrzellige Parasiten, die auf der Haut leben (epi: griechisch = auf). Dort ernähren sie sich von Blut und Hornmaterial. Epizoen, die beim Menschen häufig Hautkrankheiten auslösen, sind Krätzmilben, Läuse und Zecken.

15.7.1 Krätze (Scabies)

Die weibliche Krätzmilbe lebt in der Hornschicht der Oberhaut. Dort bohrt sie ein Gangsystem, in das sie Eier und Kot legt. Aus den Eiern schlüpfen Larven, die innerhalb weniger Wochen geschlechtsreif werden und dann erneut Eier ablegen. Übertragen werden Krätzmilben durch engen Körperkontakt meist beim Geschlechtsverkehr, auch durch Bettwäsche oder Kleidung. Mangelnde Hygiene spielt oft eine entscheidende Rolle.

Symptome und Diagnostik

Hauptsächlich in den Zwischenfingerräumen und an den Geschlechtsorganen finden sich Papeln und Bläschen. In der Papel zeigt sich als schwarzer Punkt der Ausgang des Milbengangs, in dem manchmal Milben entdeckt werden. Die ersten Wochen nach der Infektion sind durch quälenden, lokalen Juckreiz geprägt, der durch Bettwärme verstärkt wird. Im weiteren Verlauf kann es zu allgemeinem Juckreiz und der Ausbildung von Quaddeln am ganzen Körper kommen. Durch den Juckreiz ist die Haut meist stark aufgekratzt und es entstehen Superinfektionen.

Therapie

- Wäsche täglich wechseln und waschen
- Permethrin-Creme weist die besten Heilungsergebnisse auf, lindert den Juckreiz und kann sowohl bei Erwachsenen als auch bei Kindern angewandt werden
- Enge Kontaktpersonen müssen mitbehandelt werden
- Kuscheltiere, Kissen und andere nicht bei 60 °C waschbare Textilien drei Tage in Plastiktüten verschlossen halten oder 24–48 Std. in die Gefriertruhe legen.

15.7.2 Läusebefall

Läusebefall (Pedikulose) kann hervorgerufen werden durch **Kopf-, Kleider- oder Filzläuse.** Ihre Eier, die Nissen, kleben die Weibchen der Kopfläuse an die Kopfhaare, die Filzlaus-Weibchen an die Schamhaare und die Kleiderlaus-Weibchen an die Kleidernähte. Die Übertragung von Läusen erfolgt von Mensch zu Mensch.

Symptome und Diagnostik

Läusebefall geht mit starkem Juckreiz einher. Dieser wird durch das Blutsaugen der Läuse hervorgerufen. Bei Filzläusen entstehen kleinste Blutergüsse (Taches bleues), während sich bei Kleiderläusen stark juckende Quaddeln am Körper bilden können. Durch starkes Kratzen kommt es zu Exkoriationen, welche häufig bakteriell superinfiziert sind.

Der Erreger wird mit bloßem Auge, Lupenvergrößerung oder anhand der Auflichtmikroskopie nachgewiesen.

Therapie

- Kopf- und Filzläuse: Läuseabtötende Substanzen werden wiederholt bzw. nach Anweisung aufgetragen, Nissen ausgewaschen und mit einem feinen Kamm ausgekämmt
- Kleiderläuse: Kleider werden desinfiziert. Ggf. medikamentöse Behandlung der ekzematischen Hautveränderungen oder der Superinfektionen
- Kontaktpersonen müssen auf Befall untersucht werden und ggf. mitbehandelt werden

Prophylaxe

Um eine erneute Infektion zu verhindern, sollten Bürsten, Kämme, Bettwäsche und Kleidung bei 60 °C gewaschen werden. Gegenstände, die nicht heiß gewaschen werden können (z. B. Kuscheltiere, Sofakissen, Kleidung), sollten vier Wochen in einen dicht verschlossenen Plastiksack oder für 48 Stunden in die Tiefkühltruhe gelegt werden. Nach dieser Zeit sind die Läuse tot.

15.8 Sepsis

Wenn Bakterien, Pilze, Viren oder Parasiten in die Blutbahn gelangen, sich dort vermehren und eine lebensbedrohliche Allgemeininfektion mit Organdysfunktionen auslösen, liegt eine **Sepsis** vor. Von der Sepsis zu unterscheiden ist eine **Bakteriämie,** bei der sich zwar Infektionserreger in der Blutbahn befinden, von den Abwehrkräften des Patienten jedoch erfolgreich bekämpft werden, sodass es nicht zu Krankheitssymptomen kommt.

Ursachen

Eine Sepsis entwickelt sich meist auf dem Boden einer lokalen Infektion. Begünstigt wird sie durch eine Abwehrschwäche des Patienten, z. B. bei Immunsuppression, Tumor- oder AIDS-Patienten, nach Polytrauma und schweren Verletzungen oder hohem Alter des Patienten. Ausgangsort sind pulmonale, abdominelle oder urogenitale Infektionen (u. a. durch Blasenverweilkatheter), weiterhin Wundinfektionen sowie periphere oder zentrale Venenzugänge. Von hier werden die Erreger ins Blut geschwemmt und zu anderen Organen transportiert. Wenn sie sich dort absiedeln und Krankheitssymptome hervorrufen, spricht man von **septischen Metastasen.**

Symptome

Typisches Symptom einer Sepsis ist hohes Fieber mit Schüttelfrost, das schnell ansteigt, meistens innerhalb von 24 Stunden wieder abfällt und dann erneut auftritt, sog. intermittierendes Fieber. Hinzu kommen Tachykardie, Tachypnoe, oft auch Bewusstseinstrübung und Blutdruckabfall. Die Patienten sind schwer krank und wirken apathisch. Leber und Milz sind vergrößert, Petechien können auftreten. Zusätzlich finden sich Symptome des eigentlichen Krankheitsherdes, z. B. Pneumonie, Harnwegsinfektion.

Diagnostik

Der Verdacht einer Sepsis ergibt sich aus dem klinischen Bild. Bewiesen wird sie durch den Erregernachweis in der Blutkultur, der jedoch oft schwierig ist. Weiterhin sind folgende diagnostische Maßnahmen erforderlich, um den Ausgangspunkt der Sepsis zu finden und den Zustand des Patienten einschätzen zu können:

- Urinstatus und -kultur
- Sonografie des Abdomens: Harnstau? Abszesse? Gallenblasenentzündung?
- Röntgen-Thorax: Lungenentzündung? Abszess?
- Blutuntersuchungen.

Therapie

- Alle i. v.- und arteriellen Zugänge sowie ggf. ein Blasenkatheter müssen entfernt werden. Die Eintrittsspitzen werden mikrobiologisch auf Erreger untersucht. Bei bekannter Eintrittspforte muss diese saniert werden, z. B. durch Drainage eines Harnstaus
- Die Antibiotikatherapie beginnt sofort nach der Abnahme mehrerer Blutkulturen. Mit Eintreffen des Ergebnisses wird die Behandlung dann ggf. gezielt umgestellt
- Großzügige Volumengabe; Medikamente wie Noradrenalin, Dopamin und Dobutamin dienen der Aufrechterhaltung von Blutdruck und Nierenfunktion
- Mit Heparin wird einer disseminierten intravasalen Gerinnung vorgebeugt
- Wichtig ist die engmaschige Kontrolle aller Vitalfunktionen und Laborparameter (Gerinnung, Laktat), um Komplikationen frühzeitig zu erkennen.

Komplikationen

- Disseminierte intravasale Gerinnung
- Akutes Nierenversagen
- Akutes Lungenversagen
- Septische Absiedelungen im Gehirn mit kleinen Eiter- bzw. Bakterienherden (sog. embolische Herdenzephalitis)
- Septischer Schock.

15

Register

Praxiswissen im Leitfadenformat

Der Leitfaden liefert umfassend und kompakt alle praxisrelevanten Informationen.

Mit dem Buch im handlichen Kitteltaschenformat sind Sie gerüstet, um in typischen Pflegesituationen immer eine Antwort parat zu haben. Ob durch Definitionskästen, Vorsichtskästen, die Rubrik „Tipps, Tricks und Fallen" oder durch bildlich dargestellte Arbeitsabläufe – das Wissen in der Tasche hilft Ihnen beim sicheren Handeln.

Was einst ausführlich gelernt wurde, finden Sie hier kurz und bündig präsentiert.

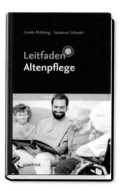

Mötzing, G. / Schwarz, S. (Hrsg.)
Leitfaden Altenpflege
6. Aufl. 2018
704 S., 229 farb. Abb., PVC
ISBN 978-3-437-28434-2

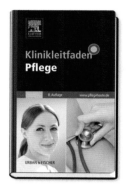

Klinikleitfaden Pflege
8. Aufl. 2016
792 S., 85 farb. Abb.,
146 farb. Tab., PVC
ISBN 978-3-437-26164-0

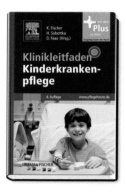

Fischer, K. / Sobottka, H. /
Faas, D. (Hrsg.)
Klinikleitfaden Kinderkrankenpflege
4. Aufl. 2009. 678 S.,
80 farb. Abb., PVC
ISBN 978-3-437-26901-1

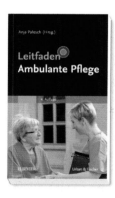

Palesch, A. (Hrsg.)
Leitfaden Ambulante Pflege
4. Aufl. 2016. 696 S.,
96 farb. Abb., kt.
ISBN 978-3-437-27063-5

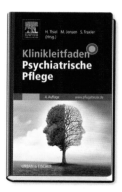

Thiel, H. / Jensen, M. /
Traxler, S. (Hrsg.)
Klinikleitfaden Psychiatrische Pflege
4. Aufl. 2016. 440 S.,
12 farb. Abb., PVC
ISBN 978-3-437-26872-4

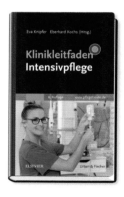

Knipfer, E. / Kochs, E. (Hrsg.)
Klinikleitfaden Intensivpflege
6. Aufl. 2017. 947 S.,
156 farb. Abb., PVC
ISBN 978-3-437-26914-1

Bestellen Sie in Ihrer Buchhandlung oder unter shop.elsevier.de bzw. bestellung@elsevier.de

Weitere Informationen und Preise finden Sie unter **shop.elsevier.de**

www.elsevier.de

ELSEVIER

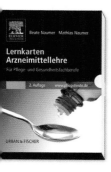
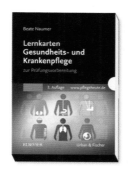
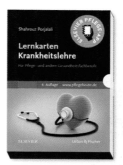
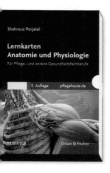
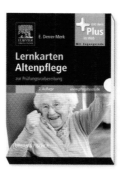
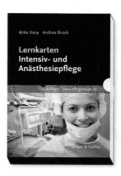

Pflegefachwissen im Checklistenform

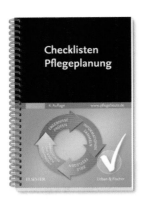

Checklisten Pflegeplanung

4. Aufl. 2015. 284 S., Spiralbindung
ISBN 978-3-437-27474-9

Damit Sie im Pflegeprozess und bei der Pflegeplanung von der Informationssamr
über die Ergebniskontrolle bis zur Dokumentation auch unter Zeitdruck nichts ver
gibt es die Checklisten Pflegeplanung jetzt in der 4. Auflage. Stichpunktartig und
übersichtlich wie kein anderes Buch zur Pflegeplanung können Sie auf einen Blick
und abhaken, ob Sie alles berücksichtigt haben, um den Patienten sicher zu pflege

Die Checklisten richten sich an Stationen aller Fachrichtungen und berücksichtige
allgemeine Pflegeprobleme.

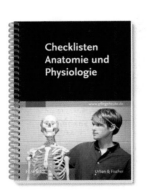

Checklisten Anatomie und Physiologie

1. Aufl. 2017. 304 S., 46 farb. Abb., Spiralbindung
ISBN 978-3-437-28561-5

In alphabetischer Reihenfolge behandeln die Checklisten die wichtigsten Fakten z
anatomischen Strukturen und physiologischen Vorgängen. Zu jedem Thema – vo
Arterie bis Zunge, von Atmung bis Verdauung – finden Sie prägnante, stichpunkt.
Informationen zu:

- Definition
- Bau der beteiligten Organen
- Funktion oder Funktionsmechanismen
- Häufigen Krankheiten
- Besonderen Informationen für Gesundheitsvorsorge und Pflege

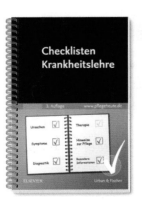

Checklisten Krankheitslehre

3. Aufl. 2015. 334 S., Spiralbindung
ISBN 978-3-437-28283-6

Die Checklisten Krankheitslehre beschreiben die gängigsten Krankheitsbilder und
richten sich an Pflegende und Auszubildende aller Fachrichtungen. Sie helfen mit
Stichworten und ihrer übersichtlichen Gliederung auf die Sprünge: Von Abszess ü
Malignes Melanom bis Zystenniere. Zu jedem Krankheitsbild finden Sie Informat
zu: Definition des Krankheitsbildes, Ursachen, Symptome, Diagnostik und Ther.

Neu in der 3. Auflage:
Schock, Schädelhirntrauma, Demenz, COPD, akutes Abdomen, Adipositas,
Alkoholkrankheit.

Taschenwissen für die Pflege:
Schnell – sicher – praxisnah

Praxisnahes Wissen schnell zur Hand, um auch unter Zeitdruck das Richtige zu tun.
Dabei helfen Ihnen die Bücher aus der Reihe *Taschenwissen*: passend für die Kitteltasche, aus robustem Material und durch die Spiralbindung finden Sie schnell die Seite mit der gesuchten Information.

Sie erhalten punktgenau das benötigte Wissen, z.B. zu Handlungsabläufen, häufigen Krankheitsbildern, Patientenbeobachtung, Wirkung und Nebenwirkung von Medikamenten uvm.

- Auf das Wesentliche reduziert
- Von A bis Z geordnet
- Übersichtlich mit Spiegelpunkten, Tabellen und Schemata.

Nachschlagewerk speziell für Auszubildende, examinierte Pflegefachpersonen

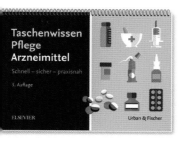

Taschenwissen Pflege Arzneimittellehre
3. Aufl. erscheint Juli 2018
96 S., 31 farb. Tab., Spiralbindung
ISBN 978-3-437-25333-1

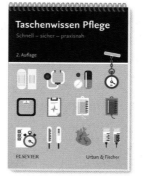

Taschenwissen Pflege
2. Aufl. April 2017
86 S., 29 farb. Abb.,
37 farb. Tab.,
Spiralbindung
ISBN 978-3-437-25092-7

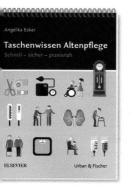

Taschenwissen Altenpflege
Herausgegeben von
Angelika Ecker
1. Aufl. April 2018
86 S., 15 farb. Abb.,
Spiralbindung
ISBN 978-3-437-27645-3

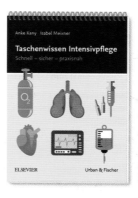

Taschenwissen
Intensivpflege
Herausgegeben
von Anke Kany und
Isabel Meixner
1. Aufl. erscheint Juli 2018
86 S., 2 farb. Abb., 29 Tab.,
Spiralbindung
ISBN 978-3-437-26811-3

Für Auszubildende, Pflegende und Wiedereinsteiger: Mini Karten – maxi Wissen!

Bestellen Sie in Ihrer Buchhandlung oder unter shop.elsevier.de bzw. bestellung@elsevier.de

Weitere Informationen und Preise finden Sie unter **shop.elsevier.de**

Irrtümer vorbehalten. Alle Preise inkl. MwSt., Stand 4/2018

ELSEVIER

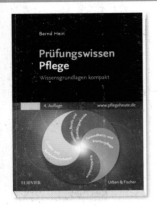
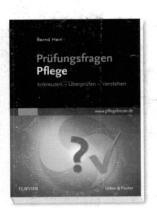